新世纪高职高专护理类课程规划教材

总主编 沈小平

护理学基础

HULIXUE JICHU

主 编 彭月娥 石 玉

副主编 王 红 李小英 张 玲 吴 琼

编 者（按姓氏笔画排序）

王 红（长沙卫生职业学院）

石 玉（南阳医学高等专科学校）

阳晓丽（海南医学院）

李小英（长沙卫生职业学院）

吴 琼（武汉科技大学城市学院）

何晓璐（湘潭职业学院）

张 玲（商丘医学高等专科学校）

陈巧力（沧州医学高等专科学校）

陈羽保（湘潭职业学院）

高丹凤（泰山护理职业学院）

曹迎凤（沧州医学高等专科学校）

彭月娥（长沙卫生职业学院）

熊 琼（长沙卫生职业学院）

主 审 肖爱华（沧州市人民医院）

大连理工大学出版社

图书在版编目(CIP)数据

护理学基础 / 彭月娥,石玉主编. — 大连：大连
理工大学出版社，2013.11(2023.8 重印)
新世纪高职高专护理类课程规划教材
ISBN 978-7-5611-8319-9

Ⅰ.①护…　Ⅱ.①彭…　②石…　Ⅲ.①护理学－高等
职业教育－教材　Ⅳ.①R47

中国版本图书馆 CIP 数据核字(2013)第 264465 号

大连理工大学出版社出版
地址:大连市软件园路 80 号　邮政编码:116023
发行:0411-84708842　邮购:0411-84703636　传真:0411-84701466
E-mail:dutp@dutp.cn　URL:http://www.dutp.cn
北京虎彩文化传播有限公司印刷　　大连理工大学出版社发行

幅面尺寸:185mm×260mm　　印张:25.75　　字数:637 千字
2013 年 11 月第 1 版　　2023 年 8 月第 2 次印刷

责任编辑:欧阳碧蕾　　　　　　　　责任校对:姜小文
封面设计:波　朗

ISBN 978-7-5611-8319-9　　　　　　定　价:47.80 元

新世纪高职高专护理类课程规划教材编写委员会

李建华　湖北中医药高等专科学校

余尚昆　长沙卫生职业学院

佘金文　长沙卫生职业学院

沈小平(美)　上海思博职业技术学院

张玉侠　复旦大学附属儿科医院

张雅丽　上海中医药大学附属曙光医院

陈淑英　上海思博职业技术学院

易传安　怀化医学高等专科学校

周文海　武汉科技大学

郑艾娟　永州职业技术学院

施　雁　同济大学附属第十人民医院

徐元屏　湖北中医药高等专科学校

徐建鸣　复旦大学附属中山医院

唐晓凤　泰山护理职业学院

凌　峰　永州职业技术学院

黄　群　中国福利会国际和平妇幼保健院

康爱英　南阳医学高等专科学校

彭月娥　长沙卫生职业学院

彭慧丹　湖北中医药高等专科学校

董小文　长沙卫生职业学院

韩玉霞　滨州职业学院

程　云　复旦大学附属华东医院

简亚平　永州职业技术学院

总　序

我们已经进入了一个新的充满机遇与挑战的时代,我们已经跨入了 21 世纪的门槛。

20 世纪与 21 世纪之交的中国,高等教育体制正经历着一场缓慢而深刻的革命,我们正在对传统的普通高等教育的培养目标与社会发展的现实需要不相适应的现状作历史性的反思与变革的尝试。

20 世纪最后的几年里,高等职业教育的迅速崛起,是影响高等教育体制变革的一件大事。在短短的几年时间里,普通中专教育、普通高专教育全面转轨,以高等职业教育为主导的各种形式的培养应用型人才的教育发展到与普通高等教育等量齐观的地步,其来势之迅猛,发人深思。

无论是正在缓慢变革着的普通高等教育,还是迅速推进着的培养应用型人才的高职教育,都向我们提出了一个同样的严肃问题:中国的高等教育为谁服务,是为教育发展自身,还是为包括教育在内的大千社会? 答案肯定而且唯一,那就是教育也置身其中的现实社会。

由此又引发出高等教育的目的问题。既然教育必须服务于社会,它就必须按照不同领域的社会需要来完成自己的教育过程。换言之,教育资源必须按照社会划分的各个专业(行业)领域(岗位群)的需要实施配置,这就是我们长期以来明乎其理而疏于力行的学以致用问题,这就是我们长期以来未能给予足够关注的教育目的问题。

众所周知,整个社会由其发展所需要的不同部门构成,包括公共管理部门如国家机构、基础建设部门如教育研究机构和各种实业部门如工业部门、商业部门,等等。每一个部门又可作更为具体的划分,直至同它所需要的各种专门人才相对应。教育如果不能按照实际需要完成各种专门人才培养的目标,就不能很好地完成社会分工所赋予它的使命,而教育作为社会分工的一种独立存在就应受到质疑(在市场经济条件下尤其如此)。可以断言,按照社会的各种不同需要培养各种直接有用人才,是教育体制变革的终极目的。

新世纪

随着教育体制变革的进一步深入,高等院校的设置是否会同社会对人才类型的不同需要一一对应,我们姑且不论。但高等教育走应用型人才培养的道路和走研究型(也是一种特殊应用)人才培养的道路,学生们根据自己的偏好各取所需,始终是一个理性运行的社会状态下高等教育正常发展的途径。

高等职业教育的崛起,既是高等教育体制变革的结果,也是高等教育体制变革的一个阶段性表征。它的进一步发展,必将极大地推进中国教育体制变革的进程。作为一种应用型人才培养的教育,它从专科层次起步,进而应用型本科教育、应用型硕士教育、应用型博士教育……当应用型人才培养的渠道贯通之时,也许就是我们迎接中国教育体制变革的成功之日。从这一意义上说,高等职业教育的崛起,正是在为必然会取得最后成功的教育体制变革奠基。

高等职业教育还刚刚开始自己发展道路的探索过程,它要全面达到应用型人才培养的正常理性发展状态,直至可以和现存的(同时也正处在变革分化过程中的)研究型人才培养的教育并驾齐驱,还需要假以时日;还需要政府教育主管部门的大力推进,需要人才需求市场的进一步完善发育,尤其需要高职教学单位及其直接相关部门肯于做长期的坚忍不拔的努力。新世纪高职高专教材编审委员会就是由全国100余所高职高专院校和出版单位组成的旨在以推动高职高专教材建设来推进高等职业教育这一变革过程的联盟共同体。

在宏观层面上,这个联盟始终会以推动高职高专教材的特色建设为己任,始终会从高职高专教学单位实际教学需要出发,以其对高职教育发展的前瞻性的总体把握,以其纵览全国高职高专教材市场需求的广阔视野,以其创新的理念与创新的运作模式,通过不断深化的教材建设过程,总结高职高专教学成果,探索高职高专教材建设规律。

在微观层面上,我们将充分依托众多高职高专院校联盟的互补优势和丰裕的人才资源优势,从每一个专业领域、每一种教材入手,突破传统的片面追求理论体系严整性的意识限制,努力凸现高职教育职业能力培养的本质特征,在不断构建特色教材建设体系的过程中,逐步形成自己的品牌优势。

新世纪高职高专教材编审委员会在推进高职高专教材建设事业的过程中,始终得到了各级教育主管部门以及各相关院校相关部门的热忱支持和积极参与,对此我们谨致深深谢意,也希望一切关注、参与高职教育发展的同道朋友,在共同推动高职教育发展、进而推动高等教育体制变革的进程中,和我们携手并肩,共同担负起这一具有开拓性挑战意义的历史重任。

新世纪高职高专教材编审委员会
2001 年 8 月 18 日

序

　　本人在医学教育领域学习、工作了四十余年,其中在白求恩医科大学十二年,在上海交通大学附属第六人民医院三年,在美国俄亥俄州立大学医学院十五年,回国创办上海思博职业技术学院卫生技术与护理学院已十年有余。从国内的北方到南方,从东方的中国到西方的美国,多年来在医学院校的学习、工作经历使我深深感到,相关医学类如护理专业的教材编写工作是如此重要,而真正适合国内医学护理高职高专院校学生的教材却并不多见,教学效果亦不尽如人意。因此,组织编写一套实用性、应用性较强的高等职业技术教育创新系列教材的想法逐渐浮出台面,并开始尝试付诸行动。当本人主编的《多元文化与护理》和《护理信息学》两本书作为高等职业技术教育创新教材先后由人民卫生出版社正式出版发行后,我又欣然接受大连理工大学出版社的邀请,担任新世纪高职高专护理类课程规划教材的编委会主任暨总主编工作。

　　为适应我国高职高专护理教育的改革与发展、护理专业教学模式和课程体系改革的需要,依据以"人"为中心的护理理念,以知识、能力、素质综合发展和高等技术应用型护理人才的培养目标为导向,以高职高专护理职业技能的培养为根本,我们组织来自全国各地护理院校的资深教师及临床第一线的护理专家们编写了这套高职高专护理类课程规划教材。本教材的编写满足了学科需要、教学需要和社会需要,以求体现高职高专教育的特色。根据护理专业各学科本身的知识构架,本教材有利于学生对学科有系统的认识,并形成学科的思维和学习方法;有利于教师教,有利于学生学,符合学科规定和学生的认知特点;能够保证社会对学生技能和知识的要求,学生通过学习本教材应具有基础知识适度、技术应用能力强、知识面宽、素质较高等优点。

新世纪

本系列教材的编写得到了上海思博职业技术学院和全国各地兄弟院校广大教师以及各教学实习医院有关专家、学者的大力支持和帮助，特别是大连理工大学出版社的鼓励和帮助，在此一并表示衷心的感谢！鉴于本人教学经验水平有限，本系列教材一定存在许多不足之处，恳请读者批评指正。

沈小平

2013 年 8 月 于上海

前　言

　　《护理学基础》是新世纪高职高专教材编审委员会组编的护理类课程规划教材之一。

　　现代医学的高速发展对高等护理人才的知识结构和临床技能提出了更高的要求。为了满足高职高专护理专业教学的需求，我们编写了这本《护理学基础》教材。从适应社会发展、护理职业发展和护理理念发展等层面出发，我们力求使本教材在内容和形式上，既适合护生的自主性学习，也适合教师引导性教学。

　　本教材共二十四章：绪论；护士的角色、素质和行为规范；护理学相关理论；护理学的四个基本概念；护理程序；护理安全与防护；医疗卫生体系；护理与法；健康教育；医院和住院环境；入院和出院的护理；卧位和安全的护理；医院感染的预防与控制；患者的清洁护理；生命体征的评估及护理；饮食与营养的护理；排泄护理；药疗技术及过敏试验法；静脉输液和输血法；标本采集；冷热疗法；危重患者的护理及抢救；临终关怀；护理相关文件的书写。

　　本教材具有以下特点：一是内容新。及时将学科发展的新理念和新进展引入教材内容之中。二是概念新。突出"以健康为中心"的护理理念和护理职能；以"护理程序"为工作方法应用于护理各领域；分析了护理理论与护理实践的关系。三是结构新。本教材的各章后面都有本章小结，还配备了复习思考题或案例分析，便于学生在学习过程中，巩固基础知识，强化前沿知识和技能。

　　本教材由彭月娥、石玉任主编，王红、李小英、张玲、吴琼任副主编。具体编写分工如下：第一章、第二章由张玲编

新世纪

写；第三章、第四章、第二十一章由彭月娥编写；第五章、第六章由吴琼编写；第七章、第十四章、第十五章由熊琼编写；第八章、第十章由陈羽保编写；第九章、第二十三章、第二十四章由阳晓丽编写；第十一章、第十二章由王红编写；第十三章由高丹凤编写；第十六章由何晓璐编写；第十七章由曹迎凤编写；第十八章由李小英编写；第十九章由石玉编写；第二十章、第二十二章由陈巧力编写。

为方便教学，本教材配有参考答案、教学课件等教学资源，如有需要请登录教材服务网站进行下载。

在本教材的编写过程中，编者参阅了大量的相关书籍和文献资料，在此对这些书籍和文献的写作者表示衷心的感谢。由于编者水平有限，书中难免有错误和疏漏之处，敬请各院校师生在使用过程中发现问题并给予指正。

编　者

2013 年 11 月

所有意见和建议请发往:dutpgz@163.com

欢迎访问教材服务网站:http://www.dutpbook.com

联系电话:0411-84708445　84708462

目 录

护理学基础

护
理
学
基
础

第一章 绪论

〔学习目标〕

掌握:护理学的性质;现代护理学发展的三个阶段及其特点。

熟悉:护理学发展的历史;南丁格尔对近代护理学的主要贡献;护理学的范畴。

了解:我国护理学的发展史;我国护理学的主要发展方向;当代国际护理发展趋势。

自从有了人类,就有了护理活动,人类在经历长期的护理实践中,逐渐把护理发展成为一门独立的学科。护理学是一门以自然科学和社会科学理论为基础,研究维护、增进和恢复人类身心健康的护理理论、知识、技术及其发展规律的综合性应用科学。随着人类社会的进步和发展,人们对健康的需求不断增加,护理学的研究对象、内容、范畴及护理方式等也在不断地扩展和深入。

第一节 护理学的发展史

护理学是一门既古老又年轻的专业,它的形成及发展与人类的文明及健康息息相关,最初的护理起源于人类社会生存和发展的需要。在不同时期,由于时代及历史背景不同,护理也有不同的特色。学习护理学的发展历史,可以使护士了解护理学的过去、现在和将来,更好地满足社会对护理服务的需求,增进人们的健康水平,进一步促进护理学科的发展和完善。

一、世界护理学的发展史

(一)人类早期的护理

1. 自我护理

在原始社会时期,人类生活条件非常恶劣,为了谋求生存,人类在与大自然的适应过程中,积累了丰富的生活和生产经验。例如,火的使用使人类认识到进熟食可减少胃肠疾病,由此改善了人类的饮食卫生状况,使人类社会不再"茹毛饮血"。人们还学会用舌头舔伤口或用溪水冲洗伤口以防止伤口恶化,将烧热的石块置于患处以减少疼痛等,这些都象征着早期的"自我照顾"式的护理活动。

2. 家庭护理

进入氏族社会后,人们逐渐开始以家族为中心进行定居,特别是到了母系氏族社会,男人从事渔猎、耕种等生产活动,妇女在料理家务的同时,还担负起照顾家中生病者的责任。例如,母亲会将水洒在生病发热的孩子头上以帮助其降温。随着社会的发展、部落的扩大,妇女除了照顾亲属以外,还需要去照顾部落中其他需要照顾的人。她们凭借女性的天赋,沿袭祖辈相传的经验,悉心照料家中的老人、幼儿和病者,形成了"家庭式照顾"的护理活动,这是早期护理的萌芽。

3. 巫医时期的护理

在人类社会的早期,由于科学的落后,人类对疾病及一些自然现象无法解释,便认为这一切皆为神的旨意,是无法抗拒的。于是,巫师应运而生。巫师等神职人员采用念咒、祷告、画符、许愿、放血等办法为患者治病。随着人类社会的进步,人们积累的经验不断增加,针灸、草药等开始被运用于疾病的治疗中,于是出现了医、药、宗教和迷信混为一体的现象,可谓是"巫医不分"。此后历经数千年,巫与医才逐渐分立,进入了"医"、"巫"分业阶段。

4. 宗教时期的护理

公元初期,基督教兴起,教徒们在传播信仰、广建修道院的同时,还建立了许多医院、救济院、孤儿院等慈善机构。基于博爱情怀、牺牲精神,一些献身于宗教的妇女,边从事教会工作,边照顾他人,使护理活动开始从家庭走向社会。虽然这些妇女未受过护理专业训练,但她们工作认真、服务热情、乐于奉献,受到了社会的赞誉和认同,这个时期成为早期护理活动的黄金时期,对以后护理事业的发展产生了良好的影响,但同时也使当时的护理带有很强的宗教色彩。

从以上可以看出,人类早期的护理含有抚育、照顾、帮助、保护(老、幼、病、弱者)等含义,主要由女性扮演着照顾者的角色,这一时期的护理被称为民俗形象的护理。

(二)中世纪的护理

中世纪的护理发展,主要以宗教及战争为主题。当时,由于欧洲政治、经济、文化、宗教的发展,许多国家开始修建教堂、修道院和医院,形成了一般医疗机构和以修道院为中心的教会式医疗机构。中世纪后期,基督徒与穆斯林之间为了争夺耶路撒冷爆发了持续200年之久的十字军东征。由于战争频繁、伤病员陡增、疾病流行,对医院和护理人员的需求进一步增加,促使护理由"家庭式"转向"社会化与组织化的服务",形成了宗教性、民俗性及军队性的护理社团。当时,欧洲各国建立了数以百计的大小医院,这些医院大多被教会控制,护理工作主要由修女承担,需要接近男性身体方面的工作则被禁止,主要由地位低下的奴隶来做。这一时期的护理工作多限于简单的生活照顾。

(三)文艺复兴时期的护理

从14世纪开始,随着意大利的文艺复兴运动风行欧洲,文学、科学、艺术及医学等领域都有了很大的发展及进步,并涌现出了一批医学科学家,护理也因此得到发展,并逐渐脱离教会的控制。但1517年发生宗教革命后,社会结构发生改变,重男轻女,妇女地位低下,由于妇女得不到良好的教育,从事护理工作的往往是为生活所迫、没有宗教热忱的女性,甚至是一些妓女、酒鬼或女罪犯,她们既未经过训练又无经验,只能做一些仆人式的工作,并且爱慕金钱,缺乏同情心,毫无服务精神,护理质量大大下降,护理的发展进入了历史上的黑暗时期。

(四)南丁格尔与现代护理学的发展历程

19世纪中叶,南丁格尔(图1-1)首创了科学的护理专业,使护理逐步走上了科学的发展轨道及正规的教育渠道,国际上将这一时期称为南丁格尔时期(Nightingale period）。这是护理学发展的一个重要转折点，也是现代护理学的开始。

1.南丁格尔

（1）南丁格尔的生平事迹。佛罗伦萨·南丁格尔（Florence Nightingale），英国人，1820年5月12日出生于父母的旅行之地——意大利的佛罗伦萨，5岁时随父母定居英国，其家庭为当时英国的名门贵族。南丁格尔从小受到了良好的教育，曾在巴黎大学就读，精通英、法、德、意等多国语言，并对钢琴、素描、歌剧、刺绣等深有研究。她在上流社会非常活跃，但她同时又是一位有爱心、有思想、有学识、有修养、有气质的贵族淑女，她总是尽其所能，去帮助那些生活困难的人或伤病者，她

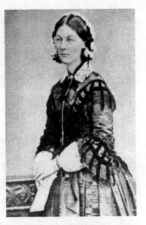

图1-1　南丁格尔

认为自己的生活应该更有意义。1837年，她曾在日记中写道"我听到了上帝在召唤我为人类服务"。随着年龄的增长，南丁格尔逐渐对护理工作表现出浓厚的兴趣，并认为从事护理工作者应是训练有素的护士。但在当时的英国，从事护理工作的除了修女之外，就是一些为了生计的贫困妇女。她不顾家人的阻拦，放弃了爱情和婚姻，冲破当时社会对护理工作人员的鄙视，毅然投身于护理工作。她自学护理知识，积极参加一些医学社团关于社会福利、儿童教育及医院设施的改善等问题的讨论，了解护理教育现状，坚定了献身于护理事业的决心。1850年，她力排众议，只身去德国的凯撒斯维斯（Kaiserswerth）参加护士训练班，接受了为期3个月的护理训练，随后又去巴黎学习护理组织工作，并开始对英、法、德等国的护理工作进行考察研究。1853年，她被任命为英国伦敦妇女医院的院长，开始了她的护理生涯。她强调新鲜的空气、舒适安静的环境对服务对象康复的重要性。

1854～1856年，英、法、俄之间爆发了克里米亚战争，由于英国的战地医院管理不善，救护条件极差，导致英军前线的伤员得不到合理的照料而大批死亡，当时的泰晤士报披露了伤病员的病死率高达50%。消息一出，引起社会各界极大震惊。南丁格尔立即致信当时的英国陆军大臣，表明自愿率护士赴前线救护伤员。1854年10月请求获得批准，她被任命为"驻土耳其英国总医院妇女护士团团长"。11月，她精心挑选了38名护士，克服重重困难，抵达前线巴瑞克战地医院。凭着对护理事业执著的追求及为人类服务的远大抱负，她们积极投入到忙碌的救护工作。

南丁格尔在前线医院充分显示了自己各方面的才能，她用自己募集的3万英镑为医院添置药物及医疗设备，并且消毒物品、帮助伤病员清洗伤口，彻底改善了战地医院的环境条件；同时想方设法改善伤员伙食，增加营养；创造条件设立了阅览室、娱乐室，帮助伤员书写家信，满足身心需求。夜晚，她常常手持油灯巡视各个病房，安慰受伤和生命垂危的士兵，给予细致地照顾与关怀。她的精心护理和高尚品德赢得了大家的尊敬和爱戴，躺在床上的士兵以能亲吻到她落在墙壁上的影子而感到幸福，前线士兵尊称她为"提灯女神"、"克里米亚天使"。她们经过艰苦卓绝地努力，半年后，英国前线伤员的病死率下降到2.2%。

这一卓越的成效轰动了整个英国，从根本上改变了人们对护理的看法。战争结束后，南丁格尔被视为民族英雄，受到全国人民的尊敬和爱戴。同时，经过克里米亚战争的护理实践，也使南丁格尔更加坚信护理是一门科学。

（2）南丁格尔的贡献。南丁格尔对护理的贡献主要体现在以下几个方面：

①为护理的科学化发展奠定了基础。南丁格尔对护理事业的杰出贡献，在于她使护理走向科学的专业化发展轨道，为现代护理的发展奠定了基础。

南丁格尔提出了先进的护理理念，她认为护理是一门艺术，有其组织性、务实性及科学性。她确定了护理学的概念和护士的任务，提出了公共卫生的护理思想，她用半年的时间完成了一份近千页的战地调查报告"影响英军健康、效率与医院管理的问题摘要"，它是军医史上的一个新纪元，使预防医学的科学观念逐渐取代传统的治疗观念。她重视服务对象的生理及心理护理，并发展了自己独特的护理环境学说，开创了护理理论研究的先河。由于南丁格尔的多种努力，护理逐渐摆脱了教会的控制及管理，推动护理学成为一门独立的学科，为护理向正规的科学化发展奠定了基础。

②著书立说，指导护理工作。南丁格尔著有 100 余篇论文，内容涉及医院建筑、护理管理、福利、卫生统计及社会学等方面。她的代表作分别为 1858 年的《医院札记》(*Notes on Hospital*) 和 1959 年的《护理札记》(*Notes on Nursing*)（图 1-2）。在《医院札记》中，南丁格尔提出了改进医院建筑和管理方面的观点。在《护理札记》中，南丁格尔阐述了护理工作应遵循的指导思想和原理，曾被作为世界各地护士学校的教科书而被广泛应用，被认为是护士必读的经典著作。

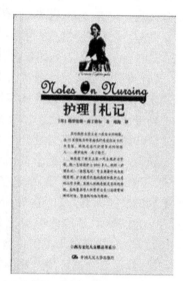

图 1-2　护理札记

③创办了世界上第一所护士学校。经过克里米亚战争的实践，南丁格尔坚信护理工作是一门正规的职业，必须由接受过正规训练的护士担任。1860 年，她在英国伦敦的圣托马斯医院用"南丁格尔基金"创建了世界上第一所护士学校——南丁格尔护士训练学校，为正规的护理教育奠定了基础，其办学模式、课程设置及组织管理模式为欧亚大陆的许多护士学校的建立奠定了基础，促进了护理教育的迅速发展。从 1860 年到 1890 年，学校共培养了学生 1005 名。早年毕业于该校的学生，后来都成为护理骨干，奔赴各地推行护理改革，弘扬南丁格尔精神，使她的办学思想由英国传到欧美及亚洲各国。

④创立了护理管理制度。她强调在设立医院时必须先确定相应的政策，使护理人员担负起相应的责任，并要适当授权，以充分发挥每位护理人员的潜能。

⑤其他方面。强调了护理伦理及人道主义观念，要求护士不分信仰、种族、贫富，平等对待每位服务对象。

人们为了纪念和表彰南丁格尔对护理事业的贡献，1867 年，在伦敦滑铁卢广场建立了克里米亚纪念碑，并为她铸造了提灯铜像；1907 年英国国王爱德华七世将丰功勋章颁授给了南丁格尔，使她成为英国首位获此殊荣的女性；南丁格尔终生未婚，将自己的一生都奉献给了护理事业的发展。1910 年南丁格尔逝世，享年 90 岁。

1912 年国际护士会(ICN)将 5 月 12 日定为国际护士节，并成立了南丁格尔国际护士基金会，此基金主要为各国的优秀护士提供继续学习的奖学金。同年，国际红十字会设立南丁格尔奖章（图 1-3），作为各国护士的最高荣誉奖，每两年颁发一次。我国从 1983 年开始参加第 29 届南丁格尔奖评选活动，至 2011 年已有 62 位优秀护士获此荣誉。

2. 现代护理学的发展

自南丁格尔首创了科学的护理专业以来的一百多年中,护理学科发生了巨大的变化和发展。从护理学的实践和理论研究来看,现代护理学的变化和发展可概括为三个阶段:

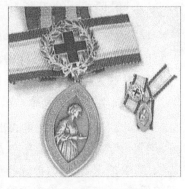

图 1-3 南丁格尔奖章

(1)以疾病为中心的阶段(1860 年～20 世纪 40 年代)。在此阶段,人们对健康和疾病的认识十分局限,认为健康就是没有疾病,疾病是由于细菌或外伤侵袭机体后所致的机体结构改变和功能异常。因此,一切医疗活动都是以治疗疾病为目的,形成了"以疾病为中心"的医学指导思想。当时,护理尚未形成独立的科学体系,加之受医学指导思想的影响,协助医生诊断和治疗疾病成为这一时期指导护理工作的基本观点。

此期的主要护理特点是:①护理是一门专门的职业,从事护理的人要受过专门的培训;②护理从属于医疗,护士是医生的助手;③护理工作的主要内容是执行医嘱,并在长期的护理实践中形成了一套较为规范的疾病护理常规及护理技术常规;④没有专门的护理理论及科学体系。

这一时期的护理只注重患者局部的病症,忽视了人的整体性。护理教育不能突出护理内容,护理研究的领域非常有限,束缚了护理专业的发展。

(2)以患者为中心的阶段(20 世纪 40 年代～70 年代)。20 世纪 40 年代以来,由于科技的发展及人们生活水平的不断提高,一些新的学说纷纷被提出和确立,如系统论、人的基本需要层次论等,改变了人们对健康与疾病的认识,促使人们开始重视社会心理因素及生活方式对健康与疾病的影响。因此,1948 年世界卫生组织(World Health Organization,WHO)提出了新的健康观,为护理研究开辟了更为广阔的领域。1977 年,美国医学家恩格尔提出了"生物－心理－社会医学模式",强化了人是一个整体的观点。在这些思想的指导下,护理发生了根本的变革,从"以疾病为中心"转向"以患者为中心"的护理阶段。

此期的主要护理特点是:①强调护理是一门专业,护理学的知识体系逐步形成;②护士不再是被动地执行医嘱,医护双方是合作伙伴;③护士应用科学的护理工作方法即护理程序对患者实施整体护理;④护士的工作场所仍局限在医院内,住院患者为护理的主要对象,尚未涉及群体保健和全民健康。

(3)以人的健康为中心的阶段(20 世纪 70 年代～现在)。自恩格尔教授提出了全新的"生物－心理－社会医学模式"后,人们开始将疾病与生物、心理及社会因素密切地结合起来加以考虑。与此同时,随着科技的发展和人民生活水平的提高,人们对健康提出了更高的要求。1977 年,WHO 提出了"2000 年人人享有卫生保健"的战略目标,对护理工作的发展起了极大的推进作用,使护理进入"以人的健康为中心"的护理阶段。

此期的主要护理特点是:①护理学已经发展成为一门为人类健康服务的独立的应用学科;②护理的服务对象为所有年龄阶段的健康人及患者;③服务场所从医院扩展到了社区、家庭及各种机构,并以护理理论指导护理实践;④护士成为向社会提供初级卫生保健的主要力量。

（五）国际护士会及国际主要护理刊物

1. 国际护士会（International Council of Nurses，ICN）

ICN 于 1899 年在英国伦敦成立，每 4 年举行一次国际大会。ICN 是各国护士学会的联盟，是独立的非政府性的组织。目前国际护士会有会员国 111 个，会员 140 多万人。

2. 国际主要护理刊物

1926 年，国际护士会正式出版发行护理刊物《国际护士报》。1900 年《美国护理杂志》创刊，1952 年《护理研究杂志》创刊。现在主要的护理刊物包括：《国际护理研究杂志》、《高级护理杂志》、《护理新进展杂志》、《护理展望杂志》，以及内、外、妇、儿、精神心理护理、社区护理、急诊护理等专业性的杂志。

知识小贴士　　　国际护士会的宗旨及任务

国际护士会的宗旨为：①推动各国的健康服务，提高护理学术标准；②改革护理教育的设施，扩大护理服务的范围；③通过改善护士的职业、社会及经济条件来提高护士的地位；④与相关的卫生机构及组织合作；⑤强调护士应尽自己公民的职责；⑥发展护士间的国际合作及友谊。

国际护士会的任务为：①提高护理教育水平，培养合格的护士；②协助各国护士发展其全国性的护理组织；③充当各国护士的代言人；④改善护士的福利状况及社会地位。

二、我国护理学的发展史

（一）我国传统医学与古代护理的产生及发展

我国的传统医学，集医、药、护为一体，有着非常悠久的历史，其特点是将人看成一个整体，强调三分治、七分养，重视休养及护理，建立了自己独特的理论体系及治疗方法，为人类的医药事业的发展作出了重大的贡献。许多关于护理的论述在我国的医学宝库里都有记载。如春秋末年，齐国名医扁鹊提出的"切脉、望色、听声、写形，言病之所在"，就是阐述病情观察的方法和意义。西汉时期写成的《黄帝内经》是我国现存最早的医学经典著作，其中记载着疾病与饮食调节、心理因素、环境和气候改变的关系，同时还提出了"圣人不治已病而治未病"的预防观点。东汉末年名医张仲景在其著作《伤寒杂病论》里提到猪胆汁灌肠术、人工呼吸和舌下给药法。唐代杰出医学家孙思邈所著的《备急千金要方》中提出凡衣服、巾、枕等不与别人通用的预防观点，并创造了以葱叶去尖、插入尿道的导尿疗法。宋朝陈自明的《妇女大全良方》中对妇女产前、产后护理提供了大量资料。

（二）我国近代护理的发展

我国近代护理学的形成和发展，在很大程度上受西方护理的影响，随西医和宗教的传入而开始。

1835 年，英国传教士巴克尔在广东建立了中国的第一所西医医院，两年之后，医院即以短训班的方式培训护理人员。

1884 年，美国妇女联合会派到中国的第一位护士麦克尼在上海妇孺医院推行"南丁格尔"护理制度。

1888 年,美国的约翰逊女士在福州创办了我国第一所护士学校。1895 年和 1905 年,她分别在北京成立护士训练班及护士职业学校。

1904 年,国际红十字会上海分会成立,1911 年改称中国红十字会。

1909 年,中国护理界的群众性学术团体"中华护士会"(现名中华护理学会)在江西牯岭成立。

1912 年,中华护士会成立护士教育委员会,负责制订教学计划,编译教材,对全国护校实施注册管理。

1920 年,北京协和医院与燕京大学等合办高等护士教育,学制 4～5 年,毕业后授予学士学位。

1922 年,我国加入国际护士会,成为其第十一个会员国。

1925 年,中华护士会派四名代表远赴芬兰首次参加国际护士会。

1932 年,中央护士学校在南京成立,学制 3～4 年,是中国的第一所正规的公立护士学校。

1934 年,教育部成立医学教育委员会,下设护理教育专门委员会,将护理教育定为高级护士职业教育。

1936 年,卫生部开始管理护士注册事宜。

1941 年和 1942 年,毛泽东同志曾两次亲笔题词:"护理工作有很大的政治重要性"、"尊重护士,爱护护士",对护士和护理工作予以高度评价。

至 1949 年,全国共建立 183 所护士学校,注册护士 32800 人。

(三)我国现代护理的发展

新中国成立后,我国的医疗卫生事业有了很大的发展,护理事业也进入了一个新的时期,特别是在党的十一届三中全会以后,改革开放政策的制定实施及人民健康需求的不断提高,更加促进了护理事业的蓬勃发展。

1. 护理教育体制逐步完善

1950 年,第一届全国卫生工作会议将护理教育列为中等专业教育之一,由卫生部统一制订教学计划和编写教材。1979 年,卫生部颁发了《关于加强护理工作的意见》和《关于加强护理教育工作的意见》两个通知,大力扶持护理工作和护理教育事业。1980 年,南京医学院率先开办了高级护理专修班。1983 年,天津医学院又率先开设了护理本科教育。1992 年,北京医科大学开始了护理硕士研究生教育。2004 年,协和医科大学及第二军医大学开始招收护理博士研究生。至此,我国已形成了完善的、多层次、多渠道的护理学历教育体系。同时,我国还注意开展护理成人教育和继续教育。1997 年,中华护理学会在无锡召开继续护理学教育座谈会,标志着我国的护理学继续教育走向制度化、规范化、标准化,进一步推动了护理学科的发展。

2. 护理管理日趋成熟

(1)护理管理体制逐步健全。为加强对护理工作的管理,1982 年卫生部医政司设立了护理处,全面负责全国护士的管理,并制定了有关法规。1986 年,卫生部召开了全国首届护理工作会议,会后公布了《关于加强护理工作领导、理顺管理体制的意见》,对护理部的设置做了具体而明确的规定,护理部负责护士的培训、调动、任免、考核、晋升及奖励等,充分发挥护理部在医院管理中的作用,保障了护理质量。2011 年,卫生部印发了《中国护理事业发展规划纲要(2011－2015 年)》,进一步健全护理管理体系,加强护理科学管理。

(2)建立了晋升考核制度。1979 年,卫生部颁发《卫生技术人员职称及晋升条例(试行)》,该条例明确规定了护士的主要专业技术职称由低到高依次为:护士、护师、主管护师、副主任护师、主任护师五级,使护理人员有了完善的护士晋升考试制度。依据此条例,各地又制定了护士晋升考核的具体内容和办法。

(3)实施护士执业考试和执业注册。1993 年 3 月,卫生部公布了《中华人民共和国护理管理办法》,该办法的实施使中国有了完善的护士注册及考试制度。1995 年 6 月25 日,全国开始了首次护士执业考试,考试合格者发给执业证书方可申请注册。2008年 5 月 12 日,我国又颁布实施《中华人民共和国护士条例》,将护士注册由原来的 2 年改为 5 年,使中国的护理管理逐步走上了标准化、法治化的轨道。

3.护理专业水平不断提高

改革开放以后,护理教育多层次的开展,国内外护理学术交流的不断深入,以及医学模式的转变和护理理念的更新等,都对护理专业发展起到了推进作用。2010 年,卫生部印发了《住院患者基础护理服务项目》、《基础护理服务工作规范》和《常用临床护理技术服务规范》,2011 年更新了《临床护理实践指南》,这些都意味着护理的工作范围和内容在不断扩大,也促使护理人员的业务水平不断提高。

4.学术交流日益繁荣

1950 年以后,国内学术界多次召开护理学术交流会议,举办各种不同类型的护理专题学习班、研讨会等。1980 年以后,国际学术交流也日益增多,我国已与多个国家开展互访交流,建立了良好的学术关系,各医院和医学院校也积极选派护理人员去国外进修或攻读学位。这些国内、国际交流开阔了我国护士的视野,提高了护理人员的素质,活跃了学术气氛,缩短了我国护理与国外护理之间的差距,同时,也给我国护理事业的发展带来了新的契机。

(四)中国护理学术组织及刊物

1.中华护理学会(Chinese Nursing Association)

中华护理学会(中国看护组织联合会)于 1909 年 8 月 19 日在江西牯岭成立,曾先后更名为中华护士会、中华护士学会、中国护士学会,1964 年更现名至今。其会长一职在 1928 年前一直由英、美两国护士轮流担任,1928 年由中国护士伍哲英首任。中华护理学会是中国建立最早的专业学术团体之一,受中国科协和国家卫生部双重领导,其总会设在北京,全国三十一个省、市、自治区和香港、澳门特别行政区均设有地方护理学会。学会的宗旨之一是"崇尚护理道德,提高护理科技工作者的业务水平,促进护理学科的繁荣和发展,充分发扬学术民主,依法维护护理工作者的合法权益"。

2.主要刊物

由中华护理学会创办的《中华护理杂志》、《中华护理教育》杂志在全国发行,我国现有的其他护理杂志主要包括:《实用护理杂志》、《护士进修杂志》、《护理学报》、《护理学杂志》、《护理研究》、《中国护理管理杂志》、《护理实践与研究》、《国际护理学杂志》、《中国医学文摘护理学分册》等十余种。

三、护理学的发展趋势

随着社会的进步和科学的发展及公众对健康的重视,未来的护理学将从以下几个方面发展。

(一)多层次、多元化的护理教育体系

教育体系将进一步完善,出现多层次、多元化的护理教育体系,以高等教育为教育的主流,大专、本科、硕士、博士及博士后的护理教育将不断地完善和提高,并对在职护士开展多种形式的继续教育,使在职护士也不断得到提高。护理课程设置中将更多地体现对人的关注及整体护理思想。

(二)护理实践

随着高新技术的应用和发展,护理的专业性分工会越来越细,各专科护士必须掌握先进仪器设备的使用,具备管理急、危、重症患者的知识和能力,以及处理各种伴随的伦理和法律问题的能力。同时,护理工作的场所不断拓宽,一部分护士将重点从事社区、家庭和养老机构等护理服务,健康教育的比重也将不断增加。

(三)护理管理走向科学化、法规化、标准化

护士执业注册考试制度的实施,以及与护理相关的法律、法规的不断完善,都说明护理管理必将走向科学化、法规化、标准化,传统的经验管理将被取代,护士在医院管理方面的独立性和自主性也进一步促进了护理学的发展。

(四)护理科研

随着护理教育层次的提高及护理专业的不断发展与成熟,护理工作者的科研能力也越来越强,护理科研将进一步深入,研究的重点将体现在对临床问题的解决及对护理现象与本质的探讨上,研究的方法也将趋向于多元化。

第二节 | 护理学的性质和范畴

一、护理学的性质

随着生物—心理—社会医学模式的提出和认同,护理理念发生了根本性的变化,护理学的研究对象也由单纯的患者拓展为全人类,即包括患者、亚健康者和健康人群。既然护理的对象是人,众所周知,人具有自然属性和社会属性,因此,护理学既要研究人的生物属性和结构,又要关注人的心理和社会性。综合以上,不难看出,护理学的性质可以确定为:护理学是生命科学中的一门综合自然、社会及人文科学的应用科学。护理学的知识体系里运用了生物、化学、解剖及生理等多方面的自然科学理论,同时也综合了大量心理学、伦理学、社会学及美学等社会、人文科学知识。

二、护理学的范畴

(一)理论范畴

1. 护理学研究的对象

护理学的研究对象随着护理学的发展而不断变化,从研究单纯的生物人向研究整体的人、社会的人转化。

2. 护理学与社会发展的关系

护理学与社会发展的关系主要研究护理学在社会中的作用、地位和价值,研究社会对护理学的影响及社会发展对护理学的要求等。如人口老龄化和慢性病患者的增加,使得老年护理教育和社区护理教育日益得到重视和发展,建立老年护理院和社区门诊成为重要的发展趋势。

3. 护理学理论体系

护理学理论体系是指导护理专业实践的基础。自 20 世纪 60 年代后,护理界开始致力于发展护理理论与概念模式,这些理论用科学的方法描述和解释护理现象,指导护理专业发展方向,对提高护理质量、改善护理服务起到了积极作用。

4. 护理交叉学科和分支学科

护理学与自然科学、社会科学、人文科学等多学科相互渗透,在理论上相互促进,在方法上相互启迪,在技术上相互借用,形成了许多新的综合型、边缘型的交叉学科和分支学科,从而在更大范围内促进了护理学科的发展。

（二）实践范畴

1. 临床护理

临床护理即医院护理。在我国的现阶段,临床护理是其主要实践范畴,临床护理的对象主要是患者,着重于对患者的照顾及护理。临床护理根据工作内容不同,又分为基础护理和专科护理。基础护理是临床各专科护理的基础,是通过护理基本理论知识、基本操作技能和基本态度方法的应用,满足患者的基本需要。专科护理是以护理学及相关理论为基础,结合临床各专科患者的特点及诊疗需求,为患者实施身心整体护理。

2. 社区护理

目前,社区护理的服务对象主要包括社区一定范围内的居民和社会群体。工作的重点内容为社区卫生、心理卫生及与预防保健有关的活动,最终达到提高全民健康水平的目的。因此,将来从事老年护理、社区保健、家庭护理甚至专门为个人服务的护理人员的数量将逐渐增大。

3. 护理教育

目前,我国的护理教育体系主要由三部分组成,即基础护理教育、毕业后护理教育和继续教育三大类。基础护理教育包括中专教育、大专教育和本科教育三个层次;毕业后护理教育包括研究生教育（硕士、博士）和规范化岗位培训;继续教育是对从事护理工作的在职人员提供以学习新理论、新知识、新技术、新方法为目的的终身教育。

4. 护理管理

护理管理主要运用管理学的理论和方法,对护理工作中的人、财、物、时间、信息等诸要素进行科学的计划、组织、控制等,达到提高护理工作的效率和效果的目的,最终向人群提供高品质的护理服务。在各种护理岗位上的护士,必须具有相关的管理知识及技能,才能完成护理中的各种组织管理工作。

5. 护理科研

在护理理论和临床护理方面的研究必将进一步深入,在传统的定量研究方法的基础上,定性研究及综合性研究也将会成为护理研究的主要方法。

第三节 | 国际护士的基本要求

一、国际护理资源现状

护理职业是国际上地位较高、薪水丰厚的职业之一,同时,护理人才又是国际紧缺的人才之一。世界上很多发达国家如美国、英国、加拿大、澳大利亚、新西兰、新加坡等都存在严重缺乏护士的现象。据资料记载,美国缺护士 30 万人,护士在美国平均年薪达 30~40 万人民币;而在澳大利亚,护士很容易找工作或获得升迁;英、法、德等西方发达国家对护士也均有许多优惠的政策。因此,有深厚的专业知识、较高的综合素质和流畅的国际交流语言的护士在国际上就业、发展前景十分广阔。以美国为例,国外护士一旦获得了美国 CGFNS(The Commission on Graduates of Foreign Nursing Schools,即美国海外护士资格认证考试机构)证书,则等于拥有了国际公认的一级护士资格证书,持证人将很容易获得世界各国医院和保健机构的雇佣和认可。CGFNS 是美国护理学会和美国移民局认可的外国护士资格考试,是外国护士去美国就业办理签证的必备文件。

二、国际护士的基本要求

目前,许多西方国家采用的资历要求及分类大同小异,以美国为例,护士分为两个水平:操作护士(Technical Nurse,TN)及注册护士(Registered Nurse,RN)。

1. 操作护士

操作护士在美国有两种形式:注册操作护士(Licensed Practical Nurse,LPN)和注册职业护士(Licensed Vocational Nurse,LVN),各州自行负责注册。操作护士一般需要经过一年左右的专业培训,操作护士不能单独从事护理工作,必须在注册护士的监督及指导下才能完成较为简单的护理工作。

2. 注册护士

注册护士的职能是从接受患者开始,利用各种护理方法,收集患者的主、客观资料,做初步的护理评估;同时就收集的资料加以护理分析,并提出正确的护理诊断和适当的护理计划;之后带领注册职业护士(LVN)和助理护士(CAN)执行护理工作;最后再根据执行的结果,对护理过程的各阶段实施评价与修正,以确保患者护理问题的解决。因此,注册护士对整个护理过程必须十分熟悉。同时,美国的医院大多数采取开放医院制,即医院里除了住院患者,大都是由在外开诊的主治医生带入医院的。患者入院后,医生除执行初步治疗外,大部分时间都不在医院里。所有患者的问题必须由注册护士立刻判断解决或与患者的主治医生讨论后解决。因此,注册护士必须具备独立的判断能力,能在不同临床情况下做出安全正确的决定,也必须具备通畅的英语沟通能力,才能和医生、患者及其他工作人员无障碍地进行沟通,达到护理患者的目的。

┠ 小 结 ┨

1. 自从有了人类,就有了护理活动,护理实践活动和人类历史发展息息相关。19世纪中叶,自南丁格尔首创科学的护理专业以来,护理学科发生了巨大的变化和发展,现代护理学的变化和发展可概括为三个阶段：以疾病为中心的护理阶段、以患者为中心的护理阶段、以人的健康为中心的护理阶段。

2.南丁格尔对护理学的贡献主要体现在：为护理的科学化方向发展奠定了基础；著书立说，指导护理工作；创办了世界上第一所护士学校；创立了护理管理制度等。

3.我国的传统医学历史悠久，有自己独特的理论体系及治疗方法。我国近代护理学的形成和发展，是从鸦片战争前后开始的，新中国成立后，护理事业进入了一个新的时期，主要体现在：护理教育体制逐步完善；护理管理日趋成熟；护理专业水平不断提高；学术交流日益频繁。

4.未来的护理学将从以下几个方面发展：多层次、多元化的护理教育体系；护理实践；护理管理走向科学化、法规化、标准化；护理科研。

5.护理学是生命科学中的一门综合自然、社会及人文科学的应用科学，它包括理论范畴和实践范畴。

思考题

1.简述南丁格尔对护理学发展的贡献。

2.护理学的范畴有哪些？

3.现代护理学的发展经历了哪些阶段？

4.简述护理学的发展趋势。

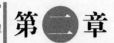

第二章

护士的角色、素质和行为规范

[学习目标]

掌握:护士素质的概念、护士素质的内容及护士行为规范、患者角色适应中的问题。

熟悉:角色概念、护士角色。

应用:在老师指导下,能够认真进行护士行为规范的训练。

随着人民生活水平的提高及护理专业的不断发展,人们对健康的重视程度越来越强,社会对护士的期望值及对护士素质的要求也越来越高,促使护士的角色及功能范围也在不断扩大及延伸。这就要求护士不但要受过专业教育,取得执业资格,并且在执行护理活动时,有一定的专业知识及技能,懂美学,会沟通,遵守护理伦理道德的规范要求等,为服务对象提供高质量的护理服务。

第一节 | 护士的角色

一、角色的概念

"角色"是社会心理学中一个专门的术语,其含义是指:处于一定社会地位的个体或群体,在实现与该地位相关的权利与义务过程中,所表现出的符合社会期望的模式化的行为,是对某特定位置的行为期待与行为要求,是一个人在多层面、多方位人际关系中的身份及地位。

根据美国护理学者罗伊的角色功能理论,角色有以下特征:

1. 角色之间相互依存

一个人要完成某一角色,必须要有某些互补或与之相关联的角色存在。如要完成子女的角色,必须有家长角色的存在;要完成护士角色,必须有医生、患者的角色存在。

2. 角色行为由个体来完成

角色行为是由个体来执行和完成的。社会对每一个角色都有"角色期待",如教师要为人师表,护士要对患者关怀备至,学生要认真学习等。若个体或群体的行为不符合角色期待,则会产生角色冲突,引起紧张和不安。

3. 角色转换

角色具有多重性,每个人或每个群体在不同的时间与空间里,可能会扮演不同的角色,如一位老年女性曾经是护士,现在是患者。角色改变,担负的责任、执行的功能也会随之发生改变,我们将个体承担并发展新角色的过程称为角色转换。

二、护士的角色

(一)护士角色概念

护士角色指护士应有的与职业相适应的社会行为模式,是经过不断学习并且要在自己的工作中按护士的行为规范来约束自己的行为模式。护士角色与患者角色相互依存,没有患者角色也就没有护士角色。

(二)护士角色功能

随着时代和护理专业的发展,护士在其专业领域里扮演着多种角色。尤其是现代护理中,护理学作为一门独立的、综合性的应用学科,护士更是被人赋予了多元化的角色功能。

1.关怀和照顾者

护士应用自己的专业知识和技能直接关怀和照顾患者,以满足患者生理、心理、社会各层次的需要。

2.决策者

护士在护理患者时,应及时准确地收集和处理患者的有关信息,因此,在整个护理活动中,护士扮演着决策者的形象。

3.计划者

在护理活动中,护士要运用自己扎实的专业知识、敏锐的观察能力及判断能力等,为患者做出合理的、行之有效的整体护理计划。

4.沟通者及咨询者

护士应运用治疗性的沟通技巧,判断服务对象现存的和潜在的健康问题,进行有关健康和疾病知识的咨询,帮助其发现最佳的解决方法。

5.管理者及协调者

患者所获得的照顾来自于各种不同的健康专业人员和非专业人员,护士有责任管理及组织服务对象护理的过程,并注意协调护理过程中与各种人员之间的关系,以保证良好的护理质量。

6.代言人及保护者

患者在住院期间,护士应为其提供一个安全的环境,当护士发现任何因素可能损害患者利益时,护士作为患者的代言人和保护者,都应挺身而出,坚决捍卫患者的安全及利益。

7.教育者

社会的进步和文化素质的提高使人们不仅仅重视治疗,还希望了解有关健康的知识,特别是患者想知道有关自己的疾病治疗、预后的知识。因此,护士必须应用自己的知识及能力,根据服务对象的具体情况对服务对象及家属实施健康教育,最大限度地帮助他们了解自我护理的知识与技能。

8.权威者

在护理领域中,护士具有丰富的专业知识及技能,能自主地实施各种护理功能,因此,对有关护理的事务,护士最具有权威性。

9.研究者

护理专业的进步和发展,必须依靠护理研究者进行临床护理科研,才能进一步丰富护理理论及专业基础知识,发展护理新技术,改进护理工作,提高护理质量。

三、患者的角色

(一)患者角色特征

1951年,美国著名社会学家帕森斯在其著作《社会制度》中首次提出患者角色。他从社会学的角度,观察患者与周围人的互动关系,称为患者角色要素。目前一般认为,患者角色是由于某些原因引起生理、心理的变化或有阳性体征出现而导致个体行为变化且得到社会承认的人。

一个人一旦确定自己患病,就开始扮演患者角色。患者角色是形形色色社会角色中的一种,有其特定的行为模式和义务。患者角色可以是暂时的,也可以是持久的或永久的。

根据帕森斯的观念,患者的角色特征一般包括四个方面:

1.可免除一般社会角色职责

可免除一般社会角色职责,即患者可从其正常时所扮演的社会角色中解脱出来。例如,一个"学生"若是成为患者角色,他便可以不去"上学",一个"工人"患病则可以不去"上班"。疾病可以使人免于执行其平日的角色行为、免于承担其平日要承担的社会义务。当然,免除的程度与疾病的种类以及疾病的严重程度有关。越是严重的疾病,越是更多地解除原有的角色行为和社会责任。通常,医生的诊断是患者角色合法的证明,这种法定的手续是社会用来防止"诈病者"利用患者角色的身份来逃避履行其承担的社会角色行为和社会责任。

2.对于其陷入疾病状态是没有责任的

患病是不以患者的意志为转移的事情,不是患者的过错。例如,一个人在上班途中遭遇车祸,出现骨折,对于这种疾病状态的出现,患者是无法负责的,社会不能责怪患者为什么会得病,且患病后患者不能靠主观意愿治愈,只能处于一种需要得到照顾的状态。

3.应该寻求适当的帮助

患者患病后应该寻求在技术上可靠的帮助,这些帮助包括医生、护士的技术及知识上的帮助和家属情感上的支持。

4.有恢复健康的义务

患者应该认识到生病是不符合社会对每个人的期望的,社会希望他的成员健康,能承担社会角色、社会责任。从社会责任中解脱出来,只应是暂时的,应该力图重新恢复健康。同时,疾病常使患者感到不适、痛苦,甚至处于极度紧张状态中,因而大多数人患病后都期望早日恢复健康,并为之而努力,如配合治疗、护理,进行适宜的锻炼,以加快恢复。也就是说,患者有恢复健康的义务。

(二)患者角色适应中的问题

患者角色不是与生俱来的,任何一位患者在患病前都是一个健康的人,有自己的各种角色。患病后,若患者基本上能与角色"指定行为"相符合,这是一种最好的结果,我们称之为"角色适应",有利于疾病的恢复。但现实生活中,在社会角色与患者角色相互转变时,人们常常在角色适应上出现许多心理和行为上的改变,患者所表现的行为与角色"指定行为"有显著差异,如患者表现为认为自己无病,不能安于患者角色,担忧工作和家庭等,严重影响了患者的求医行为和患者的身心健康。我们称之为"角色差距",或者叫角色适应不良,主要表现为以下五个方面:

1. 角色行为冲突

患者在适应其患者角色过程中,与其原有的各种角色发生心理冲突引起行为矛盾。常表现为烦躁不安、烦恼、悲伤,是一种视疾病为挫折的心理表现。

2. 角色行为缺如

角色行为缺如指没有进入患者角色,不愿承认自己是患者。多表现为自我感觉良好,或认为医生的诊断有误,患者不但不休息,反而增加活动量,以证明自己"健康";或采取等待观望的态度,认为症状还未严重到需要治疗的程度。这其实是患者的一种心理防御表现。

3. 角色行为消退

角色行为消退指适应患者角色后,由于一些原因,又重新承担起本应免除的社会角色的责任,而放弃患者角色,患者角色行为也因之消退。如一位老母亲因子女患重病而毅然出院,担负起照顾子女的责任,这是因为母亲的角色在她心目中上升为主导地位,使她放弃了患者角色而重新承担起母亲责任。

4. 角色行为强化

角色行为强化是患者角色适应中的一种变态行为。表现为患者把疾病看得过分严重,对自我能力产生怀疑,依赖性增强,终日沉溺在对疾病的惶恐之中,过分寻求帮助。如某位患心肌梗死的患者经过治疗可以出院时,依然不愿出院,这实质上是与患者对自我能力表示怀疑或对承担其他角色感到不安有关,也可能与病后体质虚弱及环境适应不良有关。

5. 角色行为异常

患者受病痛折磨感到悲观失望,加上不良环境的影响,导致固执、易怒、攻击、厌世、自杀等异常行为。

以上五种不同表现,与患者的个性、性别、年龄、病情严重程度及其文化背景有关。例如,女患者、老年人容易发生角色强化,而文化水平较低或个性较强的患者对患者角色相对淡漠些。另外,家庭成员的态度、社会环境以及病室气氛等也会影响患者对角色的适应。

角色适应状况可影响角色的功能,患者的角色功能状况可直接影响疾病治愈过程,因此,护理人员掌握患者角色适应中的问题,帮助其顺利进行角色转变就显得极为重要。

第二节 | 护士的素质

一、素质的含义

"素质"一词本是生理学概念,指人的先天生理解剖特点,主要指神经系统、脑的特性及感觉器官和运动器官的特点,是心理活动发展的前提,离开这个物质基础,就谈不上心理发展。但在现实生活中,人们往往更倾向于把素质理解为:人在先天的基础上,受后天环境、教育的影响,通过个体自身的认识及社会实践而获得的一系列知识技能、行为习惯、文化涵养、品质特点的综合表现。这种综合表现同时也是一个人本身所拥有的实力,具备这种实力的人可以在不断变化的环境中成功地应付社会的各种需求,达到自我实现的目标。

二、护士素质的基本内容

在不同的学科中,人们对素质的认识又略有差别。由于护理工作的特殊性和神圣性,护士素质是指在一般素质的基础上,结合护理专业特点,通过培养教育,对护士提出的特殊的素质要求,特别是较高的职业道德修养的要求。

(一)思想政治素质

思想政治素质要求护士在热爱祖国、热爱人民的基础上,热爱护理事业,具有正确的专业价值观,并对护理事业有坚定的信念和为人类健康服务的献身精神。同时,具有诚实的品格、高度的责任感和较高的慎独修养,有高度的自我约束能力、工作积极、严肃认真、诚实严谨,尽可能地履行职责。

知识小贴士   **慎独释义**

慎独是儒家的一个重要概念。《辞海》称:慎独是谓"在独处无人注意时,自己的行为也要谨慎不苟"。医学里的"慎独"是指:人们在独自活动无人监督的情况下,凭着高度自觉,按照一定的道德规范行动,而不做任何有违道德信念、做人原则之事。它既是护士重要的医德修养方法,也是医德修养的目标和标准,是护士必须具备的一种美德。

(二)科学文化素质

护士素质受文化水平的制约,因此,现代护理学发展要求护士必须有一个合理的知识结构来支持,即应具备一定的科学文化素质,主要包括基础文化知识、社会科学知识和人文科学知识。掌握相应的基础文化知识,是深入理解医学、护理学理论的必备条件。护理工作的对象是人,护士必须学会尊重人、理解人,进而才会真诚地关心人、体谅人。因而,护士要懂得爱,懂得美,懂社会道德规范,有与人交流思想的技能。所以学习心理学、伦理学、哲学、美学等人文、社会科学知识,对培养观察力、欣赏力、鉴别能力、思维和表达能力尤为重要。同时,还应具有一定的外语应用能力及学习新理论、新技术的能力。

(三)专业技能素质

护士的专业技能素质是决定一个护士能否胜任护理工作的基本条件之一,主要包括专业知识和技能素质两个方面。

1. 专业知识

护理专业所设置的解剖、生理等医学基础课程,以及基础护理、专科护理等护理专业理论课程,是护士从事护理专业工作的理论基础。切实理解、掌握这些知识是护士运用医学知识解决临床护理问题的重要理论依据。

2. 技能素质

现代护理发展要求护士除应具备比较完整、系统的基础护理和专科护理理论、知识外,还应掌握娴熟的护理技术。所谓娴熟的护理技术应是深刻理解技术操作的原理、目的,操作正规,手法熟练、准确,不增加患者痛苦。另外,还要求护士具有获取新知识的意识和创新能力、护理科研能力、逻辑思维分析能力,具有敏锐的观察和综合分析判断的能力,树立整体护理观念,能用护理程序解决患者的健康问题。

(四)心理素质

护士是临床护理工作的主体,热情、愉快、饱满的情绪不但可以提高工作质量和效率,而且能够感染患者,增强其对治疗的信心和决心。因此,要提供最佳的护理服务,护士就必须得有良好稳定的心理素质,即应保持稳定、振作、愉快和乐观向上的情绪,善于控制自己的感情。

(五)体态素质

体态素质包括身体素质和仪表素质。护士既要拥有健康的体魄和充沛的精力,还应衣着整洁美观、举止端庄、优雅大方、美而不艳、待人热情、彬彬有礼,树立良好的公众形象。

第三节 | 护士的行为规范

南丁格尔曾经说过:"护理是科学与艺术的结合。"护理的艺术性主要体现在护士与患者的交往中,言行举止、姿态眼神、表情微笑乃至片刻的沉默等方面都应注意技巧,才能符合人们眼中的护士形象,遵循人们公认的护士规范和行为准则。为此,护生一进入学校,就应该接受这方面的培养和训练。

一、语言行为规范

人与人之间交往,约有 35% 是运用语言性沟通技巧,因为它能清楚且迅速地将信息传递给对方。在护理工作中,护士经常使用语言性沟通。为了达到有效沟通,护士应熟练掌握语言行为规范。

(一)护士的语言修养

护士在工作中会与不同的人员交流,掌握一定的语言行为规范,可以树立护士良好的职业形象,帮助护士建立良好的人际关系,减少护患纠纷,提高护理质量。

1. 语言的规范性

语言内容应严谨、高尚,符合伦理道德原则;用词应通俗易懂,词能达意,忌用医学术语或医院常用省略语;语法规范,语速适当;语音清晰,语调适宜;同时,对患者称呼得体,以示尊重。

2. 语言的情感性

言为心声,语言是人们交流思想、联络感情的工具和手段,是集中反映一个人的文化素养、思维能力、道德品质等综合素质的外在表现。语言是沟通护患之间感情的桥梁,良言一句三冬暖,良好的语言能给患者带来精神上的安慰,因此,护士一旦进入工作环境,就进入了护士角色,应将关心、爱心、同情心等融入到与患者的语言交流中,语言的情感性应在高尚的医德修养指导下不断发展和完善。

3. 语言的保密性

良好的护患关系建立在真诚互信的基础上。一般情况下,护士应实事求是地向患者讲明其病情及治疗护理进展情况。但由于患者的承受能力不同,因此,必要时,护士可酌情告之。同时,护士还应尊重患者的隐私权,对患者的生理缺陷、精神疾病等要保密,患者不愿陈述的内容不宜强加追问。

(二)护理日常用语

1. 招呼用语

招呼用语因使用情形和内涵的不同可分为两类,即问候语和称呼语。前者如:"您好"、"早上好"、"晚安"等;后者常见:"大爷"、"先生"、"小朋友"等。招呼用语应做到称呼得体,热情自然,不可用床号称呼患者。

2. 介绍用语

新患者入院时,护士应有礼貌地主动自我介绍,以减少陌生环境对患者产生的孤独感和不安全感。如:"您好!我是您的责任护士,我叫张晓梅,您可以叫我小张,您有什么事可以随时找我。您的主治医生是××,我们病区的护士长是××。"

3. 电话用语

打电话时应有称呼或礼貌用语。如"您好!我是××,请您找××接电话。"接电话时,应在电话响三声之内接起,并且先问候对方,然后自报科室与姓名,如"您好!这里是儿科病房,请讲。"挂电话时,应先客气地道别,然后再挂上电话,切不可在交谈时突然挂断电话。无论是接、打或挂断电话,护士均应做到礼貌谦虚、称呼得体、语句清晰。

4. 安慰用语

安慰患者时,需要移情体验患者所承受的压力和痛苦,采用倾听、适当地抚摸或沉默的技巧,向患者表达理解和同情,并鼓励患者倾诉。应注意声音温和,态度真诚,要让患者感到合情合理,使其有依靠感或产生希望。

5. 感谢用语

感谢用语如"谢谢您的合作"、"谢谢您的支持与理解"。感谢用语常用在操作结束时、受到患者理解和赞美时或获得患者帮助时。护士常用感谢用语,能使患者的自尊获得满足,易于建立良好的护患关系。

6. 征询用语

征询用语在询问患者是否需要帮助或是否同意时常用。如"我可以打开窗户通风吗?""我可以看一下伤口情况吗?""需要我扶您下床吗?"主动询问,会使患者感觉温暖。

7. 迎送用语

迎送用语主要用于患者入院和出院时。新患者入院,护士要充分意识到这是建立良好护患关系的开始。因此,护士应面带微笑,主动起立迎接,表示尊重和欢迎。常用语如"您好!是住院吗?"患者出院时,护士应护送患者至相应地点,用送别的语言和患者告别。如"出院后请按时服药"、"请多保重"、"请定期到门诊复查"等。由于医院的性质特殊,送别患者时忌讳说"欢迎再来"、"再见"等。

(三)护理操作中的用语

不同的护理操作,用语也有区别。如晨间护理时,护士可说"早上好!我给您整理床铺可以吗?""我帮您整理一下,您躺着会舒服一些。"晚间护理时,护士可说"您早点休息,我帮您把灯关了,如有什么不舒服或睡不着您可以叫我。"给患者服药时,护士可说"现在请您服药,我给您倒开水。""您现在就服药,好吗?"

除此以外,在进行护理操作时,护士有责任向患者提供有关的解释和指导,护理操作中的解释用语一般分为三部分,即操作前解释、操作中指导和操作后嘱咐。

1. 操作前解释

根据患者病情的具体情况,主要解释本次操作的目的、患者应做的准备、大致的方法及在操作过程中患者可能产生的感觉。同时了解患者的心理,态度诚恳地做出适当承诺,如会用熟练的护理操作技术尽量减轻患者的不适。

2. 操作中指导

边操作边向患者交代具体配合的方法,同时使用安慰性和鼓励性语言,转移其注意力或增强患者的信心,消除其紧张与不安心理。

3. 操作后嘱咐

操作结束应询问患者的感受,了解是否达到预期效果,并交代注意事项,最后感谢患者的配合。

二、非语言行为规范

人与人之间的交往,约有 65% 是运用非语言沟通形式,如目光接触、身体接触、面部表情、手势、体态、肢体语言、空间距离等。在护患交往中,护士的非语言行为更能体现其文化修养和道德修养的高低,决定着护士的交往能力和专业形象。

(一)非语言行为的作用

在人际交往中,非语言行为是对外界刺激的直接反应,基本都是无意识的反应,一个人很难控制自己无意识的反应,所以非语言沟通更能表达一个人的真实感受,这就要求护士应格外注意自己的非语言行为,避免对患者及其家属产生不利影响。一位着装整洁、态度和蔼、动作娴熟的护士,会让患者产生安全感和信赖感,对疾病康复将起到积极的影响作用;反之,一位衣衫不整、表情冷漠、动作笨拙的护士,则很难赢得患者的信任和好感。

在护患交流中,患者的非语言行为对护士也具有很重要的作用。护士可通过观察患者非语言行为所传递的信息,了解患者的需求,及时帮助患者解决相应的困难和问题。护士及时掌握患者这些信息,既是其职业素养的体现,也是护士了解患者真实情况的一种重要渠道。

(二)非语言行为的特点

1. 情境性

非语言行为受环境的影响,在不同的情境中会有不同的意义。例如,同样是拍桌子,可能是"拍案而起",表示怒不可遏;也可能是"拍案叫绝",表示赞赏至极。流泪这一非语言动作,在不同的沟通情境下可以表示悲痛或幸福、生气或高兴、仇恨或感激等截然不同的情感。

2. 可信性

非语言行为大都发自内心深处,极难压抑和掩盖,因此非语言沟通的可信度高。如一个人在接受注射前说不怕痛,但事实上肌肉紧张、手脚发抖,这时的非语言行为明显告诉人们此时他很害怕注射。英国心理学家阿盖依尔等人的研究表明,当语言信号与非语言信号所代表的意义不一样时,人们更相信的是非语言信号所代表的意义。

3.共同性

共同性指无论男女老少、无论哪个民族、哪个国家，都可以用同样的非语言沟通方式来表达同一种情感。如人们用鞠躬表示尊重，用笑来表达愉快、高兴、喜悦和友好的态度，有句话说得好，"微笑无国界"。非语言沟通是不同文化背景下人们通用的交际手段。

（三）常用的非语言行为

1.倾听

倾听并非单纯地听别人说话，而是指全神贯注地接受和感受交谈对象发出的全部信息，并做出全面的理解。倾听伴随整个交谈过程，是护理人员获取患者信息的重要渠道，在护患沟通中，护理人员必须是一个好的倾听者，要达到理想的沟通效果，护理人员必须做到以下几点：

（1）目的明确：护士应善于在听的过程中注意患者的非语言行为的表现，仔细体会患者的"弦外之音"，捕捉有价值的信息，努力了解并确认沟通过程中患者想要表达的真正意思。

（2）控制干扰：尽量选择合适的环境，以减少外界的干扰。

（3）目光接触："眼睛是心灵的窗户"，谈话时，护士应与患者保持良好的目光接触，用30%～60%的时间面带微笑地注视患者的面部。

（4）姿势投入：护士应面向患者，身体稍微地向患者方向倾斜，保持合适的距离和姿势，表明自己在认真倾听。表情不宜过于丰富、手势不宜太多、动作不宜过大，以免患者产生畏惧或厌恶心理。

（5）及时反馈：护士可通过面带微笑、轻轻点头等，来表示自己正在注意听。

2.面部表情

面部表情是一种十分重要的非语言交往手段。人们可通过面部表情，来展现其内心的情绪和情感，表达自己的喜怒哀乐。患者的面部表情可以传达很多信息，如疼痛时会出现皱眉、屈膝等；同时，患者也会从护士的面部表情中获取有关信息，并将它与自己的需要或担心相联系。所以，护士在面对患者时，应以职业道德为基础，控制自己的紧张、厌烦、害怕等负面情绪，有效地运用和调控自己的面部表情，给患者以安全、愉快、充满希望的体验。

知识小贴士 ~~目光交流中要注意避免的 10 种眼神~~

眼睛是心灵的窗口，是面部表情的核心，在人的各种感觉器官的信息总量中，眼睛传递的信息量高达70%，患者的喜怒哀乐，护士的关心理解，都可以在目光中交流。因此，护士在工作中应把握正确的目光交流，注意避免以下十种眼神。①目光漂浮不定；②斜视；③视而不见；④操作时视线不集中于操作部位；⑤眯着眼睛注视人；⑥眼睛始终不看患者；⑦交流时目光躲闪、不敢正视对方；⑧将目光移来移去，上下左右反复打量；⑨目不转睛；⑩将目光凝聚在对方面部某个部位。

3.专业性皮肤接触

专业性皮肤接触是非语言行为的一种特殊形式，也是护士常用的非语言沟通技巧，包括抚摸、握手、拥抱等。根据临床观察,适当的皮肤接触有利于儿童生长发育,可以治疗和预防婴儿某些疾患,也有利于改善人际关系和传递各种信息。如对一位高热患者,护士触摸其额部,能让患者产生安全、亲切的感觉;对一位疼痛难忍、烦躁不安的患者,护士紧握其手,能使患者平静下来,甚至感觉到疼痛的减轻。研究还发现,触摸能缓解心动过速、心律不齐等症状,具有一定的保健和辅助治疗作用。因此,有些国家已经开始将专业性皮肤接触作为辅助治疗手段之一。

同时,皮肤接触也是护士与视觉、听觉障碍的患者进行有效沟通的重要方法之一。因此,在病情允许的情况下,护士应适当地对患者进行专业性皮肤接触,无声地传递护士对患者的关心和对工作负责的信息。

但是,由于皮肤接触的敏感性,护士在进行专业性皮肤接触时应特别注意:要根据情境、场合、年龄、性别、沟通双方关系的程度等不同的实际情况,选择恰当的触摸方式,避免引起不必要的误解。

知识小贴士 触摸疗法

美国迈阿密大学费尔德教授主持的研究室,每天对早产儿进行 45 min 的轻柔触摸,并活动他们的头部、背部和四肢,10 天之后,在同样的饮食条件下,早产儿的体重比正常婴儿增加了 47%,而且睡眠状况、警觉程度和活动能力都有了明显的改善。8 个月后,这些早产儿不仅发育速度超过正常婴儿,而且在智力测验中表现了较高的智商。

4. 沉默

护患交往中,语言技巧固然重要,但不是唯一的可以帮助人的方法。有时候护士恰当的沉默可以起到此处无声胜有声的效果。因为沉默可以表达护士对患者的同情和支持,缓解患者过激的情绪和行为。尤其是当患者情绪或身体情况不佳、不愿交谈时,也是表示对患者的尊重,同时沉默还可以给对方提供思考和回忆的时间、诉说和宣泄的机会。比如对于接受期的临终患者,护士就不应该勉强与患者交谈。另外,适当的沉默也是给自己提供思考和观察的时间。

5. 人际距离

人际距离是指人与人之间的空间距离,是人际关系密切程度的一个标志,也是进行人际沟通的信息载体。当人与人之间处于不同的距离时,感觉和反应是不同的,双方沟通的效果自然也会有区别。美国学者爱德华·霍尔提出距离学理论,来阐述人际距离在沟通中的重要性,并把人际距离划分为四个区域:

(1)亲密距离(又称亲密区):0～0.46 m,是人际沟通中最小的间隔或无间隔的距离。彼此可以肌肤相触,甚至可以感受到对方的体温、气味、气息。这种距离一般在社交场合较为少见,主要适用于彼此关系亲密者或护士进行某些技术操作时应用,主要用于传达秘密的信息、交流亲密的感情或进行治疗。如果不是用于关系非常亲密者或治疗时,这种距离会引起人们的反感甚至冲突。但也有例外,如拥挤的火车上陌生的人们之间可以暂时保持这种距离。

(2)个人距离(又称熟人区):0.46～1.2 m,适用于老同学、老同事及关系融洽的师生、邻里之间,护患之间沟通的内容多为患者个人信息,有的不便公开,因此,个人距离是护理工作中常使用的理想距离。这种距离稍有分寸感,比较友好。

（3）社会距离（又称社交区）：1.2～3.6 m，适用于参加正式社交活动或会议，彼此不十分熟悉的人之间。多用于传达非个人的信息，交谈的内容较为公开而正式。

（4）公众距离（又称演讲区）：＞3.6 m，是一种大众性、群体性的沟通方式。适用于教师上课、参加演讲、做报告或者护士对某些患者进行集体健康教育等。

在实际情况中，距离不是一成不变的，随着话题内容的改变、情绪的改变或人际关系的变化，彼此间距离也会发生变化，护士与患者交往中要正确把握人际距离。

三、护士的仪表与举止

护理是特殊的服务行业，在患者眼中，护士应是举止文雅、端庄大方、谦虚可敬、温柔可亲、值得信赖的天使。因此，护士在工作中不仅要有精湛的技术、敬业的精神，还要具有优雅的仪表举止，以展示自己良好的职业素质和形象。换句话说，护士的仪表与举止是护士非语言行为的特殊表现形式。

（一）护士的仪表

护士的仪表主要是指护士的衣着、姿态与风度，美的仪表常给人以亲切、端庄、纯洁的印象，护士的仪表应干净整齐，简约端庄。

1.服饰

护士的制服和帽子是护士职业的象征，象征着护士的尊严和自信。制服和帽子应匹配，制服的颜色和样式可根据工作环境和对象的不同来选择，一般以白色或淡雅的颜色为主。护士服应保持清洁、平整、合身，扣、带齐全，内衣领和衣边不可外露。护士鞋宜软底、低跟、防滑，以不产生噪音和方便工作为宜，并注意鞋的清洁和保养，袜子以肉色、白色为佳，袜口应高于裙摆。

2.仪容

护士仪容的基本要求是端庄、整洁、稳重，修饰适度，切忌浓妆艳抹，破坏护士应有的精神风貌。女护士头发要求前不过眉、侧不过耳、后不过肩，长发需用发网盘起。男护士头发整洁，不留长发。男、女护士都应经常修剪指甲，不染指甲，不佩戴手链、戒指、脚链等饰物，以免引起不便和患者的反感。

（二）护士的举止

护士举止的基本要求是：秀雅合适、端庄稳重、自然得体、优美大方。

1.站姿（图2-1）

优美的姿态是以正确的站姿为基础的。适当的站姿能使人减轻疲劳，并给人以轻松愉悦的感觉。女性站立时，以挺、直、高、稳为要领，身体各部要尽量舒展挺拔，做到头正颈直，下颌微收，面带微笑，目视前方，肩夹背挺，挺胸收腹，立腰提臀，两手自然下垂或相握于下腹部，脚跟并拢，脚尖分开呈"V"字形，夹角呈60°，重心落在两脚间，也可采用"丁"字形站姿。站立时间较长时，可以一腿支撑，另一腿稍放松，保持自然随和。

站姿禁忌：忌驼背耸肩、凹胸凸腹、撅臀屈膝、东倒西歪、两腿交叉或双手搁在口袋里，给人以敷衍、轻蔑、漫不经心、懒散懈怠的感觉；忌双手抱肘或手插兜内及懒散、随便地倚在患者床旁、墙或电梯旁；双手背于身后或插兜为无视对方；侧转身体可表示厌恶和轻蔑；背朝对方则可理解为不屑一顾。

2.坐姿（图2-2）

稳重端正的坐姿显出护士谦虚娴静的良好教养。头、肩、上身同站立要求。夏天着

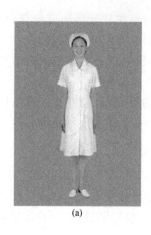
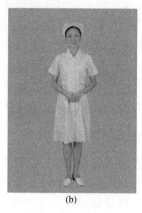
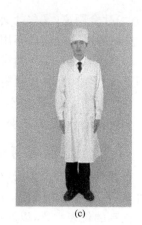

(a)　　　　　　　　　　(b)　　　　　　　　　　(c)

图 2-1　护士站姿

裙服向下坐时,先要自然地从上而下地将后面衣裙抚平,上身稍前倾,头颈微抬,无论座位有无靠背,腰背都要挺直,两臂放松,轻轻落座在椅面的前 2/3～3/4 处,双膝并拢,小腿稍后收,双手轻握,置于腿上。落座和调整坐姿时悄然无声。

坐姿禁忌:一忌动作过大碰出响声;二忌坐下后身体过分前探或腰背松塌懒散、过分后仰;三忌两手夹在大腿中间或垫在大腿下或抱于脑后;四忌双腿敞开过大或身体倚靠椅背双手抱于胸前;五忌摇晃抖动双腿或一条腿架在另一条腿上;六忌将脚架在自己或别人座位上;七忌把脚抬高使对方能看到鞋底;八忌坐在办公桌上、办公椅扶手上或患者床上;九忌用手支撑下巴或玩弄衣摆,挖耳朵、鼻孔,做小动作等;十忌落座时不礼让尊长,抢先就座,坐在椅子上移动位置等。

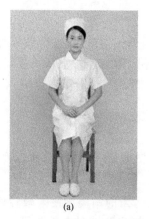
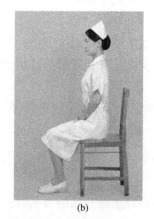

(a)　　　　　　　　　　(b)

图 2-2　护士坐姿

3. 行姿(图 2-3)

护士优雅、敏捷、稳健的行走姿势会给人以动态的美感,充满朝气的精神状态会对周围的人产生感染力。因此,护士行走时要精神饱满,头、肩、上身同站立要求。行走时双眼平视前方,挺胸收腹,两臂前后摆动,摆幅不超过 30°。两脚沿一直线两旁小步前进,步态轻稳均匀,不拖脚发出响声。即使有紧急抢救或病房传出呼唤需要快走时,也严禁慌乱奔跑,注意保持上身平稳,步履快而有序,肌肉放松舒展自然,表现出一名职业护士急患者所急,工作紧张有序、忙而不乱,从而使患者增加安全感。两人平行走,间距为 10 cm,防止碰撞。

行姿禁忌:忌行走时左右晃动、重心不稳、左顾右盼、懒散拖沓、弯腰驼背、瞻前顾后、慌张急迫;忌内八字脚或外八字脚、背手、抱肘、叉腰等。

4. 蹲姿(图2-4)

蹲姿也是护理人员常用姿势的一种,文雅美观的蹲姿显出护士的职业素养。护士下蹲做操作时,应在站姿基础上,注意掌握一脚在前一脚稍后、前脚的脚掌贴地、后脚的脚跟抬起、双脚靠紧、臀部向下的蹲姿要领。俯身拾物时,应走近物体,一脚后退半步屈膝下蹲,一手向后扶住衣裙下摆,另一手拾物,保持美观省力。

蹲姿禁忌:忌低头弯背或弯腰撅臀朝向患者;忌双脚平行叉开。

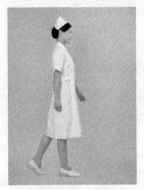 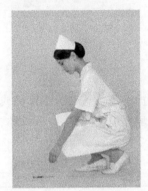

图 2-3　护士行姿　　　　　　图 2-4　护士蹲姿

5. 端治疗盘(图2-5)

在站姿或行姿的基础上,双手托盘底边缘中1/3处,拇指在盘边缘,不可越进盘内,其他四指自然分开,托住盘底。肘关节弯曲呈90°,上臂贴近躯干,前臂同上臂及手一起用力。注意保持治疗盘重心平稳。开门时,可用肩部或肘部将门轻轻推开。

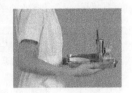

图 2-5　端治疗盘

端治疗盘禁忌:忌盘倾斜;忌将手指伸入盘内;忌开门时用脚踢门。

6. 推治疗车(图2-6)

推用各种车辆时,应给人美感和安全感,使用中要注意自然优美、平稳安全。推车时应用双手扶车缘两侧,躯干略向前倾,治疗车距身体前侧约 30 cm,肘部自然放松,向前轻轻推动治疗车。在行进中,注意保护治疗车上的物品。进入病房前应先停车,用手轻轻推开门,才能推车入室至患者床边进行操作。

推治疗车禁忌:忌用治疗车撞击房门;忌用手拽着车走。

7. 持病历夹(图2-7)

在站姿或行姿的基础上,一手持病历夹,置于同侧肘关节与腰部之间,病历夹前缘略翘,另一手自然下垂或轻托病历夹下方。翻阅病历夹时,以右手拇指、食指从缺口处向上轻轻翻开。

持病历夹禁忌:忌手臂下垂,手持病历夹一角或一端;忌病历夹朝下。

总之,护士举止的基本要求就是自然、大方、优雅、美观。护士在护理实践中,应不断强化礼仪意识,完善自己的言行举止,符合护理礼仪规范。

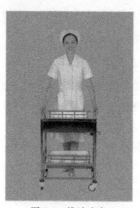 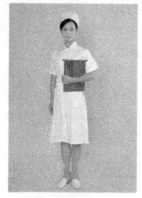

图 2-6 推治疗车   图 2-7 持病历夹

实践 1 护士行为规范训练

用物准备:护士帽,护士服,工作裤或连裤袜,护士鞋,治疗车,病历夹,治疗盘。

环境准备:配舒缓、优美的音乐,以减轻疲劳。

实施:见表 2-1。

表 2-1   护士体态训练

操作流程	步骤说明	行为要求
1.着装	护士按要求着装发型、穿护士服、戴护士帽	着装整洁、干净、大方得体,发型及护士帽佩戴符合要求
2.仪态	护士的容貌、表情、指甲	面部清爽,面带微笑,指甲不长、无染色
3.语言表达	语言表达流畅、自然大方,语调、语速适中	
4.站姿	①靠墙法:个人靠墙站立,要求脚后跟、小腿、臀、双肩、后脑勺都紧贴墙。每天一次;②背靠背法:两人背靠背站立,使后脑、肩、臀及足跟均能彼此紧贴。男士两脚可分开但不超过肩宽,女士可呈"丁字步"	头正、颈直、挺胸、收腹、立腰、提臀,每次训练20分钟
5.行姿	直立,头顶一本书,左腿外旋前伸,落地前脚面绷直,脚尖先着地过渡到全掌着地,身体重心随之前移,然后换右脚前进。两臂自然前后摆动,步幅适中,直线匀速前进	轻松、矫健、优美、匀速,不慌不忙,稳重大方
6.坐姿	走至座位旁:①女士:单手或双手向后抚平护士服的裙摆,轻轻落座于椅面的前 2/3～3/4 处,双手轻握,放于腹部或腿上,双膝并拢,小腿略后收或小交叉;②男士:两脚略微分开与肩同宽,双手掌心向下,自然放于大腿之上,也可双手握拳放于大腿之上	头正,肩平,挺胸,肢体放置适当,上身和大腿、大腿和小腿呈 90°
7.蹲姿	一脚在前,一脚在后,两腿靠紧下蹲,前脚全脚掌着地,小腿基本垂直于地面,后脚跟抬起,臀部向下	优美、典雅
8.持病历夹	在站姿或行姿的基础上,一手持夹,放于同侧胸前,稍外展,另一手自然下垂或轻托病历夹下方	平稳、优美
9.端治疗盘	在站姿或行姿的基础上,双手托住治疗盘两侧边,肘关节呈 90°贴近侧胸	平稳、无声响
10.推治疗车	双手扶稳治疗车的扶手,沿直线平稳前进	不碰撞墙壁或房门

附例一：语言行为规范——迎送用语

案例：李某，男，45 岁，某学校校长，门诊以"直肠癌"收住入院。

（一）接诊用语：

李校长，您好，我是您的责任护士刘×，接到通知并根据您目前的病情，我已经把床位准备好了，您住 302 室 18 床，请跟我来。（进入病房后，面对其他患者）这是刚入院的李先生，请大家多关照。李校长，这位是张先生，这位是老刘，今后你们三位要同住一室一段时间，相互认识一下，希望你们相处愉快。

患者：刘护士，我的主治大夫是谁呢？

护士：您的主治大夫是郭医生，您先休息一下，医生马上就来。

（二）送别用语及健康教育

护士：您今天就要出院了，出院后一定要注意造口的护理，出院后前两三个月，要每两周扩张造口一次。扩张造口的方法您学会了吗？

患者：学会了，就是不太敢自己做，怕弄坏了。

护士：按正确的方法做，不要太担心，一般不会损坏的。如果发现造口狭窄、排便困难时，要及时来医院检查、处理。

患者：我记住了，但是现在还是有点紧张，怕出院后别人会特别关注我，因为我跟别人看起来不一样。

护士：回去后，要尽量融入正常人的生活，先不要把自己看成是患者，适当参加一些活动，保持心情舒畅；您还可以参加造口患者协会，学习交流彼此的经验和体会，学习新的控制排便的方式，增加自信。

患者：谢谢您，我很喜欢和您谈话，每次都很愉快，非常感谢您这段时间的照顾。

护士：不客气，这是我们应该做的，您也很乐观、勇敢，您配合得很好，请多保重。

附例二：语言行为规范——护理操作用语

案例：唐某，男，58 岁，退休教师，手术后需插胃管。

（一）操作前解释：

唐老师，您现在感觉怎么样？伤口还疼吗？因为您伤口的原因，在短时间内还不能经口腔进食，所以需要留置一根胃管，把您每天所需要的营养物质通过胃管注入胃内，这样有利于您身体的恢复。插胃管是将胃管从一侧鼻腔插入胃内，胃管通过咽喉部时有一点恶心、难受，到时候只要您配合我做吞咽动作，难受的时候做深呼吸，张口哈气，这样就会缓解您的不适。可以吗？（征得患者同意后）好，请先让我检查一下鼻腔，您的鼻腔情况良好，我将选择右侧鼻腔插入，您不用紧张，我保证动作轻稳，尽量不让您难受。

（二）操作中指导：

1.唐老师，我先用棉签为您清洁鼻孔，然后为您测量一下需要的长度。

2.请您将头稍后仰，我将胃管通过鼻腔慢慢插入，请别怕，像我这样哈气（护士做示范动作）。

3.请您现在按照我这样做吞咽动作，像吃面条一样大口大口向下咽……好，不要着急，再咽一咽……对了，做得很对……您配合得不错（指导患者做吞咽动作以配合插管）。

4.唐老师,您有点恶心是吗,请放松,张口深呼吸,马上就会好的……现在感觉好些吗? 请再坚持一下,好的……

5.很好,现在一切很顺利,胃管已经插入胃内了。现在我给您固定好,再从胃管末端注入营养丰富的流质食物。

6.您现在觉得还有点不舒服是不是? 继续深呼吸,一会儿就会好的(患者出现不适反应时及时给予指导与鼓励)。

(三)操作后嘱咐:

1.唐老师,您还有什么不舒服吗? 谢谢您的配合。

2.由于病情和治疗的需要,胃管将保留一段时间,以后每隔2h为您灌注一次流质食物。翻身和起床活动时,请您当心胃管脱落。

3.目前您的鼻咽部会有异物感或轻微疼痛,但是很快会适应的,请注意漱口以保持口腔清洁。请放心,呼叫器在这儿,如有不适请及时告诉我,我也会经常来看您的。

小 结

1.角色是指处于一定社会地位的个体或群体,在实现与该地位相关的权利与义务时,所表现出的符合社会期望的模式化的行为。随着时代和护理专业的发展,护士在其专业领域里扮演着多种角色。患者在角色适应中常出现以下问题:角色行为冲突;角色行为缺如;角色行为消退;角色行为强化和角色行为异常。

2.素质是指人在先天的基础上,受后天环境、教育的影响,通过个体自身的认识及社会实践而获得的一系列知识技能、行为习惯、文化涵养、品质特点的综合表现。护士素质主要包括:思想政治素质;科学文化素质;专业技能素质;心理素质和体态素质。

3.护士的行为规范主要包括语言行为规范和非语言行为规范。

思考题

1.何谓角色及护士角色?

2.简述现代护士的角色功能。

3.何谓素质? 护士素质包括哪些方面?

4.训练护士的各种规范行为。

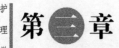

护理学相关理论

[学习目标]

　　1.掌握：系统概念、系统论在护理中的应用；需要层次理论；压力概念、对压力的防卫；适应概念、对压力的适应。

　　2.熟悉：系统的基本属性、需要的概念。

　　3.了解：系统的分类、压力适应理论在护理中的应用。

　　护理学是一门独立的学科，以自己独特的知识体系作为护理实践的基础和指导。护理基础理论的研究对护理专业的发展起着重要作用。在护理学的发展过程中，引用了许多其他学科的理论，如系统论、需要层次理论、压力与适应理论、信息交流理论等。这些理论用科学的方法解释护理现象，从不同的角度说明护理工作的性质，表明护理学的范围和体系，确立以理论为基础的护理理念和价值观，指导护理专业的发展方向。

第一节　系统论

　　系统作为一种思想，古代就已萌芽，如我国古代劳动人民通过对天时、地利的观察，总结出了天地中万物生存、更新之理，这已蕴藏了系统的观点和方法。但系统作为一种科学术语使用，则源于美籍奥地利生物学家路·贝塔朗菲（Ludwig von Bertalanffy）。1925年，贝塔朗菲提出了应把有机体视为一个整体或系统来考虑的观点。1937年，他首次提出了"一般系统论"的概念。1968年，他发表了《一般系统论——基础、发展与应用》的文章，全面总结了一般系统论的研究成果，为系统科学提供了纲领性的理论指导。20世纪60年代以后，系统论得到了广泛的发展，其理论与方法渗透到有关自然和社会的一切科学和生产、技术领域，日益发挥着重大而深远的影响。

一、系统的概念与分类

（一）系统的概念

　　系统指由若干相互联系、相互作用的要素所组成的具有一定结构和功能的有机整体。系统广泛存在于自然界、人类社会和人类思维中。每一个系统的组成千差万别，系统既是多个要素的集合，同时系统中的每一个要素又具有自己独特的结构和功能，但这些要素集合起来构成一个整体系统后，又具有各孤立要素所不具备的整体功能。

（二）系统的分类

　　自然界与人类社会中存在着形形色色的千差万别的系统，人们可以从不同的角度对它们进行分类。

1. 按组成系统的要素性质分类

按组成系统的要素性质分类,系统可分为自然系统和人造系统。自然系统是自然形成、客观存在的系统,如人体系统、生态系统。人造系统是为达到某种目的而人为建立的系统,如护理质量管理系统、计算机软件系统。实际上,大多数系统为自然系统和人造系统的综合,称复合系统,如教育系统、医疗系统。

2. 按系统与环境的关系分类

按系统与环境的关系分类,系统可分为开放系统和闭合系统。开放系统是指与周围环境不断进行物质、能量和信息交换的系统,如生命系统、医院系统。开放系统和环境的联系是通过输入、输出和反馈来完成的。物质、能量和信息由环境流入系统的过程称为输入,反之称为输出。系统的输出反过来又进入系统并影响系统的功能称系统的反馈。开放系统正是通过输入、输出及反馈与环境保持协调和平衡并维持自身的稳定。闭合系统是指不与周围环境进行物质、能量和信息交换的系统。绝对的闭合系统是不存在的,只有相对的、暂时的闭合系统(图3-1)。

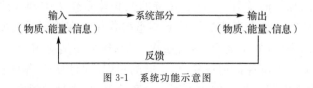

图 3-1　系统功能示意图

3. 按组成系统的内容分类

按组成系统的内容分类,系统可分为物质系统和概念系统。物质系统是指以物质实体构成的系统,如动物系统、机械系统。概念系统则是由非物质实体构成的系统,如科学理论系统。大多数情况下,物质系统和概念系统是相互联系、密不可分的。物质系统是概念系统的基础,概念系统为物质系统提供指导服务。

4. 按系统运动的状态分类

按系统运动的状态分类,系统可分为动态系统和静态系统。动态系统即系统的状态会随时间的变化而变化,如生物系统、生态系统。静态系统则不随时间的变化而改变,它是具有相对稳定性的系统,如一个建筑群、基因分析图谱。绝对的静态系统是不存在的。

二、系统的基本属性

系统尽管形式多样、类型各异,但都具有相同的基本属性。

1. 整体性

系统的整体性主要表现为系统的整体功能大于系统各要素功能之和。系统由要素组成,每一个要素都具有自己独特的功能,但系统功能不是各要素功能的简单相加,系统将其要素以一定方式组织起来构成一个整体后,各要素之间相互联系,要素、整体和环境间相互作用,就产生了孤立要素所不具备的特定功能。同时,系统的整体功能建立在系统要素功能的基础之上,要增强系统的整体功效,就要提高每个要素的素质,充分发挥每个要素的作用;同时协调系统中各要素及其与整体和环境间的相互关系。例如,人是一个由生理、心理、社会等要素构成的系统,人的整体生理机能又由呼吸系统、消化系统、心血管系统、神经系统、肌肉系统和内分泌系统等不同系统组成,但每一个单独的部分均不能代表和体现整体人的特征,只有当各部分相互作用、协调一致时,才能形成一个完整的、独特的人。

2. 相关性

系统各要素之间是相互联系、相互制约的,其中任何一个要素发生了功能或作用的变化,都要引起其他各要素乃至整体功能或作用的相应变化。

3. 动态性

系统随时间的变化而变化。系统要运动和发展,必须通过内部各要素的相互作用,物质、能量、信息的转换,内部结构的不断调整以达到最佳功能状态;同时,系统总是存在于一定的环境之中,并不断与环境进行物质、能量和信息的交流,以适应环境,维持自身的生存与发展。

4. 层次性

系统是按复杂程度依次排列组织的。较简单、低层次的系统称为子系统,较复杂、高层次的系统称为超系统。对于某一个系统而言,既可以分为许多比较简单、相互联系、相互作用的子系统,同时,每一个系统又是其上一层系统即超系统的一部分。如人作为一个系统,由呼吸、消化、循环等子系统组成,人又是家庭这一超系统的子系统,而家庭又是社区的子系统。一个系统是子系统还是超系统是相对而言的(图 3-2)。

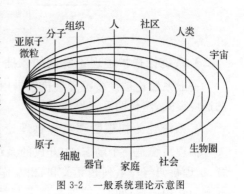

图 3-2　一般系统理论示意图

5. 目的性

每个系统均有明确的目的。系统结构不是盲目建立的,而是根据系统的目的和功能需要,建立各系统及各子系统之间的联系。

三、系统论在护理中的应用

1. 系统论促进了整体护理思想的产生和发展

整体护理的观点就是把人看做是整体的、开放的系统。人是一个由无数子系统组成的自然系统,每个子系统的变化都会影响其他子系统和整个系统的运作。因此,对待护理对象时,既要注意某一系统、器官的病变,又要考虑对其他系统的影响,还要分析由此给护理对象心理社会方面带来的影响。应把护理对象看做一个整体,不但要了解其身体状况,还要关心他的心理、社会、精神、文化等情况,促进其整体功能的恢复和发挥。

人是一个面向外环境的开放系统,每时每刻都在与环境进行着物质、能量和信息的交换。人体系统活动的基本目标是保持机体的平衡,也就是机体内部各子系统之间和机体与环境间的平衡。人只有处在内环境稳定的状态中,才能不断适应外环境的变化,避免受到伤害、减轻损伤和适应压力。护理的功能就是帮助个体调整内环境去适应外环境的不断变化,以获得或维持身心的平衡。人作为一个开放系统,受到所处自然环境和社会环境的影响,要维持人的健康,不能只局限于调整机体内各系统、各器官的协调和平衡,还要关注家庭、群体、社区和社会等超系统对机体的影响,这样才能使系统的整体功能更好地运转。

2. 系统论是护理程序的基本框架

护理程序是一种建立在开放系统中的科学的工作方法,包含评估、诊断、计划、实施和评价五个步骤。护理程序的发展基于许多理论基础,其中一个重要的理论就是一般系统论。护理程序可以看成是一个开放系统。输入的信息是经护士评估的患者健康状况、护理人员的知识水平与技能、医疗设施条件等,经诊断、计划和实施后,输出的信息为经护理后患者的健康状况。最后评价护理效果,以决定护理活动终止或修订后继续执行(图3-3)。

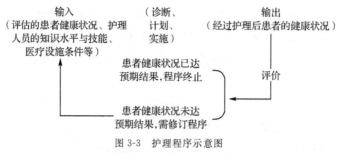

图 3-3　护理程序示意图

3. 系统论是护理理论发展的依据

一般系统论被许多护理理论家借用,作为发展护理理论或模式的基本框架,如罗伊的适应模式、纽曼的系统模式等。

4. 系统论为护理管理者提供理论支持

护理系统是一个动态的、开放的系统。护理系统包括临床护理、护理管理、护理教育、护理科研等一系列相互关联、相互作用的子系统。护理要发展,必须使其内部诸要素之间互相协调;同时,护理系统又与社会政治、经济、文化、科技、医疗等系统相互作用、相互制约,所以还要注意与其他系统的协调与平衡,以促进护理专业不断向前发展。

第二节　需要层次理论

人类为了生存和发展,必须满足一些基本的需要,如食物、氧气、休息、睡眠、情爱、交往等。如果这些需要得不到满足,就会影响人的健康保持或疾病恢复。人的基本需要受社会文化、价值观、情绪、身心发展状况等多种因素的影响,护士只有充分认识人类基本需要的内容及特点,才能帮助人们满足其基本需要,维持机体平衡状态,促进人类健康。

一、需要的概念

(一)需要的定义

需要又称需求,护理理论家奥兰多(I. J. Orlando)认为:需求是人的一种要求,它一旦得以满足,可即刻消除或减轻其不安与痛苦,维持良好的自我感觉。人的基本需要就是个体为了生存、成长与发展及维持身心平衡的所有最基本的要求。当人的基本需要得到满足时,就处于一种相对平衡的健康状态,反之则可能陷入紧张、焦虑、愤怒等负面情绪中,影响个体的生理功能或导致疾病。

(二)基本需要的特征

需要具有对象性、发展性、无限性、社会历史制约性和独特性。

（三）影响需要满足的因素

人的基本需要满足的程度与健康状况密切相关,当人的基本需要不能得到满足时,就会直接或间接影响其生理功能,甚至造成疾病。所以,了解阻碍人的基本需要满足的因素非常必要。

1. 生理因素

疾病、疲劳、疼痛、损伤、活动受限等可导致若干需要不能被满足。

2. 情绪因素

人处于焦虑、恐惧、愤怒、兴奋或抑郁等状态时会影响基本需要的满足。

3. 认知障碍和知识缺乏

缺乏知识和信息会影响人们正确地认识和识别自我需要,以及选择满足需要的途径和手段。

4. 个人因素

个人的信仰、价值观、生活习惯和生活经历使其在寻求需要满足时各有不同。

5. 环境因素

环境陌生、光线和温度不适宜、通风不良、噪音等都会影响需要的满足。

6. 社会因素

社会的不安定、社会舆论及个体缺乏有效的沟通技巧、社交能力差、人际关系紧张等影响需要的满足。

7. 文化因素

不同地区的风俗习惯、信仰、价值观、教育状况等也影响需要的满足。

二、需要层次理论

人的基本需要具有共性,许多心理学家、哲学家从不同的角度对需要进行了研究,并将其上升为理论,其中以美国著名心理学家马斯洛(Abraham Maslow)的人类基本需要层次论最为著名,此外,在护理中常用的需要理论还有心理学家理查德·凯利希(R. Kalish)的人类基本需要层次论和美国护理理论家韩德森(Henderson)的患者需要模式。

（一）马斯洛的人类基本需要层次论

马斯洛将人的基本需要按其重要性和发生的先后顺序排列成五个层次,并用"金字塔"形状加以描述,形成人类基本需要层次论(图 3-4)。

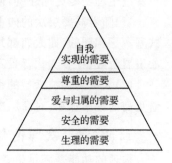

图 3-4 马斯洛人类基本需要层次论示意图

1. 生理的需要

生理的需要是人类生存最基本的需要,如食物、氧气、水、温度、清洁、休息、睡眠、排泄、避免疼痛等。

2. 安全的需要

人需要一个安全、有秩序、可预知、有组织的环境,不被意外、危险的事情所困扰,如安全感、生活稳定、有保障、受保护、避免危险与恐惧。

3. 爱与归属的需要

希望和周围人们友好相处,成为群体的一员,希望得到他人的信任和友爱,包括爱他人、被爱和有所归属,免受孤独、空虚、被遗弃等痛苦。

4. 尊重的需要

个人对尊严和价值的追求,包括自尊、被尊重和尊重他人。尊重的需要得到满足使人感到有价值、有力量,使人自信,否则会使人感到自卑、软弱、无能等。

5. 自我实现的需要

个人的能力和潜能得到充分发挥,实现自己的理想与抱负,是人类最高层次的需要。满足自我实现的需要可使人感到最大的快乐。

人在其一生中,总是在设法满足各个层次的需要,然而人一生中的需要可能完全得到满足,也可能仅是部分得到满足或根本未得到满足。

(二)需要层次论的一般规律

(1)这些需要是人类普遍存在的。

(2)一般情况下,必须首先满足较低层次的需要,然后再考虑较高层次的需要。生理需要位于最底层,也是最重要的,人往往在基本的生理需要满足后,才得以生存,才会考虑其他的需要。

(3)通常在一个层次的需要被满足后,更高一层的需要才会出现,并逐渐明显和强烈。古语"仓廪实而知礼节,衣食足而知荣辱"正反映了这样一个道理。但各层次需要的出现并不是在前一层次的需要完全满足之后才出现的,在同一时期内几种需要同时存在,各层次的需要相互依赖与重叠,有时甚至会颠倒。如科研工作者为了追求科学真理,不顾试验存在的危险。

(4)有些需要需立即和持续予以满足,如氧气的需要;有些需要可以暂缓,如食物、睡眠、刺激、尊重的需要,但这些可被暂缓的需要始终存在并要得到满足。

(5)各层次需要的发展过程与个体的成长发育过程是一致的。对于新生儿来讲,最主要的是食物、氧气、水、睡眠等生理需要,而后才逐渐有了安全的需要、爱与归属的需要,表现出害怕、依恋、需要别人陪伴等,进入少年时期后才真正出现尊重的需要,随着身心的不断发育成熟,进而出现自我实现的需要。

(6)各层次的需要之间可以相互影响。如有些高层次的需要并非生存所必需,但它可促进生理功能更加旺盛,使人的健康状态更佳。

(7)随着需要层次的向上移动,其满足的方式差异增大。人们满足低层次需要的方式基本是相同的,如人们都是通过呼吸满足对氧气的需要。而高层次的需要因个人身心发展阶段、社会文化背景不同,满足的方式差异较大。

(8)人类需要被满足的程度与健康是呈正比的。基本需要被满足的程度越高,意味着更高的健康水平,对高层次需要的追求与满足是心理健康的标志。

三、需要层次理论与护理

护理的功能是满足患者的需要,所以基本需要理论已被护理工作者广泛地应用于护理工作的各个领域。一方面它可以界定护理的范围和任务;另一方面为护士识别患者和其他服务对象的需要提供了一个框架,指导护士评估患者未被满足的需要,更好地实施对患者的护理。

（一）帮助护士识别患者未被满足的需要

人在健康状态下能够自己满足各类需要,但患病时就会有许多需要不能自行满足。护士应能判断患者有哪些需要未被满足,并了解其对患者造成的影响,以制定和实施相应的护理措施帮助患者满足需要,恢复机体的平衡与稳定。患病时可能出现的未被满足的需要如下:

1. 生理的需要

（1）氧气。缺氧、呼吸道感染、呼吸道阻塞。

（2）水。脱水、水肿、电解质紊乱、酸碱平衡失调。

（3）营养。肥胖、消瘦、各种营养缺乏、不同疾病的特殊饮食要求。

（4）体温。发热、体温过低、体温失调。

（5）排泄。便秘、腹泻、大小便失禁、胃肠手术后的调整。

（6）休息和睡眠。疲劳、各种睡眠型态紊乱。

（7）避免疼痛。各种急、慢性疼痛。

2. 刺激的需要

患者在患病的急性期,对刺激的需要往往不明显,当急性期过后逐渐明显起来。如卧床患者需要翻身、适当的肢体活动,以防止皮肤受损和肌肉萎缩。长期单调的生活不但会引起情绪低落和体力衰退,智力也会受影响。所以护士应注意满足患者刺激的需要,美化病区环境,及时做好健康教育,鼓励患者和周围的人保持沟通,安排适当的娱乐。

3. 安全的需要

人在患病时安全感会降低,感到健康没有保障,孤独无助,担心得不到良好的治疗护理,对各种治疗和检查有疑虑,对医护人员不信任,担心经济问题等。患者安全的需要包括:

（1）避免身体损伤。应防止发生各种意外,如避免由于地板过滑、没有床档导致的摔伤;保持室内安静;严格无菌操作以防止感染;预防各种并发症等。

（2）避免心理威胁。做好入院介绍和健康教育,讲解疾病的发展、康复和预防措施、预后等,增强患者的信心和安全感,取得患者信任。

4. 爱与归属的需要

人在患病后常常会产生孤独感,因此,爱与归属的需要也就变得更加强烈。患者希望得到亲人、朋友、周围人的关心、理解和支持。所以,应建立良好的护患关系,允许家属探视并鼓励其参与患者的护理,帮助患者之间沟通和建立友谊。患者只有在获得安全感和归属感后,才能真正接受护理。

5. 自尊与被尊重的需要

人在爱与归属的需要得到满足后,会感到受重视和尊敬,这两种需要是相关的。患病会影响自尊需要的满足,患者会因某些方面的能力下降而影响对自身价值的判断,担心失去价值或成为别人的负担。护士应帮助患者,让其感到自己是重要的、被别人接受的。护士在与患者的交往中要主动介绍自己、礼貌地称呼患者并重视听取患者的意见,让患者做力所能及的事情,使患者感到自身的价值。尊重患者的隐私,为患者保密;进行检查或操作时应遮盖身体的隐私部位;尊重患者的习惯、价值观、信仰等。

6. 自我实现的需要

自我实现需要的产生和满足程度是因人而异的。护理的功能是切实保证低层次需要的满足,为自我实现需要的满足创造条件。护士应鼓励患者表达自己的个性和追求,帮助患者认识自己的能力和条件,战胜疾病,为达到自我实现而努力。

在护理实践中,护士应把护理对象看做一个整体,在满足低层次需要的同时,应考虑更高层次的需要,不能把各层次的需要割裂开。同时,尽管每个人都有共同的基本需要,但满足的方式因人而异,并且同一个人在不同的生命阶段对需要的满足也有所不同,因而护士应把满足个体独特的需要作为护理的重点。

(二)帮助护士系统地收集患者的基本资料

以人的基本需要层次理论为框架指导护士系统地、有条理地收集和整理资料,从而避免资料的遗漏。

(三)帮助护士确定护理计划的优先顺序

需要层次理论是按照其对人的生存和发展的重要程度排列的,护士可以据此识别问题的轻、重、缓、急,以便在制订护理计划时,准确排列护理诊断的先后顺序。一般地讲,护士应首先满足患者生理的需要,如保持呼吸道通畅、止血、维持有效的循环血量等;病情稳定后,应为患者采取适当的体位、给予止痛剂,满足其舒适的需要,减轻疼痛,严格无菌操作,防止感染,避免并发症,以满足患者安全的需要;鼓励患者家属和朋友探视,介绍患者与其他病友相识,应用沟通技巧和患者建立积极的护患关系,满足患者爱与归属的需要;同时,护士进行各种操作时应尊重患者隐私,某些情况下让患者做出自己的选择,满足患者自尊与被尊重的需要;引导患者正确看待疾病,帮助其尽快恢复健康,为自我实现需要的满足创造条件。

(四)指导护士满足护理对象的基本需要

护士主要采取以下三种形式来帮助护理对象满足基本需要。

1.直接满足患者的需要

对于完全无法自行满足基本需要的人,护士应采取措施满足其需要,如昏迷者、瘫痪者、新生儿等,需要护士提供全面的帮助。

2.协助患者满足需要

对于只能部分自行满足基本需要的人,护士应鼓励患者完成力所能及的自理活动,帮助其发挥最大潜能,早日康复,如协助卧床患者进食、锻炼等。

3.进行健康教育

对于基本能满足需要,但还存在某些影响需要得到满足的因素的人,应通过卫生宣教、科普讲座、健康咨询等多种形式,为护理对象提供卫生保健知识,消除影响需要得到满足的因素,避免健康问题的发生和恶化,如对孕产妇进行保健和育儿指导,协助糖尿病患者制订饮食计划等。

无论护士通过哪种方式满足护理对象的需要,其最终目的都是希望他们能独立地满足自我需要。

第三节 | 压力与适应理论

压力是一种跨越时间、空间、人格和文化的全人类体验,这种过程贯穿于人的一生。

每个人都可能经历不同形式的压力,尤其是在目前工业化、商业化、信息化的社会中,压力几乎无处不在,它可使人产生一系列生理上或心理上的反应,导致人体内环境不平衡或内环境与外环境之间的关系被破坏,从而引起疾病的发生。某些疾病,如溃疡和高血压等与压力密切相关。因此,护士应运用压力与适应的理论,观察和预测患者的心理及生理反应,并采取各种护理措施避免和减轻压力对患者的影响,提高患者的适应能力,协助患者维持身心平衡。

一、压力的概念

(一)压力的定义

"压力"这个词源于拉丁文"stringere",意为"紧紧拉住"。压力又称为应激或紧张,在不同的时期和不同的学科中有不同的解释。20世纪"压力之父"汉斯·塞利(Hans Selye)认为压力是个体对任何需求做出非特异性反应的一个过程。他所提出的非特异性反应是指一种无选择地影响全身各系统或大部分系统的反应。

人在生活中随时会受到各种压力的影响,压力对个体具有消极和积极的双重作用。压力可降低个体的抵抗力、判断力和决策力,长期处于压力状态下会引起身心疾病。但压力并非总是有害的,这取决于个体的特质、处境、压力的强度及个体的能力。一定的压力能使个体处于适当的紧张状态,有利于提高其适应能力,是维持正常人体活动的必要条件。如为了适应工作需要而努力学习,这种压力将促进个人的成长。

(二)压力源

压力源是指任何能使个体产生压力反应的内外环境中的刺激。压力源存在于生活的各个方面,既可以来自个体的内部,也可以来自于外部;既可以是躯体的,也可以是心理、社会的。常见的压力源可分为以下三类:

1. 一般性的

(1)物理性的。温度、光、声、电、气体、放射线、外力等。

(2)化学性的。酸、碱、化学药品等。

(3)生物性的。各种细菌、病毒、寄生虫等。

2. 生理病理性的

(1)正常生理功能变化。如青春期、妊娠期、更年期改变等,或基本需要未满足,如饥渴、活动等。

(2)病理性改变。如缺氧、脱水、电解质失衡、疼痛或手术、外伤等。

3. 心理社会性的

(1)一般性社会因素。如丧失亲人、搬迁、旅行、人际关系紧张或角色改变(结婚、生育和毕业)。

(2)灾难性社会事件。如地震、水灾、战争、社会动荡等。

(3)心理社会因素。如参加考试、竞赛、理想自我与现实自我的冲突等。

压力源可引起人的生理和心理反应,但并非所有的压力源对人体均产生同样程度的反应。压力源的大小取决于同一时期内压力源的数量、强度、持续时间、个体的感知和以往的经历等。压力源在某些情况下是有利的,缺少压力源的刺激会导致个体成长发展的停滞。

(三)压力反应

压力反应指个体对所受压力产生的反应。一般分为两类：

1. 生理反应

生理反应表现为心率加快、血压升高、呼吸加快、血糖增加、胃肠蠕动减慢、肌张力增加、敏感性增强、免疫力降低等。

2. 心理反应

心理反应常见有焦虑、忧郁、否认、怀疑、依赖、自卑、孤独、恐惧、愤怒等。

一般来说，生理和心理反应经常是同时发生的，因为身心是持续相互作用的。根据不同情况下对压力源和压力反应的研究得出以下结论：①多种压力源可以引起同一种压力反应。如大多数疾病虽各有特征，但都会出现疲乏、失眠、食欲减退、体重下降等共同表现。②人们对同一压力源的反应可以是各种各样的。③大多数人都能设法避免外伤、疼痛、过高或过低的温度等一般性的压力源。④对极端的压力源，如灾难性事件，大部分人的反应方式是类似的。⑤压力反应的强度和持续时间取决于以下因素：既往的经历、社会交往、该情景对个体的意义等。

二、对压力的防卫

压力源所造成的影响大小取决于人的个性、对压力的感知及应对压力的能力和条件。人们为了对抗压力源常采用以下防卫机制，主动应对压力，避免严重压力反应，以保护自己。

(一)第一线防卫——生理与心理防卫

1. 生理防卫

生理防卫指遗传因素、身体的一般状况、营养状态、免疫功能等。如完好的皮肤和健全的免疫系统可抵抗病毒、细菌等压力源的进攻，而营养不良者即使轻伤也很容易引发感染。

2. 心理防卫

心理防卫指心理上对压力做出适当反应的能力。它与个体的性格特征、应对压力源的既往经验、智力、教育水平、生活方式、支持系统、经济状况、出现焦虑的倾向等有关。如一个坚强的人相信人生是有意义的，人可以改变环境，变化是一种挑战。这种人在任何困境中都能积极地面对压力并很快适应。同时，人们掌握的这种应对压力的防卫机制又可以作为对抗压力源的坚强的第一线防卫，并有助于人的心理成长与发展。

(二)第二线防卫——自我救助

当一个人面对的压力源较强大而防卫较弱时，会出现一系列的身心两方面的压力反应。若反应严重，就必须采用自我救助的方法来对抗和控制压力反应，以减少发展成急、慢性疾病的可能。

1. 正确对待问题

首先进行自我评估，识别压力的来源，并针对发现的问题及时处理。如当一个人工作繁忙，家务负担太重时，可安排家庭成员共同分担，以减轻压力，而不要否认问题的存在，这对个体维持身心健康是非常重要的。

2.正确对待情绪

人们遭受压力时常产生焦虑、沮丧、生气等情绪。对付这些情绪的方法是首先确定和承认正在经历的情绪,然后进行合理地分析、排解,并采用恰当的方法处理好自己的情绪,如与朋友交谈或运用心理防卫机制。

3.利用可能得到的支持力量

家庭和社会的支持对缓解压力的不良影响起着重要的作用。护士要了解患者生活中重要的支持网络,鼓励患者信任自己的亲人,参与力所能及的社会活动。此外,获得有关的信息也能减轻焦虑,如介绍肿瘤患者参加抗癌俱乐部,介绍有心理障碍的人到心理健康中心去咨询等,都有助于帮助患者渡过困境。

4.减少压力的生理影响

良好的身体状况是免受压力源侵犯的基础。因此,应提高人的保健意识,如改善营养状况,控制抽烟、喝酒等,以加强第一线防卫;锻炼不仅可使身体强壮,还能解除压力,如传统的气功、瑜伽等;此外,阅读、散步、听音乐等也能减少和消散压力。

（三）第三线防卫——专业辅助

当强烈的压力源导致身心疾病时,就必须寻求医护人员的帮助,由医护人员帮助患者掌握各种应对技巧,如提供必要的健康咨询和教育,给予针对性的药物治疗、物理治疗或心理治疗等,以利于疾病痊愈。

第三线防卫是非常重要的,若专业辅助不及时或不恰当,则会使病情加重或演变成慢性疾病,如高血压、溃疡性结肠炎、忧郁症、精神分裂症等。这些疾病又可以成为新的压力源,加重患者的负担,并进一步影响其身心健康。

三、适应的概念

适应是生物体促使自己更能适合生存的一个过程,是应对行为的最终目标,是所有生物的特征。事实上,适应是一种长期的应对行为。因为人们无论遇到何种压力源,都会企图去适应它,如适应成功,身心就可以维持或恢复平衡;如适应有误,就会引起疾病。而疾病作为压力源,又会促使人们采取一系列应对行为去适应。

适应是生命最卓越的特性,是个体维持内外环境平衡和对抗压力的基础。

四、对压力的适应

（一）适应的层次

1.生理适应

（1）代偿性适应。代偿性适应指当外界对人体的需求增加或改变时,人体所做出的反应。如进行长跑锻炼时,最初会感到心跳加快、呼吸急促、肌肉酸痛,可长期坚持下去,人体的肌肉、心、肺等逐渐适应运动的需要,就不再感到压力的存在。

（2）感觉适应。感觉适应即人体对某种固定情况的连续刺激而引起的感觉强度的减弱。如持续嗅某一种气味,感觉强度逐渐降低,人们很快就习惯了这种气味而适应。

2.心理适应

心理适应指人们感到有心理压力时,调整自己的态度去认识压力源,摆脱或消除压力,恢复心理平衡的过程。一般可通过学习新的行为（如松弛术）或运用心理防卫机制来适应。

3. 社会文化适应

社会文化适应包括社会适应和文化适应两方面。

(1)社会适应。调整个体的行为举止,以符合社会规范、习惯、信仰,应对各种团体与家庭的压力。如刚参加工作的护士除了学习专业知识,掌握有关技能外,还必须尽快熟悉医院的环境,遵守医院制度。

(2)文化适应。调整个人的行为以符合文化的观念、传统、理想和各项规定。如护理不同国籍、不同民族的患者时,应注意尊重其本国文化和民族习俗。

4. 技术适应

技术适应指通过技术的掌握,改造自然环境,控制环境中的压力源。

(二)适应的特征

(1)适应是包括生理、心理、社会文化、技术等多层次的、全身性的反应。如护生进入临床实习时,首先要有充沛的体力以适应临床紧张的工作,并且心理上能承受责任和随时面对各种问题;其次要遵守医院和病区的规章制度,与医生、护士、患者等进行有效的沟通和保持良好的人际关系;另外还应掌握专业知识和过硬的护理技术,才能逐步适应临床工作。

(2)适应是有限度的。一般来讲,生理阶段的适应范围较窄,如体温、血糖浓度等的适应范围都较局限,而心理阶段的适应范围较广,个人使用的应对方法和适应水平也不同。

(3)适应与个人的应对资源、时间等有关。每个人的生理和心理状况、个性、经历不同,适应能力也就有所不同;同时,时间充足有利于人调动更多的资源对抗压力源,适应也就较容易。如慢性失血时,虽然血红蛋白含量降低,但并未引起休克。

(4)适应反应通常是对人们有利的,但有时也可以是不足的、过度的或不适当的。

五、压力与适应理论在护理中的应用

(一)患者面临的压力及护理

疾病作为一种压力在人的生命过程中是很难避免的,患者可能因此面临更多的压力源,适应不良时会加重病情。因此,护士应帮助患者处理因疾病和住院造成的压力,提高其适应能力,以恢复和维持身心平衡。

1. 患者常面对的压力源

(1)环境陌生。住院患者对病室环境不熟悉,对负责自己的医生和护士不了解,对医院的饮食不习惯,对医院的作息制度不适应等。

(2)疾病威胁。患者知道自己可能患了难治或不治之症,或即将进行的手术可能致残或影响身体的功能、形象,也可能突然生病住院,没有心理准备等。

(3)与外界隔离。住院使患者失去部分自由,患者与家人、亲友分离,与外界的联系中断,与病友无法谈心。不被医务人员重视,如医护人员没有及时地协助患者满足基本需要,忽视了与患者及其家属的沟通。

(4)缺少信息。患者对自己所患疾病的诊断、治疗及即将采取的护理措施等不清楚,对手术和药物疗效存在疑虑,对医护人员所说的术语不明白,或者是患者所提的问题没能得到满意的答复等。

(5)丧失自尊。患者因患病而失去自我照顾的能力,由他人帮助进食、如厕、洗澡、穿衣或必须卧床休息,而不能按照自己的意志行事的时候,会感到难以忍受。

2. 协助患者适应压力

(1)协助患者适应医院环境。护士应为患者创造一个整洁、安静、舒适、安全的病室环境,主动热情地接待患者,介绍医院的环境、有关规章制度及负责的医生、护士,使患者消除由于陌生和孤独带来的心理压力。

(2)满足患者的各种需要。由于疾病的影响,患者的需要往往不能完全被满足,会出现紧张、抑郁、焦虑等消极情绪,护士应及时了解和满足患者各方面的需要,使患者情绪稳定。

(3)提供有关疾病的信息。护士应将有关疾病的诊断、治疗、护理、预后等方面的信息及时告知患者,减少患者的焦虑及恐惧情绪,并增加患者的自我控制感及安全感。

(4)协助患者适应其角色。护士对患者要表示接纳、尊重、关心和爱护。护士应主动了解不同病情、来自不同生活背景的患者的心理、生理感受,给予恰当的心理疏导;让患者参与治疗和护理计划,以减轻顾虑,主动配合;对恢复期患者,注意锻炼患者的自理能力,以恢复患者的自尊、自信心和自我控制感,避免患者角色行为强化,启发其对生活和工作的兴趣,逐渐适应自立的需要。

(5)协助患者保持良好的自我形象。住院后,患者的穿着、饮食、活动都受到医院的限制,常常会感到失去了原来的自我;同时由于疾病所致自理能力的降低,又会使患者感到自卑。护士应尊重患者,协助患者保持整洁的外表,改善患者的自我形象,适当照顾患者原来的生活习惯和爱好,使患者获得自尊和自信。

(6)协助患者建立良好的人际关系。护士应鼓励患者与医护人员、同室病友融洽相处,并动员家庭及社会支持系统的关心和帮助,使患者感受到周围人对他的关怀和爱护,促进其身心健康的恢复。

(二)护士在工作中的压力与适应

护士在工作中也存在着许多压力与适应的问题。虽然人人都有产生工作疲惫感的可能性,但医务人员的压力更明显,而护理工作是一种脑力和体力相结合的双重劳动,经常要面对高强度的劳动和复杂的人际关系,所面临的职业压力也往往更大。

1. 护士常面对的压力源

(1)繁重而紧张的工作。在各级各类医疗机构中,护士的编制数量往往不足,导致护士需超负荷工作;同时随着科技的发展,护士要不断掌握各种新理论、新技术,岗位对护士的要求越来越高;护士还要经常面对急症、重症患者的抢救,要面对患者的生离死别;护士要频繁轮班,这种不规律的生活对护士身心造成的压力也很大。

(2)复杂的人际关系。护患关系和医护关系是护士面临的两个最主要的人际关系。医院是一个复杂多变的环境,护士面对的是经受疾病折磨、心理状态及层次不同的形形色色的患者,要应对患者焦虑、恐惧、悲伤、愤怒、抑郁等情绪变化,而护士由于职业的角色要求,没有选择余地,只有全身心地投入,以维护良好的护患关系,这必将增加护士的心理压力。同时,护士与患者家属、医生和其他医务人员的接触过程中,也可能出现人际间的种种冲突。

(3)高风险。医院环境中有许多有害的致病因素,如细菌和病毒的侵袭、辐射的损害、药物的不良反应等,使护士在客观上面临感染的危险和其他医源性损伤;另外,担心差错事故也是护士必须面对的工作压力。如果护士在工作中出现差错事故,如打错针、发错药,会损害患者的利益,护士必须为此承担相应的法律责任,这种高风险也给护士带来很大的心理压力。

此外,护理工作模式过于简单、职务分工不明确、工作价值认同感低及不良的工作环境,也会加大护士的压力,使护士否定自我价值,产生工作疲惫感,出现疲倦、头痛、食欲不振、易怒、消极、冷漠、抑郁等反应,工作热情及责任感下降,不但影响个人身心健康和生活质量,而且导致护理工作满意度下降,护理人力流失,护理质量降低,甚至影响护士职业形象等。因此,识别护士面对的压力源,控制压力反应,具有重要的社会意义。

2.护士适应工作压力的策略

在护理工作中存在着大量的压力源,它既可以影响患者的身心健康,又可以影响护士的身心健康及护理工作质量,所以需要护士应用压力与适应理论,积极培养自我照顾能力,增加适应外界需求的能力,缓解或消除自己过大的工作压力,以维护身心健康,保持良好的护理服务质量。

(1)树立正确的职业价值观,建立现实的期望和目标。

(2)参加继续教育,不断提高专业知识与技能水平,提高自我调节、解决问题、决策参与的技巧。

(3)工作之余注意培养个人广泛的兴趣与爱好,积极参加各类社团活动。

(4)养成健康的生活方式,保证适当的运动、均衡的营养和充足的睡眠,有利于对抗压力源的挑战。

(5)定期用压力源量表自我测量,面临压力时,采用适宜的自我调节方法,如听音乐、散步、阅读等,为不良情绪寻求一个适当的发泄途径。

(6)建立支持系统。在面临压力时可向亲属、朋友、同事倾诉,寻求帮助;也要善于利用领导和上级主管部门的支持,如给护士提供更多深造的机会,提高护士的待遇,加强技能培训,合理调配人员,减少护士非专业性工作,避免超负荷工作等。

小 结

护理理论的作用在于指导护理实践,预测护理活动的结果。本章重点介绍了:系统论及其在护理中的应用;马斯洛人类需要层次论,从五个不同层次描述了人的基本需要,指导护士评估患者未满足的需要,以便更好地为患者服务;对压力的防卫,对压力的适应,压力与适应理论在护理中的应用。

思考题

1.系统论对护理有何指导意义?

2.举例说明人的基本需要层次论在护理中的应用。

3.陈某,男,48岁,酒店管理人员。其妻两年前因病去世,家有11岁的儿子需照顾。患者有冠心病、心绞痛,病史两年,近一周来正是旅游旺季,酒店工作繁忙,每天仅睡3~4 h,饮食不规律。与其他工作人员素有不睦。两天前,又因人员安排问题与其他工作人员发生争执,而导致急性前壁心肌梗塞入院。入院后睡眠不佳,不配合护理,病情虽已稳定,但情绪低落,愁眉不展。试分析:(1)患者面临的压力源有哪些;(2)如何促进患者适应。

第四章
护理学的四个基本概念

[学习目标]

掌握：健康、护理的概念。

熟悉：人、环境的概念和范畴、整体护理。

了解：影响健康的因素、护理的内涵。

任何一门学科都是建立在一定的理论基础上，理论则由相关的概念来表达。护理学中，人、环境、健康、护理被公认为是影响和决定护理实践的最基本的概念。这四个概念的核心是人，即护理实践的核心是以人的健康为中心的活动，缺少其中任何一个概念，护理都不能发展成为一门独立的学科，也不可能步入专业实践的领域。

第一节 │ 人

护理的对象是人，人是护理专业中最为关注的因素。对护士来说，正确认识人的整体特征，熟悉人与周围环境之间的广泛联系，了解人的基本需求以及人的发展与成长规律，对于今后提供优质的、人性化的专业服务是非常重要的。

一、人的概念

（一）人是一个整体

所谓整体，是指按照一定方式、目的有秩序排列的各个要素的有机集合体。整体的概念强调两点：第一，组成整体的各要素相互作用、相互影响。任何一个要素发生了变化，都会引发其他要素相应的变化；第二，整体所产生的行为结果大于各要素单独行为的简单相加。整体中各要素功能的正常发挥，都有助于其整体功能的发挥，从而全面提高整体的功效。

人是由生理、心理、社会、精神与文化等各方面构成的一个完整的个体，具有双重属性，即生物属性和社会属性。首先人是一个由细胞、器官、系统组成的受生物学规律控制的生物人；同时，人又是一个有思想、有情感，能从事创造性劳动且过着社会生活的社会人。人体各方面功能运转正常，能有利地促进人体整体功能的最大限度发挥，使人体处于最佳的健康状态。其中任何一方的功能失调都会在一定程度上引起其他方面功能的变化，而对整体产生影响。整体护理就是强调把服务对象看成身心、社会文化的整体来对待，提供适合于个体的最佳护理。

（二）人是一个开放系统

由于人是生活在复杂社会中的有机整体，无时无刻不与其周围环境发生着联系。因此，人不是孤立存在的，是一个开放的系统。

1. 人与自然界不断地进行着物质、能量和信息的交换

人要从自然界中不断获取水、氧气和营养物质，不断地向外界环境排出二氧化碳及其他代谢产物。人通过各种途径学习并获取知识，形成自己的思想并向外界表达自己的观点、立场与态度，得到社会的认可，找到自己的位置。

2. 人生命活动的基本目标是维持人体内外环境的协调与平衡

人必须不断地调节自身内环境以适应外环境的不断变化，以获得并维持身心的平衡。护理的主要功能就是帮助个体调节内环境，去适应外环境的动态变化，从而获得并维持身心的平衡与健康。因此，在护理中，护士不仅要着眼于局部病变，而且要更多地考虑到外部环境、社会因素对人体的影响。

（三）人有其基本需要

1. 人的基本需要

人的基本需要是指个体为了维持身心平衡及求得生存、成长与发展，在生理和心理上最低限度的需要。人为了生存、成长和发展，必须满足其基本需要。著名心理学家马斯洛将人类的基本需要归纳为五个层次，即生理的需要、安全的需要、爱与归属的需要、尊重的需要、自我实现的需要。个体从出生到衰老、死亡，每个人都要经历不同的生长发育阶段，而每个阶段都有其不同层次的、与众不同的基本需要，当个体需要得不到满足时，就会因机体的失衡而导致疾病。

2. 人的需要之间的关系

人是有复杂需要的有机整体，这些需要可分为生理性、社会性、情感性、知识性和精神性。每一个社会的人，不论其所处的环境如何，都有着大致相同的基本需要。每个人在这五方面的需要都是相互影响、相互作用的。如生理性需要的满足可以促进知识性或社会性需要的满足，而精神方面需要的满足可促进生理功能更加旺盛。在健康状况下，几种基本需要之间保持着一种动态平衡，如果某种需要不能满足，则会影响其他需要的满足，这种动态平衡就会失衡而导致疾病。护理的功能是帮助护理对象满足其基本需要。

（四）人有对自身健康的追求

每个人都希望自己有健康的体魄和健全的心理。人对自身的功能状态具有意识和监控能力；人有学习、思考、判断和适应能力，可以利用各种资源以适应环境的变化；人又有自我决定的权利，这就决定了人具有通过不同方式维护健康的潜能。同时，人也有责任维护和促进自身健康。护士应充分调动人的这一主观能动性，以达到预防疾病，促进健康的目的。

（五）人的自我概念

1. 自我概念的定义

自我概念是指一个人对自己的看法，即个人对自己的认同感。自我概念不是与生俱来的，它是随着个体与环境的不断互动，综合社会中其他人对自己的看法与自身的自我觉察和自我认识而形成的。一些学者认为,一个人的自我概念是基于以下各方面情况的感知和评价而产生的,包括个人的工作表现、认知功能、自身形象和外在吸引力、是否受人喜欢、解决问题的能力、特别的天赋以及性功能、自立情况和经济情况等。

2. 自我概念的组成

北美护理诊断协会(NANDA)认为自我概念由以下四部分组成。

(1)身体心象。身体心象是指个人对自己的感觉和看法。个体是通过认识自己的外表、身体结构和身体功能形成对身体心象的内在概念的。很显然,个人良好的身体心象有助于正向自我概念的建立。

(2)角色表现。角色是指对于一个人在特定社会系统中特定位置的行为要求和行为期待。一个人一生中需要履行许多角色,有时在同一时间,个人也有多种角色需要承担。如果个人因能力有限或对角色要求不明确等原因而不能很好地完成角色所规定的任务时,便会产生挫折与不适感,其结果便是负向的自我概念。

(3)自我特征。自我特征是指个人对其个体性与独特性的认识。通常人们以姓名、性别、年龄、种族、职业、婚姻状况及教育背景等来确定其身份和特征的。自我特征也包括个人的性格、兴趣爱好、价值观与信仰等,是以区别个人和他人为目的的。

(4)自尊。自尊是指个人对自我的评价。在个体与环境的互动中,若个人的行为表现达到了别人所期望的水平,受到了家人或对其有重要影响的人的肯定和重视,其自尊自然会提高。而自尊的提高又有助于个人正向自我概念的发展。

3. 自我概念的重要性

自我概念是个人身心健康的必要因素,通常拥有良好自我概念者对自身的能力、外貌、健康、天赋等抱有足够的信心,因此,他能更好地建立良好的人际关系,更好地面对人生,并能有效地抵御一些身心疾病的侵袭。而自我概念低下者则时常会流露出对自己的失望、不满意,甚至是憎恨。一般来说,自我概念对个体的影响表现在:①可影响个人的思维过程;②可影响个人的抉择;③可影响别人对自己的看法;④可影响个人面对变化时的应变能力。

二、护理中人的范畴

(一)从单纯的患者扩大到健康人

随着护理学科的发展,其专业服务范畴与服务内容都在不断地深化和扩展,护理的服务对象也从患者扩大到健康人。

(二)护理的层面

由于人是家庭的组成部分,而家庭又是社会的组成部分,因此,护理中的人包括个人、家庭、社区和社会四个层面。

(三)护理的最终目标

护理不仅是维持和促进个体高水平的健康,更重要的是面向家庭、面向社区,达到最终提高整个人类社会的健康水平。

在护理中,人的概念可概述为:人是一个整体,人具有生物、社会双重属性;人是一个开放系统,不断与外界进行着物质、能量、信息的交换;人有基本需要和基本目标;人有自理能力并对自身健康有所追求。

第二节 | 健 康

预防疾病与促进健康是护理人员神圣的职责,对健康和疾病的认识直接影响护理人员的护理行为。

一、健康的概念

(一)对健康定义的认识

健康是个变化的概念,不同的历史条件、文化背景与个体不同的价值观等都可能造成对健康的不同理解。尽管如此,许多学者还是在积极努力,试图对健康做出一个较为全面的释义。对健康定义的认识,归纳起来,其演进过程大致如下:

1. 没有疾病

人们认为健康是人体各器官系统生长发育良好,功能正常,体质健壮,精力充沛,并且具有良好的劳动效能的状态。这是人们对健康的最一般的认识,认为没有疾病就是健康,人体感到舒适就是健康,是一种生物个体健康观。这种观点忽视了人们的社会特征和心理特征。

2. 生理、心理健全

生理、心理健全是人体健康的重要特征,人正是通过其各种功能的正常发挥维持了生长与繁衍。医学也正是基于这种认识逐步发展出了许多人体功能的正常活动指标,同时人们也注意到心理因素对健康的影响,如心血管病、肿瘤、意外伤害等许多疾病都与心理因素有关。但这种观点忽视了人的社会适应性。

3. 完整的生理、心理状况与良好的社会适应能力

1948年,WHO将健康定义为:"健康不但是没有疾病和身体缺陷,还要有完整的生理、心理状况与良好的社会适应能力。"这一定义揭示了人类健康的本质,表达了人类对健康更高水平的追求,体现了现代健康观特征。

(1)现代健康观特征:健康不仅仅是没有疾病,弥补了"健康就是没有疾病"这一观念的不足;明确指出了健康不仅仅包括生理、心理两方面,克服了把身心机械分割开的传统观念,为医务工作者拓宽了工作领域;同时健康也包括对社会环境的适应,把健康与人们充实而富有创造性的生活联系起来,将健康放入人类社会生活的广阔背景中,可见健康已不只是医务工作者的目标,而是国家和社会的责任。

(2)健康是一个动态的过程:健康不是绝对静止的,而是一种不断变化的状态。健康与疾病这对矛盾并非相互对立、截然分开,而是一个连续的动态过程,处于同一条连续线上,其活动的范围从最佳健康到濒临死亡。任何人任何时候的健康状况都会占据这条连续线上的某一位置,并处于动态变化之中。这条连续线上的任何一点都是身心、社会文化等方面功能的综合表现,而并非单纯的生理疾病表现(图4-1)。

健康与疾病在一定的条件下可以相互转化。当人成功地保持内外环境的和谐稳定时,人处于健康完好状态;当人的健康完整性受到破坏,应对失败时,人的健康受损而产生疾病,甚至死亡。最佳健康主要是强调促进健康和预防疾病的保健活动,而不是简单的治疗活动,护理人员的职责是帮助其服务对象进行有利于发挥机体最大功能与发展潜力的活动,以实现最佳健康。

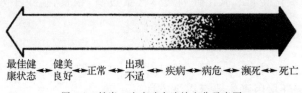

最佳健 健美 正常 出现 疾病 病危 濒死 死亡
康状态 良好 不适

图 4-1　健康-疾病动态连续变化示意图

(二)亚健康

介于疾病和健康之间的"中间状态"称为亚健康。所谓亚健康状态,通俗地说,多指无临床症状和体征,或者有病症感觉而无临床检查证据,但已有潜在发病倾向的信息,处于一种机体结构退化和生理功能减退的低质与心理失衡状态。一般来说,亚健康状态由四大要素构成:排除疾病原因的疲劳和虚弱状态;介于健康与疾病之间的中间状态或疾病前状态;在生理、心理、社会适应能力和道德上的欠完美状态;与年龄不相称的组织结构和生理功能的衰退状态。如果此时给予及时的健康教育指导和调整,机体可转向健康状态,否则会转向疾病状态。

二、影响健康的因素

影响健康的因素主要包括生物因素、环境因素、心理因素、生活方式和医疗保健服务。

(一)生物因素

影响人类健康的生物因素包括生物性致病因素和生物性遗传因素。

1. 生物性致病因素

生物性致病因素是指由病原微生物引起的传染病、寄生虫病和感染性疾病,占影响健康因素的 10%。目前医学已找到对一些生物性致病因素控制的办法,如预防接种、消毒灭菌、应用抗生素等,但病原的危害依然存在。各类传染性疾病如艾滋病、结核病等正在对人类健康构成严重威胁,而且病毒、细菌对抗生素的耐药性已成为世界性难题。

2. 生物性遗传因素

遗传是影响人类健康的一大因素,占影响健康因素的 10%。据统计,世界遗传性疾病患者有 6.4 亿,我国就约有 1.3 亿,因此不能忽视其对人类健康的影响。这类疾病导致人体发育畸形、代谢性和内分泌失调以及免疫功能异常,如糖尿病、色盲、血友病等。因胚胎期受病毒感染而引起的先天性疾病,如先心病、畸形等,目前也呈上升势头。另外,精神病、高血压、癌症等也与家族史有关。

由于遗传性疾病病种多且许多疾病目前尚无有效的根治方法,主要在预防为主的方针下通过提倡科学婚配、优生和法制等手段来减少遗传性疾病的发生。

(二)环境因素

环境对人的健康影响很大,占影响因素的 30%。现代科学证实,除少数遗传性疾病外,人类所患疾病几乎或多或少都与环境有关。环境包括自然环境和社会环境。

1. 自然环境

人每时每刻都离不开自然界,空气、水、食物、气候等给人类提供了各种各样的生存必需品。同时大自然中也随时存在着、生产着和传播着危害人体健康的物质,如水质的污染,空气中的一氧化碳和二氧化碳等气体含量过高,粮食、蔬菜中残留的农药等都会危害人体的健康。

2. 社会环境

社会环境是指关于社会与心理需要的状态,个体的身心发展受很多情况的制约。与健康有关的社会环境因素主要有以下方面:

(1)政治制度。是否将公民的健康放在重要位置,并积极采取措施以促进公民健康,政治制度能产生很大的影响。

(2)社会经济因素。社会经济状况与个人经济条件的好坏都会直接影响人们的健康水平。

(3)文化教育因素。文化教育因素通过影响人类素质间接影响人们的健康意识。

(4)人际关系因素。人不能脱离环境而生存,需要与家人、朋友和同事交往,与其所居住的社会发生互动,如城市快速发展,生活节奏加快,导致人际关系疏远,精神处于紧张状态,往往易导致心理问题及高血压等疾病。

(三)心理因素

心理因素主要通过情绪、情感的作用对机体产生影响。人的心理活动在生理活动的基础上产生,反过来又通过情绪、情感的媒介作用,经神经系统影响人体内脏器官的生理、生化功能,严重时造成功能紊乱、免疫力下降等,增加疾病的发病机会。积极的情绪(性情开朗、情绪稳定、人际关系协调等)可增进健康;消极的情绪(气愤、忧伤、焦虑、恐惧、嫉妒等)可损害健康。现代医学研究表明,许多疾病的发生与心理因素有关,如心血管病、肿瘤、胃十二指肠溃疡、意外伤害及自杀等。实践也表明,良好的心理状态有利于疾病的治疗和身体的康复,甚至有些心理治疗在疾病的转归中起着药物不可取代的作用。

(四)生活方式

生活方式是指人们长期受一定文化、民族、经济、社会、风俗、规范,特别是家庭影响而形成的一系列生活习惯、生活制度和生活意识,占影响健康因素的50%。现代研究表明许多疾病与不良的生活方式和生活习惯有关。如:不良的饮食习惯、吸烟、酗酒、吸毒、药物依赖、体育锻炼或体力活动过少、生活工作紧张、娱乐活动安排不当、家庭结构异常等均可导致机体内部失调而致病。WHO建议健康的四大基石主要是指人们的生活方式,它的具体内容是:合理饮食、少烟限酒、适当运动、心理平衡。我国科学家们提出一些良好的生活习惯,包括:①心胸豁达、乐观;②生活规律,善用闲暇;③劳逸结合,坚持锻炼;④营养得当;⑤不吸烟,不酗酒;⑥家庭和谐,适应环境;⑦与人为善,自尊自重;⑧爱清洁,注意安全。

(五)医疗保健服务

医疗保健服务是指医疗保健机构和专业人员为防病治病、增进健康而运用卫生资源和医疗手段,进行有计划、有目的地向个人、群体和社会提供必要的服务活动过程。在医疗保健实施中,卫生保健设施包括医疗保健网络是否健全、医疗保障体系是否完善、社会群体是否容易获得及时有效的卫生保健和医护等方面的照顾,这些都对人类健康产生重大影响。

第三节 环　境

环境对人类健康的影响已受到人类的高度重视。良好的环境能帮助患者康复,促进人的健康,不良的环境则会给人带来危害。作为护士,应协助识别和避免环境中的不利因素,并努力为患者创造良好的自然和社会环境,从而为促进康复、维护健康服务。

一、环境的概念

环境是指人类赖以生存的周围一切事物。在护理学中,护理学家给它赋予了更深刻的含义,认为环境不仅是影响机体生命和生长的全部外界条件的总和,而且也包括影响机体生命和生长的内部因素。

二、环境的范畴

所有的生命系统都有一个内环境和围绕在其周围的外环境,内、外环境之间不断地进行着物质、能量、信息的交换,以维持生命并不断适应外环境的改变。

(一)人的内环境

内环境包括生理环境和心理环境。生理环境是指细胞外液,即细胞生存的环境;心理环境是指一个人的心理状态,它对人的健康也有很大的影响。

第一个描述内环境的是法国生理学家伯纳德(Claud Bernard)。他认为,一个生物体要生存就必须努力保持其内环境处于相对稳定的状态。其后许多科学家的大量研究表明:人体不断地使内环境维持一种动态的相对稳定状态,这种状态是靠机体的各种调节机制(如神经系统和内分泌系统的功能)在无意识状态下以自我调整的方式来控制和维持的,只有内环境相对稳定,才能保持人体生理功能的正常,维持健康状态。

(二)人的外环境

人的外环境即以人为中心的生存环境,包括自然环境、社会环境和治疗性环境三大类。

1. 自然环境

自然环境也称物理环境,是指围绕于人类周围自然界中的各种因素的总称,它是人类及其他一切生物赖以生存和发展的物质基础,包括物理环境(空气、阳光、水、土壤等)和生物环境(动植物、微生物等)。在经济高速发展的过程中,人们不自觉地忽略生态环境的平衡,产生许多人为的污染,如大量工业废弃物和生活废弃物的排放、人工合成的化学物质的与日俱增,使空气、水、土壤等自然环境受到破坏并威胁到人类健康。

2. 社会环境

社会环境也称人文环境或人际关系环境,是人们为了提高物质和文化生活而创建的环境。任何一个社会的政治、经济及文化的发展,人们的生活水平以及文化素养等因素都会对社会环境产生直接影响。优良的社会环境是人类健康保障的决定因素,因此,不可忽略在这个环境中存在的危害健康的因素,如人口的超负荷增长、文化教育的落后、人际关系的不协调、缺乏科学的管理及医疗保健服务体系的不够完善等。

3. 治疗性环境

治疗性环境是专业人员在以治疗为目的的前提下创造的一个适合患者恢复身心健

康的环境。个体在生命过程中都有可能接触医疗环境,而医疗环境中是否强调为患者提供治疗性设施与服务,这不仅会影响患者在就医期间的心理感受,而且还会影响个体疾病恢复的程度与进程。因此,作为医务人员,提供一个安全、舒适、优美的适合患者恢复健康的治疗性环境是十分必要的。治疗性环境应主要考虑以下两方面因素:

(1)安全。即要求医院在建筑设计、设施配置以及各部门相关人员在治疗和护理过程中均应有安全防护意识,要随时关注患者的安全,如设有防火装置,紧急供电装置;病房配有安全辅助用具或设施(如拐杖、轮椅、床栏、带扶栏的走廊等);热、冷疗的过程中防烫伤和冻伤等。另外,安全也包括防止微生物的传播,预防医院内感染的发生等。

(2)舒适。舒适首先来自于医院良好的物理环境,包括温度、湿度、光线、噪声的控制与清洁的维持;也来源于医护人员优质及良好的服务态度,使患者感到心情舒畅。此外,优美的环境布置也可为患者带来舒适。

人类的一切活动都离不开环境,人类与环境相互依存,相互影响。人类的健康与环境状况息息相关:一方面,人们通过自身的应对机制不断地适应环境,通过征服自然与改造自然不断地改善和改变自己的生存与生活环境;另一方面,环境质量的优劣又不断地影响着人们的健康。人们在改造自然的同时,要树立环境保护意识,自觉地保护自己的生存环境,使人类与环境相互协调,维持一个动态平衡状态,使环境向着有利于人类健康的方向发展。

第四节 护 理

护理的概念是随着护理专业的建立和发展而不断地得到认识、变化和发展的。护理人员只有对护理及护理专业有正确的认识,方能不断塑造自己的专业特征,培养自己的专业素质,扮演好自己的专业角色。

一、护理的概念

(一)护理的定义

自从 1860 年南丁格尔开创护理新时代一百多年来,护理定义的内涵和外延都发生了深刻的变化,这种变化可从不同年代的学者或组织对护理的定义中反映出来。

1. 南丁格尔

南丁格尔在 1859 年《护理札记》中写道:"护理应从最小限度地消耗患者的生命力出发,使周围的环境保持舒适、安静、美观、整洁、空气新鲜、阳光充足、温度适宜,此外还要合理地调配饮食。"她认为"护理既是艺术,又是科学"。

2. 韩德森

美国护理学家韩德森(Henderson)在 1966 年指出:"护士的独特功能是协助患病的或健康的人,实施有利于健康、健康的恢复或安详死亡等活动。这些活动,在个人拥有体力、意愿与知识时,是可以独立完成的,护理也就是协助个人尽早不必依靠他人来执行这些活动。"

3. 罗杰斯

美国护理学家罗杰斯(Rogers)在 1970 年指出:"护理是一种人文方面的艺术和科

学,它直接服务于整体的人。护理要适应、支持或改革人的生命过程,促进个体适应内外环境,使人的生命潜能得到发挥。"

4.美国护士协会

美国护士协会(American Nurses Association,ANA)在 1980 年提出:"护理是诊断和处理人类对现存的和潜在的健康问题的反应的科学。"

因此,仔细分析包含于这些定义中的服务对象、服务场所与服务手段等方面的异同,可清晰地反映出护理在特定时期的大致轮廓。

二、护理的内涵

尽管护理在近一百多年来发展迅速,变化颇大,然而它所具有的一些基本内涵,即护理的核心却始终未变,它们包括以下方面:

(一)照顾

照顾是护理永恒的主题。纵观护理发展史,无论是在任何年代,亦无论以任何方式提供的护理,照顾永远是护理的核心。

(二)人道

护士是人道主义忠实的执行者。在护理工作中提倡人道,首先要求护理人员视每一位服务对象为具有不同人性特征的个体,是具有各种需求的人,从而应尊重个体,注重人性;在护理实践中要求护理人员对待服务对象一视同仁,不应根据服务对象的职业、地位、人种等而有所变化,积极救死扶伤,为人类的健康服务。

(三)帮助

帮助是护士用来与护理对象互动以促进健康的手段。护士和患者的关系是帮助与被帮助、服务与被服务的关系。这就要求护理人员用自己特有的专业知识、技能与技巧为服务对象提供帮助与服务,满足其特定的需求,与患者建立良好的帮助性关系。这种帮助性关系是双向的,护士在帮助患者的同时也从患者那里深化了自己所学的知识,积累了工作经验,获益匪浅。

人、环境、健康、护理四个基本概念之间是相互关联、相互作用的。四个概念的核心是人,人是护理服务的对象;护理是以人的健康为中心的实践活动;人类生存于环境中并与环境互相影响,环境质量的好坏直接影响着人的健康;人类在通过征服、改造自然、不断改变自己生存与生活环境的同时要有保护意识,维持生态平衡,使人类与环境相互协调。否则环境一旦遭到破坏,人的健康就要受到威胁。健康是指机体处于内外环境平衡、多层次需要得到满足的状态。护理的任务是创造良好的环境并帮助护理对象调整其内环境,以适应外环境,从而达到最佳健康状态。

三、整体护理

整体护理是在现代科学交叉整合发展趋势以及由此而形成的大科学观的深刻影响下产生的,是人类对自身认识及对健康与疾病认识不断深化的必然结果。它标志着当代护理思想与观念的重大变革,极大地丰富和完善了护理学的理论体系。整体护理的开展,促进了我国护理人员思维模式的转变,并通过科学的工作方法,有效地解决护理对象的健康问题,并扩大了护理专业的自主权和独立性,护理程序的运用标志着护理学科方法论的形成。因此护理人员必须深刻领会和掌握整体护理的思想及有关知识,熟练地运用护理程序,才能使自己适应现代护理的需要。

(一)整体护理的概念

整体护理是以人为中心,以现代护理观为指导,运用护理程序的理论和方法,实施系统的、有计划的、全面护理的一种护理思想和护理实践活动。

(二)整体护理的内涵

整体护理是一种思想,一种理念,作为护理学的基本概念,引导人们进一步认识护理学的科学内涵,确立了以人为中心的现代护理观,明确了护理的宗旨,即通过整体护理提供适合个人的优质护理服务,从而使服务对象达到最佳健康状态。整体护理的科学思想内涵体现在以下几个方面:

1. 对人的整个生命过程提供照顾

护理服务的范围是人生命周期的全过程,生、老、病、死各阶段都需要护理。在对危重患者的护理过程中,除了帮助患者减轻痛苦、恢复健康外,同时使救治无望的患者平静、有尊严地离开人世也是护理工作的范畴。因此,护理应服务于人类生命的全过程,针对个体所处的不同生命阶段,给予相应的照顾和健康指导。整体护理以护理对象是一个开放的整体为思考框架,把人看作一个整体,即从生理、心理、社会、文化、精神等方面考虑人类现存或潜在的健康问题,并按护理程序解决这些问题,提供适合护理对象需要的最佳护理。

2. 关注健康—疾病的全过程并提供服务

护理是健康科学中一门独立的学科,护士肩负着人类健康服务的责任。由于人的健康需求是多方面的,如健康促进、健康维护、疾病预防以及疾病康复,特别是对于生病的个体,护士不仅要注重疾病的痊愈,还要关心患者的康复、自理,注重健康教育、预防保健等,从而达到个人健康的最佳水平。

3. 对整个人群提供服务

护理服务的对象从患病的患者扩大到健康人。护理对象在不断扩大,许多护理服务的目标也发生了变化,为达到全民健康的目标,要求护理人员不仅对服务对象个体给予帮助和照顾,更重要的是将服务对象扩展到家庭、社区的整个人群,提高人群的整体健康水平。

(三)整体护理的实践特征

1. 以现代护理观为指导

现代护理是以人的健康为中心,护理对象不仅是患者,而且包括健康人;护理服务范围不仅在医院,而且还包括家庭和社会。在护理工作中,为满足人类的身心需要,促进身体和精神的健康,确立了以人的健康为中心的现代护理观,为整体护理的开展奠定了实践基础。

2. 以护理程序为核心

护理程序是科学地认识问题、解决问题的工作方法。整体护理是以护理程序为基本思维和工作框架,使护理实践活动更具有科学性、系统性,从而保证了最佳的护理效果。

3. 实施主动的计划性护理

整体护理从本质上改变了护士被动地执行医嘱和盲目地完成护理操作的被动护理

局面,代之以全面评估、科学决策、系统实施、客观评价的主动调控过程,充分显示了护理专业的独立性和护士的自身价值,护理人员的主动性、积极性和潜能得到了充分发挥。

4.体现护患合作的过程

整体护理十分重视新型的、平等和谐的护患关系,注重患者及家属的自护潜能,强调通过健康教育,提高患者及家属的自护能力,并提供机会让他们参与自身的治疗、护理和康复活动,从而促进护患关系的良好发展。

小 结

现代护理学的理论框架是由人、环境、健康、护理四个基本概念组成的。四个概念的核心是人,人是护理服务的对象;护理是以人的健康为中心的实践活动;人类生存于环境中并与环境互为影响,环境质量的好坏直接影响着人的健康;健康是指机体处于内外环境平衡、多层次需要得到满足的状态。护理的任务是创造良好的环境并帮助护理对象适应调整其内环境,以适应外环境,从而达到最佳健康状态。整体护理是以人为中心,以现代护理观为指导,运用护理程序的理论和方法,实施系统的、有计划的、全面护理的一种护理思想和护理实践活动。

思考题

1.影响健康的因素主要包括哪些?

2.简述整体护理的实践特征。

3.简述护理的内涵。

第五章 护理程序

[学习目标]

掌握：护理程序的概念及步骤；收集资料的方法及主要内容；护理诊断的概念及陈述方式；护理计划的制订及实施；护理评价的基本步骤。

熟悉：收集资料的来源和种类；书写护理诊断及目标陈述的注意事项；区别护理诊断与医疗诊断。

了解：护理程序的理论基础。

护理程序是以患者为中心的护理工作科学化的重要标志。它是护理人员通过一系列有目的、有计划、有步骤的行动来实施整体护理，满足患者在生理、心理、社会等多个层面的需求。护理程序是临床护理的一个完整的工作过程，体现了护理工作的科学性、专业性和独立性。护理人员只有深刻理解护理程序，并熟练应用于临床实践，才能适应现代护理的需要，提高护理工作质量。

第一节 概 述

一、护理程序的概念

护理程序是护理人员以满足患者的身心需要、增进或恢复患者的健康为目标，科学地确认患者的健康问题，有计划地为患者提供系统、全面的整体护理，使其达到最佳健康状态的一种工作方法。

护理程序是一个动态的、综合的、具有决策和反馈功能的过程，包括五个步骤，即护理评估、护理诊断、护理计划、护理实施和护理评价。这五个步骤之间并非完全独立，而是相互联系、相互依赖和相互影响，是一个循环往复的过程(图5-1)。

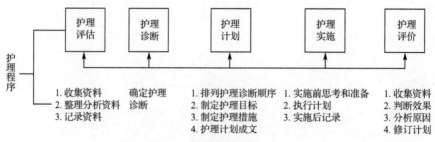

图 5-1 护理程序各步骤关系图

二、护理程序的理论基础

护理程序的理论基础来源于与护理有关的各学科理论,是在吸纳多学科理论的基础上构建而成的,如一般系统论、应激与适应理论、需要层次理论、信息论、解决问题论等。在运用护理程序的过程中,各种理论相互关联,互相支持。

一般系统论是护理程序的基本结构框架和功能体现的依据;应激与适应理论有助于护理人员观察和预测患者的生理、心理反应,帮助患者消除或减轻应激源的作用,提高其适应能力和适应水平;需要层次理论用于收集和整理患者的健康资料、预见患者的需要以及按照需要层次的划分排列护理诊断的优先顺序,确定护理的重点;信息论赋予护理人员与患者交流沟通的知识和技巧,确保护理程序的最佳运行;解决问题论指导护理人员系统地确认患者的健康问题,并提出解决问题的最佳方案。

▌ 知识链接 ▌

护理程序的发展史

1955 年,美国护理学者莉迪亚·海尔首先提出责任制护理,她认为护理是"按程序进行工作"。1961 年,奥兰多在《护士与患者的关系》一书中,第一次使用了"护理程序"一词,并提出了 3 个步骤:患者的行为、护士的反应、护理行动的有效计划。1967 年,尤拉和沃斯完成了第一本权威性的教科书《护理程序》,确定了护理程序的 4 个步骤:评估、计划、实施和评价。1973 年,北美护理诊断协会(NANDA)成立,随后编辑出版了《护理实践的标准》一书,提出应将护理诊断作为护理程序的一个独立步骤,从而将护理程序发展为 5 个步骤:评估、诊断、计划、实施和评价。1977 年,美国护理学会发表正式声明,使护理程序走向合理化。

第二节 | 护理程序的步骤

一、护理评估

护理评估是护理程序的第一步,指护理人员有目的、有组织、系统地收集患者的健康资料,并对资料进行整理和分析的过程。评估是护理程序的基础和关键,它为确定护理诊断、制定护理目标、实施护理计划和评价护理效果提供依据。评估贯穿于护理程序的全过程,从与患者第一次见面时就已开始,直至护理照顾结束时终止。

(一)收集资料

1. 收集资料的目的

(1)建立患者健康状况的基础资料。

(2)为确定护理诊断、制订护理计划、评价护理效果提供依据。

(3)为其他保健人员判断病情提供参考。

(4)为护理教学、科研积累资料。

2. 资料的来源

(1)患者本人是资料的主要来源和直接来源。

（2）患者的亲属及有关人员,如朋友、邻居、同事等。如果患者为婴幼儿或出现了昏迷、沟通障碍等情况,这些人员就成为获取信息的主要来源。

（3）其他医务人员,如医生、营养师、药剂师、化验师、心理医师及其他护理人员等。

（4）患者的健康档案,包括既往健康检查记录、社区卫生记录、儿童预防接种记录等。这些记录可以帮助护理人员获取有关患者现在和既往的健康状况以及治疗的信息等。

（5）医疗和护理的有关文献资料。查阅相关资料可以帮助护理人员增长对特定疾病的治疗、护理和预后等方面知识的了解,并可使资料库更加完善。

3. 资料的内容

（1）一般资料。一般资料包括患者的姓名、性别、年龄、民族、职业、文化程度、婚姻状况、宗教信仰、家庭住址、联系人及联系方式。

（2）目前健康状况。目前健康状况包括本次入院的原因与要求、此次发病的情况、入院方式及医疗诊断。

（3）既往健康状况。既往健康状况包括既往史、用药史、过敏史、家族史及婚育史等。

（4）生活状况及自理程度。生活状况及自理程度包括饮食、睡眠与休息、排泄、活动方式、自理能力等。

（5）护理体检。护理体检包括身高、体重、生命体征、认知与感觉以及身体各系统（如神经系统、循环系统、呼吸系统、消化系统、生殖系统、肌肉骨骼系统等）的生理功能。

（6）心理社会状况。心理状况包括患者的情绪状态、性格特征和心理感受、对疾病的认识、希望达到的健康状态、应激水平与应对能力等;社会状况包括与家庭成员的关系、工作及学习情况、经济状况等。

4. 资料的类型

（1）主观资料。主观资料是患者对自身健康状况的主观感觉和主诉,也包括其家属的代诉,如"瘙痒"、"头痛"、"我感觉全身无力"等。

（2）客观资料。客观资料是护士通过观察、护理体检或借助医疗仪器和实验室检查而获得的资料,如"脉搏 120 次/min"、"面色发绀"、"肺部有啰音"等。

5. 收集资料的方法

（1）观察。观察指护理人员运用自己的感官（即视觉、触觉、听觉、嗅觉）或借助一些辅助器具如体温计、血压计、听诊器等来获取患者有关的信息和健康资料。一般护理人员第一次接触患者就意味着观察的开始。观察的内容除了患者的体貌、步态、症状、体征、精神状态及个人卫生外,还包括其心理反应和所处的环境状况。观察是一个连续的过程,在整个护理过程中,护理人员要随时进行观察,要善于捕捉患者每一个细微的变化,这样才能发现一些不明显的、潜在的护理问题。

（2）交谈。护理人员通过与患者及其家属进行有计划、有目的的交流和谈话来了解患者的健康状况,也可使患者及家属获得疾病的相关信息及心理支持,有助于建立良好的护患关系。在交谈中,护理人员应注意运用沟通技巧,并安排合适的环境,向患者说明交谈的目的及所需时间,引导患者抓住交谈的主题等。

（3）护理体检。护理体检是收集客观资料的方法之一,指护理人员运用视、触、叩、听等方法,按照身体各系统顺序对患者进行全面的体格检查,以了解患者的健康状况,为确定护理诊断、制订护理计划等提供依据。

(4)查阅。护士要查阅患者的病历、各种医疗护理记录、检查结果以及有关医疗护理文献等。

(二)整理分析资料

收集的资料内容庞杂,护理人员需将资料进行分类、核实、筛选和分析,即整理分析资料,以便更迅速、更准确地找到患者的健康问题。

1.分类

将收集的资料进行分类,避免重复和遗漏。常用的分类方法有以下几种:

(1)按马斯洛(Maslow)的需要层次论分类,分为5个层次,分别为:

①生理的需要。如血压160/110 mmHg、腹痛、尿频等。

②安全的需要。如手术前精神紧张、对医院环境陌生、躁动不安、易坠床等。

③爱与归属的需要。如想念家人、希望有朋友探望、害怕孤独等。

④自尊的需要。如因疾病伤残感到自卑,希望护理人员能经常向其征求意见等。

⑤自我实现的需要。如担心住院影响学习、工作等。

(2)按北美护理诊断协会(NANDA)的人类反应型态分类,分为13个领域,分别为:

①健康促进。包括健康管理、健康意识。

②营养。包括摄入、消化、吸收、水电解质代谢。

③排泄。包括呼吸系统、消化系统、泌尿系统、皮肤黏膜系统。

④活动/休息。包括活动/锻炼、睡眠/休息、心血管/呼吸反应、能量平衡。

⑤感知/认知。包括感觉/感知、认知、注意、定向力、沟通。

⑥自我感知。包括自尊、自我概念、体像。

⑦角色关系。包括角色表现、家庭关系、照顾角色。

⑧性。包括性功能、性别认同、生育。

⑨应对/应激耐受性。包括应对反应、创伤后反应、神经行为应激。

⑩生活准则。包括信念、价值、价值/信仰/行动的一致性。

⑪安全/防御。包括感染、暴力、身体损伤、体温调节、防御过程、环境危害。

⑫舒适。包括环境舒适、身体舒适、社会舒适。

⑬成长/发展。包括成长、发展。

(3)按戈登(Gordon M)的功能性健康型态分类,分为11个型态,分别为:

①健康感知-健康管理型态。如对健康的认识、健康行为等。

②营养-代谢型态。如饮食、营养状况等。

③排泄型态。如排汗、排尿、排便等。

④活动-运动型态。如活动方式、活动量及日常活动能力等。

⑤睡眠-休息型态。如每日睡眠、休息和放松情况等。

⑥认知-感知型态。如对疾病的认识、舒适感、感知能力等。

⑦自我感受-自我概念型态。如自我评价、对自己的认识等。

⑧角色-关系型态。如同学关系、同事关系、邻里关系、家庭关系等。

⑨性-生殖型态。如对性的态度、对性别的确认、女性的月经、生育方面的情况。

⑩应对-压力耐受型态。如对生病的反应、应对与调节压力的状况等。

⑪价值-信念型态。如个人理想、价值观、宗教信仰等。

2.核实

将资料分类后,对一些不确定、不清楚或有疑问的资料要复查和确认,并检查有无遗漏,以补充新的资料,保证资料的完整性和准确性。

3.筛选

剔除对患者健康无意义或无关的资料,对资料进行选择,有利于将注意力集中到要解决的问题上。

4.分析

将筛选后的资料与正常值进行比较,或者与患者健康状态时比较,并在此基础上进行综合分析,评估危险因素,预测潜在问题。

(三)记录资料

目前,资料的记录格式并不统一,可根据资料收集时分类的方法,结合各医院、各病区的特点自行设计,但应注意以下方面:

1.记录应及时、准确、客观,避免错别字。

2.主观资料的记录尽量用患者的原话,并加上引号。

3.客观资料的记录应使用医学术语,描述要准确、清晰,避免护理人员的主观判断。

二、护理诊断

护理诊断是护理程序的第二个步骤,是护理人员运用评判性思维将评估中收集的资料进行分析后,确定患者的健康问题以及引起健康问题的原因的过程。

(一)定义

1990年北美护理诊断协会(NANDA)在第9次会议上提出并通过护理诊断的定义:护理诊断是关于个人、家庭及社区对现存的或潜在的健康问题或生命过程反应的一种临床判断,是护士为达到预期结果选择护理措施的基础,这些预期结果应由护士负责。

▌ 知识链接 ▌

评判性思维

评判性思维是指个体在复杂情境中,能灵活地应用已有的知识和经验对问题的解决方法进行选择,在反思的基础上加以分析、推理,做出合理的判断,在面临各种复杂问题及各种选择的时候,能够正确进行取舍。评判性思维是运用护理程序开展护理活动的重要保证,是当今护士应该具备的基本素质之一。从护理的角度来看,评判性思维是对临床复杂护理问题所进行的有目的、有意义的自我调控性的判断、反思、推理及决策过程。

(二)组成

护理诊断由四个部分组成,分别为名称、定义、诊断依据、相关因素。

1.名称

名称是对患者健康问题的概括性描述,常用特定性的描述语,如受损、改变、缺乏、无效等。

2. 定义

定义是对护理诊断名称的一种准确而清晰的描述和解释,如"睡眠型态紊乱"定义为睡眠的质和量在一段时间内的混乱。定义可用于与其他诊断相鉴别,所以虽然有些护理诊断的名称非常相似、接近,但仍可以从定义中发现差异。如"清理呼吸道无效"是指个体处于不能有效咳嗽以清除呼吸道分泌物或阻塞物,引起呼吸不通畅的受威胁状态;"低效性呼吸型态"则是指个体处于因呼吸型态发生改变而引起实际的或潜在的丧失充足换气的状态。

3. 诊断依据

诊断依据是做出护理诊断的临床判断标准。患者的主诉、一组症状或体征、实验室检查结果以及危险因素等都可以作为诊断依据。根据在诊断中的重要程度可将诊断依据分为主要依据和次要依据。

(1)主要依据。主要依据是护理诊断成立的必要条件,即确定护理诊断时所必须具备的依据。

(2)次要依据。次要依据是护理诊断成立的辅助条件,对护理诊断的形成起支持作用,指确定护理诊断大多数情况下所具备的依据。

如护理诊断"清理呼吸道无效",其主要依据是无效咳嗽或咳嗽无力、不能排出呼吸道的分泌物或阻塞物;次要依据是呼吸有痰鸣音、呼吸异常,如呼吸急促等。

4. 相关因素

相关因素是造成患者健康状况改变或发生健康问题的直接因素、促发因素和危险因素。常见的相关因素有病理生理因素、治疗因素、情境因素、年龄因素等。

(1)病理生理因素。与病理生理改变有关的因素。如"体温过高"的相关因素可能是肺部感染引起体温升高。

(2)治疗因素。与治疗、护理措施有关的因素。如"清理呼吸道无效"的相关因素可能是使用麻醉剂后不能有效咳嗽。

(3)情境因素。与环境、生活经历、生活习惯、人际关系、角色等方面有关的因素。如"睡眠型态紊乱"的相关因素可能是出差后生活环境改变。

(4)年龄因素。与年龄有关的因素。如"有受伤的危险"的相关因素可能是老年人感知、认知及运动障碍。

护理诊断组成举例:

【名称】

体温过低

【定义】

指个体体温低于正常范围的状态。

【诊断依据】

主要依据:体温低于正常范围。

次要依据:皮肤苍白冰冷,心率、呼吸频率减慢,血压降低等。

【相关因素】

病理生理因素:休克时血管收缩、周围循环灌注不足,导致体温下降。

治疗因素:药物使用导致体温下降。

情境因素:在低温环境中暴露过久。

年龄因素:未成熟儿。

（三）类型

1. 现存的护理诊断

现存的护理诊断是对患者目前已存在的健康问题的描述。如"疼痛"、"皮肤完整性受损"等。

2. 潜在的护理诊断

潜在的护理诊断是对患者可能存在的健康问题的描述，一般指目前尚未出现，但存在危险因素，若不采取措施就极有可能发生的问题。如"有体液不足的危险"等。

3. 健康的护理诊断

健康的护理诊断是对个人、家庭或社区患者具有的达到更高健康水平潜能的描述。如"执行治疗方案有效"等。

（四）陈述方式

护理诊断的陈述包括三个结构要素：健康问题（problem，P），即护理诊断的名称；症状或体征（symptoms or signs，S），即与健康问题有关的症状和体征，也包括实验室和仪器检查结果；原因（etiology，E），即相关因素。

护理诊断常见的陈述方式有以下三种：

1. PSE 公式

PSE 即三部分陈述，常用于现存的护理诊断。如：

营养失调：高于机体需要量（P）；肥胖（S）；与摄入过多、缺乏运动有关（E）。

目前临床趋向于将三部分陈述简化成两部分陈述，即 PE 或 SE。如：

皮肤完整性受损（P）；与局部组织长期受压有关（E）。

便秘（S）；与生活方式改变有关（E）。

2. PE 公式

PE 即二部分陈述，常用于潜在的护理诊断。因问题还尚未发生，所以没有症状和体征（S），只有护理诊断的名称（P）和相关因素（E）。如：

有受伤的危险（P）；与感知障碍有关（E）。

3. P

P 即一部分陈述，常用于健康的护理诊断。如：母乳喂养有效（P）。

（五）书写护理诊断的注意事项

（1）护理诊断名称要统一，尽量使用 NANDA 认可的名称，做到简明、准确、规范。

（2）一项护理诊断只针对一个健康问题。

（3）护理诊断应是护理职责范围内能够完全解决或部分解决的。

（4）所列护理诊断要贯彻整体护理原则，包括患者生理、心理及社会等各方面现存的或潜在的健康问题。

（5）书写相关因素时，避免使用容易引起法律纠纷的词句。如："皮肤完整性受损：与护士未帮患者翻身有关"。

（6）护理诊断要避免价值判断。如："社交障碍：与人品不佳有关"。

（六）护理诊断与合作性问题

在临床护理工作中，有些问题通过护理人员提供护理措施就可以解决，即护理诊断,而有些问题需要护理人员与其他健康保健人员,尤其是与医生共同合作解决,护理人员主要提供监测护理的一类问题属于合作性问题,是美国学者琳达·卡朋尼特1983年提出的概念。

合作性问题是指由于各种原因造成的或可能造成的生理并发症,护理工作的重点在于监测,以便及时发现其并发症的发生和情况的变化。但并非所有的并发症都属于合作性问题,只有护理人员不能预防和独立处理的并发症才是合作性问题。

合作性问题有固定的陈述方式,即"潜在并发症:××××",或简写为"PC:××××"。例如:潜在并发症:心律不齐。

▌知识链接▐

卫生部护理中心护理诊断小组推荐的常用护理诊断

护理中心诊断小组成员经过对几百份护理病例中护理诊断的统计排序后,发现以下护理诊断是我国护理人员在临床护理工作中经常用到的:

1.知识缺乏;2.疼痛;3.焦虑;4.活动无耐力;5.有感染的危险;6.恐惧;7.生活自理缺陷;8.营养失调:低于机体需要量;9.体温过高;10.清理呼吸道无效;11.睡眠型态紊乱;12.气体交换受损;13.有皮肤完整性受损的危险;14.便秘;15.躯体移动障碍;16.皮肤完整性受损;17.有受伤的危险;18.潜在并发症。

(七)护理诊断与医疗诊断

护理诊断是描述患者的反应,这些反应是由于病理状态导致的,包括生理、心理和社会等方面的反应,用来指导护理工作;而医疗诊断描述的是一种疾病或一组症状、体征,是对病理生理变化的一种临床判断,用于指导治疗。两者的主要区别见表5-1。

表 5-1   护理诊断与医疗诊断的区别

区别点	医疗诊断	护理诊断
适用对象	个人	个人、家庭、社区
描述内容	一种疾病	对健康问题的反应
决策者	医疗人员	护理人员
职责范围	在医疗职责范围内进行	在护理职责范围内进行
变化情况	在病程中相对稳定,保持不变	随患者反应的变化而不断变化
诊断数目	一般情况下只有一个	往往有多个

三、护理计划

护理计划是在评估的基础上,依据护理诊断,系统地制定护理目标、拟定护理措施的过程,即对患者的健康问题作出具体的决策,是护理人员对患者实施护理活动的行动指南。

护理计划的制订由4个方面的内容组成,即排列护理诊断顺序、制定护理目标、制定护理措施和护理计划成文。

(一)排列护理诊断的顺序

当患者同时有多个护理诊断和合作性问题存在时,为保证护理工作能高效、有序地进行,护理人员需要按轻、重、缓、急对这些诊断及合作性问题进行排序,明确解决问题的先后次序。

1.排序的方法

(1)按首优、中优、次优问题排序

①首优问题。首优问题指直接威胁到患者的生命、需要立即去解决的问题。如气体交换受损、心输出量减少、组织灌注无效、有窒息的危险等问题。对于危重患者来说，可以同时存在几个首优问题。

②中优问题。中优问题指虽然不直接威胁到患者的生命，但能给患者身心造成极大的痛苦、严重影响其健康的问题。如皮肤完整性受损、急性疼痛、腹泻等。

③次优问题。次优问题指与患者此次发病没有直接联系，不属于此次发病所反映的问题。如精神困扰、社交孤立、角色冲突等。这类问题不是很急迫，但并非不重要，而是护理人员在安排护理工作时可以稍后考虑。

(2)按马斯洛需要层次论排序

先将所确定的护理诊断(包括合作性问题)按照马斯洛的5个需要层次进行归类，然后根据由低到高的层次列出护理诊断的先后次序。

2.排序的注意事项

(1)在临床实际工作中，往往需要将以上两种排序方法联合应用，才能更好地排出解决问题的先后次序。

(2)排序时要注重患者的需求，患者主观上迫切需要解决的问题，如未违反治疗、护理原则，可考虑优先解决。

(3)一般优先解决现存的问题，但同时不能忽视潜在的问题和合作性问题，有时候后者比前者更重要，要列为首优问题处理。如白血病患者化疗期间有感染的危险，虽然还没有发生，但发生的概率很大，如果不及时采取预防措施就会危及患者生命，所以此时应列为首优问题。

(4)护理诊断的顺序并非固定不变，应随病情变化而改变。如急性心肌梗死患者会出现"活动无耐力"的护理诊断，在急性期，这个问题与"疼痛"、"心输出量减少"等严重威胁患者生命的问题相比只能列为中优问题，但患者度过急性期后，随着病情的好转，如何恢复活动耐力、早日活动就成为护理的重点，这时"活动无耐力"就由中优问题变为首优问题了。

(5)护理诊断的排序并不意味着护理人员要按此顺序依次解决问题，可以同时解决几个问题，只是其护理重点和主要精力应放在解决首优问题上。

(二)制定护理目标

护理目标是针对护理诊断提出的，它是指护理人员期望患者在接受护理照顾后能够达到的健康状态或行为的改变。护理目标是评价护理效果的标准，也是护理活动预期的结果。

1.目标的种类

(1)短期目标。短期目标指在相对较短的时间内(通常少于一周)能够达到的目标。如:24小时后患者体温下降2℃。

(2)长期目标。长期目标指需要相对较长的时间(通常一周以上甚至数月)才能实现的目标。如:3个月内体重减少6 kg。

2.目标的陈述方式

护理目标的陈述公式:主语＋谓语＋行为标准＋评价时间＋条件状语。

(1)主语。主语指患者或患者的一部分。如皮肤、体重、体温等。主语有时在目标陈述中被省略。

(2)谓语。谓语即行为动词,是患者将要完成且能够被观察到的行为动作。如行走、学会等。

(3)行为标准。行为标准指患者完成该行为动作时所要达到的程度或水平,包括距离、时间、次数等。如 150 m、每次 10 min 等。

(4)评价时间。评价时间指患者应在何时达到预期目标中陈述的结果,即完成该行为动作时所需的时间限定。如 3 天后、出院前等。

(5)条件状语。条件状语指患者在何种情况下完成该行为动作,即完成该行为动作时所必须具备的条件。如借助支撑物、在护理人员的协助下等。但并非每个目标陈述中都包括此项。

例如:

出院前	产妇	学会	给婴儿洗澡。	
时间状语	主语	谓语	行为标准	
一周后	患者	借助双拐	行走	50 m。
时间状语	主语	条件状语	谓语	行为标准

3. 制定目标的注意事项

(1)目标是护理活动的结果,而非护理活动本身,所以制定目标要以患者为中心,目标陈述必须是患者的行为,即目标的主语一定是患者或患者的一部分,而不能是护理人员。如"出院前患者学会自我注射胰岛素",这一目标中的主语是患者,目标也是患者要达到的。如果写成"出院前教会患者自我注射胰岛素",这一陈述的主语是护理人员,目的是要求护理人员所要达到的标准,不属于预期目标。

(2)目标应有明确的针对性,一个目标只针对一个护理诊断,但一个护理诊断可同时存在多个目标。

(3)制定目标时要考虑患者的具体情况,目标要在患者能力可及的范围内及护理范畴内,做到切实可行,并应鼓励患者参与到目标的制定中。如为一位截瘫患者制定目标为"三个月内患者下床行走"则是不符合实际的。

(4)一个目标只能提出一个行为反应,并且制定的目标应具体,可被观察和测量,避免使用"适量、正常、增加"等含糊不清的词,如"活动适量"、"排便正常"、"食量增加"等,否则难以进行评价。

(5)潜在并发症属于合作性问题,仅仅靠护理人员通过护理往往无法阻止,护理人员只能监测并发症的发生与发展。所以,潜在并发症的目标应叙述为"护理人员能及时发现并发症的发生并积极配合处理"。

(三)制定护理措施

护理措施也可称为护嘱,是护理人员采取的帮助患者实现预期目标的具体方法和手段,是护理活动的方式与步骤。

1. 护理措施的内容

护理措施的内容主要包括基础护理、病情观察、心理护理、饮食护理、医嘱执行、对症护理、健康教育、功能锻炼、检查与手术前后护理等。

2.护理措施的类型

(1)依赖型护理措施。依赖型护理措施指依赖于医生医嘱或特定治疗方案的护理活动。如记录24小时出入量、给药等。

(2)独立型护理措施。独立型护理措施指护理人员运用护理理论、知识和技能,凭借自己的知识、经验和能力可独立完成的护理活动,不需要依赖医生的医嘱。如协助患者进食、监测观察病情等。

(3)合作型护理措施。合作型护理措施指护理人员与其他医务人员共同合作完成的护理活动。如护理人员与主治医师、康复治疗师一起讨论制订偏瘫患者的康复计划。

3.制定护理措施的注意事项

(1)护理措施应以科学的理论为依据。

(2)护理措施应针对护理诊断的原因制定,通常一个护理目标可以通过几项护理措施来实现。

(3)护理措施要有指导性和可操作性,内容应明确、具体和全面。

(4)护理措施必须切实可行、因人而异。

(5)护理措施要与其他医护人员的措施相一致。

(6)护理措施要保证患者的安全,并鼓励患者及其家属参与制定护理措施。

(四)护理计划成文

护理计划成文是将护理诊断、护理目标、护理措施等各种资料按一定格式记录下来。

1.护理计划单

护理计划单的书写格式,各医院不尽相同,但一般都制成表格形式,大致包括开始日期、停止日期、护理诊断、护理目标、护理措施、效果评价和签名等内容(表5-2)。

表 5-2 护理计划单

姓名_____ 床号_____ 科别_____ 病室_____ 住院号_____

开始日期	护理诊断	护理目标	护理措施	签名	停止日期	效果评价	签名

2.标准护理计划单

是将本病区患者常见病和多发病的护理诊断、护理目标和护理措施事先制定出来,用统一的格式印刷,形成标准护理计划单。在护理具体患者时,护理人员只需要以此为标准,从中选择出符合该患者的项目即可。标准护理计划中没有的内容,可在相应的位置上进行补充,注明日期并签名。

标准护理计划单的应用简化了护理计划的书写工作,提高了护理人员的工作效率。但也有其缺点,即护理人员有时会因为按照标准实施护理而忽略了个体差异性。

3.护理诊断项目表

随着护理人员使用标准护理计划单已日趋熟练,甚至有经验的护理人员可以不参考护理计划单就可以为患者提供高质量的护理服务,因此将护理计划写出来并放在护理病历中已经没有必要。在这种情况下,临床护理人员设计了"护理诊断项目表"

(表 5-3),其中将书写量最大的护理措施部分省略了。不过为了供需要时参考,每个病区都保存着各种常见病的标准护理计划单。

表 5-3 护理诊断项目表

姓名_____ 床号_____ 科别_____ 病室_____ 住院号_____

开始时间	护理诊断	签名	停止时间	签名

四、护理实施

实施是将护理计划付诸行动,实现护理目标的过程。从理论上讲,护理计划制订之后开始实施,但在临床实际工作中,特别是对急、危、重患者,实施常先于计划进行。

(一)实施的内容

(1)执行计划内的护理措施。

(2)继续收集资料,保持评估的连续性,及时发现新问题,不断补充、修正护理计划。

(3)对患者及家属进行健康教育,解答其咨询的问题。

(4)及时评价实施的效果,观察病情变化,处理突发急症。

(5)做好交接班工作,与其他医护人员有效沟通、良好合作,以便提高工作效率。

(二)实施的步骤

1. 实施前思考

护理人员在护理措施实施之前要思考"五个 W"问题:

(1)做什么(What)。评估患者目前情况,审阅已制订好的护理计划,保证计划内容的科学性、安全性、符合患者目前的情况,然后,根据计划组织所要实施的护理措施。

(2)谁去做(Who)。确定哪些护理措施是护理人员自己做,哪些由辅助护士执行,哪些由其他医务人员共同完成,需要多少人。护理人员为患者制订好的护理计划可由下列几种人员完成。

①护理人员本人。由制订护理计划的护理人员将计划付诸行动。

②患者及其家属。有些护理措施需要患者及其家属参与或直接完成。

③其他医务人员。其他医务人员包括医生、其他护理人员和营养师等。

(3)何时做(When)。根据患者的具体情况和健康状态,选择执行护理措施的时间。

(4)何地做(Where)。确定执行护理措施的场所,有些操作涉及患者隐私时要注意选择操作环境。

(5)怎么做(How)。实施时将采取哪些技术和技巧,熟悉实施过程中的技术操作及仪器设备的使用方法,考虑沟通中可能遇到的问题以及可以使用的沟通技巧。

2. 实施前准备

准备工作包括患者的再评估;检查和修改护理计划;分析实施计划所需要的护理知识和技术;预测可能会发生的并发症,做好预防工作;安排实施计划所需要的人力、物力、时间与环境。

3.执行计划

通过技能操作、沟通指导、教育咨询、管理报告等方法具体落实每一项护理措施。

4.实施后记录

实施各项护理措施后,应及时准确地进行记录。

(1)记录的内容

①患者的健康问题及针对其问题所采取的护理措施。

②护理措施实施后患者及其家属的反应及护理人员观察到的效果。

③患者出现的新的健康问题及病情变化。

④所采取的临时性治疗、护理措施。

⑤患者的各种症状、体征。

⑥患者的身心需要及其满足情况。

⑦患者的心理状态。

(2)记录的方法

①叙述记录法。即采用文字描述进行记录。

②SOAPIE记录法。S(subjective data)＝主观资料,指患者、家属或有关人员所提供的资料;O(objective data)＝客观资料,指通过客观检查获得的资料;A(assessment)＝评估,指护理人员将所收集的主、客观资料进行整理分析后的资料;P(plan)＝计划,指对患者将要实施的护理措施;I(intervention)＝干预,指实际执行的护理措施;E(evaluation)＝评价,指执行护理措施后,对护理效果及患者存在的问题的评定。

③PIO记录法。P(problem)代表健康问题,用于护理诊断陈述;I(intervention)代表措施,即针对健康问题所实施的干预措施;O(outcome)代表结果,即实施护理措施后的结果。我国目前较多采用此种记录格式(表5-4)。

表5-4 　　　　　　　　　　　　护理记录单(PIO记录法)

姓名_____　床号_____　科别_____　病室_____　住院号_____

日期	时间	护理记录	护士签名
2012-7-15	8;30 am	P:体温过高;39.6 ℃;与肺部感染有关 I:(1)酒精擦浴 　(2)冰袋冷敷头部 　(3)严格遵医嘱正确用药 　(4)监测体温:每4 h一次 　(5)口腔护理:每日2次 　(6)嘱患者卧床休息,多饮水	王小燕
	9;30 am	O:体温降至38.2 ℃	王小燕

五、护理评价

护理评价是将护理计划实施后患者的健康状况与护理计划中的预期目标进行比较,从而对患者身心健康问题改善情况进行衡量以及对护理效果和质量进行评定的过程。护理评价虽为护理程序最后一个步骤,但它是有计划地持续收集、整理、分析资料并作出判断的评判性思维过程,所以评价实际上贯穿于护理程序的全过程。

(一)评价方式

(1)护理人员自我评价。

（2）护理查房。

（3）护士长、护理教师或护理专家检查评定。

（二）评价时间

1. 及时评价

及时评价指实施护理程序的每一个步骤或每一项护理措施后，护理人员根据患者的反应及病情变化进行评价。一般由护理人员自我评价。

2. 阶段评价

阶段评价指按护理程序的方法进行了一个阶段的工作之后进行的评价。一般以护士长定期查房的形式或同级护士互评的形式进行。

3. 最终评价

最终评价指在患者出院、转科或死亡后进行的总体评价。

（三）评价内容

1. 结构评价

结构评价即对提供护理的机构进行评价，包括护理环境和组织特点，如管理方式、设备情况、人员配备等。

2. 过程评价

过程评价即评价护理人员进行护理活动的行为过程是否符合护理程序的要求，如护理措施的落实情况、与患者的沟通交流情况等。

3. 结果评价

结果评价即评价患者经过护理照顾后的行为和健康状况的改善是否达到预期目标，是评价中最重要的部分。

（四）评价步骤

1. 收集资料

收集患者目前健康状况的资料，列出执行护理措施后患者的反应。

2. 判断效果

将患者的反应与护理计划中的预期目标进行比较，判断目标实现情况。目标实现程度分三种：（1）目标完全实现；（2）目标部分实现；（3）目标未实现。

例如：预期目标为"2个月后患者体重减轻5 kg"，2个月后的评价结果为：

患者体重减轻了5 kg：目标完全实现。

患者体重减轻了2 kg：目标部分实现。

患者体重未减轻或增加了1 kg：目标未实现。

3. 分析原因

如目标未实现或目标部分实现则应分析与寻找原因，找出问题之所在，并重审护理计划。一般从以下几个方面进行分析：评估所收集的资料是否全面、准确；护理问题是否确切；所定目标是否具体和切实可行；护理措施是否恰当；患者是否积极配合；是否有新的问题发生等。

4. 修订计划

根据目标实现的程度及分析的结果，对护理计划进行修订。

（1）停止：目标已经完全实现，护理问题已经解决，则停止原有的护理措施。

（2）继续：健康问题仍然存在，护理目标与措施均恰当，可继续实施原计划。

（3）修订：目标部分实现或未实现，针对护理诊断、预期目标、护理措施中的不当之处进行修正。

（4）增加：患者的病情不断变化，随时可能出现新的护理问题，因此应根据新出现的问题增加护理计划的内容。

知识链接

评价与护理程序中其他步骤的关系

评估阶段：患者最初的资料是评价中进行对比的基础资料，必须确保评价资料的完整、准确和真实。

诊断阶段：评价护理诊断的准确性、完整性、诊断与资料的统一性。

计划阶段：评价护理诊断排序的合理性、目标及措施的可行性。

实施阶段：评价护理措施执行的准确性及效果等。

实践 2　书写入院护理评估单

【实践目的】对新入院患者进行初步的护理评估，建立患者健康状况的基础资料。

【实践时数】2 学时

【实践用物】入院护理评估单（范例见后）

【实践过程】

1.实践准备：入院护理评估单

2.实践过程：学生 3～5 人一组，以小组为单位到医院通过查阅病历、与患者及其家属交谈、询问医护人员等方法收集一位患者的资料，主要内容包括患者的一般资料、现在健康状况、既往健康状况及心理社会状况等，并记录下来。

入院护理评估单

一、一般资料

姓名_____ 性别_____ 年龄_____ 科别_____ 床号_____ 住院号_____

职业_____ 文化程度_____ 民族_____ 籍贯_____ 婚姻状况_____

入院时间_____年_____月_____日_____时_____分

入院方式：□步行 □扶行 □轮椅 □平车 □其他　资料来源_____

入院诊断：_____

二、现在健康状况

入院原因（主诉和现病史）_____

T_____℃　P_____次/min　R_____次/min　Bp_____kPa(mmHg)

身高_____cm　体重_____kg

意　　识：□清醒 □嗜睡 □意识模糊 □昏睡 □浅昏迷 □深昏迷

呼　　吸：方式：□自主呼吸 □机械呼吸

节律：□规则　□异常　频率＿＿＿＿＿次/min

深浅度：□正常　□深　□浅

呼吸困难：□无　□轻度　□中度　□重度　　咳嗽：□无　□有

咳痰：□无　□易咳出　□不易咳出　痰（颜色＿＿量＿＿黏稠＿＿度）

心　　律：□规则　□心律不齐

口腔黏膜：□完整　□破损　□其他＿＿＿＿＿　义齿：□无　　□有

皮　　肤：□完好　□异常＿＿＿＿＿＿＿＿＿＿＿＿＿＿＿＿＿＿＿＿＿

　　　　　压疮高危　□是　□否

食　　欲：□正常　□增加　□亢进　□下降　□厌食　其他＿＿＿＿＿＿＿＿＿

排　　泄：小便：□正常　□少尿　□多尿　□尿失禁　□尿潴留　其他＿＿＿＿

　　　　　大便：□正常　□便秘　□腹泻＿＿＿＿次/日　其他＿＿＿＿＿＿＿＿

生活习惯：吸烟：□是　　□否　　　　饮酒：□是　　□否

饮食习惯：□有特殊嗜好（喜食＿＿＿＿＿＿＿＿,忌食＿＿＿＿＿＿＿＿＿）

　　　　　□无特殊嗜好

　　　　　睡眠：□正常　□多梦　□易醒　药物辅助睡眠：□无　□有＿＿＿＿

自理能力：□完全自理　□部分依赖　□完全依赖

活　　动：活动能力：□正常　□他人帮助　□轮椅活动　□卧床

三、既往健康状况

既往史：□高血压　□心脏病　□糖尿病　□脑血管病　□精神病　□其他＿＿＿＿

手术史：□无　□有＿＿＿＿＿

过敏史：□无　□有：药物＿＿＿＿＿＿　食物＿＿＿＿＿＿＿　其他＿＿＿＿＿

家族史：□无　□有＿＿＿＿＿

四、心理社会状况

情绪状态：□镇静　□易激动　□焦虑　□恐惧　□悲哀　□无反应

语　　言：□正常　□沟通障碍　□失语

医疗费用：□自费　□公费　□医疗保险　□其他＿＿＿＿＿＿＿＿＿＿

入院介绍：□主管医生　□责任护士　□科室主任　　□护士长

　　　　　□病房环境　□病房制度　□陪伴、探视制度　□健康指导

　　　　　□其他＿＿＿＿＿＿＿＿＿＿＿＿＿＿＿＿＿＿＿＿

护士签名：＿＿＿＿＿＿＿＿

日期：＿＿＿＿＿＿＿＿

小　结

　　护理程序是护理人员以满足患者的身心需要、增进或恢复患者的健康为目标,科学地确认患者的健康问题,有计划地为患者提供系统、全面的整体护理,使其达到最佳健康状态的一种工作方法。护理程序包括五个步骤,即护理评估、护理诊断、护理计划、护理实施和护理评价。

　　护理评估贯穿于护理程序的全过程,包括收集资料、整理分析资料和记录资料。

　　护理诊断由名称、定义、诊断依据和相关因素四部分组成,可分为现存的、潜在的和健康的三种类型。护理诊断常见的陈述方式有PSE、PE和P三种。

护理计划的制订由4个方面的内容组成,即排列护理诊断的顺序、制定护理目标、制定护理措施和护理计划成文。

护理实施包括实施前思考和准备、执行计划和实施后记录。

护理评价贯穿于护理程序的全过程,包括结构评价、过程评价和结果评价。评价步骤包括收集资料、判断效果、分析原因和修订计划。

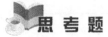 **思考题**

1.进行护理评估时,资料的来源有哪些?

2.护理诊断由哪几部分组成?如何排列护理诊断的先后次序?

3.护理措施有哪几种类型?制定护理措施时需要注意哪些问题?

4.李某,女,62岁,因左下肢股骨颈骨折入院,给予患肢持续性牵引复位。患者主诉患肢疼痛,情绪非常紧张。问题:

(1)请为该患者提出3～5个护理诊断。

(2)如何排列这些护理诊断的先后次序?

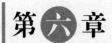

第六章
护理安全与防护

[学习目标]

掌握:护理安全、护理职业防护的概念;护理安全的防范原则;护理工作中避免职业性损伤的有效措施。

熟悉:护理工作中影响护理安全的因素;护理职业性损伤的危险因素。

了解:护理安全及护理职业防护的意义。

安全是人的基本需要。护理人员由于工作环境和工作性质的特殊性,经常暴露于多种危险因素中。为了降低职业损伤的发生率,护理人员必须树立职业防护意识,积极采取防护措施,科学规避护理职业风险,才能营造出健康和谐的工作环境,才能提高医疗护理行为的可靠性,从而对保证患者安全和预防职业性损伤起到积极作用。

第一节 | 护理安全防范

一、概述

(一)概念

1.护理安全

从广义的角度和现代护理管理观出发,护理安全包括两方面的内容:一是在提供护理服务的全过程中,患者不发生法定的规章制度和法律允许范围以外的机体结构、功能或心理上的损害、障碍、缺陷或死亡;二是护理人员在执业过程中不发生法定的规章制度和法律允许范围和限度以外的不良因素的影响和损害,即护理执业安全。

2.护理差错

护理差错指在护理工作中,由于护理人员的原因,如责任心不强、工作疏忽、不严格执行规章制度或违反技术操作规程等,给患者造成精神或肉体上的痛苦,影响了医疗护理工作的正常进行,但尚未造成患者死亡、残废、组织器官损伤导致功能障碍等不良后果。

3.护理事故

护理事故指在护理工作中,因为护理人员的过失,直接造成患者死亡、残废、组织器官损伤导致功能障碍或明显人身损害等不良后果。

(二)护理安全的重要性

1.有利于提高护理质量

护理过程中存在诸多不安全因素,这些因素直接或间接地影响着护理质量,不仅会加重患者病情而延缓康复进程,还可能导致患者器官功能障碍而发生残疾或死亡。由此可见,护理安全是高质量护理的基础和保障,而护理质量体现了护理安全的水平。落实护理安全措施,有利于提高护理质量。

2. 保障护理人员自身安全

有效实施护理安全措施,不仅可以保障患者的合法权益不受侵害,为患者提供高质量的护理服务,同时可以减少职业暴露机会,保护护理人员自身的安全和合法权益。护理人员不断强化安全意识,有效防止执业行为中的有害因素,可以避免职业伤害,提升职业生命质量。

3. 创造和谐的医疗环境

保障护理安全制度落实,为患者提供安全可靠的护理服务,不仅可以减少护理差错和护理事故的发生、护患之间的矛盾和争执以及护患纠纷,还可以帮助护理人员赢得患者的认同和信赖,树立其良好的社会形象,创造和谐的医疗环境。

二、护理安全的影响因素

影响护理安全的因素很多,主要包括以下几个方面:

（一）人员因素

作为护理活动的执行者,护理人员的素质和专业技术水平的高低是关系护理安全与否的首要因素。

1. 护理人员专业能力欠缺

护理人员业务素质不过关,专业技术水平低,如违反操作规程、操作不熟练、操作失误或错误、临床经验不足、业务知识欠缺、应急处理经验缺乏等,都会对患者的安全构成威胁。特别是随着新技术和新项目的不断开发应用,现代护理工作复杂程度大、技术要求高,使护理人员工作压力增大,技术风险加大,这也影响了护理安全。

2. 护理人员的责任心不强

高度的责任感是保证护理安全的重要前提,护理人员缺乏责任感,不严格执行各项规章制度和护理操作规程,如违反无菌操作原则、不认真执行查对制度等,随时可能发生护理差错事故,后果或危害严重,影响护理安全。

3. 护理人员法律意识淡薄

护理人员法律意识和自我保护意识淡薄,不注意维护患者的合法权益,甚至侵犯患者的隐私权、知情同意权,对日常护理行为或与医疗有关的行为可能引发的护患纠纷认识不够,忽视潜在的法律问题,均可能引起不良后果。

4. 护患沟通不良

护理人员缺乏沟通技巧,不主动与患者及家属进行有效交流或解释工作不到位,导致患方未能了解或理解其疾病有关信息,或者护理人员言语不当,导致患者及其家属产生误会和不满,引发医疗纠纷。

（二）环境因素

1. 医院基础设施、护理用品配置

如仪器设备性能不完善、供应数量不充足、放置不合理或缺乏维护与定期保养,药品质量不合格、失效或变质,护理用物数量不足、存在质量缺陷等,均会影响护理技术的正常发挥,并成为安全隐患。此外,地面过滑、楼梯过窄过陡、楼道光线过暗等,可导致患者出现摔伤、跌倒或骨折等安全事故。

2. 环境污染

如消毒隔离不严密、医疗废物处理不恰当,导致院内交叉感染;昆虫叮咬引发传染性疾病或过敏性伤害等。

3. 医用危险品管理、使用不当因素

如放射性治疗导致皮炎、皮肤溃疡坏死;各种电器如高频电刀、烤灯导致皮肤灼伤;氧气、乙醇等易燃品导致烧伤;高压氧舱治疗不当导致气压伤等。

4. 病区治安管理

如病区治安管理不严,有失窃、吸毒等犯罪活动发生,给患者造成经济上的损失和精神上的不安全感。

（三）管理因素

1. 管理制度不健全

护理监督检查机制不完善,导致各项制度无法落实到位,护理工作流程管理的效能低下,对护理工作不安全环节缺乏预见性,无法及时主动采取相应的措施等都成为护理不安全的因素,严重影响护理工作质量。

2. 人力配置不合理

护理人力资源短缺,排班不合理,护理人员长期超负荷工作,导致身心疲惫、身体素质下降,并产生职业倦怠心理,从而无法高质量完成护理工作任务,造成安全隐患。

3. 业务培训不到位

不重视护理业务技术培训,知识更新与实际需要存在差距,护理人员业务素质与水平相对滞后,这也容易导致护理差错或事故发生,影响护理安全。

（四）患者因素

1. 遵医行为

作为一项护患双方共同参与的活动,护理工作的有效开展有赖于患者及其家属的密切配合与支持。患者及其家属的心理承受能力、对疾病的认知程度、对医院的期望值等,都会影响患者的情绪状态,进而影响其遵医行为,形成安全隐患。如患者不按医嘱服药、不请假擅自离院、不配合护理操作、擅自改变输液滴速等。

2. 疾病本身

患者个体的不确定性以及疾病发生、发展的复杂性和多变性也易造成护理风险,引发不安全事件。

三、护理安全的防范原则

（一）加强规范化培训,提高护理人员业务素质

随着医学的发展,人们对护理的期望值不断提高,护理人员如果理论知识不扎实、临床经验不足、技术操作有误,就极易发生技术性护理事故。因此,通过对护理人员进行定期、系统的专业化理论、技能培训及考核,不断提高护理人员的专业技术水平;通过召开各种护理学术专题会议,拓宽护理人员的知识面,更新服务理念,这样才能从根本

上防止技术性护理差错、事故的发生,保证护理行为的可靠性。

(二)加强护理职业安全教育

重视职业安全教育,提高全体护理人员的安全意识,是护理安全控制的有效措施。对于新上岗人员,必须进行职业防护、安全工作技术和方法、医院感染等内容的岗前培训。对于在岗护理人员,要经常性地对其进行安全教育,提高其风险防范意识,增强护理安全工作的自觉性。

(三)强化职业道德,提高法律意识

安全护理与护理人员的职业道德、法律意识都有着密切的关系。要经常开展职业道德教育,帮助护理人员牢固树立"以人为本、以患者为中心"的服务理念,严格执行各项规章制度,确保护理安全。必须重视护理人员的法制教育,增强法律意识,提高法律知识水平,学会依法施护及运用法律武器维护自身的合法权益。

(四)合理配置人力资源和物力资源

护理管理者要本着"以人为本"的管理理念,根据岗位需求和工作特点,在护理人力资源短缺的情况下合理调配人力、物力资源,配置或更新护理设备及安全设施,改善护理人员的工作状态和工作条件,调节护理人员的负性情绪,激发其工作热情,从而确保护理安全。

(五)提高护理系统的安全性和有效性

提高护理系统运行的安全性和应对的有效性,实行科学、严谨的护理管理是防范护理缺陷、降低护理风险、提高护理安全的重要措施。

1. 成立护理质量安全管理委员会

建立以护理部主任—科护士长—病区护士长为主体、全体护理人员共同参与的护理安全互查体系,保证护理安全。

2. 加大督查力度,加强制度建设

成立安全监控小组,定期检查护理服务质量、护理用物的质量和性能等,完善各项规章制度,如查对制度、消毒隔离制度、差错事故登记报告制度、交接班制度等,并确保制度落实到位。

3. 加强重要环节监控

对风险大、涉及面广、影响大的科室要给予重视并加强监控,如手术室、急诊科、供应室、ICU、产房等;对疑难杂症、大手术、危急重症、预后不良、新入院患者及采用新技术治疗的患者要加强观察和护理;对责任心不强、实习进修、新参加工作等人员要加强教育和管理。

第二节 护理职业防护

一、概述

(一)概念

护理职业防护是指针对职业损伤因素可能对护理人员造成的各种伤害,采取多种

有效措施避免其发生,或将伤害降低到最低程度。

（二）护理职业防护的意义

1. 科学规避护理职业风险

护理人员通过对职业防护知识的学习,可以提高职业防护意识,有效控制职业危险因素,减少护理差错和事故的发生,增加工作的安全感和成就感。

2. 提高护士职业生命质量

有效落实护理职业防护措施,减少职业危险因素对护理人员的身体伤害,同时减少护理人员因职业暴露所造成的心理压力,维护护理人员的身心健康,提高其职业生命质量。

3. 营造轻松和谐的工作氛围

安全的职业环境,可以使护理人员身心愉悦,缓解工作压力,改善精神卫生状况,焕发工作激情,增加职业认同感和职业满意度。

知识链接

相关概念

（1）护理职业暴露

护理职业暴露指护理人员在为患者提供护理服务的过程中,经常暴露于感染患者的血液、体液及排泄物污染的环境中,如接触污染的针头、注射器、各种导管等,以及受到各种理化因子如光、热、电磁辐射及工作压力的影响,有感染某种疾病的危险。

（2）标准预防

标准预防指假定所有人的血液、体液都具有潜在的传染性,接触时均应采取防护措施,防止职业感染中经血液传播的疾病。

二、职业损伤危险因素

护理工作环境中,威胁护理人员身心健康的危险因素主要有以下几个方面:

（一）生物性因素

护理人员长期工作在医疗场所的特殊环境中,每天与患者密切接触,不可避免要经常性地接触到患者的血液、体液、分泌物、排泄物、衣物和用具等,容易受到各种病原微生物的侵袭。

1. 细菌

工作环境中常见的致病菌有:葡萄球菌、链球菌、大肠杆菌、肺炎球菌等,它们可通过消化道、呼吸道、血液、皮肤等途径感染护理人员。

2. 病毒

工作环境中常见的病毒有:乙型肝炎病毒、丙型肝炎病毒、艾滋病病毒等,主要通过血液途径传播给护理人员。

（二）物理性因素

1. 锐器伤

锐器伤是护理人员最容易、也是最频繁遭受的职业损伤,护理人员感染血源性传播疾病的最主要原因是由感染的锐器刺伤所致。目前,已证实有二十多种病原体可经过锐器伤直接传播,危害护理人员健康。另一方面,锐器伤对护理人员心理影响较大,可使其产生焦虑、恐惧心理,引发悲观情绪,甚至放弃护理职业。

2.机械性损伤

常见的机械性损伤包括跌倒、扭伤、撞伤等。临床护理工作劳动强度较大,体力支出较多,特别是骨科、精神科、急诊科、ICU 等,常需要搬运患者,如果用力不当、姿势不正确等,容易扭伤腰部,引发腰椎间盘突出,造成自身伤害。此外,长时间地走动或站立可引起下肢静脉曲张。

3.温度性损伤

常见的温度性损伤有易燃易爆物品,如氧气、乙醇等引起的烧伤;热水袋、热水瓶所致的烫伤;各种医疗电器如烤灯、高频电刀等使用不当所致的灼热伤等。

4.放射性损伤

在协助患者接受放射性诊断和治疗的过程中,护理人员如果自我保护不当,可以导致放射性皮炎、皮肤溃疡坏死,甚至引起皮肤癌。此外,护理人员需要定期用紫外线对治疗室、病室、换药室等进行空气消毒,不可避免地会接触到紫外线,可能会造成紫外线性眼炎、不同程度的皮肤红斑等不良反应。

5.噪声

工作环境中的噪声主要来源于患者的呻吟声、监护仪和呼吸机的机械声、报警声、电话铃声、物品和机器移动的声音等。护理人员长期处在噪声环境中,会产生烦躁、疲劳、头痛、听力下降和神经系统损害等不良反应。

(三)化学性因素

1.化学消毒剂

在日常护理工作中,护理人员会常接触到多种化学消毒剂,如甲醛、环氧乙烷、过氧乙酸、戊二醛、含氯消毒剂等,这些化学消毒剂在极微量的接触中即可刺激眼、呼吸道、皮肤,引起流泪、咳嗽、气喘、恶心、呕吐、皮肤过敏等症状,若长期接触,可损害肝脏和中枢神经系统。

2.化疗药物

化疗药物在肿瘤的治疗中占有重要地位,但现阶段临床所使用的化疗药物多属于细胞毒性药物,不仅使接受化疗的患者出现毒性反应,对接触化疗药物的护理人员也会造成潜在危害。护理人员在配制或注射化疗药物时,长期通过皮肤接触和呼吸道吸入小剂量药物可以导致肿瘤、脏器损伤、骨髓抑制、性生殖系统受损等。

(四)心理—社会因素

随着医疗体制的改革和护理模式的转变,护理对象对护理人员的要求越来越高,护理工作的高劳动强度和高风险也更加明显,加之护理服务对象千差万别,护理人际关系错综复杂,护理人力资源短缺,持续超负荷地工作及紧张的工作氛围,很容易使护理人员产生身心疲溃感,对工作感到沉重和压抑,这不仅影响护理人员的身心健康,甚至影响着社会群体对护士职业的选择。

三、常见护理职业损伤的防护

(一)锐器伤的职业防护

1. 概念

锐器伤是指护理人员在护理活动中,由于医疗利器如注射器针头、各种穿刺针、缝合针、剪刀、手术刀、安瓿等造成的皮肤出血的意外伤害。

2. 防护措施

(1)增强自我防护意识。护理人员在进行有可能接触患者血液、体液的治疗和护理操作时,必须戴手套。如果手部皮肤有破损,必须戴双层手套。操作完毕脱去手套后立即洗手,必要时对手进行消毒。进行侵袭性诊疗、护理操作过程中,环境光线要充足。传递器械时动作要娴熟规范,注意防止被针头、缝合针、刀片等锐器损伤。

(2)锐器使用中的防护。抽吸药液时严格使用无菌注射器,抽吸后必须立即单手套上护针帽;使用安瓿制剂时,先用砂轮划痕,然后再垫棉花或纱布掰折安瓿,以防损伤皮肤;静脉加药时须去除针头经三通给予。

(3)严格管理医疗废物。严格执行医疗垃圾分类标准,锐器不与其他医疗垃圾混放,使用后的锐器直接放入耐刺、防渗漏的锐器盒内,放置在特定的场所,当其装至2/3满即停止使用。封好的锐器盒在搬离病房前应有明确的标志,便于监督执行。

(4)纠正危险行为。禁止用手直接接触使用过的针头、刀片等锐器;禁止用双手分离污染的针头和注射器;禁止双手回套护针帽;禁止用手弄直或折弯针头;禁止用消毒液浸泡针头;禁止直接传递锐器(手术中锐器用弯盘或托盘传递);禁止徒手携带裸露针头等锐器物;禁止直接接触医疗垃圾。

(5)加强护理人员健康管理。建立护理人员健康档案,定期进行体检,并接种相应疫苗。建立损伤后登记上报制度及受伤员工监控体系。

3. 紧急处理方法

临床护理工作中,护理人员一旦不慎发生锐器伤,应迅速采取正确的紧急处理措施:

(1)立即用健侧手从刺伤部位的近心端向远心端挤压,把伤口部位的血液挤压出来,但注意避免在伤口局部来回挤压,以免产生虹吸现象,使污染血液回吸进入血管,增加感染机会。

(2)用肥皂水彻底清洗伤口并用流动的净水冲洗伤口 5 min。

(3)用2%碘酊和75%乙醇或0.5%碘伏对伤口进行消毒。

(4)向主管部门汇报,抽取血样标本送检,并填写锐器伤登记表。

(5)请有关专家对锐器伤伤口进行评估并指导处理。

(二)负重伤的职业防护

1. 概念

负重伤是指由于工作性质的原因,护理人员常需要搬动患者或移动重物,而使身体负重过大或用力不合理,导致肌肉、骨骼、关节的损伤。

2.防护措施

(1)加强力学技巧的运用。护理人员应掌握相关力学原理,注意节力原则,运用科学的搬运方法,保持正确的劳动姿势。在弯腰、半弯腰以及搬运重物时,两脚要分开,膝盖微屈,腰背尽量挺直,使重力分布在髋关节和两足上,降低腰部负荷。在站立或取坐位时应尽可能保持腰椎伸直,增大脊柱支撑力,避免因过度屈曲而引起腰部韧带劳损。

(2)加强锻炼,增强体质。加强锻炼,提高机体的免疫功能和适应能力,同时,锻炼可以增加身体的柔韧性和骨关节的活动度,降低损伤发生几率。

(3)促进下肢血液循环。因工作需要,护理人员常需超时站立,导致下肢静脉血液回流受阻,静脉持久扩张,引起下肢静脉曲张。因此,在站立过程中,避免长时间保持同一姿势,要学会自我调节站立姿势,如取"稍息"姿势,或适当做踮脚动作等。在工作间歇时尽量抬高下肢或做下肢运动操,以促进血液回流。

(4)科学使用劳动保护用具。必要时,护理人员在工作中可佩戴保护用具如腰围等加强腰部的稳定性,保护腰肌和椎间盘不受损伤。但要注意腰围只应在劳动时使用,在休息时必须取下,否则可导致腰肌萎缩,产生腰背痛。

(三)化疗药物损伤的职业防护

1.概念

化疗药物损伤是指专业人员在接触、处理化疗药物的过程中,因操作不慎或长期接触而造成对机体的潜在危害。

2.防护措施

(1)配制前要求

①环境要求。首先环境要洁净,并配有空气净化装置,应创造条件设立化疗药物专门配药间,在专用的生物安全柜内配药。用一次性防渗透性防护垫或吸水纸覆盖在操作台面上,以吸附溅出的药液,以免蒸发造成空气污染。

②准备要求。配制前需按照七步洗手法洗手,佩戴有效的一次性防护口罩、帽子、面罩和护目镜,工作服外穿一次性防渗透隔离衣,穿鞋套,戴聚氯乙烯手套,必要时在其外面再戴一副乳胶手套。

(2)配制时要求

①割锯安瓿前用手指轻弹其颈部,使附着的药液或粉剂降落至瓶底。

②用无菌纱布包裹安瓿颈部将其掰开,避免药液、药粉、玻璃碎片飞溅,并防止划破手套。

③溶解粉剂药物时,溶媒应沿瓶壁缓慢注入瓶底,待药粉浸透后再搅拌,防止粉末溢出。

④瓶装药液稀释后立即抽出瓶内气体,防止瓶内压力过高导致针眼处溢出药液。

⑤为防止药液溢出,抽取药液时注射器内药量以不超过注射器容量的 3/4 为宜。

⑥抽取药液结束时,不能将药液排入空气中,应先在瓶内排气,再拔针。

⑦操作完毕,脱去手套,按七步洗手法彻底洗手。

(3)污染物处理要求

①护理人员在处理污物时必须戴帽子、口罩和手套,处理完毕后应按七步洗手法彻底洗手。

②凡与化疗药物接触过的物品,如注射器、输液管、针头、棉签、棉球等,不可与普通

垃圾等同处理,均必须收集在专用的密闭垃圾桶内,并标明警示标志,统一处理。

(4)操作人员素质要求

①执行化疗的操作人员要具备职业危害的防护意识,并需经过专业培训,掌握防护知识和防护操作技能。

②执行化疗的操作人员应注意锻炼身体,并每隔6个月检查一次血常规、肝功能和免疫功能。

▍知 识 链 接 ▍

化疗药物外溅的处理

(1)一旦发生外溅,首先立即标明污染范围,避免其他人员接触到外溅药物。

(2)若药物为粉剂,应用湿纱布轻轻擦抹,防止药物粉尘飞扬,污染空气。

(3)若药物为液体,如果是溢到桌面或地上,则先用纱布吸附,再用肥皂水擦洗;如果不慎溅到工作服上,则应立即更换、清洗。

(4)如不慎将药液溅到眼里或皮肤上,应立即用生理盐水或肥皂温水彻底清洗。

(四)职业疲溃感的职业防护

1.概念

职业疲溃感是指由于持续的工作压力使个体产生"严重紧张"反应而出现的一组症候群,主要表现为缺乏工作动机、情感冷漠、对事物多持否定态度、回避与他人沟通交流等。

2.防护措施

(1)积极参加教育培训,提高工作价值感:护理人员应积极参加各种形式的学习,如继续护理教育、护理学术会议等,充实专业知识,拓宽视野,提高职业竞争力,增强应对工作压力的能力。

(2)培养积极乐观的精神,合理疏导压力:以开朗豁达的态度去面对挫折和困难,面对压力要学会调整心态,将压力转换成动力;合理运用应对压力的技巧,积极疏导负面的身体和心理反应,降低紧张感。

(3)学会管理时间,创造健康职业环境:护理人员要学会合理安排工作时间,劳逸结合,延长高效工作时间,减轻紧张感;应培养团队合作的精神,多与他人友好沟通,改善组织内部人际关系,营造积极向上、健康和谐的职业环境。

(4)提升自身综合素质,顺应时代需求:护理人员应顺应时代需求,与时俱进,正视挑战,不断提升自身综合素质,树立自信,精神饱满地投入工作,用优质服务赢得患者的信任和尊重,克服职业疲溃感。

▍小 结 ▍

护理安全包括两方面的内容:一是在提供护理服务的全过程中,患者不发生法定的规章制度和法律允许范围以外的机体结构、功能或心理上的损害、障碍、缺陷或死亡;二是护理人员在执业过程中不发生法定的规章制度和法律允许范围和限度以外的不良因素的影响和损害,即护理执业安全。

影响护理安全的因素有人员因素、环境因素、管理因素和患者因素。护理安全的防范原则是：加强规范化培训，提高护理人员业务素质；加强护理职业安全教育；强化职业道德、提高法律意识；合理配置人力资源和物力资源；提高护理系统的安全性和有效性。

护理职业损伤的危险因素有生物性因素、物理性因素、化学性因素和心理—社会因素。常见的护理职业损伤有锐器伤、负重伤、化疗药物损伤和职业疲溃感。

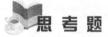 思 考 题

1. 医院环境中影响护理安全的因素有哪些？

2. 护理人员可能面临哪些职业危险因素？

3. 何谓职业疲溃感？护理工作中应如何有效地预防职业疲溃感的产生？

4. 护士小张在清理回收注射器时，不小心被注射器针头刺伤。此时你正好在现场，请你为小张进行紧急处理。

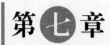

第七章 医疗卫生体系

[学习目标]

掌握：家庭病床的救治对象及家庭病床的护理工作。
熟悉：医院的基本性质与任务，医院的组织机构。
了解：我国医疗卫生体系中的护理组织系统。

我国现行医疗卫生体系(medical health system)是整个国民经济体系中的一个重要组成部分，为执行新时期卫生工作方针，实现卫生工作的总目标，提高广大人民群众的健康水平，承担着组织保障作用。随着经济的发展和改革的深化，医疗卫生体系应能适应社会经济发展和人民群众医疗卫生服务需求的变化，并尽快构成以城乡初级卫生保健网为基础，以医疗、预防、教育、科研等高层次专业机构为技术指导中心的，布局合理、功能明确的医疗卫生服务体系。

第一节 我国医疗卫生体系

医疗卫生体系是指以医疗、预防、保健、医学教育和科研为功能，由不同层次的医疗卫生机构所组成的有机体。我国医疗卫生体系是贯彻实施国家卫生工作方针政策，领导和指导全国与地方卫生工作，制定具体政策，组织卫生专业人员和广大群众应用医药卫生科学技术，开展卫生工作的专业组织机构。

一、我国医疗卫生体系的组织结构

根据医疗卫生组织系统的工作性质和功能，我国医疗卫生体系的组织大致可分为三类：卫生行政组织、卫生事业组织和群众卫生组织。

（一）卫生行政组织

卫生行政组织是贯彻实施党和政府的卫生工作方针政策，领导全国与地方卫生工作，提出卫生事业发展的战略目标、规划，制定医药卫生法规和进行督促检查的国家行政机构。目前我国卫生行政组织的体制为：国家设卫生部；省、自治区、直辖市设卫生厅（局）；市、自治州、县设卫生局（科）；乡镇或城市街道办事处设卫生专职干部，负责所辖地区的卫生工作。

（二）卫生事业组织

卫生事业组织是具体开展业务工作的专业机构。按其工作性质可分为：

1. 医疗机构

医疗机构包括各级综合医院、专科医院、门诊部、医疗保健院（所）、疗养院、康复医院、护理院等。

2. 卫生防疫机构

卫生防疫机构包括疾病预防控制中心,职业病、地方病、寄生虫病防治机构及国家卫生检疫机构。

3. 妇幼保健机构

妇幼保健机构是指妇幼保健院(所、站)、妇产科医院、儿童医院及计划生育专业机构,如计划生育门诊部、咨询站等。

4. 医学教育机构

医学教育机构包括医学院校、卫生职业技术学院和卫生学校等。

5. 医学科学研究机构

医学科学研究机构包括医学科学院、中医科学研究院、预防医学中心、各级医学研究所等。

6. 卫生监督执行机构

卫生监督执行机构是卫生行政部门行使卫生监督执法职能的执行机构,如卫生监督局(所)。

(三)群众卫生组织

群众卫生组织是由专业或非专业人员组成的机构,按人员组成及活动内容不同,可分为以下三类:

1. 群众性卫生机构

群众性卫生机构是由国家机关和人民团体的代表组成的群众性卫生组织,如爱国卫生运动委员会、血吸虫病或地方病防治委员等。

2. 社会团体组织

社会团体组织是由卫生专业人员组成的学术性社会团体,如中华护理学会、中华医学会及中华药学会等。

3. 群众团体组织

群众团体组织是由广大人民群众卫生工作者和群众卫生积极分子组成的团体,如中国红十字会。

二、我国医疗卫生体系的组织功能

(一)卫生行政组织

卫生行政组织是贯彻实施党和政府的卫生工作方针政策,领导全国与地方卫生工作,提出卫生事业发展的战略目标、规划,制定医药卫生具体政策法规和进行督促检查的国家行政机构。

(二)卫生事业组织

1. 医疗机构

医疗机构主要以治疗疾病为主要任务,结合预防、康复和健康咨询等,为保障人民健康进行医学服务的医疗劳动组织。目前,医疗机构是我国分布最广、任务繁重、卫生人员最集中的机构。

2. 卫生防疫机构

卫生防疫机构主要承担预防疾病的任务，并对危害人体健康的影响因素，如环境卫生、食品卫生以及学校卫生等进行检测和监督。

3. 妇幼保健机构

妇幼保健机构主要任务是承担妇女、儿童预防保健工作。负责制定对妇女、儿童卫生保健的规划；计划生育技术质量标准的监督检查和新技术的开发研究与优生、优育工作；保健、临床医疗、科研、教学和宣传工作。

4. 医学教育机构

医学教育机构主要任务是发展医学教育，培养医药卫生人才，并对在职人员进行专业培训。

5. 医学科学研究机构

医学科学研究机构主要任务是承担医药卫生科学研究，贯彻党和国家有关发展科学技术的方针政策和卫生工作方针，为推动医学科学和人民卫生事业的发展奠定基础。

6. 卫生监督执行机构

卫生监督执行机构主要任务是运用法律、法规在公共卫生、医疗保健等领域，包括健康相关产品、卫生机构（医疗、预防保健和采血机构等）和卫生专业人员执业许可，开展综合性卫生监督执法工作。

（三）群众卫生组织

1. 群众性卫生机构

群众性卫生机构由各级党政组织和群众团体负责人参加，组织有关单位、部门共同做好卫生工作，以协助有关各方的力量，推动群众性除害灭病、卫生防病为主要任务。

2. 社会团体组织

社会团体组织以提高医药卫生技术、开展各种学术活动和培训学习、交流经验、科普咨询、编辑出版学术刊物等为主要任务。

3. 群众卫生组织

红十字会是从事人道主义工作的社会救助团体，以人道、博爱、和平、进步为宗旨，主要任务是参加国际、国内战时、灾时、突发事件中的卫生救护工作。近几年来，我国红十字会在协助政府有关部门备灾救灾、推动无偿献血、建立中华骨髓库、普及卫生救护和防病知识、开展群众卫生及社会福利救济等工作方面发挥了重要作用。

第二节 医院与社区卫生服务

一、医院

（一）医院的概念

医院是为群众或特定人群进行防病治病的场所，备有一定数量的病床设施、相应的医务人员和必要的设备，通过医务人员的集体协作，运用医学科学理论和技术，以达到对住院或门诊患者实施科学的和正确的诊疗、护理为目的的医疗事业机构。

（二）医院的种类

根据不同划分条件，可将医院划分为不同类型。医院的种类见表7-1。

表 7-1 　　　　　　　　　　　　　　医院的种类

划分条件	类　　型
按卫生部分级管理制度	一级医院（甲、乙、丙）、二级医院（甲、乙、丙）、三级医院（特、甲、乙、丙）
按收治范围	综合医院、专科医院、职业病防治医院、康复医院
按地区	城市医院（市、区、街道医院）、农村医院（县、乡、镇医院）
按所有制	全民所有制医院、集体所有制医院、个体所有制医院、中外合资医院
按特定任务	军队医院、企业医院、医学院附属医院
按经营目的	非营利性医院、营利性医院

（三）医院的任务

卫生部颁布的《全国医院工作条例》明确指出，医院的任务是"以医疗为中心，在提高医疗质量的基础上，保证教学和科研任务的完成，并不断提高教学质量和科研水平。同时做好扩大预防，指导基层和计划生育的技术工作"。随着医学模式的转变，人们提升了对健康的概念和需求，医院从单纯的诊治照顾患者向医疗、预防保健、康复的方向发展。医院的具体任务有以下方面：

1. 医疗

医疗是医院的主要任务。医疗工作以诊治疾病和护理服务两大业务为主体，与医院医技部门密切配合，形成一个医疗整体为患者服务。医院的各项工作必须保证和服从这一主要任务。医院医疗工作一般分为门诊医疗、住院医疗、急救医疗和康复医疗。门诊医疗、急救医疗是第一线，住院医疗是中心。

2. 教学

医院应在保证医疗质量、完成医疗任务的基础上，同时承担着一定的教学任务。每个医学专业技术人员的培养都必须经过学校教育和临床实践两个阶段。在职人员也需不断接受继续教育，更新知识和提高技术，才能适应医学科技发展的需要。因此，教学是医院的一项重要功能。

3. 科研

科研是医院提高业务水平的需要，也是发展医学科学的需要。医院的科研应以结合临床的研究为主，有条件的医院或教学医院，还应开展基础医学理论的研究。各医院要重视科学研究，只有这样才能促进医学事业的发展，提高医疗水平。

4. 预防保健和社区卫生服务

各级医院要充分利用卫生资源，发挥预防保健功能，开展全社会的健康教育、疾病普查工作；指导基层的计划生育工作；做好家庭探访、社区老人生活指导与咨询等工作。

（四）医院的组织结构

不同级别的医院所承担的社会职能和服务功能有所不同，但医院的机构设置基本类同。

1. 医院行政管理组织机构

医院行政管理组织机构一般包括院长办公室、诊疗部门、预防保健部门和行政部门。一级医院院长办公室可设人事、保卫、文秘、档案等岗位；行政部门可设财务组、总务组。二级医院和三级医院可设院长办公室、门诊部、护理部、医务科（处）、科教科（处）、设备科、信息科、预防保健科、人事科（处）、保卫科、财务科、总务科、膳食科等。

2.医院业务组织机构

医院业务组织机构主要包括临床业务组织和医技组织两个机构。由于各级医院的规模、任务不同，医院的机构设置也不相同。一级医院中业务组织和临床科室的开设数量，可根据本院的专业特色、人才情况而增减。二、三级医院由护理部和医务科（处）对临床科室做好协同调配管理，护理部主要承担临床科室和医技科室的护理管理工作。

二、社区卫生服务

我国著名社会学家费孝通将"社区"定义为："社区是若干社会群体（家庭、氏族）或社会组织（机关、团体）聚集在某一地域里所形成的一个生活上相互关联的大集体"。社区是一定地域内具有某些共同特征的人群在社会生活中所形成的共同体。

社区的组成应包含以下几个因素：①一定的人群。这些人居住在一起，有相似的风俗习惯、生活习惯和生活方式；②一定的区域或地理位置。社区范围大小不定，可按行政区域来划分界限或按其地理范围来划分；③特定的文化背景和生活方式。由于居民居住在同一区域内，在交通、治安、医疗设施、文娱活动场所等常有共同的需求；④特有的组织结构与行为规范管理条文、道德规范等。我国社区的基层组织为居委会和派出所，二者联合管理户籍登记、治安、计划生育、生活福利等。

（一）社区卫生服务的原则

1.坚持以为人民服务为宗旨

发展社区卫生服务，要以方便群众获得基本的医疗预防保健服务，提高人民健康水平为根本目的。

2.把社会效益放在第一位

社区卫生服务要充分考虑群众的需要和利益，防止片面追求经济收益，而忽视社会效益。

3.以需求为导向

要了解、掌握社区居民的卫生服务需求信息，通过改革服务模式，提高服务质量，改善服务态度，在优先保证基本卫生服务基础上，逐步满足人民群众日益增长的对社区卫生服务的多层次、多方面的卫生保健服务需求。

4.因地制宜，量力而行

社区卫生服务的组织机构、服务内容、保障水平、服务价格等要与社会经济发展水平和人民群众的承受能力相适应，要适应各地的具体情况，不能超越现实，盲目发展，盲目扩大服务范围。

5.注重结构调整

明确发展社区卫生服务是对现有卫生服务系统的结构性调整，重点在于转变服务观念和服务模式，充分利用现有的社区卫生资源，避免低水平重复建设和卫生资源的浪费。

（二）社区卫生服务网络

社区卫生服务体系主要是在城镇居民中设立社区卫生服务中心，再根据其社区覆盖面及人口，在中心下设若干社区卫生服务站，以利于附近居民就诊和接受健康教育、康复及照顾等。社区卫生服务主要由全科医师、社区护士和其他社区工作者来提供。社区卫生服务以照顾老人及慢性患者为主,兼而发挥预防保健、康复及计划生育等其他功能。

（三）社区卫生服务的工作内容及特点

1.社区卫生服务的工作内容

2001年,卫生部研究制定了《城市社区卫生服务基本工作内容(试行)》,其内容如下:

(1)社区卫生诊断。在街道办事处、居委会等社会管理部门的组织领导以及卫生行政部门的指导下,了解社区居民的健康状况,针对社区居民的主要健康问题,制订和实施社区卫生工作计划。

(2)健康教育。①针对社区居民的主要健康问题,明确社区健康教育的重点对象、主要内容及适宜方式;②开展面向群众和个人的健康教育,指导社区居民纠正不利于身心健康的行为和生活方式;③配合开展免疫接种、预防性病及艾滋病、无偿献血、生殖健康、禁毒及控烟宣传、教育。

(3)传染病、地方病及寄生虫病防治。①开展传染病、地方病及寄生虫病的社区防治;②执行法定传染病登记与报告制度,并协助开展漏报调查;③配合有关部门对传染源予以隔离以及对疫源地进行消毒;④指导恢复期患者定期复查并随访;⑤开展计划免疫等免疫接种工作。

(4)慢性非传染性疾病防治。①开展健康指导、行为干预;②开展重点慢性非传染性疾病的高危人群监测;③对重点慢性非传染性疾病的患者实施规范化管理;④对恢复期患者进行随访。

(5)精神卫生。①开展精神卫生咨询、宣传与教育;②早期发现精神疾患,根据需要及时转诊;③配合开展康复期精神疾患的监护和社区康复。

(6)妇女保健。①围婚期保健:开展婚前卫生咨询与指导,进行婚前医学检查宣传,开展婚后卫生指导与生育咨询;②产前保健:了解孕妇的基本健康状况和生育状况,早孕初查并建册,开展孕妇及其家庭的保健指导;③产后保健:开展产后家庭访视,提供产后恢复、产后避孕、家庭生活调整等方面的指导;④更年期保健:提供有关生理和心理卫生知识的宣传、教育与咨询,指导更年期妇女合理就医、饮食、锻炼和用药;⑤配合上级医疗保健机构开展妇科疾病的筛查。

(7)儿童保健。①新生儿期保健:新生儿访视及护理指导,母乳喂养咨询及指导;②婴幼儿期保健:早期教育,辅食添加及营养指导,生长发育评价;③学龄前期保健:心理发育指导及咨询,生长发育监测,托幼机构卫生保健指导;④学龄期保健:与家长配合开展性启蒙教育和性心理咨询等;⑤儿童各期常见病、多发病及意外伤害的预防指导。

(8)老年保健。①了解社区老年人的基本状况和健康状况;②指导老年人进行疾病预防和自我保健;③指导意外伤害的预防、自救和他救。

(9)社区医疗。①提供一般常见病、多发病和诊断明确的慢性病的医疗服务;②疑难病症的转诊;③急危重症的现场紧急救护及转诊;④提供家庭出诊、家庭护理、家庭病床等家庭医疗服务。

(10)社区康复。①了解社区残疾人等功能障碍患者的疾病情况和医疗康复需求;②以躯体运动功能、日常生活活动能力及心理适应能力为重点,提供康复治疗和咨询。

(11)计划生育技术服务。①在夫妻双方知情选择的前提下,指导夫妻双方避孕、节育;②提供避孕药具以及相关咨询。

（12）开展社区卫生服务信息的收集、整理、统计、分析与上报工作。

（13）根据居民需求、社区卫生服务工作和条件，提供其他适宜的基层卫生服务和相关服务。

2.社区卫生服务的特点

（1）广泛性。社区卫生服务的对象是社区全体居民，包括各类人群，即健康人群、亚健康人群、患病高危人群和患者群等。重点对象是老年人、妇女、儿童、慢性患者及残疾人等。

（2）综合性。社区卫生服务的内容由预防保健、医疗、康复教育和计划生育技术服务等综合而成，为居民提供生理－心理－社会的全方位的整体医疗护理服务。

（3）连续性。社区卫生服务始于生命的准备阶段直至生命结束的全过程，根据生命各周期及疾病各阶段的特点及需求，提供长期的、持续性的、有针对性的服务。

（4）可及性。社区卫生服务是运用良好的人际关系、地理上的便利，应用切实可行的、可靠的技术和方法，为社区居民提供个体、家庭、团体均能获得的、费用低廉的、群众乐于接受的、快捷和优质的基本医疗服务。

（5）合作性。社区卫生服务机构与各级医疗保健部门及该社区所在的政府部门，乃至社区内个人、家庭、团体密切合作，以保证社区各种卫生服务活动的实施。

三、家庭病床

21世纪的医学，将从传统的治疗模式转变为群众预防保健模式。家庭病床的建立，扩展了医院的社会功能，是集预防、医疗、康复三位一体的良好形式。它既能满足患者的需要，又缓解了医院的床位紧张，同时还能合理利用医疗资源，减少医疗费用，减轻患者与家属的负担。随着老龄化社会的到来，家庭病床将更突出地发挥其优势，满足人们健康的需要，护理人员将是家庭病床工作中的主力军。

（一）家庭病床的概念

家庭病床是指医疗机构为了最大限度地满足社会医疗需求，派出医护人员，选择适宜在家庭环境中医疗和康复的病种，让患者在自己熟悉的环境中，在家人的陪伴照顾下，接受治疗和护理的医疗服务。

（二）家庭病床收治的对象和范围

（1）病情适合在家庭环境中疗养，给予支持治疗和护理以减轻痛苦的患者。如骨折固定后、某些癌症晚期、临终等患者。

（2）经过住院治疗、急诊留观，病情稳定但仍需继续治疗的患者。如手术治疗恢复期、脑卒中等患者。

（3）年老、体弱、行动不便，又常年患慢性疾病到医院就诊有困难的患者。如心肺疾病、关节疾病、痴呆等患者。

（三）家庭病床的优势

1.有利于扩展医院的社会功能

在当今社会，医院不仅为住院患者进行治疗，而且要面向社会、面向家庭，开展预防保健和社区医疗服务，这样才能真正发挥为人民健康服务的社会职能。

2.最大限度地满足了社会医疗的需求

医院通过选择适合在家庭环境中医疗和康复的病种，利用家庭有利资源和条件，向患者提供医疗和护理服务，既方便患者，又缓解了医院床位的紧张，同时还减少了患者的医疗费用及家庭负担,以满足患者的基本医疗需求。

3.有利于发挥家庭成员的社会功能

家庭病床中的患者,由于环境生活化,饮食调剂随心可口,家人照顾无拘无束,加之不与其他患者居住,减少刺激与干扰,保证充分的休息,满足了患者关爱与归属的需要。

(四)家庭病床的护理工作

家庭护理应以人的健康为中心,利用家庭有利条件,运用护理方法,收集患者资料,找出患者的健康问题,制订护理计划,落实各项护理措施,满足患者需要,并评价护理效果。

1.评估患者

确定患者存在或潜在的健康问题,让患者及其家人共同参与制订护理计划、实施及评价护理效果并做好护理记录。

2.提供治疗及护理服务

如注射、换药、按摩、导尿、灌肠等。

3.指导与协助患者正确地进行功能锻炼

如肢体功能、呼吸功能及膀胱功能的锻炼。

4.健康教育

介绍有关疾病的防治知识、用药知识、科学的饮食起居知识、家庭中一般的消毒隔离方法等,还要对患者进行自我保健责任与意识的教育。

5.做好心理护理

帮助患者克服由于疾病的痛苦所造成的心理障碍,并积极争取家属的配合和支持。

6.联系检查或治疗

根据患者情况,联系医院检查或住院治疗等。

第三节 卫生服务策略

一、初级卫生保健的概念和要素

为推动"2000年人人享有卫生保健"这一全球社会卫生战略目标的实现,1978年9月,世界卫生组织和联合国儿童基金会联合在哈萨克斯坦首都阿拉木图召开了国际初级卫生保健会议。会议发表的《阿拉木图宣言》中明确提出:推行初级卫生保健(Primary Health Care,PHC)是实现"2000年人人享有卫生保健"这一目标的基本策略和基本途径。

(一)初级卫生保健的概念

1.狭义概念

初级卫生保健指主要由基层卫生人员提供居民必需的保健服务。在我国,基层卫生人员是指在农村乡镇卫生院(所)、城镇社区或地段医院(卫生所)的卫生人员,以及机关、学校、厂矿、企事业单位保健站(室)的医务工作者。在发达国家,基层卫生人员是指全(通)科医生和护士。总之,初级卫生保健一般由社区卫生工作者承担。

2.广义概念

广义概念包括三层含义。

（1）从居民的需要来看。初级卫生保健是居民最基本的、必不可少的；是居民团体、家庭、个人均能获得的；是费用低廉、群众乐于接受的卫生保健。

（2）从在卫生工作中的地位和作用来看。初级卫生保健是国家卫生体制的一个重要组成部分和基础，是最基层的第一线卫生保健工作；它应用了切实可行、学术上可靠的方法和技术；与通常所说的卫生服务有所不同，工作内容上更加广泛，且涉及多个部门。

（3）从政府职责任务来看。初级卫生保健是各级政府及有关部门的共同职责；是各级人民政府全心全意为人民服务、关心群众疾苦的重要体现；是各级政府组织有关部门和社会各界参与卫生保健活动的有效形式。

（二）初级卫生保健要素

根据《阿拉木图宣言》，初级卫生保健工作可分为四个方面、八项内容。

1. 四个方面

（1）促进健康。促进健康包括保护环境、饮用安全卫生水、改善卫生设施、健康教育、合理营养、开展体育锻炼、促进心理卫生、养成良好生活方式等。

（2）预防保健。在研究社会人群健康和疾病的客观规律及它们和人群所处的内外环境、人类社会活动的相互关系的基础上，采取积极有效的措施，预防各种疾病的发生、发展和流行。

（3）合理治疗。及早发现疾病，及时提供医疗服务和有效药品，以避免疾病的发展与恶化，促使早日好转痊愈，防止带菌（虫）和向慢性发展。

（4）社区康复。对丧失了正常功能或功能上有缺陷的残疾者，通过医学、教育、职业及社会的措施，尽量恢复其功能，使他们重新获得生活、学习和参加社会活动的能力。

2. 八项内容

（1）对当前主要卫生问题及其预防和控制方法的健康教育；

（2）改善食品供应和合理营养；

（3）供应足够的安全饮用水和基本环境卫生设施；

（4）妇幼保健和计划生育；

（5）主要传染病的预防接种；

（6）地方病的防治与控制；

（7）常见病和外伤的合理治疗；

（8）提供基本药物。

在1981年第34届世界卫生大会上，除了上述八项内容以外，又增加了"使用一切可能的方法，通过影响生活方式、控制自然和社会心理环境来防治非传染性疾病和促进精神卫生"这一项内容，强调重视工业发展和生活方式改变可能带来的职业性疾病、慢性病、外伤和肿瘤的预防及精神卫生等。这一切都应包括在初级卫生保健的内容中，故近年来，国内各地在制定初级卫生保健的工作内容和评价指标时，也相应纳入了乡镇工业劳动卫生、精神卫生、老年卫生、口腔卫生、社区康复等相关指标。

二、健康新视野

随着全球人口的不断增加，平均期望寿命延长，人口老龄化，卫生问题面临新的挑战，必须研究新的策略，以便有效地利用各国与地区的卫生服务以及有限的卫生资源，成功地解决新老卫生问题。WHO对其成员国制定的本世纪卫生政策的原则是：继续坚持执行"人人享有卫生保健"的战略,并依据各国、各地区的实际情况制订各自的行动计划。

1994年,WHO西太平洋地区办事处提出了建立"健康新视野"的战略框架,并于1995年发表《健康新视野》重要文献,明确指出:未来的工作方向必须将侧重点从疾病本身转向导致疾病的危险因素和促进健康来;未来的卫生干预必须是以人为中心,以健康为中心,健康保护与健康促进是未来年代的两个核心概念。健康保护是在承认人类生命脆弱性的前提下,向人群提供必要的科学技术援助,防止各种有害因素对健康的损害。健康促进是指个人与其家庭、社会和国家一起采取措施,鼓励健康的行为,增强人们改进和处理自身健康问题的能力。西太平洋地区办事处的工作方针要求:采取强调个人责任的办法,鼓励和促进人们采取健康的生活方式,并保证给人们提供一种高质量的生活环境。

健康新视野的实施包括以下几方面:

1.生命的培育

确保婴儿不仅能在生命的最初几年内得以存活,并能得到适当培育,使其在一生中能发挥潜能。

2.生命的保护

支持个体全面发展和维持健康的生活方式,保护他们免受潜在有害环境所引起的疾病的困扰,目的在于尽可能以最经济有效和公平的方式,延长富有创造力、健康及没有伤残的生命。

3.晚年的生活质量

所有老年人都能获得并保持充满创造力及有意义的生活所必需的身体、精神和社会适应能力。

卫生服务体系必须促进政府和各经济部门间在提高医疗服务水平上的交流和协作,促进自我保健和家庭保健,充分支持个人和地区、社会行之有效的行为,在卫生服务发展的基本措施上,依靠科技与教育、制定相关政策、完善法制建设,以增加投入和强化管理为基点,在确保重点的前提下,努力实现卫生事业与经济、社会各个领域的协调发展,为达到健康新视野的目标而努力。

小 结

医疗卫生体系是指以医疗、预防保健、医学教育和科研为功能,由不同层次的医疗卫生机构所组成的有机体。我国医疗卫生体系的组织大致可分为三类:卫生行政组织、卫生事业组织和群众卫生组织。卫生事业组织主要由医院和社区卫生服务组成。初级卫生保健指主要由基层卫生人员提供居民必需的保健服务,包括四个方面和八项内容。健康新视野着眼未来的两个核心概念是健康保护与健康促进,生命的培育、生命的保护、晚年的生活质量是其实施的主要措施。

思 考 题

1.目前我国的医疗卫生体系由哪几部分构成?

2.我国的卫生专业机构分为哪几类?

3.医院组织结构大致可分为哪些部门?它们之间有何关系?

第八章
护理与法

[学习目标]

掌握：护理工作中涉及的法律问题，医疗技术事故的概念、分级和医疗意外的概念。

熟悉：护理立法的意义，护理法的种类和基本内容，医疗技术事故和医疗意外的特征。

了解：护理立法的背景。

现今，人民的维权意识和法律观念越来越强，医疗服务中涉及的法律问题也越来越多，已受到广大医疗单位和全社会的高度关注。护理工作是以人为护理对象，具有特殊性、复杂性等特点，在护理工作中，正确与错误、合法与非法有时混淆难辨，需要相关法律法规约束护理工作者的执业行为，以保障护理工作者履行救死扶伤的崇高职责。

第一节 | 护理立法

一、护理立法的背景和意义

（一）护理立法的背景

为适应护理学向专业化的方向发展，各国相继颁布了适应本国政治、经济、文化及护理特点的护理法规。护理立法始于 20 世纪初。1919 年英国率先颁布了第一部护理法——《英国护理法》。在以后的 50 年里，各国的护理法如雨后春笋般颁布实施。1947年国际护士委员会发表了一系列有关护理立法的专著。1953 年 WHO 发表了第一份有关护理立法的研究报告。1968 年国际护士委员会特别成立了一个专家委员会，制定了护理立法史上划时代的文件——《系统制定护理法规的参考性指导大纲》，为各国制定护理法必须涉及的内容提供了权威性指导。近年来，许多国家的护理法经过反复修改，不断完善，已逐步形成了一整套与本国卫生管理体制相适应的专门法规，也是指导护理各项活动的纲领，为促进护理管理、护理教育、护理科研、护理服务的法制化发挥越来越重要的作用。

新中国成立以后，我国先后颁布了有关护理的法规文件，用以规范护理工作中各项活动。尤其是改革开放以后，社会主义法制得到进一步的加强，国务院、卫生部先后就护理管理、护理教育、护理注册、卫生技术职称等方面颁发了各种条例、管理办法。这些均对护理学科的法律建设、提高护理队伍的整体素质、保证医疗护理质量方面起着极其重要的作用。1979 年卫生部颁发《卫生技术人员职称及晋升条例（试行）》和《关于护理工作的意见》等法规。1981 年卫生部颁发《关于在〈卫生技术人员职称及晋升条例(试行)〉中增设主管护师职称等几个问题的通知》。1982 年卫生部颁发《全国医院工作条例》,第九条强调了医院要加强对护理工作的指导,并对护理工作提出了较为具体的要求。1993 年卫生部颁发《中华人民共和国护士管理办法》,自 1994 年 1 月 1 日起施行,从而在法律上明确了护士执业考试及护士执业注册资格。为了更好地维护护士的合法权益,规范护士的护理行为,促进护理事业的健康持续发展,保障医疗安全和护理安全,2008 年 1 月 31 日,国务院总理温家宝签署第 517 号国务院令,公布《护士条例》,并于同年 5 月 12 日起施行。

(二)护理立法的意义

1.有利于维护护理对象的正当权益

护理法向全社会公开各项服务法规,并接受社会监督。护理人员应严格遵循这些服务法规,履行自己的职责和义务,尊重护理对象的人格尊严和权利。《护士条例》对护士在执业活动中的行为有明确规定,对违反护理法规的行为,依法追究其法律责任,从而最大限度地保障护理对象的合法权益,使护理价值得到充分体现和利用。

2.为护理人员提供法律保护和支持

护士的权利主要指有获得工资和相应补贴及社会福利待遇的权利;对本机构内及社会上的违法行为有提出控告、申诉和检举的权利;对医政机构及其工作人员的行为有提出批评和建议的权利;有获得依法从事护理业务活动的权利;对合法的人身自由有获得保障的权利,不受任何团体和个人的非法损害;有接受教育、培训的权利。通过护理立法,护理人员的地位、作用和职责范围有了法律依据,护士在履行法定职责时,也可最大限度地受到法律的保护、国家的支持、人民的尊重和爱护,任何人都无权侵犯和剥夺。

3.促使护理教育和护理服务规范化、标准化

护理立法使护理专业向法制化、科学化的方向发展,为护理人才的培养和继续教育提供了一系列基本标准。这些标准的颁布实施,一方面,从法律上、制度上保证了护理人员接受正规护理教育及不断接受继续护理教育的权利与义务,使其在知识和技能上得以不断学习和提高;另一方面,将各种繁杂的规章制度、松紧不一的评价方法都统一在权威性指导纲领之下,使护理教育、临床护理服务等逐步进入标准化、科学化的轨道,促进护理教育的发展,保证护理服务质量的持续改进和提高。

4.促进护理管理法制化并确保护理安全

通过护理立法制定一系列制度、标准、规范,为护理管理提供有力的支持,有效防止差错事故的发生,从而保证护理工作的安全及护理质量的提高,促使护理管理纳入规范化、科学化、标准化、现代化的科学轨道。

5.保证护理人员具有良好的护理职业道德

护理法规定的护理职业道德规范为护理人员从事护理实践活动提供了硬性的行为准则,起到监督和指导护理工作的重要作用。为保障人民的生命健康和安全,护理人员必须以高度的责任心为患者提供最佳的护理服务。

二、护理法的种类和基本内容

护理法是由国家制定,用于规定护理教育、护理管理、护理科研、护理服务等护理活动及调整这些活动而产生的各种社会关系的法律规范的总称。从入学的护理专业学生到从事专科护理实践的护士,从在校培训到任职后的规范化培训、继续教育,从护理教育、医院护理到护理专业团体等,护理法均有涉及。

1. 护理法的种类

各国现行的护理法规,基本上可以分为以下几大类:

第一类,是国家主管部门通过立法机构制定的法律法令,可以是国家卫生法的一个部分,也可以是根据国家卫生基本法制定的护理专业法。

第二类,是根据卫生法,由政府或地方主管部门制定的法规。

第三类,是政府授权各专业团体自行制定的有关会员资格的认可标准和护理实践的规定、章程、条例等。

除上述三类以外,教育法、劳动法、职业安全法,乃至医院本身所制定的规章制度等,对护理实践也具有重要的影响。

2. 护理法的基本内容

(1)总纲。总纲部分阐明护理法的法律地位、护理立法的基本目标、立法的程序、护理的定义、护理工作的宗旨与人类健康的关系及其社会价值等。

(2)护理教育部分。护理教育部分包括教育种类、教育宗旨、专业设置、编制标准、审批程序、注册和取消注册的标准和程序等,也包括对要求入学的护理专业学生的条件、护理学校学制、课程设置,乃至课时安排计划、考试程序以及护理学校科学评估的规定等。

(3)护士注册部分。护士注册部分包括有关注册种类、注册机构、本国或非本国护理人员申请注册的标准和程序,授予从事护理服务的资格或准予注册的标准等详细规定。

(4)护理服务部分。护理服务部分包括护理人员的分类,各类护理人员的职责范围、权利义务、管理系统以及各项专业工作规范、各类护理人员应达到的专业能力标准、护理服务的伦理道德问题等,还包括对违反这些规定的护理人员进行处理的程序和标准等。

第二节 | 护理工作中涉及的法律问题

护理人员不仅应该熟知国家的法律条文,更应准确地了解自己在护理工作中的法律责任、义务和范围,熟悉护理专业的规范要求,自觉地遵纪守法,并用法律来保护自己和服务对象的合法权益,维护法律的尊严,提高护理质量。通过学法、懂法、用法,护理人员应明确护理工作中的法律问题及法律责任。法律责任不同于其他社会责任,是指由于人们的违法行为、违约行为而应当承担的法律后果。

一、护士方面的法律问题和法律责任

(一)查对与执行医嘱

《全国医院工作条例》中的"查对制度",明确规定护士执行医嘱时要进行"三查七对"。无视这些规定,造成医疗差错或事故,将要承担法律责任。

医嘱是护理人员对患者实施治疗措施的重要依据,具有法律效力。一般情况下,护理人员应无条件执行,随意更改医嘱或无故不执行医嘱均为违法行为。如某患者因腹泻数日急需补钾。医嘱:"10%氯化钾 10 mL 加 0.9%氯化钠注射液 500 mL 静脉滴注。"护士错误地认为静脉滴注和静脉推注都是进入静脉,两者之间没有区别。于是在

氯化钠点滴过程中,将 10 mL 氯化钾从输液管末端全部注入,最后患者因血液中钾离子浓度迅速升高致心脏骤停而死亡。这种根据自己的错误理解更改医嘱而造成患者死亡的行为,护士应承担全部法律责任。另外,如果护理人员发现医嘱有明显错误,有权拒绝执行,并向医生提出质疑。如果发现医嘱有错误却不提出质疑,或忽视医嘱的错误仍旧执行,由此造成的后果,护理人员将和医生共同承担法律责任。例如对于"10％氯化钾 10 mL 静脉推注"这样的错误医嘱,如果护士按错误医嘱机械地执行了,结果造成患者死亡,护士也应负法律责任。

(二)病情观察与临床护理记录

病情观察是护士应尽的职责,护士值班时应经常巡视患者,观察病情变化,并做好详细的护理记录。若值班时因护士擅离职守,患者出现紧急情况,不能得到及时救治而造成了严重的不良后果,护士应承担法律责任。

2002 年开始实行的《医疗事故处理条例》规定:在医疗护理工作中发生医疗事故时,医疗机构负有举证责任。因此,临床护理记录不仅是医生、护士观察治疗效果,调整诊疗、护理方案的重要资料,也是医疗机构是否负有医疗事故责任的法律依据,在法律上具有不容忽视的重要意义。翔实的记录往往是支持医生、护士的关键证据。而对患者的重要病情变化记录不详细或漏记、错记等均可能导致误诊、误治,引起医疗纠纷。这种明显的过失甚至可构成违法行为。例如体温单上物理降温半小时后无重测体温的记录;癌症患者给予止痛药物后未记录用药后的反应;护理记录上显示患者大便正常,而实际上患者已 3 日未解大便。类似不准确、不完整、不真实的记录尤其在护士面临医疗纠纷或诉讼时是非常不利的。

(三)麻醉药品与其他物品管理

麻醉药品主要指哌替啶、吗啡类药物,临床上主要用于晚期癌症或术后镇痛以及一些危重患者的对症处理。护理人员若利用职务之便,将这些药品提供给一些不法分子或吸毒者,则构成参与贩毒、吸毒罪,无疑对护士的职业生涯产生不良影响。因此,护理人员应严格贯彻执行这类药品的管理制度,专人专柜并加锁保管,建立麻醉、贵重药物交接制度,按医嘱和专门处方领取和使用。另外,护理人员还负责保管、使用各种贵重药品、医疗物品、办公用品等,决不允许将这些物品占为己有。如占为己有,情节严重者,可视为盗窃公共财产罪。

(四)接送患者出入院过程中的法律责任

护士应按照医院的规章制度做好入院、出院护理。对于急诊危重患者,护士要有高度的责任心,分秒必争,全力以赴配合医生抢救。如护士拒绝或不积极参与抢救工作,导致患者残疾或死亡,以渎职论处,承担相应法律责任。如果患者由于某些原因拒绝治疗,强烈要求出院,护士应耐心地进行劝解,如患者或其法定监护人执意要求出院,应让患者或其监护人在"自动出院"栏内签字以示责任,护士应做好护理记录。

(五)执行独立性及合作性护理措施的法律责任

护士应执行医嘱及护理计划,在职责范围内严格遵守操作规范及相关法律法规,实施护理行为。如超出职业法规范围,没有按规范要求实施护理措施,对患者造成身心伤害,护士应承担相应的法律责任。在实施护理活动前,护士应严格执行查对制度,确保无误后再实施。对于合作性的护理措施,如静脉输血、药物查对,应由两人操作或请其他护士核对,保证准备无误。委托及合作的护士应具备护士执业资格和能力,如出现问题,委派者应承担责任。

（六）疏忽大意与渎职

渎职是指不专心致志地履行职责而造成客观上的严重后果的过失行为。就护理工作而言,渎职至少可导致以下两种严重后果。第一种,仅损害护理对象的生活利益、心理状况或疾病的恢复。第二种,因失职而使患者致残、致死。如果是第一种情况,后果轻微,可认为是疏忽大意,不构成犯罪。第二种情况则对受损害的护理对象负有法律责任,即构成过失犯罪或渎职罪。因此,判定是疏忽大意还是渎职,关键是看护理人员的行为是否已造成护理对象不可挽回的法律损害。

在医院里,护理人员与患者的接触比其他医务人员更为密切,在护理活动中应注意避免犯罪行为的发生。例如,护士因疏忽大意而给一位未做青霉素皮试的患者注射了青霉素,若该患者对青霉素无过敏反应,那么,该护士只是犯了失职过错;但如果该患者对青霉素过敏,引起过敏性休克而死亡,则构成犯罪,护士应承担法律责任。又如随意议论患者的隐私,造成扩散,则应视为侵犯了患者的隐私权,若因此原因造成患者自杀身亡,就构成犯罪。所以,在护理工作中,护士应不断提高个人的法律意识,尊重患者的人格、情感、尊严、隐私等,促进并帮助患者恢复健康。

二、护生方面的法律问题和法律责任

护生在实习阶段尚未获得执业资格,只能在执业护士的监督指导下,才能为患者实施护理操作。否则,则是一种侵权行为。如果在执业护士的指导下,护生因操作不当给患者造成损害,发生护理差错或事故,除本人要负责外,带教护士也要负法律责任。因此,临床护士对护生要严格带教,做到放手不放眼。护生如果未经带教护士批准,擅自独立操作给患者造成损害,那么同样也要承担法律责任,患者有权利要求其做出经济赔偿。所以,护生进入临床实习前,应该明确自己法定的职责范围和责任。

第三节 | 医疗技术事故与医疗意外

一、医疗技术事故

医疗技术事故是指医疗机构及其医务人员在医疗活动中,违反医疗卫生管理法律、行政法规、部门规章和诊疗护理规范、常规,过失造成患者人身损害的事故。确定是否为医疗技术事故,目前需要医疗事故鉴定委员会鉴定才能认定。

（一）医疗技术事故的特征

(1)医疗技术事故的责任主体是合法的医疗机构及其医务人员。

(2)医疗技术事故的直接行为人在诊疗护理中存在主观过失,违反了医疗卫生管理法律、行政法规、部门规章和诊疗护理规范、常规等。

(3)患者存在人身损害后果,包括患者死亡、残疾或功能障碍。

(4)医疗行为与损害后果之间存在直接的因果关系。

(5)医疗技术事故必须发生在诊疗护理工作中。

（二）医疗技术事故的等级

根据对患者人身造成的损害程度,医疗技术事故分为四级。

一级医疗技术事故:造成患者死亡、重度残疾的。

二级医疗技术事故:造成患者中度残疾、器官组织损伤导致严重功能障碍的。

三级医疗技术事故:造成患者轻度残疾、器官组织损伤导致一般功能障碍的。

四级医疗技术事故:造成患者明显人身损害及其他后果的。

（三）医疗技术事故的预防

为了更好地体现程序公正和保护医患双方合法权益,国务院发布了新的《医疗事故处理条例》,该条例于 2002 年 9 月 1 日起施行。条例第二章规定,医疗机构有责任做好医疗技术事故的预防和处置。

1. 高度的责任心

认真负责的工作作风是防止医疗技术事故的关键。护理工作面对的服务对象是人,医疗技术事故直接关系患者的生命和健康,是影响医疗护理质量的重要因素,一旦发生医疗技术事故,造成的损失是无法弥补的。比如,护士上班玩忽职守,擅自离岗,没有及时发现患者的病情突变,错失了有效的抢救时机,造成患者伤残或死亡,给患者及家属造成极大的痛苦,自己也会抱憾终生。因此,护士要加强自身修养,培养高尚的职业道德和职业素质。

2. 严格遵守相关规章制度

医疗机构及其医务人员在医疗活动中,必须严格遵守医疗卫生管理法律、行政法规、部门规章和诊疗护理规范、常规,恪守医疗服务职业道德。同时,强化学习国家相关法律法规,如《医疗事故处理条例》《中华人民共和国传染病防治法》《执业医师法》《中华人民共和国护士管理法》《护士条例》等,以提高自身防范意识。严格落实《医疗护理技术操作常规》、三查七对制度、消毒隔离制度等。如手术后纱布留在患者体内的事件,如能认真遵守规章制度、严格查对,是完全可以避免的。

3. 规范病历书写标准,保证文书质量

医院护理文书不仅是检查、衡量护理质量的重要资料,也是医生观察诊疗效果、调整治疗方案的重要依据,在法律上有不容忽视的重要性,不认真记录或漏记、错记等均可导致误诊误治,引起医疗纠纷。根据《病历书写基本规范(试行)》要求,病历书写应当真实、客观、准确、及时、完整,严禁漏记、错记、涂改及主观臆造、随意篡改等。所以护士要及时、准确、详细地书写护理记录,并经常整理,保证质量。

4. 保持医疗设备良好状态

严格执行仪器保修制度,维护仪器设备的良好状态,以防对患者造成损害。比如吸痰、吸氧等抢救设备应处于备用状态,能保证随时可以使用。

5. 加强与患者的沟通,体现对患者的人文关怀

条例明确规定了患者的知情同意权,在医疗活动中,医疗机构及其医务人员应当将患者的病情、医疗措施、医疗风险等如实告知患者,及时耐心地解答患者的咨询;但是应当避免对患者产生不利的后果。在进行具有风险性的诊疗护理措施前,应向患者及其家属讲明该诊疗护理措施的必要性和方法,同时还要让患者及家属明白在实施过程中可能出现的意外情况、并发症、危险性等,征得患者的签字同意,以免发生不必要的误会和医疗技术事故争议。

6. 积极慎重处理，加强医疗技术事故的管理

发生医疗技术事故的各种有关记录，以及造成事故的药品、器械等均应妥善保管，不得擅自涂改、销毁，并保留各种标本以便鉴定。医疗技术事故发生后，按其性质与情节，分别组织全科或全院有关人员进行讨论，吸取教训，改进工作，并视情节轻重给予当事人相应的经济和行政处理。

7. 认真执行医疗技术事故的预防及报告制度

为使医疗护理过程每个环节的工作质量得到有效的控制，除不定期地在小范围内进行环节质量检测外，还应定期组织全院范围内的医疗安全和医疗环节的质量检查，防微杜渐，把医疗技术事故消灭在萌芽中。条例还规定医务人员在医疗活动中发生或者发现医疗技术事故、可能引起医疗技术事故的医疗过失行为或者发生医疗技术事故争议的，应当立即逐级上报，进行调查、核实，将有关情况如实向本医疗机构的负责人、所在地卫生行政部门报告，并向患者通报、解释。同时，医疗机构及其医务人员应当立即采取有效措施，避免或减轻对患者身体健康的损害。

8. 不断学习，提高业务技术水平

随着医学的发展，先进仪器设备和技术的运用，护士不仅要接受专业正规的学习和培训，还要在实践中学习，不断提高和更新专业知识，熟练掌握基础护理技术并尽快熟练掌握新设备、新技术的使用。否则，即使品格高尚但业务知识不足、技术不熟练，也不能很好地完成工作，反而可能给患者带来痛苦和损害。

二、医疗意外

医疗意外指医务人员在从事诊疗或护理工作过程中，由于医疗条件的限制、患者的病情或患者的特异体质等发生难以预料和防范的患者死亡、残疾或者功能障碍等不良后果的行为。因为损害后果是患者自身体质原因或特殊病种等造成的，医务人员在当时的情况下，对可能产生的患者死亡、残疾或者功能障碍的不良后果根本不可预料，也难以防范，医务人员的行为与损害结果间不具有直接的因果关系。医疗意外的特征是：

1. 患者死亡、残疾或功能障碍的不良后果发生在诊疗护理工作中。

2. 不良后果的发生，是医务人员难以预料和防范的，或不能抗拒的原因引起的。因此，医疗意外不属于医疗损害，医疗机构也不承担赔偿责任。

▌ 知 识 链 接 ▐

医疗意外的情形

医疗意外中，医务人员不负有责任的情形有：

1. 疾病危重，急需手术，手术无误，但术中死亡或术后出现严重后遗症者。

2. 药物过敏试验为正常或未规定做过敏试验的药物，引起过敏反应者。

3. 病人在诊疗过程中突然发生栓塞、猝死等意外情况，来不及抢救者。

4. 病人属特异性体质，虽然术前知道或术后发现，但目前医学技术难以解决而出现不良后果者。

5. 应用新技术、新药物之前做了充分的技术准备，执行了请示报告制度，向病人家属说明了情况并征得其签字同意，仍发生意外者。

6.经检修的医疗器械,在操作过程中突发故障或临时停电影响正常操作,经积极采取补救措施仍导致不良后果者。

实践 3　案例分析

尚在读小学的单亲女孩小霞,因身体不舒服在母亲马女士的陪同下,到兴宁市某医院门诊部就诊。小霞 13 岁就长到 168 cm 的个头,致使母女二人在内科与儿科之间往返数次,直到 12 时 50 分才在护士的陪同下住进医院的儿一科 305 房。下午 2 时 20 分,小霞的病情突变,3 时 25 分呼吸心跳停止。抢救至 4 时,呼吸心跳无复苏,抢救无效死亡。

上述案件中,患者家属连续提起了三次医疗技术事故鉴定,但最终的鉴定结果都是不构成医疗技术事故,被认定为医疗意外。广东省医学会根据提供的鉴定资料鉴定,循环、呼吸衰竭,是患儿本身的疾病所致,被告在诊疗过程中不存在违反医疗卫生管理法律、行政法规、部门规章的行为,但存在对患者病情观察不够仔细、病程记录不够详细、病历有涂改、对呼吸衰竭认识不足等过失行为。被告在对小霞的诊疗护理过程中存在过失行为,其过失行为对小霞病情的诊断和诊治带来影响。同时,患儿小霞的用药残液在当时没有保留,失去了最直接的证据。故被告在治疗小霞的过程中存在一定的过错行为,依法应承担相应的民事责任。依照相关法律的规定,判决兴宁市某医院赔偿因小霞死亡给原告马女士带来的物质损失人民币 61862.5 元。

┃┃　小　结　┃┃

随着公民法律意识的不断增强,医疗纠纷等逐渐增加,护理工作中的每个环节都有可能涉及各种各样的法律问题。护理人员必须学法、懂法、守法、用法,用法律规范自己的工作行为,保障患者合法权益,避免医疗纠纷和医疗技术事故的发生。

思 考 题

1.护理立法有哪些意义?

2.在医院日常工作中,主要有哪些护理工作可涉及法律问题?

3.患者,女,73 岁,慢性阻塞性肺气肿。入院后某护士为其静脉输液,静脉穿刺固定针头后,由于患者的衣袖滑下来盖住了止血带,护士忘记为患者松开止血带。在输液的巡视过程中,患者提出"手臂疼及滴速太慢"等,但护士由于太忙没有细心观察,认为疼痛是由于药物刺激静脉所致。经过 5 个多小时,输完了 500 毫升的液体。护士拔针时发现局部轻度肿胀,这时才发现止血带还扎着,于是立即松解止血带,经积极处理后,患者的手臂恢复良好。请问:此案例属于医疗技术事故还是医疗意外?在今后的护理工作中,您将如何来避免类似情况的发生?

第九章

健康教育

[学习目标]

掌握:健康教育的概念与基本原则。

熟悉:健康教育的内容,健康教育计划的制订与实施。

了解:健康教育的目的、意义及健康教育模式。

第一节 概 述

健康是人类生存和发展的前提,是经济发展、社会进步、民族兴旺的保证。随着社会经济的发展,科技、医疗及人民生活水平的不断提升,人类对健康的认识不断深化,健康的定义也呈现出动态的发展与完善。20 世纪 50 年代以前,人们通常认为健康等于没有疾病,健康被简单地理解为无病、无伤、无残的躯体状态。1984 年,世界卫生组织(WHO)在其《宪章》中提出了三维健康观,即"健康不仅是没有疾病和不虚弱,而是身体的、精神的健康和社会适应性良好的完好状态",它在肯定传统健康观没有疾病的基础上,将健康的定义拓展至心理健康与社会适应性良好。1990 年,WHO 关于健康的概念有了新的扩充,将道德修养也纳入了健康的范畴。其内容包括:健康者不以损害他人的利益来满足自己的需要,具有辨别真与伪、美与丑、荣与辱等是非观念,能按照社会行为的规范准则来约束自己及支配自己的思想和行为。其科学依据是:道德行为可能影响人的精神状态,从而对神经内分泌及整个身体状态产生影响;人们不仅对个人健康负有责任,对社会健康也承担着一定的义务,如遵守公共场合禁烟、保护生态环境等社会公共卫生行为。

"人人为健康,健康为人人"是 WHO 的一项战略目标,在对健康内涵全面了解的基础上,进行健康教育的实践活动,维持与促进健康是实现这一战略目标的重要方法。

一、健康教育的概念及发展简史

(一)健康教育的概念

健康教育通过联系健康知识与健康实践达到促进健康行为的目的,它对提高人们的自我管理能力、提高护理质量、促进健康有着重要的意义。

1988 年第 13 届世界健康大会将健康教育定义为:健康教育是一门研究传播保健知识和技术,影响个体和群体行为,消除危险因素,预防疾病,促进健康的科学。

1991 年第 14 届世界健康大会进一步阐述"健康教育及其相关理论是一种崭新的科学文化,它的着眼点是如何使人们建立和形成有益于健康的行为与生活方式,以消除危险因素,更好地促进和保护人民群众的健康"。

在国内,健康教育被定义为:是一种以健康为中心的社会性教育活动,通过有目的、有计划、有组织及系统地对人们进行生理、心理、社会等健康相关知识与技能的教育,影响人们的认识态度与健康意识,促进人们采取有益于健康的行为和生活方式,以预防疾病,促进健康,提高生活质量,使个人和社会群体处于更好的健康状态。

(二)健康教育的发展简史

健康教育作为一种理论应用于人类健康事业,起源于20世纪初。美国1925年最先兴起健康教育,经过反复探讨,在实践中深化提高,已成为一门独立学科,在社会学和医学知识中占据重要位置。20世纪20年代后,健康教育理念开始被引入我国。1934年陈志潜编译的《健康教育原理》一书,是我国最早的健康教育专著。

1909年成立的中华护士会及1930年成立的中华健康教育学会,对我国健康教育的发展有着重要的推动作用。1931年,成立了中央卫生实验处,内设卫生教育科,同年,中央大学教育学院设卫生教育系,培养四年制健康教育学士。1950年,在第一届全国卫生工作会议上确定了"面向工农兵、预防为主、团结中西医"的卫生工作方针,并在全国范围内掀起了"爱国卫生运动",全民普及卫生知识,提出了"动员起来,讲究卫生,减少疾病,提高健康水平"的口号与方法,这是我国开展健康教育的雏形。20世纪50年代中后期,有条件的省、市、自治区相继成立卫生教育所,城乡医疗卫生机构和各级卫生防疫部门的健康教育工作也得到了加强和发展。80年代以来,全国部分高、中等医学院校培养了大批不同学历层次的健康教育人才,健康教育及相关课程也被列为部分医学院校临床医学、预防、护理等专业的必修课或选修课。1986年,成立了中国健康教育所和中国健康教育协会,1990年及1997年召开的两次全国健康教育工作会议均把健康教育工作作为卫生工作的战略重点,1997年1月中共中央做出关于卫生改革与发展的决定,指出"健康教育是公民素质教育的重要内容,要十分重视健康教育",这对我国推动健康教育事业的发展意义重大。全国爱卫会、卫生部根据《决定》精神,制定了《中国健康教育2000年工作目标及2010年远景规划》,随着国民经济与社会、医疗技术的发展,我国的健康教育事业步伐越来越快。1997年,全国已有健康教育机构2654所。近年来,随着医学模式的转变,医院实施以病人为中心的整体化护理,对病人的健康教育日益受到重视,护理健康教育已成为整体护理中不可或缺的重要组成部分。

二、健康教育的意义

(一)健康教育是实现初级卫生保健任务的关键

WHO在《阿拉木图宣言》中把健康教育作为初级卫生保健八项任务之首,并指出:健康教育是所有卫生问题、预防方法及控制措施中最为重要的。实践证明,健康教育的组织、计划、实施等是实现初级卫生保健,完成健康目标、社会目标和经济目标的基本方法。

(二)健康教育是投入低、产出及效益高的保健活动

健康教育引导与促进人们主动规避健康危害因素,采取良好的生活方式和健康行为以维持和促进健康,是一项投入少、收益高的保健活动。大多数的慢性疾病的发病与转归都和生活习惯及行为方式有关,如心脑血管疾病宜低盐低脂的清淡饮食;消化系统疾病需饮食规律、禁辛辣刺激性食物;呼吸系统疾病宜戒烟及适度进行呼吸功能和防寒训练等。健康教育通过人们自身日常行为方式的改进起到预防疾病、促进康复、维持健康的效果,以医疗资源占用少、医疗费用低的方式降低了疾病的发生率和死亡率,经济

及社会效率显著。

(三)健康教育是卫生保健事业发展的必然趋势

随着社会的发展,疾病谱、死亡谱发生了巨大的变化。心血管疾病、肿瘤、中风等慢性非传染性疾病已成为主要死因。研究表明,这些疾病都和不良行为方式相关,而健康教育作为三级预防中一级预防的核心,是解决行为和生活方式问题、重建健康行为方式的重要策略。已有很多国家通过实践证明了健康教育对降低心血管疾病和恶性肿瘤等疾病发病率的有效性。如美国从1963年到1980年吸烟率下降了27%,白酒消费量下降了33.3%,食用动物性油脂下降了38.8%,而蔬菜与植物油消费量增加了57.6%;同期,美国冠心病及脑血管病发病率及死亡率下降了近40%。

(四)健康教育是提高人们自我保健能力的重要渠道

自我保健是人们为了维护和促进健康,预防、发现及治疗疾病所采取的健康行为及相关决策。自我保健使健康管理的模式从对医务人员的"依赖型"转向"自助型",提高了人们参与健康保健的积极性和主观能动性,促进了自我效能的发挥。健康教育通过提高参与个体及群体的自我保健能力起到促进健康的作用。

三、护士在健康教育中的作用

健康教育是护理实践的重要组成部分,是护士的职责之一。护士不仅仅是病人的照顾者,也是健康的倡导者和教育者。应正确认识护士角色的多元化,护士作为健康教育的主要实施者,应强化护士的教育角色。在健康教育活动中,护士是医生和其他保健人员的平等合作者,更是质量高、范围广的健康教育护理服务的提供者。

四、护士开展健康教育的内容

随着健康教育理论与实践的不断发展,护理的健康教育内容也逐渐得到扩展和深化,由于现代疾病的一病多因与多果,对不同病种及同一病种不同健康危害因素、健康行为需要多样化的、较系统全面的健康教育的内容;对不同个体或人群的不同教育需求,健康教育内容要注意体现针对性。健康教育具体包括以下内容:

(一)疾病防治知识的宣传教育

1. 常见病、多发病及急症的防治知识和急救措施

常见病、多发病及急症的防治知识和急救措施包括内、外、妇、儿、五官、皮肤科等各科室的常见疾病的病因、防治及护理措施等。

2. 传染病的防治知识

传染病的防治知识包括法定传染病的防治知识,如传染源、传播途径、预防方法及疫情报告、隔离与消毒方法、治疗与护理措施等知识。

3. 非传染性慢性疾病的防治知识

非传染性慢性疾病的防治知识包括高血压、糖尿病、脑梗塞、肿瘤等的预防、治疗、护理与康复。

4. 合理的用药知识

遵医嘱用药,不随意停药、换药,了解药物的适应证、禁忌证、用法与时间、剂量、保存方法、副作用的观察等。

（二）健康相关知识与生活方式的宣传教育

1. 环境卫生教育

环境卫生教育包括居住环境的温度、湿度、通风、采光等，居室合理布置、色彩协调、整洁美观，饮用水安全卫生，饮食注意营养与卫生。

2. 生活方式教育

第十四届世界健康教育大会强调，改变不良行为和生活方式是预防病死率高的心脑血管疾病、恶性肿瘤的根本对策，现代社会有60%左右的疾病和不良行为及生活方式有关。人们最主要的健康危害行为是吸烟、酗酒、膳食结构不合理、运动不足等。因此，应宣传吸烟、酗酒的危害，倡导科学的饮食与运动习惯，教育及督导人们建立良好的生活习惯。

（三）心理健康教育

不同的发展阶段，不同的环境与个体，会有不同的心理压力，心理是整体健康状态的重要影响因素。心理健康教育应教育人们在日常生活中保持积极、乐观的心态，学会自我调适与管理情绪的方法，消除心理负担，以正能量维持健康。在疾病状态下，宜教育患者树立信心、正确对待疾病，积极配合医疗与护理，早日康复，同时，要根据患者不同的心理特点，有针对性地进行心理调节的宣教。如急性病病人往往担心自己的生命安全，存在焦虑、恐惧的心理；慢性病病人多因病程迁延不愈有悲观、失望的心理；恶性肿瘤的病人往往有绝望的心理；传染病病人多有自卑情绪等。此外，也应对亲友及陪护人员实施心理健康教育，指导其以良好的心态应对患者的疾病状态，并在精神上给予患者支持与安慰。

第二节 | 健康教育模式

一、知信行模式

知信行理论又称为"知识—态度、信念—行为理论"（Knowledge-Attitude and Belief-Practice，KAP或KABP），是知识、态度、信念和行为实施之间的递进关系模式，由美国哈佛大学教授梅奥（Mayo）等于20世纪60年代提出，经高曲曼（Gochman）在其1988年主编的《健康行为》中予以发展，成功地应用于健康行为改变。知信行理论认为卫生保健知识和信息是形成积极、正确的健康信念和态度的基础，而正确的健康信念和态度则是行为改变的动力。

"知"，主要是指对疾病相关知识的认知和理解，国内外研究普遍认为，获得与疾病治疗与预防相关的卫生保健知识是建立积极、正确的信念与态度的基础，是改变健康相关行为的先决条件。"信"，主要是指对已获得的疾病相关知识的信任，对健康价值的态度，有了"信"，人们才会积极探索与寻求相关知识，相关知识的内化又会强化信念；有了坚定的信念，才有态度的改变，才能实现行为的改进。"行"，主要是指在健康知识和健康信念的推动下，产生的有利于健康的行为。健康教育通过教学途径使人们学到保持或恢复健康的知识，自觉养成健康的态度，形成健康的行为，从而使人们达到最佳的健康状态。

以艾滋病预防为例,健康教育者先通过各种途径将艾滋病的危害性、传播途径、预防方法及在全球蔓延的严重性等相关知识传授给人们,人们在接受知识并内化的基础上,逐渐产生或增加保护自身和他人健康的责任感,在这一信念的支撑下,远离吸毒,摒弃不良性行为,建立健康的行为模式。

知、信、行虽然存在因果关系,但并没有必然性,人们接受知识到改变行为是一个复杂而困难的过程。通常,知识上的吸收与转变相对容易;信念的转变较为困难且历时较长;行为的转变必须要以知识和信念的转变为基础,且比二者更为困难和费时。因此,健康教育者在促进知识和信念转变的同时,应重视行为的改变、健康生活方式的培养。

二、健康信念模式

美国心理学家罗森斯托克(Rosenstock)于 1958 年提出了健康信念理论模式(Health Belief Model,HBM),1974 年经贝克(Backer M)等社会心理学家的修订逐步完善成为解释行为发生和改变、指导行为干预的重要信念模式。该模式以心理学为基础,由刺激理论和认知理论综合而成,用社会心理学的方法解释个体采取某种健康相关行为的原因。它强调个体的主观心理过程,即期望、思维、推理、信念对行为的主导作用,认为健康信念是人们接受劝导、改变不良行为、采纳健康促进行为的关键。

健康信念模式主要由健康信念、修正因素和提示因素三部分组成。

(一)健康信念

健康信念即对疾病威胁的感知,指人如何看待健康与疾病,认识疾病的易感性与严重程度,以及认识采取健康行为的益处与障碍等。人们对疾病易感性的认知程度取决于个体对健康和疾病的主观感觉,通常认为发病率高、流行范围广的疾病易感性高,而较遥远的、危害性不大的疾病易感性不足(如年轻人认为吸烟导致肺癌要到几十年后的中老年期才可能发生)。因此,如何使人们通过事实评价做出正确的主观判断,形成疾病易感性的观念,采取预防行为,是健康教育的重点。同时,人们仅仅认识到疾病的危害性与严重程度还不够,只有意识到自己用于改变危害健康行为所付出的代价确实能换取预防效果,即采取有效行为会换来有价值的效果时,人们才会以明确的方式和路线采取相应的行动;而对健康行为障碍认知的明确则对健康行为巩固的持久性具有重要意义。如时间和金钱花费大,影响躯体和心理舒适度等的行为,都会影响健康行为的持续性。

总之,个体对某一疾病的易感性与严重程度认识越深刻,对改变不良行为获益程度的认知大于其障碍时,改变不良行为的可能性越大。

(二)修正因素

修正因素包括年龄、性别、文化程度、种族、经济情况等人口学因素;自我效能、人格特点、家庭支持、社会阶层、同伴作用等社会心理学因素;对疾病的认识与罹患疾病的经历等。通常认为文化程度高、社会心理支持较好、患过该病的人更倾向于采取预防性措施。

(三)提示因素

提示因素指促使或诱发个体采用健康行为的因素,包括自身感知的疼痛、头晕、乏力等疾病症状的内在线索;医生建议、亲友患病、媒体宣传、他人提醒等外在线索。提示因素越多,个体采取健康行为的可能性越大。

健康信念模式表明,人们在摒弃危害健康行为的实践中遵循以下步骤:首先,充分让人们感知到目前不良行为的威胁和严重性;然后,让人们坚信一旦改变不良行为可以收获非常有价值的结果,即感知到效益;感知到障碍,明确行为改变中可能出现的困难;最后,让人们感到有信心、有能力通过努力改变不良行为。

三、保健教育过程模式

1980年美国学者劳伦斯·格林(Lawrence W. Green)提出了保健教育过程模式(Precede-Proceed Model,PREC),该模式主要用于指导卫生保健人员鉴别影响人们健康决策和行为的因素,以及健康教育和健康促进计划的设计、执行和评价。它具备两个特点:一是从结果入手,用演绎的方式进行思考,从结果追溯起因,从"为什么"要进行该项目到"如何"进行该项目进行反思,客观地进行需求诊断,避免主观臆断;二是考虑影响健康的多重因素,个人行为与环境变革是多元的,相应地,健康促进计划也是多层面的。保健教育过程模式分为以下三个阶段:

(一)评估阶段

评估阶段又称诊断阶段,包括社会、流行病学、行为及环境、教育及组织、行政管理及政策五个方面的评估,并通过全面的评估确定优先项目,确定健康教育规划目标,制定策略。

1. 社会方面的评估

从目标人群的生活质量入手,广泛分析社区的经济水平、人口学特征、失业率、社会福利等社会问题,了解社会问题与健康问题的相关性,评估他们的需求和健康问题。

2. 流行病学方面的评估

通过流行病学方法和医学调查,找出目标人群特定的健康问题,如掌握患病率、病死率、致残率等。

3. 行为及环境方面的评估

确定能引起健康问题的行为因素和环境因素,如生活方式、应对方式、预防行为以及自然、社会等因素。

4. 教育及组织方面的评估

确定影响特定行为的倾向因素(包括知识、信仰、态度、价值观等)、促成因素(包括技能、资源的可利用性及障碍)、强化因素(如亲友、同事等的鼓励和反对)及采纳健康行为者的反馈信息等。

5. 行政管理及政策方面的评估

分析及确定健康教育实施过程中的行政方面的能力、相关资源、政策方面的优势与劣势、实施计划的范围、组织形式等。

(二)执行阶段

执行阶段是按评估后的规划实现目标、获得效果的过程。实施工作包括五个环节:制定实施时间表、控制实施质量、建立实施的组织机构、配备和培训实施工作人员、配备和购置所需的设备物品。在实施中,首先要重视机构建设与政策改革,并动员多部门参与;其次要重视提高项目管理水平和实施人员的技术水平;此外,要重视以社区为基础的干预策略,建立系统的质量控制体系。在实施中宜进行过程评价,并完整、规范地进行记录,不断反馈,及时发现实施工作中存在的问题,随时调整人力、物力、财力的分配,控制实施质量,逐步实现阶段目标和总体目标。

（三）评价阶段

评价工作是全面监测与控制实施过程、确保取得预期效果的关键性措施,主要包括过程评价和效果评价。过程评价主要评价各种健康教育活动是否按预期规划的程序实施及实施的效果如何,包括规划的设计、组成、实施过程、管理、工作人员情况等。效果评价包括近期、中期、远期效果评价。近期效果评价着重评价健康教育对知识、态度、行为的影响,评价指标包括有关健康行为的倾向因素、促成因素及强化因素的改变程度、政策及法律的制定情况等;中期效果评价主要考察行为目标是否达到,环境状态是否得到改善,中期效果评价又称为效应评价;远期效果评价注重健康教育对目标人群健康状况的影响及成本—效益评价,如发病率、致残率、死亡率、生活质量等的变化,又称结局评价。

四、其他模式

（一）计划行动理论

计划行动理论是 Ajzen 和 Fishbein 于 20 世纪 70 年代提出的合理行动理论(Theory of Reasoned Action,TRA)的扩展理论,1985 年 Ajzen 等在原模型中加入了行为控制变量,认为知觉行为控制力和行为态度及主观规范共同决定行为意向,同时,知觉行为的控制力可直接作用于行为。计划行动理论认为一个人的态度越积极、主体规范和行为控制力越强,则执行某种行为的意向越强,也就越可能最终执行某种行为。计划行动理论的中心目标是建立影响个人行为的关键因素与途径。

（二）行为转变理论模式

Prochaska 和 Diclemente 于 1983～1984 年提出的行为转变理论模式又称为转变阶段模式(Stage of Change,SOC),它着眼于行为变化过程及对象需求,认为人的行为改变是一个复杂、渐进、连续的过程,可分为五个阶段。第一阶段为没有准备阶段,这一阶段人们没有意识到自己不健康行为的危害性,对于行为转变没有兴趣;第二阶段为犹豫不决阶段,此阶段人们开始意识到问题的存在及严重性,考虑要转变行为,但仍犹豫不决;第三阶段为准备阶段,人们开始做转变行为的承诺并开始行动准备;第四阶段为行动阶段,人们开始采取行动,但可能缺乏计划性与具体目标,需要指导及社会和家庭的支持,这样会增加成功率;第五阶段为维持阶段,人们已取得行为转变的成果并自觉维持。

相对其他理论,行为转变理论以人们的行为为主线进行细致的分析,在发现结果未改变的同时能发现人们所处的行为阶段的不同,使结果解释更准确,也更有利于设置针对性的措施,被学术界称为"在合适的时间做合适的事情",是较有影响力的行为改变理论基础之一。

第三节 | 健康教育的原则与程序

一、健康教育的基本原则

（一）科学性原则

护士进行健康教育时,应准确应用护理学及相关学科的知识与理念,结合护理人员的个人技能和临床经验,慎重考虑教育对象的实际愿望和需求,将三者结合制订出完整、科学的健康教育方案。在实施的过程中，注意因人施教，使教育内容和方法均具备科学性。制订计划时，宜考虑全面以确保计划的顺利实施，不能随意更改计划，只有经过评价与反馈，有修改指征时，才能有依据地进行调整。

（二）多样化与针对性相结合的原则

护理健康教育具有教育对象与内容多样性，教育形式与方法多样性的特点，在实施护理健康教育中，要根据教育对象的不同，实行不同内容的教育。比如，在同一医院的不同科室，或者是同一科室的不同疾病的患者，对其进行健康教育的内容是不尽相同的。只有区别不同的对象，教授不同的内容，才能加强教育的针对性，增强教育效果。

（三）参与性原则

鼓励教育对象及社区干部、其他医务人员共同协作、积极参与健康教育活动。实施健康教育时，教育对象全程参与，教育者全程督导，在计划、实施与评价每个阶段的健康教育活动时相互协作，提高健康教育效果。

（四）时效性与实际性相结合

在设计健康教育活动时应面向未来，考虑医学进展的趋势及人类健康的长远需求，与时俱进地设立健康教育的目标与内容，注重健康教育活动的前瞻与时效性。同时，应遵循一切从实际出发的原则，在制定健康教育活动时，要明确目标人群的健康问题、知识水平、经济状况等客观资料，因地制宜、因人而异地实施切实可行的健康教育方案。

二、健康教育的程序

（一）评估阶段

系统地收集个人或群体的身体、心理、社会文化等方面的信息，对教育对象的健康需求情况、卫生知识水平、不良的生活行为习惯等进行综合的健康教育评估，为开展健康教育提供依据。

1.确定教育对象对健康教育的需求

教育对象对健康教育的需求受多因素的影响，可以通过召开座谈会、分析文献资料、流行病学调查等对健康教育需求进行评估。评估内容包括教育对象的经济收入、家庭社会支持情况、年龄、职业等一般情况；生理状态；学习的态度与压力等心理状态；饮食、睡眠、运动等生活方式。应在评估的基础上，确定影响健康的危险因素，如环境污染、气候恶劣等环境因素；年龄、遗传等生物学因素；不良的行为因素等。在了解教育对象需求的基础上，根据解决健康问题的重要性、健康教育内容和手段的有效性与可行性原则，结合个人意愿排列健康教育的优先次序。

2.确定教育对象的学习方式

适当的学习方式是保证教育对象学习效果的重要方法。健康教育者应根据教育对象不同的文化程度、学习特点、学习能力等，采用合适的学习资料与教学方法，提高教学效果。

3.健康教育实施机构评估

应确定计划解决的健康问题及措施与卫生政策或卫生工作是否协调一致；可利用的卫生服务资源是否充足、健康教育设施是否齐全；相关单位是否积极配合，可能出现的干扰因素有哪些。

（二）计划阶段

制订计划应以健康教育对象为中心，在与其他卫生服务人员磋商的基础上，鼓励健康教育者参与计划的制订以保证计划的合理可行，促进有效实施。

1. 制定健康教育的目标

任何一个健康教育计划必须有明确的目标，以利于计划的实施与评价。计划的目标可以分为总体目标和具体目标。总体目标是宏观、长远的目标，为整个计划提供一个总体上的要求及努力的方向。计划的具体目标是实现总体目标设计的具体的、量化的指标，可以归纳为 SMART（S＝Specific 明确的、M＝Measurable 可测量的、A＝Attainable 可完成的、R＝Realistic 现实性的、T＝Time-based 时限性的）。而具体来说，计划目标必须回答 4 个"W"和 2 个"H"，即 Who：对谁？ What：实现什么变化？ Where：在什么范围内实现这种变化？ When：什么时间内实现这种变化？ How much：变化程度多大？ How to measure：如何测量这种变化？

健康教育的目标一般分为教育目标、行为目标和健康目标三个方面。①教育目标是指为实现行为改变所具备的知识、技能、态度和信念等，例如：实行健康教育计划 6 个月后，目标人群知晓高血压防治知识的人数由目前的 10％提高到 60％。②行为目标是指目标人群特定行为的变化，如实施健康教育计划 1 年后，目标人群采用低盐低脂饮食、适当运动、监测血压等预防高血压的健康行为率提高 30％。③健康目标反映的是目标人群健康状况的改善，如实施计划 2 年后，目标人群高血压患病率由 15％降至 7％。

2. 确定健康教育的策略

健康教育策略包括确定健康教育的内容及教学方法。研制健康教育内容时，应以满足教育对象的需求为原则，从其最关心的问题着手，提高学习兴趣；从熟悉的内容过渡到陌生的内容，增加其信心。要优先教授基础知识以及现存的学习需要。在教学方法方面，以充分利用教育对象的优势为原则，根据教育对象的数量，选择个体、家庭或群体健康教育；针对教育对象的心理状况、文化水平，选择讲座法、小组讨论法、示范法、实地参观法等不同的教育形式，力求达到教学方法适宜教育者、学习者，能实现教学目标的有效性，能用最少投入资源达到最佳产出效果的效率性。

（三）实施阶段

1. 健康教育者的培训

健康教育计划是否能顺利实施，和是否具有合格的执行人员密切相关。健康教育者的培训可以强化健康教育队伍必须具备的技能，改善开展健康教育计划项目管理、监督和评估的技能，并有利于本地区的人力开发与师资培训。大规模的人员培训往往采用逐级扩展的培训。健康教育者的培训应有明确的培训目标、理论联系实际的培训方法与及时评估的机制。培训的内容主要包括管理知识、专业知识和专业技能。①管理知识：每个计划的实施都包含着管理工作，健康教育者需要懂得和熟悉年度计划的制订、年度和阶段性总结报告的书写；人员、经费和物品的管理与调配；与上级部门及相关协作单位的沟通等。②专业知识：除有关的疾病知识与健康信息之外，健康教育者需要熟悉调查方法、行为干预方法、传播知识的技巧以及资料收集的方法等。③专业技能：健康教育者应掌握与实施内容相关的专业技能才能满足实施工作的需要。如掌握缩唇腹式呼吸的方法，以示范的方法对慢性呼吸系统疾病的患者进行健康教育，以促进患者肺功能的改善。

2. 健康教育材料的选择与使用

健康教育活动的实施离不开健康教育材料、设备与设施的支持与使用。根据教育方式的不同，需准备各种工具及设备。如办公设备包括电话机、计算机、打印机等；音像设备包括录音机、DVD、摄像机等；教学设备包括投影仪、黑板、幻灯机等；医疗仪器包括体重秤、血压计、血糖仪等。在具备健康教育设备与设施的基础上，根据健康教育的方法制作健康活动的传播材料，如PPT、黑板报、宣传册等。各种传播材料应从总体上保持和谐统一，各种名词、概念和术语应保持一致，重点宜突出，以免使目标人群感觉无所适从。很多健康教育材料可通过电视、报纸等媒介传播；社区和医院均适宜发放小型宣传品，如疾病知识的小折页、宣传册、录像带等。

3. 健康教育活动的开展

健康教育活动的开展宜把握实施技巧。如医院的健康宣教可以灵活地把握时间，贯穿在治疗操作和护理中；社区的宣教可以预约目标人群集中实施以节约人力资源。在健康教育过程中，应尽量使用通俗易懂、简洁明快的语言，避免使用医学术语；尽量应用安慰性、鼓励性、积极暗示的语言，避免直接刺激性、消极暗示性语言；同时注意非语言交流的作用，以饱满的情绪、端庄的仪表、得体的姿态使目标人群获得信任感和亲切感。此外，要注意尊重与关心健康教育对象，保持学习环境的轻松愉快；尽可能调动每个参与者的积极性，随时帮助不善于学习者和态度消极者；兼顾学习者的个人特点合理安排教育时间、因材施教以提高教学效果；注重与学习者的交流与反馈，适当调整教学计划。

(四)评价阶段

评价是指教育者以预期学习目标为标准对学习者的知识、态度、行为变化进行评判，是全面检测、控制、保证计划方案设计先进、实施成功并取得应有效果的关键性措施。完整的评价应包括以下四个类型：

1. 形成评价

形成评价是在计划执行前或执行早期对计划内容做的评价。主要用于评估计划目标是否明确合理、执行人员是否具备完成该计划的能力、实施计划的资源条件与可行性等。形成评价的目的是使计划更完善可行、更合理、易于接受与实施。

2. 过程评价

过程评价是对计划的执行情况进行评价，包括组织领导、分工、资源分配与使用情况、健康教育活动的实施情况、教育对象参与健康教育活动情况等。它主要是评估项目活动的质量和效率，而非计划的结果和行为效应。

3. 效果评价

效果评价是针对健康教育活动的作用和效果进行的评价。它包括近期效果评价、中期效果评价、远期效果评价。评价步骤如下：①熟悉评价方法，设计评价方案；②建立评价指标；③确定资料收集方法，收集资料；④整理与分析资料；⑤编制评价总结。

4. 总结评价

总结评价是指综合形成评价、过程评价、效果评价及各方面资料做出总结性的概括。总结评价根据计划的成本－效益、各项活动的完成情况做出判断，并做出该计划是否有必要重复、扩展或终止的决定，是全面反映计划成败的综合性评价。

第四节 | 健康教育的方法

一、专题讲座法

专题讲座法是一种专业性、知识性比较强的教育方式,参加学习的人员具备一定的学习积极性、较为平均的知识水平,预期效果较好。培训班是专题讲座中一种常见的形式。专题讲座法的优点是教学目的明确、教学内容集中,能较系统地传授健康信息,适用于较大规模的听众,较易于组织;缺点是对教育者要求高,教育者是健康教育效果重要的影响因素,受教育者一般比较被动,互动与反馈受到一定的限制。

二、讨论法

讨论法的参与人数一般为5~30人,教育者和参与者就某一中心议题有目的地展开讨论,参与者各抒己见、畅所欲言,在相互学习与探讨的过程中,肯定正确的知识与方法,纠正错误的知识、信念及行为方式。参与讨论者能较大程度地发挥自主性及同伴的榜样作用、相互支持作用,其效果甚至比健康教育者直接教导、劝说更有效。讨论法的优点是参与者主动思考与学习,可以培养解决实际问题的能力;缺点是参加的人数受限,参与者有些过于活跃、有些比较被动,需要教导者引导与把握讨论的方向。

三、示范法

示范法指采用实物、图片、模型、标本、示范表演等多种多样的教学方式进行健康教育。与其他教学方式相比,示范教学能以标本、模型、实物等真实的物品刺激人们的好奇心,启发求知欲;教导者示范表演时,参与者在听到讲解的同时,能用眼看到示范物品、教育者的动作和表情,这种视听觉结合、非常形象的教学方法使知识和技能容易被理解,并保持记忆。此外,示范法还具备灵活性好、可重复等优点,适用于技能的培训;它的缺点是教学规模较小,有些信息难以完全用演示表达,需结合其他教学方法。

四、角色扮演法

角色扮演法是通过让参与者扮演不同情境中不同的角色,以学习新的行为或解决问题。这种教育方法涉及认知、情感和技能领域的学习,既可以用于个体教学,也可以用于群体教学。它的特点是需要主动参与,有助于提高学习兴趣,有利于参与者表达态度和情感,参与者在自身角色扮演及观察他人的过程中了解自己及解决问题,教学效果较好。

五、实地参观法

实地参观法是指为参与者提供实际的设施与环境,让学习者能在真正面对可能出现的事情或问题之前身临其境,使参与者获得相关的认知,做好心理及知识等的准备,从而减轻陌生环境和事物的刺激,能以较好的身心状态面对事件。例如,安排孕妇参观产房、待产房、婴儿室,并解释分娩的过程及相关的问题,产妇将增加分娩的信心,从而有利于自我效能的发挥,实现顺利分娩。实地参观应注意提供充足的时间,容许参观者提问并给予解答,参观后,如能配合讨论效果更佳;缺点是较为耗费人力和时间。

六、个别会谈式教育

个别会谈式教育是一种一对一的个性化交流方法。教育者和参与者采取面对面的交谈,比较容易建立相互信任的关系,教育者可以根据参与者的个人能力采用适宜的教育方法,根据其需求确定针对性的健康教育内容,并能在交流过程中根据反馈及时进行调整,能更有效地达到教育的目的。个别会谈式教育作为一种双向交流,效果较好,对个体化或较为隐私的健康教育尤为适合;缺点是教学消耗人力较多,教育者需有较好的沟通技巧。

七、视听教材的应用

能提供视觉刺激的、听觉刺激的书本、刊物、图片、各种用于模拟声音的工具等均属视听教材,按照制作方式的不同,可分为印刷媒体和非印刷媒体。其中,文字资料是一种最基本、最广泛使用的传统的视觉材料,它包括报刊、书本、宣传册等。它的特点是不像口头语言一样停留短暂,可以较长时间地保存、随时查阅与复习;可以根据需要大量地印刷;不受外在学习环境的影响;不受语言交流中方言的影响,能广泛流传。需要注意的是,文字材料的编写必须科学、严谨、真实、准确,学习者需要有一定的阅读能力才能达到学习效果。现代化的视听材料包括以声、光、电、磁为特征的视觉、听觉及混合媒体等,它融合了学科专家、教育专家、媒体专家的智慧和心血,并可依据教学材料的抽象程度制作成不同形象层次的形式,在短时间内传播大量的信息内容。视听材料比教师的口授具有更为广阔而形象的时空,使课堂更具趣味性,能使学生较长时间地保持集中而旺盛的精力,吸引注意力、培养技能、提高思维能力。它改变了学习方式,减轻了教师的劳动强度,并可在任意时空进行,学生可在方便的时间和地点学习。它的缺点是前期制作成本较高,是较为普适的信息传播,无法满足个性化的需求。

八、计算机辅助教学法

计算机辅助教学能综合应用文字资料、图片、视频、声音等多种现代化媒介进行教学,教学形式灵活,大大地丰富了教学内容。教育者在讲解或示教的同时能提供多元的视听刺激,直观性强,能将抽象、难以理解的内容具体化、形象化,让人印象深刻。制作的教学材料便于保存和反复使用,能增强教育者和学习者的效能;缺点是使用条件受限,需要特殊的设备和一定水平的计算机应用技能的支持。

九、展览法

展览法包括文字、图片、实物等的展示。它有利于使原本抽象的知识变得生动具体,如图文并茂的卫生黑板报、宣传知识展等。它的优点是通俗易懂,图文并茂,能起到较好的效果,制作成本较低,更换较为方便灵活,有利于及时提供最新信息;缺点是对使用场所有一定的要求。

小　结

健康教育通过有目的的、有计划、有组织及系统地对人们进行生理、心理、社会等健康相关知识与技能的教育,影响人们的认识态度与健康意识,促进人们采取有益于健康的行为和生活方式。健康教育的主要理论模式有知信行模式、健康信念模式、保健教育过程模式等。健康教育的原则是：科学性、多样化与针对性相结合，参与性、时效性与实际性相结合；主要内容包括疾病防治知识的宣传教育、健康相关知识与生活方式的宣传教育和心理健康教育。实施健康教育的程序为评估阶段（确定教育对象对健康教育的需求、确定教育对象的学习方式、健康教育实施机构评估）、计划阶段（制定健康教育的目标、确定健康教育的策略）、实施阶段（健康教育者的培训、健康教育材料的选择与使用、健康教育活动的开展）与评价阶段。常用的健康教育方法有专题讲座法、讨论法、示范法、角色扮演法、实地参观法和展览法等。

思考题

1. 健康教育常用的理论模式有何区别与联系？
2. 健康教育的实施阶段怎样根据教育对象特点选择教育方法？
3. 健康教育的基本原则是什么？主要包括哪些内容？

第十章

医院和住院环境

[**学习目标**]

掌握:门诊、急诊的护理工作内容,病区物理环境的要求,各种铺床法的操作方法。

熟悉:门诊、急诊、病区的设置和布局。

了解:病区社会环境的要求。

随着生活质量的普遍提高,人们不仅希望获得最好的医疗卫生服务,更希望在安全、舒适、美观的环境中接受诊疗和护理。医院环境的优劣,不仅影响医院各项工作的正常进行,还会影响患者身心健康。因此,创造和维护一个适宜的环境,是护理人员的重要职责。

第一节 | 门 诊

门诊是医疗工作的第一线,是医院面向社会的窗口,是直接对人民群众进行诊断、治疗、护理和预防保健的场所。门诊部的工作质量直接反映出医院的医疗、护理质量及综合管理水平。

一、门诊的设置与布局

门诊具有患者集中、病种复杂、流动性大、交叉感染的可能性大、患者就诊时间有限等特点,这就要求医院为患者创造良好的就诊环境,以方便患者就诊为目的,以注重公共卫生为原则,做到布局合理,设施安全,标有醒目标志和路牌,保持环境整洁、安静、美化、绿化,使患者产生亲切感、安全感,得到及时的诊断和治疗。

门诊设有挂号处、收费处、各科诊室与候诊厅、化验室、影像检查室、药房、治疗室等。诊室内备有诊察桌、座椅、诊断床、洗手池。诊察床前有遮隔设备,诊断桌上各种检查用具、检查申请单、化验单、处方等放置有序,方便使用。治疗室内备有必要的急救设备,如电动吸引器、氧气、急救药品等。候诊厅空气流通,光线充足,配有候诊座位及健康教育设施。

二、门诊的护理工作

1.预检分诊

分诊护士观察病情、简要询问病史后,对患者做出初步判断,给予合理的分诊指导和传染病管理。做好先预检分诊、后挂号诊疗,缩短患者的就诊时间。

2. 安排候诊与就诊

患者挂号后,分别到各科候诊室候诊。为了维持诊疗秩序,护士应做好候诊、就诊患者的护理工作。

(1)开诊前准备良好的诊疗环境和候诊环境,并备好各种用物和检查器械等。

(2)按挂号的先后次序安排患者就诊,及时收集、整理化验单及检查报告等。

(3)根据病情为患者测量体温、脉搏、呼吸、血压等,并记录于门诊病案上。必要时护士应协助医生进行诊查工作。

(4)随时观察候诊患者的病情,遇有高热、剧痛、出血、呼吸困难、休克等患者应立即安排就诊或送急诊科处理;对病情较重或年老体弱的患者可适当调整就诊顺序,安排提前就诊。

(5)门诊工作结束后,整理用物、消毒环境等。

3. 健康教育

门诊护士应充分利用候诊时间对患者开展各种形式的健康教育,如采用语言、图片、板报、电视录像、健康宣传手册等方式介绍疾病防治知识。

4. 治疗

有些患者需在门诊接受治疗,门诊护士应按医嘱为患者进行如注射、穿刺、换药、灌肠、导尿等操作。治疗过程中,护士应严格遵守查对制度及操作规程,确保治疗安全、有效。

5. 消毒隔离

门诊人群流动性大,患者集中,易发生交叉感染,门诊护士需认真做好消毒、隔离工作。地面、墙壁、空气、桌椅、诊察床、平车等应定期清洁和消毒,各种治疗后物品应按要求进行分类处理。对传染病或疑似传染病者,应分诊到隔离门诊,并按规定做好疫情报告。

6. 保健门诊

经过培训的护士可直接开展各类保健门诊的咨询或诊疗工作,如健康体检、疾病普查、预防接种、健康教育等保健工作,以满足人们日益增长的卫生保健需求。

第二节 | 急 诊

急诊是医院诊治急、危、重症患者的场所,是抢救患者生命的第一线。急诊科24小时开放,当发生意外灾害事件或遇有危及生命的患者时,医务人员应立即组织人力、物力,按照急救程序进行抢救。急诊科护士应有良好的职业素养,具备各种急诊抢救知识、经验和娴熟的抢救技术,以及高度的责任心、严格的时间观念,能做到高质量、高效率、安全、准确、及时、有效地抢救患者的生命。

一、急诊的设置与布局

急诊的布局应以方便急诊患者就诊为目的,以最大限度地缩短就诊前的时间为原则,为患者赢得抢救时间。急诊要设有专用通道和宽敞的出入口,有醒目的标志及路标,夜间有照明灯。室内光线明亮,空气流通,安静整洁,物品放置整齐、有序。急诊一般设有预检处、诊疗室、抢救室、急诊监护室、观察室、清创室等,并配有挂号室、药房、化验室、心电图室、X线室、收费室等,形成一个相对独立的单元,以保证抢救工作的顺利完成。

二、急诊的护理工作

1. 预检分诊

患者被送到急诊科,应有专人负责出迎。预检护士要掌握急诊就诊标准,做到一问、二看、三检查、四分诊。遇有危重患者应立即通知值班医生及抢救室护士;遇有意外灾害事件应立即通知有关部门组织抢救;遇有法律纠纷、刑事案件、交通事故等应迅速与医院保卫部门或直接与公安部门取得联系,并请家属或陪送者留下,以便了解情况。

2. 抢救工作

抢救工作包括急救物品准备和配合抢救工作。

(1)急救物品准备。备好各种急救药品、物品和抢救设备是挽救患者生命的关键,一切抢救物品应做到"五定一率",即定品种数量、定点放置、定人保管、定期消毒灭菌、定期检查维修,抢救物品的完好率要达到 100%。护士要熟悉抢救物品的性能和使用方法,并能排除一般性故障,保证抢救工作的顺利进行。

常用的抢救物品有:①急救药品。主要有各种中枢神经兴奋剂、强心剂、镇静剂、急救常用的激素、抗心律失常药、平喘药、脱水利尿药、抗休克药、抗过敏药、抗惊厥药、升压药、降压药、止血药、麻醉药以及纠正水、电解质紊乱及调节酸碱平衡药等。②抢救设备。主要有中心供氧装置或氧气筒、负压吸引装置或电动吸引器、心电监护仪、电除颤器、心脏起搏器、呼吸机、洗胃机等。有条件的可备移动式 X 线机、手术床、多功能抢救床等。③无菌物品主要有各种容量的注射器、各种型号的针头、输液器、输血器、静脉切开包、气管插管包、气管切开包、开胸包、导尿包、各种穿刺包、无菌手套及各种无菌敷料等。④一般物品有血压计、听诊器、开口器、压舌板、舌钳、手电筒、止血带、输液架、吸氧管、吸痰管、胃管等。⑤通信设备主要有自动传呼系统、电话、对讲机等。

(2)配合抢救工作。对危、急、重症患者的抢救需要医护人员的有效配合,协调一致地按抢救程序和操作规程实施抢救,从而提高抢救的成功率,降低伤残率和死亡率。

常用的抢救工作包括:①严格按照操作规程抢救。在医生到来之前,护士应根据病情做出初步判断,给予恰当的紧急处理,如给氧、吸痰、止血、测血压、配血、建立静脉输液通道、进行人工呼吸及胸外心脏按压等;医生到达后,立即汇报处理情况,积极配合抢救,正确执行医嘱,密切观察病情变化,及时为医生提供有关患者的资料和信息。②认真执行查对制度。各种急救药品的空安瓿需经两人核对后方可弃去。输液空瓶、输血空袋等应集中放置,以便进行统计和查对。③做好抢救记录。记录要求文字清晰、及时、准确。必须注明时间,包括患者和医生到达的时间、抢救措施落实的时间,如用药、给氧、人工呼吸等的执行时间和停止时间;记录医嘱的执行情况及病情的动态变化。在抢救过程中,凡口头医嘱必须向医生复述一遍,双方确认无误后方可执行。抢救完毕后,应请医生在 6 小时内补写医嘱和处方。

3. 病情观察

急诊科设有一定数量的观察床,收治已明确诊断或暂不能确诊、病情危重但住院暂有困难者或需短时间观察后可返家者。急诊留观时间一般为 3~7 天。护士应对留观患者进行入室登记,建立病案,认真填写各种记录,书写病情观察报告;主动巡视和密切观察病情,及时处理医嘱,做好晨晚间护理和心理护理,做好出、入室患者及家属的管理工作,保持观察室良好的秩序和环境。

第三节 病 区

病区是医院的重要组成部分,是住院患者接受诊疗、护理及康复休养的场所,也是医护人员全面开展医疗、预防、教学、科研活动的重要场所。病区的设置、布局和管理质量直接影响医疗、护理、教学、科研任务的完成。护士应为患者创造一个安静、整洁、舒适、安全的物理环境及身心愉悦、温馨和睦的社会环境,促进患者早日康复。

一、病区的设置与布局

病区设有病室、危重病室、抢救室、治疗室、医生办公室、护士办公室(护士站)、配膳室、库房、洗涤间、浴室、厕所、污物处理间、医生休息室、护士休息室、示教室等。有条件的病区还设有学习室、娱乐室、会客室及健身室等。

病区实行科主任、科护士长领导下的主治医生、护士长分工负责制,每个病区设30~40张床位较为适宜,每间病室设1~6张床位,安置输液轨道,尽量配有单独卫生间。两床之间距离不小于1米,应有床帘或屏风,以尊重患者的隐私。

二、病区的环境管理

病区环境是影响患者身心舒适的重要因素之一,其设置与布局不仅影响患者的心理状态,而且关系到治疗的效果及疾病的康复。因此,护士应为患者创造一个安静、整洁、舒适、安全的环境,满足患者休养、生活、治疗等需要,以促进患者早日康复。

(一)病区的物理环境

病区的物理环境直接影响患者身心舒适、治疗效果和疾病的转归,总体上要达到以下要求:

1. 安静

安静的病区环境能减轻患者的烦躁不安,使之身心放松,得以充分休息和睡眠,同时也是患者康复、医护人员能够专注有序地投入工作的重要保证。根据WHO规定的噪音标准,白天病区较理想的声音强度应维持在35~40 dB。护理人员在工作中应做到:走路轻、说话轻、操作轻、开关门轻;易发出响声的椅脚应钉橡胶垫,推车的轮轴、门窗交合链应定期滴注润滑油;积极开展保持环境安静的教育和管理等。

2. 整洁

整洁主要指病区护理单元、患者及工作人员整洁。

(1)病室设施齐全,物品规格统一,摆放整齐合理,方便患者使用。

(2)及时清理环境,墙、地面等物品采用湿式清扫法。

(3)保持患者及病床单位清洁,床单被套等及时更换。

(4)治疗后应及时撤去用物,患者的排泄物、污物等应及时清除,并按规定进行消毒分类处理。

(5)工作人员的仪表应端庄,服装应整洁、大方、得体。

3. 舒适

舒适主要指病室的温度、湿度、通风、采光、装饰等,以满足患者的需要,从而增加其舒适感。

(1)温度。适宜的温度,既有利于患者的休息、治疗及护理工作的进行,又可使患者感到舒适、安宁、减少消耗,利于散热,并可降低肾脏负担。一般病室适宜的室温保持在18～22℃。新生儿室、老年病室、手术室、产房、ICU以及检查、治疗时,室温应略提高至22～24℃为佳。室温过高会使神经系统受到抑制,干扰消化及呼吸功能,不利于体热的散发,使人烦躁,影响体力恢复。室温过低则使人畏缩,肌肉紧张,缺乏动力,在接受诊疗护理时也易受凉。夏季酷热,有条件的医院可使用空调或电扇来调节室温;冬季严寒,可用空调、暖气、火炉等取暖。此外,还应注意根据气温变化增减患者的被子及衣服。在执行护理活动时,应尽量避免不必要的暴露,以防患者受凉。

(2)湿度。病室湿度以50%～60%为宜。湿度过高或过低都会给患者带来不适感。湿度过高,空气潮湿,细菌易于繁殖,同时机体蒸发作用减少,出汗受到抑制,患者感到潮湿憋闷,对心、肾疾病患者尤为不利;湿度过低时,空气干燥,人体大量水分蒸发,引起口干舌燥、咽痛、烦渴等表现,对呼吸道疾患、气管切开患者尤其不利。因此,病室应备有湿度计,以便评估和调节室内湿度。当室内湿度过高时,可使用空调除湿、开窗通风换气或使用空气去湿器;室内湿度过低时,夏季可在地面上洒水,冬天可在暖气或火炉上安放水槽、水壶等蒸发水汽或使用加湿器。

(3)通风。通风可使室内外空气交换,保持空气清新,并可调节室内的温、湿度,增加患者的舒适感,使患者精神振奋、心情愉快。通风能在短时间内置换室内空气,从而降低室内空气污染、降低空气中微生物的密度、减少呼吸系统疾病传播。病室不通风,会导致空气污浊、氧气不足,使人的正常生理及心理状况受到干扰,常产生烦躁、倦怠、头晕、食欲缺乏等,故病室应定时通风换气,有条件者可设立生物净化室。通风效果因通风面积(门窗大小)、室内外温度差、通风时间及室外气流速度而异。一般通风时间为30分钟左右,同时应注意避免患者被吹对流风,以免着凉。

(4)采光。病室采光有自然光源和人工光源。适量的日光照射,能使照射部位温度升高,血管扩张,血流增快,改善皮肤和组织的营养状况,使人食欲增加,舒适愉快;紫外线有强大的杀菌作用,还可促进人体合成维生素D。因此,病室应经常开启门窗,适度让阳光直接射入,或协助患者在合适时间到户外接受阳光照射,但应避免光线直射患者的眼睛,以免引起目眩。病室的人工光源是为满足夜间照明及保证特殊检查或治疗护理的需要而设置的,护士可根据不同需要进行调节。抢救室、监护室、治疗室、楼梯间内的灯光要明亮;普通病室除设置吊灯外,还应有床头灯、壁灯或地灯装置。床头灯光线最好是可调节型,开关应设置在患者易于触及的地方;晚间熄灯后,可打开壁灯或地灯,既不打扰患者睡眠,又可保证巡视工作的进行。病室内还应设置一定数量的鹅颈灯,以适用于不同角度的照明,为特殊诊疗提供方便。

(5)装饰。优美的环境不仅增进患者身体的舒适感,而且可使患者精神愉快。病室布置应力求简洁、美观、悦目,桌椅摆放整齐划一。医院可按各病室不同需求来设计和选择适当的颜色,应用各式图案、各种颜色的窗帘、被单等来布置病区单位。例如儿科病室的床单和护士服可用粉色等暖色调,增加温馨亲切感,以便减少儿童的恐惧感;手术室可选择绿色或蓝色,给人以安静、舒适、信任的感觉。总之,医院环境的颜色要调配得当,不仅可促使患者身心舒适,还可增强治疗效果。此外,病室内和走廊可适当摆设一些花卉盆景,以增添生机,给人以生命力和活力,使患者提高与疾病斗争的信心和勇气。病室周围应有树木、花园、草坪等,以供患者散步、休息和观赏。

4. 安全

医院是患者治疗疾病、恢复健康的场所,应注意满足患者安全的需要。护理人员在进行护理活动时,应把患者的安全放在首位,对医院可能存在的各种影响安全的因素,如物理性、生物性、化学性、医源性等职业损伤,应熟悉并积极予以防范。

(1)避免各种原因引起的躯体损伤。对神志不清、躁动不安、年老体衰的患者及婴幼儿应使用床栏或保护具保护;患者上下轮椅或床时,应先固定脚轮,以免轮椅或床移动,造成危险;洗手间、浴室、走廊应设扶手,以便患者如厕、洗浴及活动不便时扶握;对肢体麻痹者、幼儿或意识不清者进行热疗时,应控制温度防止烫伤等。

(2)避免医源性损伤。医源性损伤是指由于医护人员言行不慎、操作不当或失误而造成患者心理或生理上的损伤。如有些护理人员对患者不够尊重、语言不当或缺乏耐心而给患者造成心理上的痛苦;个别护理人员工作责任心差、疏忽大意导致医疗差错、事故的发生,加重患者病情甚至危及生命,给患者带来生理和心理上的痛苦。因此,护理人员应提高自身素质,严格遵守各项规章制度和操作规程,保障患者的安全。

(3)预防医院感染。操作中应严格执行无菌技术操作原则和消毒隔离制度,预防医院感染的发生。

(二)病区的社会环境

医院是特殊的社会组织,也是就诊患者集中的场所。患者住院后,对医院的社会环境等感到陌生和不习惯,护理人员应同患者建立良好的关系,满足患者的需要,创造和维持一个良好的人际氛围,帮助患者消除不良心理反应,尽快地适应医院的社会环境。

1. 护患关系

护理人员与患者的关系是服务者与服务对象的关系。护士在实施护理活动时应做到:①对每位患者都应认真负责、一视同仁,并善于运用语言,发挥语言的积极作用,提高患者的治病信心。②护理人员的仪表举止应端庄稳重、热情关切、机敏果断。③操作时要稳、准、轻、快,从行为举止上消除患者的疑虑,增加其信任感。④还应善于控制自己的情绪,时刻以积极的、乐观开朗的情绪去感染患者,为患者提供一个舒适、安全、令人愉悦的心理环境。

2. 群体关系

护士应协助病友之间建立良好的情感交流,对病情轻重不同的患者,尽量分别安置,以避免不良刺激。还应主动将其他医务人员和病友介绍给患者,鼓励患者与他们接触和沟通;并应注意调整患者与家属之间的关系,亲人及好友对患者的心理支持,对患者接受治疗和护理、战胜疾病的信心会起到不可替代的作用,同时对患者病情的理解和支持有助于患者的康复。

3. 医院规则

医院必须以健全的规章制度来保证医疗、护理工作的正常进行,保证患者良好的休养环境,并预防和控制感染的发生,使患者尽快康复。因此,医院制定相应的规则,如入院须知、探视规则、陪住制度等。护理人员应根据患者的不同情况和适应能力,主动热情地给予帮助和指导,如热情接待新患者,并主动为其介绍环境及院规,使患者和家属理解医院规则对其疾病康复的积极意义。

三、病床单位设备

(一)病床单位

病房设有数量不等的病床单位,每个病床单位有固定的设备,包括:病床、全套卧具、床旁桌椅、信号灯、供氧和负压吸引管道等(图10-1)。病床单位设置齐全,病区管理科学,有利于促进患者的康复。

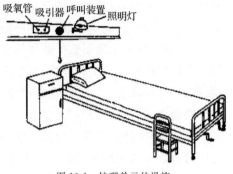

图 10-1　护理单元的设施

(二)设备规格

病床:有钢丝床、木板床(骨折患者常用)或电动控制多功能床。床长 200 cm,宽 100 cm,高 60 cm。

床垫:长、宽同床的规格。厚 4～10 cm,垫芯用棕或棉花、海绵等,垫面以牢固的布料制作。

床褥:放于床垫上面,长、宽和床的规格相同。

棉胎:长 210 cm,宽 160 cm。

大单:长 250 cm,宽 180 cm。

被套:长 230 cm,宽 170 cm,尾端开口。

枕芯:长 60 cm,宽 40 cm,内装木棉、荞麦皮或羽毛。

枕套:长 75 cm,宽 45 cm。

橡胶中单:长 85 cm,宽 65 cm,两端各加白布 40 cm。

中单:长 170 cm,宽 85 cm。

床旁桌:放置在病床旁的小桌,主要放置患者日常生活的物品。上层是抽屉,下层是有门柜子。两侧或后面设金属杆晾挂毛巾。在桌面与抽屉之间可设置能拉出的桌板,以代替桌面使用。床旁桌的脚应装置有固定器的橡胶轮,方便移动。

床旁椅:患者床单位内的椅子是供患者或来访者使用。椅子可有两种形式,一种为无扶手的垂直靠背椅,另一种为有扶手和坐垫的休闲椅。

床上桌:可移动,高度可调节。供患者在床上进食、写字、阅读之用。也可以暂时放置医护人员所需的清洁或无菌物品,用毕须将桌面清洁并放回原处。

床头墙壁上的装置:

(1)床头灯。靠近床头墙壁,可调节灯的亮度。用于患者阅读或医护人员治疗护理时的照明。

(2)呼叫系统。信号灯是患者需要帮助时发出的求援信息。因此按钮或拉绳必须放在患者方便触及处。当按钮按下时,护士站记号灯亮并发出铃声以显示出求援患者的床号,如有对讲设备,还可以与患者对讲。当患者寻求帮助时,护理人员应立即给予回应。

(3)其他装置。中心供氧、中心负压吸引等设备,使用简单,操作方便,一般在患者需要时使用。

实践 4　参观医院

实践目的:了解医院、观摩临床护理工作,增进对医院和护理工作的理解。

实践地点：二级以上医院的门诊、急诊及病区的典型科室。

实践内容：见习医院门诊、急诊、病区的设置与布局及其护理工作，病区的环境管理要求及病床单位设备。

四、铺床法

病床是患者睡眠及休息的场所。卧床患者的饮食、排泄、活动、娱乐都在床上，因此病床的铺法要求舒适、平整、安全、实用、耐用。

实践 5　铺备用床（图 10-2）

【目的】

保持病室整洁、美观，准备接受新患者。

【评估】

病床单位设施及性能是否完好，用物是否洁净、齐全、符合操作要求。

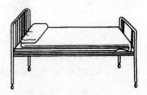

图 10-2　备用床

【计划】

1. 护士准备　着装整洁，洗手，戴口罩。

2. 用物准备　床、床垫、床褥、大单、被套、棉胎或毛毯、枕套、枕芯等。

3. 环境准备　病室内无患者进餐或治疗。

【实施】

1. 操作流程及行为要求

铺备用床（被套式）见表 10-1。

表 10-1　　　　　　　　　　　　铺备用床（被套式）

操作流程	步骤说明	行为要求
1. 备物	携用物至床尾护理车上，按使用先后顺序放置用物	认真仔细，一丝不苟
2. 移开桌椅	移开床旁桌（离床约 20 cm），移椅至床尾一侧（离床尾约 15 cm）	动作轻巧
3. 翻转床垫	翻转床垫，上缘紧靠床头，按需铺床褥	避免尘埃飞扬
4. 铺大单	将大单放在床垫的 1/2 处，中缝和床的中线对齐，向床头、床尾展开，先铺床头再铺床尾。一手将床头的床垫托起，一手伸过头中线，将大单塞入床垫下。在离头约 30 cm 处，向上提起大单边缘使其与床沿垂直，呈一等腰三角形。以床沿为界，将等腰三角形分为两半，先将下半三角平整地塞于床垫下，再将上半三角翻下塞于床垫下（图 10-3）。至床尾拉紧大单，用同法铺好床角。拉紧大单中部边沿，向内塞入（双手掌心向上），平铺于床垫下。转至对侧，同法铺另一侧大单	动作敏捷，节时省力
5. 套被套	被套正面向外，封口端齐床头，对齐中线，将被尾上层被套开口处向上翻 1/3，将 S 形棉胎放于开口处（图 10-4）。将竖折的棉胎两边打开和被套平齐，套好两上角。至床尾逐层拉平棉胎下缘和被套，系好带子，然后将被的左右侧及被尾内折，齐床垫	动作平稳连贯
6. 套枕套	套好枕套，双手将枕头从床尾平拖至床头，开口处背门	
7. 移回桌椅	将床旁桌、椅放回原处，洗手	规范处理，爱惜物品

2. 注意事项

(1) 病室内有患者进餐或做治疗时应暂停铺床。

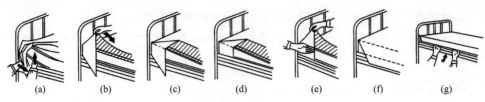

图 10-3　床角折法

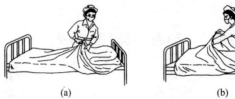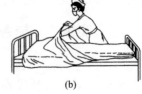

　　　　(a)　　　　　　　　　　　(b)

图 10-4　S形套被套

（2）用物准备要齐全，并按顺序放置，减少来回走动的次数。

（3）操作中动作要轻稳，避免尘埃飞扬。

（4）操作中正确应用节力原则：能升降的床，应将床升至方便铺床的高度，避免腰部过度弯曲或伸展；铺床时身体尽量靠近床边，上身保持直立，两腿间距离与肩同宽，两膝稍弯曲，两脚根据活动情况前后或左右分开，以扩大支撑面，降低重心，增加身体的稳定性；操作时使用肘部力量，动作平稳有节律，连续进行；避免无效动作的出现。

（5）各层床单应铺平拉紧，保持病房整洁、美观、舒适。

【评价】

1．病床符合实用、耐用、舒适、安全的原则。

2．大单中线与床中线对齐，四角平紧无皱褶。

3．被头充实，盖被平整，两缘内折对称与床沿平齐。

4．枕头平整充实，开口侧背门。

5．操作符合节时省力的原则，提高工作效率。

6．病室及患者床单位环境整洁、美观。

实践 6　铺暂空床（图 10-5）

【目的】

保持病室整洁、美观，供新入院患者或暂离床活动的患者使用。

【评估】

1．患者评估

（1）患者入院诊断、病情、意识状态、活动能力、有无压疮等。

（2）心理状态。了解患者心理状态及合作情况。

（3）健康知识。对疾病的认识情况，对铺暂空床的目的是否了解。

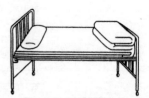

图 10-5　暂空床

2．用物评估。病床单位设施及性能是否完好，用物是否洁净、齐全，符合操作要求。

【计划】

1．护士准备。洗手，戴口罩，着装整齐。

2．用物准备。同备用床。

3．环境准备。病室内无患者进餐或治疗。

护理学基础

【实施】

1.操作流程。在备用床的基础上,将棉被上端向内折 1/4,再三折于床尾,被套的中线与大单中线齐,被尾与床尾齐。

2.注意事项。同备用床。

【评价】

1.病床符合实用、耐用、舒适、安全的原则。

2.操作方法正确,符合节时省力的原则。

3.用物准备符合病情需要。

4.患者上、下床方便,躺卧时感觉舒适。

5.病室及床单位环境整洁美观。

实践 7　铺麻醉床(图 10-6)

【目的】

1.便于接受和护理麻醉手术后的患者。

2.保护床上用物不被伤口渗液或呕吐物污染。

3.使患者安全、舒适,预防并发症。

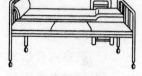

图 10-6　麻醉床

【评估】

1.患者评估

(1)患者的病情、手术部位和麻醉方式、术后需要的抢救或治疗物品等。

(2)心理状态。了解患者心理状态及合作情况。

(3)健康知识。对疾病的认知,对铺麻醉床的目的是否了解。

2.用物评估。病床单位设施及性能是否完好,用物是否洁净、齐全,符合操作要求。

【计划】

1.护士准备。着装整洁,洗手,戴口罩。

2.用物准备。

(1)床上用物。同被套式备用床,另加橡胶单及中单各两条。

(2)麻醉护理盘。无菌巾内放置开口器、压舌板、舌钳、通气导管、牙垫、治疗碗、吸氧用鼻导管或鼻塞管、吸痰管、镊子、纱布数块。无菌巾外放置手电筒、血压计和听诊器、护理记录单和笔、治疗巾、弯盘、棉签、胶布、别针。按需备心电监护仪。

(3)其他:输液架,必要时准备吸痰器、氧气筒、胃肠减压器。天冷时按需要准备热水袋及毛毯等。

3.环境准备。病室内无患者进餐或治疗。

【实施】

1.操作流程及行为要求

铺麻醉床见表 10-2。

表 10-2　　　　　　　　　　　　　　　铺麻醉床

操作流程	步骤说明	行为要求
1.撤除原物	拆除原有被套、大单、枕套,备齐物品置床尾垫上,按先后顺序放置	避免尘埃飞扬
2.铺一侧大单	铺好一侧大单(同备用床铺法)	动作轻巧,节时省力

121

操作流程	步骤说明	行为要求
3.铺中单	根据病情和手术部位的需要,如胸部手术者橡胶单及中单可铺在床头,腹部手术者则铺在床中部,下肢手术者铺在床尾。将橡胶单及中单分别对好中线,先铺中部(上缘距床头45～50 cm),塞好近侧,再铺另一橡胶单及中单(上端齐床头),下端压在中部橡胶单和中单上,边缘平整塞入床垫下	
4.铺对侧大单	转至对侧,按同法逐层铺好大单、橡胶单、中单	动作平稳连贯
5.套被套	套好被套(同备用床)。棉被上端与床头齐,两侧边缘向内折叠与床沿齐,尾端向内折叠与床尾齐。再将棉被三折于床的一侧,开口处向门。	
6.套枕套	同备用床	
7.移回桌椅	同备用床	
8.放麻醉护理用物	将麻醉护理盘放于床旁桌上,输液架放床尾,氧气、吸引器置于妥善处,必要时放置热水袋	规范处理,爱惜物品

2.注意事项

(1)病室内有患者进餐或做治疗时应暂停铺床。

(2)用物准备齐全,并按顺序放置,减少来回走动的次数。

(3)操作中动作轻稳,避免尘埃飞扬。

(4)遵循节力原理。

(5)铺麻醉床时应更换洁净的被单,保证术后患者舒适,预防医院感染的发生。

(6)中单要遮盖橡胶单,避免橡胶单与患者皮肤接触,引起患者不适。

(7)麻醉未醒的患者应去枕平卧,头偏向一侧。

(8)冬季置热水袋于盖被内应防止烫伤患者,并做好交班。

【评价】

1.病床符合实用、耐用、舒适、安全的原则。

2.床单位整洁美观。

3.患者感觉舒适、安全。

4.患者能及时得到抢救和护理。

附:滚筒式套被法

被套正面向内,平铺于床上,被套中线与床中线对齐,封口端平齐床头,开口端向床尾。将棉胎平铺于被套上,上端与被套封口端平齐。一手压住封口端被套与棉胎中间部分,另一手将封口端被套与棉胎的左右两角分别向床中线对折,使其左右两角各呈等腰直角三角形,被套封口端边缘、棉胎上端与床中线平齐。然后将棉胎与被套一并自床头卷至床尾,再由床尾开口端翻转至床头,一手压住床头封口端中间部分,另一手分别向两边拉出封口端左右两角,于床尾处拉平棉胎及被套各层,系带。

小 结

门诊是医疗工作的第一线,是直接对人民群众进行诊断、治疗、护理和预防保健的场所。急诊是抢救患者生命的第一线,急诊护士要具备良好的素质和急救能力。病区是患者接受诊疗、护理和休养的场所,创造一个整洁、安静、安全的病区环境,对于促进患者康复,完成医院的各项任务尤为重要。病床单位是患者住院期间用以休息、睡眠、饮食、排泄、治疗等的基本生活单位,护士应注意病床单位的整洁、舒适与安全,准备的床单位应符合实用、耐用、舒适、安全的原则。

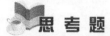

思 考 题

1. 门诊的护理工作有哪些?

2. 患者,男,45岁,有胃溃疡史10余年,3月12日早上7时突然胸闷头晕,随之呕吐鲜红血液,呕血量达1000 mL,入院时患者表情淡漠,面色苍白,出冷汗,血压78/40 mmHg,脉搏快而细弱。诊断为上消化道大出血,休克。作为急诊护士,您将如何配合这位患者的抢救?

3. 医院环境有哪些要求?护士如何为患者创造良好的物理环境?

4. 比较各种铺床法的目的和操作方法。

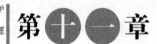

第十一章

入院和出院的护理

[学习目标]

掌握：入院和出院的护理、病历的排列及患者搬运法。

熟悉：入病区的初步护理、分级护理。

了解：住院处的护理管理。

患者在门诊或急诊科（室）就诊，经医生诊查，确定住院治疗时，需要办理住院手续。护士应掌握患者入院的一般程序，按照整体护理的要求，对患者的病情进行评估，了解患者的护理需要，并给予针对性的护理措施，使患者尽快地适应环境，缓解焦虑心理，密切配合治疗和护理。

通过医护人员的治疗及护理后，患者病情好转或痊愈可以出院时，需办理出院手续。护士应掌握患者出院的一般程序，协助患者办理出院手续，同时做好出院指导和卫生宣教，提高患者的自护能力，促进其恢复健康。

第一节 患者入院的护理

入院护理是指患者经门诊或急诊医生诊查后，因病情需要住院做进一步观察、检查、治疗时，经诊查医生签发住院证后，护士对患者进行的一系列护理活动。

一、住院处的护理管理

（一）办理住院手续

患者在门诊或急诊就诊，经医生初步诊断确定需住院检查及治疗时，由医生签发住院证。患者或家属持住院证到住院处办理入院手续，如填写入院登记表格、缴纳住院保证金等。对病情危重或急诊手术的患者，可先收入病房或先手术，后补办入院手续。

住院处为患者办理完住院手续后，立即通知相关病区值班护士，根据患者病情提前做好接收新患者的准备工作。

（二）进行卫生处置

住院处设有卫生处置室。根据医院的条件、患者的病情及身体状况，护士在卫生处置室对其进行卫生处理，如沐浴、理发、更衣、修剪指甲等。对危重患者、即将分娩的产妇、体质虚弱者可酌情免浴。对有体虱或头虱者，应先灭虱蚤，再行卫生处置。对传染病或疑似传染病的患者，应送隔离室处置。患者换下的衣服和不需用的物品（包括贵重钱物）可交家属带回或办理手续后暂存放于住院处。

(三)护送患者入病区

住院处护士携患者门诊病案护送患者入病区,根据患者的病情选用步行、轮椅、平车、担架等方法。护送途中应注意患者的安全和保暖,安置合适卧位,不应中断吸氧、输液等必要的治疗。护送患者入病区后,与病区值班护士就患者的病情、治疗护理措施、物品等进行交接班。

二、入病区后的初步护理

(一)一般患者进入病区后的初步护理

1. 准备床单位

病区护士接住院处通知后,应立即准备好床单位。将备用床改为暂空床,同时根据病情可在床上加铺橡胶单和中单,备齐患者所需用物,如面盆、热水瓶、痰杯等。

2. 迎接新患者

病区护士应热情迎接新患者,引导休息并协助患者妥善安置好日常用品;向患者及家属做自我介绍,同时简要介绍病区护士、护士长、主管医生及同室病友等;说明自己将为患者提供的服务内容及工作职责范围。

3. 通知医师

通知主管医师诊视患者,协助体检及其他护理。

4. 测量生命体征

测量体温、脉搏、呼吸、血压,对能站立的患者还应测量身高、体重,并记录在体温单上。

5. 填写住院病案和有关表格

(1)排列住院病案,并用蓝黑墨水或碳素墨水笔逐页填写住院病案眉栏、页码及各种表格。住院病案排列顺序:体温单、医嘱单、入院记录、病史及体格检查、病程记录(手术、分娩记录单等)、各种检验及检查报告单、护理病案、住院病案首页、门诊病案。

(2)用红钢笔在体温单 40~42 ℃相应时间栏内纵向填写入院时间,并按要求在体温单上记录首次体温、脉搏、呼吸、血压、身高及体重数值。

(3)填写入院登记本、诊断卡、一览表卡、床头(尾)卡。

6. 介绍与指导

发放入院告知书,向患者或家属介绍病区环境、相关规章制度(如探视、陪护、作息时间);床单位及其相关设备的使用方法;指导患者常规标本(粪、尿标本)的留取方法、时间及注意事项;听取并耐心解答患者的咨询。

7. 执行入院医嘱

根据医嘱通知营养室准备膳食,并执行各项治疗护理措施,按"分级护理"对患者实施护理(表 11-1)。

8. 入院护理评估

了解患者的基本情况和身心需要,对患者的健康状况进行评估,填写患者入院护理评估单,要求在 24 小时内完成入院护理评估单,拟订初步护理计划。

表 11-1	分级护理	
护理级别	适用对象	护理内容
特别护理	病情危重,需随时观察,以便进行抢救的患者,如严重创伤或大面积烧伤、各种复杂疑难的大手术后、器官移植和严重内科疾患等	①设立24小时专人护理,严密观察病情变化,监测生命体征;②制订护理计划,严格执行各项诊疗和护理措施,及时准确地填写特别护理记录单;③备齐急救药品和器材,以便随时投入抢救;④认真细致地做好各项基础护理和专科护理,严防并发症,确保患者的安全;⑤实施床旁交接班
一级护理	病情危重、需绝对卧床休息的患者,如各种大手术后、昏迷、休克、瘫痪、高热、大出血、肝肾功能衰竭和早产儿等	①每1小时巡视患者一次,观察病情及生命体征;②制订护理计划,严格执行各项诊疗和护理措施,及时准确填写一级护理记录单;③按需准备抢救药品和器材;④认真细致地做好各项基础护理,严防并发症,满足患者身心需要,提供护理相关的健康指导
二级护理	病情较重、生活部分自理的患者,如大手术后病情稳定者,以及年老体弱、幼儿、慢性病不宜多活动的患者等	①每2小时巡视患者一次,观察病情;②按护理常规护理;③给予必要的生活协助,了解患者病情动态及心理状态,满足患者身心需要,提供护理相关的健康指导
三级护理	病情较轻,生活基本能自理的患者,如一般慢性病患者、疾病恢复期及手术前准备阶段的患者等	①每3小时巡视患者一次,观察病情;②按护理常规护理;③进行健康教育,督促患者遵守院规,了解患者病情动态及心理状态,满足其身心需要,提供护理相关的健康指导

(二)急诊患者入病区后的初步护理

病区接收的急诊患者多由急诊室直接送入或由急诊室经手术室手术后转入,值班护士接到通知后应立即执行以下步骤。

1. 通知医生

接到住院处电话通知后,护士应立即通知有关医生做好抢救准备。

2. 准备急救药品及器材

如急救车、氧气、负压吸引器、输液用具等。

3. 安置患者

将患者安置于已经备好床单位的危重病室或抢救室。

4. 配合抢救

密切观察患者病情变化,积极配合医生进行抢救,做好各项护理记录。在医生未到之前,护士应根据病情做出初步判断,给予紧急处理,如建立静脉输液通道、止血、给氧、吸痰等。

5. 暂留陪护人员

对不能正确叙述病情的患者,如听力障碍、语音障碍、意识不清的患者及婴幼儿等,需暂留陪送人员,以便询问病情等相关情况。

三、分级护理

分级护理是指患者入院以后,根据患者的病情,按病情的轻重缓急及自理能力给予不同级别的护理,按照护理程序的工作方法制定不同的护理措施。护理级别分为特别护理、一级护理、二级护理、三级护理(表 11-1)。

第二节 | 患者出院的护理

出院护理是指住院患者经过住院治疗和护理，病情好转、痊愈需出院或转院（科），或不愿接受治疗而自动离院时，护士对患者进行的一系列的护理工作。

一、出院前的护理

患者经治疗，疾病好转或痊愈，医生根据患者的康复情况决定出院日期，开出出院医嘱后，护士应做好下列工作：

1. 通知患者和家属

护士根据出院医嘱，提前通知患者及家属，协助其做好出院准备。

2. 评估患者身心需要

注意观察患者的情绪变化，特别是对病情无明显好转、转院或自动离院的患者，要做好心理护理，给予安慰和鼓励，增强患者的康复信心，对痊愈出院的患者，也应协助其尽快适应社会生活，减轻因离开医院所产生的恐惧和焦虑。

3. 进行健康教育

护士应帮助患者了解自己所患疾病的防治知识；指导患者出院后的注意事项，如饮食、卫生、治疗、休息、功能锻炼及定期复查等，必要时可为患者或家属提供出院指导的书面材料；协助患者制订治疗及休养计划，指导患者学会自我护理，使患者增进自我健康意识，提高健康水平。

4. 征求患者意见

征求患者及其家属对医疗、护理等工作的意见和建议，以便不断提高医疗护理工作质量，进一步完善医院管理。

二、出院时的护理

护士在患者出院当日应完成下列护理工作：

1. 执行出院医嘱

(1)填写出院通知单，通知患者或家属到住院处结账、办理出院手续。

(2)患者出院后需继续服药时，护士凭出院处方从药房领取药物交给患者或其家属，并指导用药方法和注意事项。

(3)用红钢笔在体温单 40～42 ℃相应时间栏内纵向填写出院时间。

2. 填写患者出院护理评估单

3. 整理用物

帮助患者整理个人用物，归还所寄存的物品，收回住院期间借用的衣物和物品并消毒处理。

4. 护送患者出院

患者或家属办完出院手续后，护士收到住院处签发的出院通知单，根据患者病情选用轮椅、平车或步行护送患者至病区门口或医院门口。

三、出院后的护理

患者离开病床后方可整理床单位,避免在撤被服时给患者带来心理上的不适感。

1. 有关文件处理

(1)填写出院患者登记本。

(2)停止一切医嘱;注销各种执行单及卡片,如诊断卡、床头(尾)卡、输液卡、注射单(卡)、服药单(卡)、饮食单等。

(3)整理病案:按住院病案首页、出院记录或死亡记录、入院记录、病史及体格检查、病程记录、各种检验检查报告单、护理病案、医嘱单、体温单顺序排列出院病案,并交病案室保存。

2. 床单位的处理

(1)撤去床上的污被服,放入污衣袋,送洗衣房处理。床垫、床褥、棉胎、枕芯用紫外线照射消毒,也可放在日光下曝晒 6 h。

(2)病床、床旁桌椅用消毒溶液擦拭。面盆、痰杯、便盆等用消毒液浸泡消毒。

(3)传染病患者离院后,床单位及病室均按传染病终末消毒法进行处理。

(4)病室开窗通风,铺好备用床,准备迎接新患者。

第三节 | 运送患者法

凡不能自行活动的患者,在入院、出院、住院期间需暂离病室外出检查、治疗、手术或进行室外活动时,护士应酌情使用轮椅、平车或担架等运送工具来运送患者,以满足患者的需要。在运送过程中,护士应正确运用人体力学原理,以确保安全,减轻护患疲劳,提高效率。

一、轮椅运送法

【目的】

1. 运送不能行走但能坐起的患者入院、出院、检查、治疗及进行室外活动等。

2. 协助患者进行适当的离床活动,促进血液循环和体力的恢复。

【评估】

1. 患者病情、意识状态、体重、活动耐受能力以及患者的合作程度。

2. 室外的环境及温度情况。

3. 轮椅各部件的性能是否良好。

【计划】

1. 护士准备:着装整洁、规范、洗手、剪指甲。

2. 用物准备:轮椅(性能良好)、外衣或毛毯(根据季节准备)、别针,必要时备软枕。

3. 环境准备:有摆放的空间,通道宽敞,便于轮椅通行。

4. 患者准备:让患者及家属了解使用轮椅的目的、过程、注意事项及配合方法。

【实施】

1. 操作流程及行为要求

轮椅运送法见表 11-2。

表 11-2 轮椅的送法

操作流程	步骤说明	行为要求
1.核对解释	轮椅推至床旁,认真核对患者并做好解释	确认患者,取得合作
2.安置轮椅	将轮椅椅背与床尾平齐,面向床头,固定车闸,并翻起脚踏板。如无车闸,则护士站在轮椅后面固定轮椅	缩短距离,患者安全
	如天冷需用毛毯,将毛毯铺于轮椅上,两侧对等,毛毯上端高过患者颈部 15 cm 左右	保暖美观
3.扶助起床	护士协助患者坐于床缘并嘱其用手掌撑住床面以维持坐姿,协助患者穿衣裤、鞋袜	观察患者,询问有无不适
4.协助坐椅	护士面对患者,双脚分开站稳,双手环抱患者腰部,请患者双手置于护士肩上,协助患者下床站立	支撑面大,稳定性高,确保患者安全
	嘱患者扶住轮椅把手,转身坐入轮椅中;或由护士环抱患者,协助坐入轮椅中(图 11-1)	病情允许时,护士可站在轮椅背后固定轮椅,患者自行坐入轮椅
	需用毛毯者,将毛毯上端向外翻折 11 cm,围住患者颈部,用别针固定;两侧围着两臂做成两个袖筒,分别用别针固定在腕部;再用毛毯将患者身体和下肢(脱鞋)包裹好,双脚置于踏板上(图 11-2) 铺暂空床,保持病室整洁、美观	如患者下肢浮肿、溃疡或关节疼痛,应在脚踏板上垫软枕并抬高双脚
5.运送患者	嘱患者双手扶住扶手,身体尽量向后靠,勿前倾或自行下车,松开车闸,推轮椅送者至目的地	运送过程中,应观察、询问患者 下坡应减速,并嘱患者抓紧扶手,头、背向后靠
6.扶助回床	将轮椅推至床尾,轮椅椅背与床尾平齐,固定车闸,翻起脚踏板,解除毛毯和别针 坐于床边	患者能自行下轮椅时,护士可固定轮椅,协助患者协助患者站立、转身、坐回床缘,帮助脱去鞋和外衣,取舒适卧位,盖好盖被,整理床单位 询问患者有无其他需要 保持床单位整洁

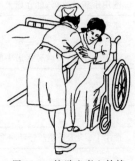 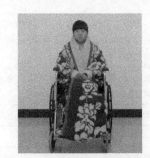

图 11-1 协助患者上轮椅 图 11-2 轮椅上患者毛毯保暖法

2.注意事项

(1)使用轮椅前应认真检查轮椅各部件功能性是否完好,确保患者安全。

(2)推轮椅时速度要慢,保持平稳,使患者感觉舒适。

(3)运送过程中随时注意观察病情,根据室外温度适当增加衣服、盖被(毛毯),防止患者受凉。如有不适应及时处理。

【评价】

1.患者主动配合,无疲劳及不适,感觉舒适。

2.护士动作协调、轻稳,搬运患者顺利、安全。

二、平车运送法

【目的】

运送不能起床的患者入院、检查、治疗、手术或转运等。

【评估】

1.患者病情、意识状态、体重、躯体活动能力以及局部有无病损,患者的合作程度。

2.室外环境及温度情况。

3.平车各部件的性能是否良好。

【计划】

1.护士准备。着装整洁、规范,洗手。

2.用物准备。平车(性能良好,平车上置有用大单和橡胶单包好的垫子和枕头)、带套棉被或毛毯,必要时备帆布兜或中单,如为骨折患者,车上应垫木板。

3.环境准备。有摆放的空间,通道宽敞,便于平车通行。

4.患者准备。让患者及家属了解运送的目的、过程、注意事项及配合方法。

【实施】

1.操作流程及行为要求

平车运送法见表 11-3。

表 11-3　　　　　　　　　　　　　平车运送法

操作流程	步骤说明	行为要求
1.核对解释	平车推至床旁,核对患者并做好解释	确认患者,取得合作
2.安置导管	检查并妥善安置患者身上的各种导管(如引流管、输液管等)	避免导管脱落、受压或液体逆流,保持通畅
3.搬运上车	平车运送方法有:挪动法、一人搬运法、二人搬运法、三人搬运法、四人搬运法	根据评估结果选择搬运方法
挪动法		适用于病情许可,能在床上配合的患者
(1)放置平车	移开床旁桌椅,松开盖被,协助患者移至床边将平车紧靠床边,其头端靠床头,调整平车或病床高度,固定车闸或抵住平车	便于患者靠近平车如平车一端为大轮,一端为小轮,则患者头部卧于大轮端,可减轻运送中的颠簸不适
(2)协助上车	按上半身、臀部、下肢的顺序协助患者向平车移动(图 11-3)	
(3)协助回床	回床时,顺序相反,先移动下肢,再移动上半身	
一人搬运法		适用于小儿及体重较轻者,不能自行移动的病人
(1)放置平车	移开床旁桌椅,松开盖被将平车放至床尾,使平车头端与床尾呈钝角,固定车闸	
(2)搬运患者	护士立于床边,两脚前后分开,稍屈膝一手臂自患者腋下伸至对侧肩部,另一手臂伸至患者大腿下,嘱患者双臂交叉依附于搬运者颈部,抱起患者移步转身将患者轻放于平车中央(图 11-4)	两脚分开并屈膝,可扩大支撑面,降低重心,增加稳定性

操作流程	步骤说明	行为要求
(3)协助回床	回床搬运与离床搬运方法相同	
二人、三人搬运法		适用于病情较轻,自己不能活动而体重又较重的患者
(1)放置平车	移开床旁桌椅,松开盖被 将平车放至床尾,使平车头端与床尾呈钝角,固定车闸	
(2)搬运患者	护士依次站在患者床边,将患者双手交叉置于胸腹部,协助患者移至床边 二人搬运时,护士甲一手臂托住患者头、颈、肩部,另一手臂托住腰部;护士乙一手臂托住患者臀部,另一手臂托住腘窝处(图11-5) 三人搬运时,护士甲托住患者头、颈、肩和背部,护士乙托住腰和臀部,护士丙托住腘窝和小腿部,如图11-6(a)所示 一人喊口令,二人或三人同时抬起患者并使患者的身体向护士倾斜,移步将患者轻放于平车中央,如图11-6(b)所示	将患者尽量靠近护士,减少重力线的偏移,缩短重力臂以达到省力目的 搬运者从床头按身高排列,身高高者托患者的上半身,使患者头部处于高位,减轻不适 保持动作协调一致,保证患者安全
(3)协助回床	回床搬运与离床搬运方法相同	
四人搬运法		适用于颈椎、腰椎骨折或病情危重的患者
(1)放置平车	移开床旁桌椅,松开盖被 在患者腰、臀下铺上帆布兜或中单,将患者双手交叉置于胸腹部 将平车紧靠床边,其头端平床头,固定车闸	颅脑损伤及昏迷的患者,应将头偏向一侧
(2)搬运患者	护士甲站在床头,托住患者头、颈、肩部;护士乙站在床尾,托住患者双小腿;护士丙和丁分别站在病床和平车两侧,紧抓住帆布兜或中单四角(图11-7) 由一人喊口令,四人同时将患者抬起,轻稳放于平车中央	颈椎损伤或怀疑颈椎损伤的患者,如搬运不当可能发生高位脊髓损伤,致高位截瘫,甚至导致死亡。因此搬运时务必保持患者的头部处于中立位,并沿身体的纵轴向上略加牵引或由患者自己用双手托起头部,缓慢移至平车中央。患者取仰卧位,在颈部垫上小枕,头颈两侧用小枕或沙袋加以固定,保持头颈中立位
(3)协助回床	回床搬运与离床搬运方法相同	
4. 安置患者		安置患者舒适卧位,用盖被包盖患者(先将脚端向上反折,再反折近侧、对侧,两侧颈部向外反折成衣领)(图11-8)
5. 整理病床	整理床单位,铺暂空床 松开车闸,平稳推送患者至指定地点	保持病室整洁、美观

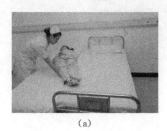
(a)

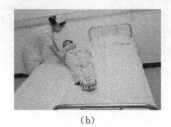
(b)

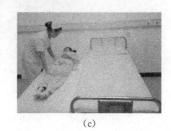
(c)

图 11-3 挪动法

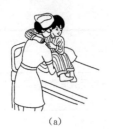
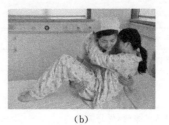

（a）　　　　　　　　　　　（b）

图 11-4　一人搬运法

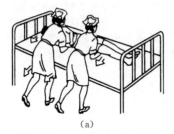
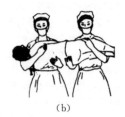

（a）　　　　　　　　　　　（b）

图 11-5　二人搬运法

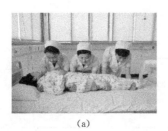
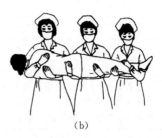

（a）　　　　　　　　　　　（b）

图 11-6　三人搬运法

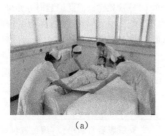
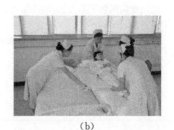

（a）　　　　　　　　　　　（b）

图 11-7　四人搬运法

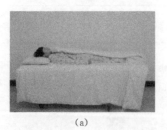
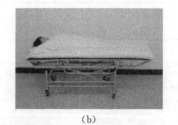

（a）　　　　　　　　　　　（b）

图 11-8　平车上患者包盖法

2.注意事项

（1）使用平车前认真检查平车各部件性能是否良好,确保安全无误。

（2）搬运时动作应轻稳、协调一致,尽量使患者身体靠近搬运者以达到节力目的。

（3）运送过程中车速要适宜,护士应站在患者头侧,便于观察病情,注意患者面色、呼吸、脉搏的变化。

（4）上下坡时,始终保持患者头部位于高位一端,以免引起不适（如平车一端为大轮端,则以大轮端为头端）;搬运骨折患者,车上需垫木板并固定好骨折部位;有输液管及引流管的患者,应保持通畅;颅脑损伤、颌面部外伤及昏迷病人,应将头偏向一侧。推车进出门时,应先将门打开,不可用车撞门。

【评价】

1.运送中患者感觉平稳、舒适、安全,无并发症发生。

2.护士搬运患者动作正确、轻稳、节力,配合协调,持续性治疗未受影响。

3.护患沟通有效,患者乐意配合。

⊩ 小 结 ⊩

危重患者入院后应安置在危重病室或抢救室,护士应密切观察病情变化,备好抢救药物及器材,积极配合医生进行抢救,并做好护理记录。临床上将护理级别分为四个等级,即特别护理、一级护理、二级护理和三级护理。

医生开出出院医嘱后,护士应做好有关文件的处理:如填写出院时间、注销各种卡片、按照顺序排列、整理出院病历等,并做好床单位的消毒处理,传染病患者出院后按传染病终末消毒法处理。

轮椅运送法适用于能坐起但不能行走的患者。平车运送法适用于不能起床的患者,包括挪动法;一人搬运法;二人、三人搬运法;四人搬运法。四人搬运法适用于颈、腰椎骨折或病情较重的患者。搬运骨折患者时,车上需垫木板并固定好骨折部位。

思考题

1.患者,李某,55岁,患糖尿病3年,近期出现右侧肢体活动不便,眼睛视物模糊,经CT检查有轻度脑梗死而入院。住院期间遵医嘱给予一级护理。护士应如何接待新入院患者? 一级护理的护理内容包括哪些?

2.阐述患者出院前、出院时、出院后的护理工作。

3.阐述急诊患者入病区后的初步护理。

4.患者,凌某,37岁,因外伤引起多发性骨折,伴创伤性休克。急诊科医生初步给予吸氧、静脉输液等处理后,需立即送往手术室。门诊护士应选用什么运送工具运送患者到手术室? 怎样搬运该患者? 搬运时应注意什么?

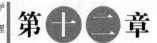

第十二章

卧位和安全的护理

[学习目标]

掌握：卧位的概念,常用卧位及各种卧位的适用范围。

熟悉：协助患者更换卧位的方法及注意事项。

了解：保护具的种类及使用,能正确选择和使用各种保护具。

卧位是指患者休息和适应医疗护理需要所采取的卧床姿势。临床上常根据患者的病情、治疗和护理的需要调整相应的卧位。正确的卧位对减轻患者疲劳、增进舒适及安全、治疗疾病、减轻症状、预防并发症以及协助各种检查等均有积极的作用。如呼吸困难时采取半坐卧位；颅脑手术后采取头高足低位；休克时采取中凹卧位；妇产科检查、治疗时采取截石位等。护士在临床护理工作中应熟悉各种卧位的目的,正确安置各种卧位,指导并协助患者采取舒适、安全和正确的卧位。

第一节 | 临床常用卧位

一、卧位的概念

卧位是指患者休息和适应医疗护理需要所采取的卧床姿势。根据卧位的自主性,通常可分为主动卧位、被动卧位和被迫卧位三种。

(1)主动卧位。患者身体活动自如,能根据自己的意愿随意改变体位。常见于轻症患者、术后及恢复期患者。

(2)被动卧位。患者自身无变换卧位的能力,躺在被安置的卧位。常见于意识丧失、极度衰弱、瘫痪的患者。

(3)被迫卧位。患者意识清晰,也有变换卧位的能力,由于疾病或治疗的原因而被迫采取的卧位。如哮喘急性发作的患者由于呼吸困难而被迫采取端坐位。

二、常用卧位

(一)仰卧位

1.去枕仰卧位

(1)适用范围。①昏迷或全身麻醉未清醒的患者,为防止舌根后坠和口腔内呕吐物或分泌物吸入气管引起吸入性肺炎或窒息,应去枕平卧,头偏向一侧。②椎管内麻醉或脊髓腔穿刺后的患者,术后应去枕平卧 6 h,可预防因颅内压减低而引起的头痛。因穿刺后脑脊液可自穿刺点漏出到脊髓腔外,造成颅内压降低,牵张颅内静脉窦和脑膜等组织而引起头痛。

(2)安置方法。将枕头横立于床头,协助患者仰卧,头偏向一侧,两臂放于身体两侧,两腿自然放平(图12-1)。

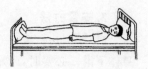

图12-1 去枕仰卧位

2.屈膝仰卧位

(1)适用范围。①用于腹部检查的患者,可使腹部肌肉放松,便于检查。②实施导尿术及会阴冲洗的患者,可充分暴露操作部位。

(2)安置方法。患者仰卧,头下垫枕,两臂放于身体两侧,两膝屈曲,稍向外分开(图12-2)。检查或操作时应注意保护患者隐私及保暖。

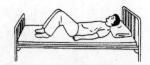

图12-2 屈膝仰卧位

3.中凹卧位(休克卧位)

(1)适用范围。用于休克的患者,抬高头胸部,保持气道通畅,有利于呼吸。抬高下肢,有利于静脉血液回流,增加心输出量而缓解休克症状。

(2)安置方法。抬高患者头胸部10°~20°,抬高下肢20°~30°(图12-3)。

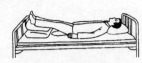

图12-3 中凹卧位

(二)侧卧位

1.适用范围

(1)灌肠、肛门检查、臀部肌内注射、配合胃镜及肠镜检查等。

(2)预防压疮。侧卧位与仰卧位交替,可避免局部组织长期受压,同时便于观察及护理局部受压部位,防止压疮发生。

(3)对单侧肺部病变的患者,根据病情采取患侧卧位或健侧卧位。

2.安置方法

患者侧卧,臀部稍后移,两臂屈肘,一手放在胸前,一手放在枕旁,下腿稍伸直,上腿弯曲(臀部肌内注射时,应上腿稍伸直,下腿弯曲,使臀部肌肉放松)。在两膝之间、背部、胸腹部放置软枕支撑患者,增加稳定性和舒适感(图12-4)。

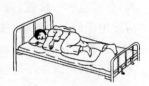

图12-4 侧卧位

(三)半坐卧位

1.适用范围

(1)某些面部及颈部手术后的患者。采取半坐卧位可以减少局部出血。

(2)心肺疾病引起的呼吸困难的患者。采取半坐卧位,受重力作用,部分血液滞留于盆腔和下肢,使回心血量减少,从而减轻肺部瘀血和心脏负担;同时膈肌位置下降,胸腔容量扩大,减轻腹腔内脏器对心肺的压力,肺活量增加,有利于气体交换,使呼吸困难的症状得到改善。

(3)腹腔、盆腔手术后或有炎症的患者。采取半坐卧位可使腹腔渗出物流入盆腔。因为盆腔腹膜抗感染性较强而吸收性较弱,可减少炎症扩散和毒素吸收,使感染局限化和减轻中毒反应;同时采取半坐卧位可防止感染向上蔓延引起膈下脓肿。腹部手术后的患者,采取半坐卧位可松弛腹肌,减轻腹部切口缝合处的张力,缓解疼痛,有利于切口的愈合,增进舒适感。

(4)疾病恢复期体质虚弱的患者。采取半坐卧位可使患者逐渐适应体位变化,向站立过渡。

2. 安置方法

(1)摇床法。患者仰卧,先缓慢摇起床头支架 30°～50°,再摇起膝下支架,防止患者身体下滑。必要时,床尾可放置一软枕,垫于患者的足底,增进舒适感。放平时,先摇平膝下支架,再摇平床头支架(图 12-5)。

(2)靠背架法:如无摇床,患者仰卧,在床头垫褥下放置靠背架,将患者上半身抬高,下肢屈曲,用大单包裹软枕垫于膝下,大单两端固定于床缘,以防患者下滑,床尾置软枕垫于患者足底。放平时,先放平下肢,再放平床头(图 12-6)。

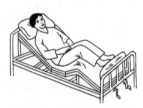 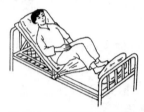

图 12-5 半坐卧位:摇床法   图 12-6 半坐卧位:靠背架法

(四)端坐位

1. 适用范围

心包积液、急性肺水肿、心力衰竭及支气管哮喘发作的患者。患者由于极度呼吸困难而被迫采取此卧位。

2. 安置方法

扶患者坐起,摇起床头支架或放置靠背架使上半身抬高,与床成 70°～80°,同时,摇起膝下支架或用软枕垫高 15°～20°,以防身体下滑。床上放一跨床小桌,桌上放一软枕,背部也置一软枕,患者既可伏桌休息又能向后依靠。必要时使用床档加以保护(图 12-7)。如用于急性肺水肿患者时,在病情允许的情况下,可将患者双下肢向一侧床缘下垂,由于重力的作用,可减少下肢静脉血回流,减轻心脏负荷。

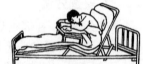

图 12-7 端坐位

(五)头低足高位

1. 适用范围

(1)肺部分泌物引流,使痰液易于咳出。

(2)十二指肠引流术,有利于胆汁引流。

(3)下肢骨折牵引时,利用人体重力作为反牵引力。

(4)妊娠时胎膜早破,防止脐带脱出致胎儿宫内窒息。

2. 安置方法

患者仰卧,枕头横立于床头,防止碰伤头部。床尾用支托物垫高 15～30 cm(图 12-8)。此体位易使患者感到不适,使用时间不宜过长。颅内压增高患者禁用。

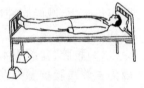

图 12-8 头低足高位

(六)头高足低位

1. 适用范围

(1)颈椎骨折的患者做颅骨牵引时,利用人体重力作为反牵引力。

(2)颅脑损伤或颅脑手术后的患者,此卧位可降低颅内压,预防脑水肿。

2.安置方法

患者仰卧，枕头横立于床尾，以防足部触及床栏。床头用支托物垫高 15～30 cm(图 12-9)。

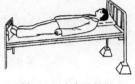

图 12-9 头高足低位

（七）俯卧位

1.适用范围

(1)腰背部手术或配合胰、胆管造影检查的患者。

(2)腰、背、臀部有伤口或脊椎手术后,不能平卧或侧卧的患者。

(3)肠胀气所致腹痛的患者。俯卧位可使腹腔容积增大,可用于缓解胃肠胀气所致的腹痛。

2.安置方法

患者俯卧，头偏向一侧，两臂屈曲放于头的两侧，两腿伸直;胸下、髋部、踝部各放一软枕,酌情在腋下用小软枕支托(图 12-10)。

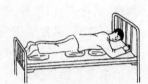

图 12-10 俯卧位

（八）膝胸卧位

1.适用范围：

(1)肛门、直肠、乙状结肠镜检查及治疗。

(2)矫正胎位不正或子宫后倾,如臀先露。

(3)促进产后子宫复原。

2.安置方法

患者跪卧，两小腿平放于床上，稍分开，大腿与床面垂直，胸部贴床面，腹部悬空，臀部抬起，头转向一侧，两臂屈肘,放于头的两侧(图 12-11)。此体位易使孕妇感到不适，每次不应超过 15 min。安置此卧位时，要做好解释工作，以取得合作。

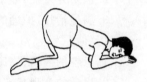

图 12-11 膝胸卧位

知识拓展

膝胸卧位矫正胎位不正及子宫后倾的机制

正常的胎位是枕前位，有利于胎儿顺利娩出。在妊娠 30 周以前胎位多能自行转为头位，若妊娠 30 周后仍为臀位应及时给予矫正，可避免胎儿在分娩过程中窒息甚至死亡。常采取膝胸卧位矫正，方法是:嘱孕妇排空膀胱，松解裤带取膝胸卧位，每天 2 次，每次 15 min，连续 1 周后复查。这种卧位可使胎儿臀退出盆腔，借助胎儿头部重量及重力的作用，使胎儿头与胎儿背所形成的弧形顺着宫底弧面滑动完成，转为头位。同时该卧位因臀部抬起，腹部悬空，由于重力作用使腹部脏器前倾，故也适用于子宫后倾的矫正。

（九）截石位

1.适用范围

(1)会阴、肛门部位的检查、治疗或手术。

(2)妇科检查、阴道灌洗、产妇分娩、膀胱镜检查等。

2. 安置方法

患者仰卧于检查台上,两腿稍屈曲分开放置于支腿架上,支腿架上应放软垫,臀部齐台边,两手放在胸前或身体两侧(图12-12)。此体位应做好解释,避免患者感到不安,同时注意保暖和遮挡患者,尽量减少暴露。

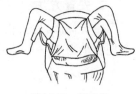

图 12-12 截石位

第二节 协助患者更换卧位的方法

患者由于疾病或治疗的限制,需长期卧床,无法自行翻身或更换卧位,易出现精神萎靡、消化不良、便秘、肌肉萎缩、关节僵硬等;此外,长期卧床使局部组织受压过久,血液循环障碍,易发生压疮;因呼吸道分泌物黏稠不易咳出,易发生坠积性肺炎。因此,为保持患者卧位的舒适和安全,预防并发症的发生,护士应根据病情和治疗的需要,定时协助患者更换体位。

一、协助患者翻身侧卧法

【目的】

1. 协助长期卧床、脊椎手术后、颅骨牵引等不能自行翻身的患者更换卧位,变换姿势,增进舒适。

2. 预防并发症,如坠积性肺炎、压疮、消化不良、便秘等。

3. 满足治疗、护理的需要,如背部皮肤护理、肌内注射、更换床单或整理床单位等。

【评估】

1. 患者的病情、临床诊断、更换卧位的目的。

2. 患者的意识状态,活动能力,是否手术,伤口及引流情况,有无骨折牵引等。

3. 患者及家属知道更换卧位的目的和安全性,同意合作程度。

4. 病室环境是否符合患者更换卧位。

【计划】

1. 护士准备。着装整洁,洗手,视患者情况决定护士人数。

2. 用物准备。根据患者病情准备好软枕、床档。

3. 环境准备。环境整洁,温度适宜,光线充足,必要时用屏风遮挡。

4. 患者准备。让患者及家属了解更换卧位的目的、过程及注意事项,使之建立安全感,并取得合作。

【实施】

1. 操作流程及行为要求

协助患者翻身侧卧法见表 12-1。

表 12-1　　　　　　　　　　　　　　协助患者翻身侧卧法

操作流程	步骤说明	行为要求
1. 核对解释	携用物至床旁,核对患者床号、姓名并向患者及家属做好解释,说明操作要点	确认患者,取得合作
2. 固定装置	先将输液装置及各种导管安置妥当,松开被尾,将盖被折叠于床尾或床的一侧	便于翻身,保持导管通畅

操作流程	步骤说明	行为要求
3.安置患者	协助患者取仰卧位，双手放在腹部，双下肢屈曲	
4.协助翻身	一人协助患者翻身侧卧法（图12-13） 将枕头移向近侧，依次将患者的肩部、臀部、双下肢抬起移向近侧床缘 一手扶肩，一手扶膝，轻轻将患者转向对侧，使之背向护士 按侧卧位的安置要求，在患者两膝之间、背部、胸前放置软枕，扩大支撑面，必要时使用床档，使患者卧位稳定、舒适、安全	适用于体重较轻的患者 注意节力，动作轻稳，患者安全
	二人协助患者翻身侧卧法（图12-14） 将枕头移向近侧，两名护士站在患者的同一侧，一人托住患者颈部、肩部和腰部，另一人托住患者臀部及腘窝，两人同时将患者稍抬起移向近侧床缘 一人托颈肩、腰部，另一人托臀和膝部，轻轻将患者转向对侧，使之背向护士，同样按侧卧位的安置要求进行安置，使患者卧位稳定、舒适、安全	适用于病情较重或体重较重的患者 注意节力，尽量使患者靠近护士，缩短重力臂 两人协助翻身时，注意动作协调一致，不可拖、拉、推，以免擦伤皮肤
	三人协助患者轴线翻身法（图12-15） 将枕头移向近侧，护士三人同时站在患者的一侧，甲固定患者头部，沿纵轴向上稍加牵引，使头、颈随躯干一起慢慢移动，乙将双手放置于患者肩部、背部，丙将双手放置于患者腰部、臀部，三人同时将患者平抬缓慢移向近侧，翻转至侧卧位，同样按侧卧位的安置要求，使患者卧位稳定、舒适、安全	适用于颅骨牵引、颈椎损伤、脊椎受损或术后的患者 使患者头、颈、腰、髋保持在同一水平线上，避免再次损伤
5.整理、记录	整理床单位，记录翻身时间及皮肤情况，做好交接班	保持整洁，防止压疮发生

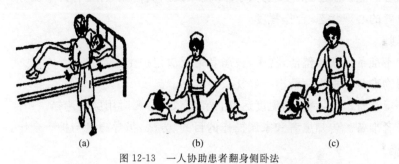

图12-13　一人协助患者翻身侧卧法

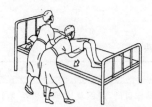

图12-14　二人协助患者翻身侧卧法

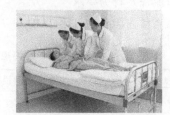

图12-15　三人协助患者轴线翻身法

2.注意事项

（1）协助患者更换卧位时动作应轻稳，协调一致，不可拖拉，以免擦伤皮肤，应将患者身体稍抬起再行翻身。更换卧位后，需用软枕垫好肢体，以维持患者舒适卧位。

（2）根据患者病情及皮肤受压部位情况，确定翻身间隔时间，如发现皮肤发红，应增加翻身次数以防压疮发生，同时做好记录和交接班。

（3）若患者身上置有多种导管，翻身时应先将导管安置妥当，翻身后检查导管是否扭曲或连接处是否脱落，注意保持导管通畅。

（4）为手术后患者翻身时，应先检查敷料有无潮湿及脱落，如敷料潮湿或脱落，应先换药再翻身；颅脑手术后的患者，术后只能卧于健侧卧位或仰卧位，因头部翻转过于剧烈可引起脑疝，压迫脑干，导致患者突然死亡。石膏固定和伤口较大的患者，翻身后应将患处放于适当位置，防止受压，同时注意观察局部肢体的血液循环情况。颈椎或颅骨牵引患者，翻身时不能放松牵引，并保持头、颈、躯干在同一水平位，翻身后检查牵引方向及牵引力是否正确。

（5）协助患者更换卧位时，注意节力原则。如翻身时尽量让患者靠近护士，使重力线通过支撑面来保持身体平衡，缩短重力臂而省力。

【评价】

1.护患沟通有效，患者主动配合。

2.患者卧位舒适、安全，皮肤受压情况得到改善。

3.操作轻稳、协调、节力，无并发症的发生。

二、协助患者移向床头法

【目的】

协助滑向床尾而自己不能移动的患者移向床头，恢复安全而舒适的卧位。

【评估】

1.患者的病情、临床诊断。

2.患者的意识状态、活动能力、手术、伤口及引流情况，有无骨折牵引等。

3.患者的心理状态，合作程度。

【计划】

1.护士准备。着装整洁，洗手，视患者情况决定护士人数。

2.用物准备。根据病情准备好枕头等物品。

3.环境准备。环境整洁，温度适宜，光线充足，必要时用屏风遮挡。

4.患者准备。告知患者和家属操作的目的、方法，指导患者与护士合作。

【实施】

1.操作流程及行为要求

协助患者移向床头法见表12-2。

表12-2　　　　　　　　　　　　　协助患者移向床头法

操作流程	步骤说明	行为要求
1.核对解释	携用物至床旁，核对患者床号、姓名，并解释操作目的、过程及配合要点等	确认患者，取得合作
2.安置床单元	根据病情放平床头支架，将盖被折叠于床尾，枕头横立于床头	便于移向床头，避免碰伤患者头部
3.安置导管	将输液装置及各种导管安置妥当	保持导管通畅
4.安置患者	患者仰卧屈膝，双手握住床头栏杆，双脚平放于床面	

操作流程	步骤说明	行为要求
5.安置卧位	一人协助患者移向床头法(图 12-16) 护士一手托住患者肩部、背部,一手托住臀部,在护士抬起患者的同时,嘱患者用脚蹬床面并挺身上移,将患者移向床头	适用于部分自理的患者借助力移向床头,并尽量减少患者与病床的摩擦力
	二人协助患者移向床头法(图 12-17) 两侧移法:患者仰卧屈膝,两名护士分别站在床的两侧,双手交叉托住患者颈肩部和臀部,同时抬起患者移向床头 同侧移法:患者仰卧屈膝,两名护士同时站在床的一侧,一人托住颈肩部、腰部,另一人托住臀部、腘窝,同时抬起患者移向床头	适用于不能自理的患者两人协助移向床头时,应注意动作协调一致
6.整理用物	根据病情摇起床头支架,放回枕头,安置患者舒适卧位整理床单位	询问患者有无其他需要保持整洁

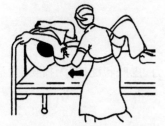
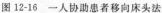

图 12-16　一人协助患者移向床头法

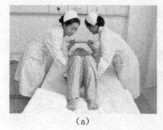
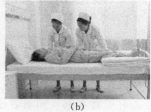

　　　　　(a)　　　　　　　　　　(b)

图 12-17　二人协助患者移向床头法

2.注意事项

(1)协助患者移向床头时,应将软枕横立于床头,避免碰伤头部,保证患者安全。

(2)颈椎或颅骨牵引患者,移向床头时不能放松牵引,并保持头、颈、躯干在同一水平位,移向床头后检查牵引方向及牵引力是否正确。

(3)协助患者移向床头时,应注意节力原则,动作轻稳,同时应尽量减少患者与病床之间的摩擦力,避免擦伤皮肤。

【评价】

1.护患沟通有效,患者主动配合。

2.操作轻稳、协调、节力、安全,患者无并发症的发生。

第三节　保护具的应用

　　保护具是用来限制患者身体或机体某部位的活动,达到维护患者安全及治疗护理效果的器具。临床上为防止患儿以及昏迷、高热、谵妄、躁动及危重患者等因意识不清而发生坠床、抓伤及撞伤等意外伤害,在尊重患者尊严的前提下,应用保护具限制其身体或肢体活动,以确保患者的安全和治疗、护理的顺利进行。

一、保护具的种类

1.床档

　　床档也称床栏。保证患者安全,预防坠床。医院常用的床档有多功能床档、半自动床档、木杆床档等。

2. 约束带

约束带用于保护躁动患者,限制患者身体及肢体的活动,以防伤害自己和他人;同时保证治疗、护理的顺利进行。根据使用部位的不同,医院常用的约束带可分为宽绷带或棉布约束带、肩部约束带、膝部约束带、尼龙褡扣约束带等。

3. 支被架

支被架主要用于肢体瘫痪或极度衰弱的患者,防止过重盖被压迫肢体而导致不舒适或足下垂及足尖压疮。也用于烧伤患者进行暴露疗法又需要保暖时。

二、保护具的应用

【目的】

1. 防止患儿、昏迷、高热、谵妄、躁动及危重患者等因意识不清而发生坠床、抓伤及撞伤等意外伤害,以确保患者安全。

2. 保证患者治疗、护理的顺利进行。

【评估】

1. 患者的病情、临床诊断以及使用保护具的目的。

2. 患者的意识状态、心理反应、合作程度、肢体活动能力、皮肤状况、有无损伤、血液循环障碍。

3. 患者和家属知道需用保护具的种类和使用时间。

【计划】

1. 护士准备:着装整洁,洗手,戴口罩。

2. 用物准备:根据患者需要准备床档、约束带、棉垫、大单、支被架、电源装置、灯泡等。

3. 环境准备:环境整洁,光线充足,必要时用屏风遮挡。

4. 患者准备:患者及家属配合,知道使用保护具的重要性及安全性。

【实施】

1. 床档

防止患者坠床。

(1)多功能床档(图 12-18)。可以单侧或双侧用,使用时插入两侧床缘,不用时插入床尾,必要时可将床档取下垫于患者背部,做胸外心脏按压时使用。

(2)半自动床档(图 12-19)。使用时可按需要升降,不用时固定在两侧床缘。

(3)木杆床档(图 12-20)。多用于小儿。使用时将床档稳妥固定于两侧床边。根据治疗与护理需要,将中间的活动门打开或关闭。

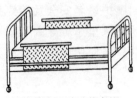 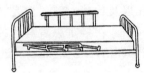 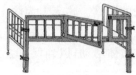

图 12-18　多功能床档　　　图 12-19　半自动床档　　　图 12-20　木杆床档

2. 约束带

用于躁动不安或精神病患者。限制其肢体的活动,免于伤害自己或他人。

(1)宽绷带(或棉布带)。常用于固定手腕及踝部。先将肢体处于功能位置,再用棉垫包裹手腕或踝部,用宽绷带或棉布带打成双套法,套在棉垫外,松紧适宜,使肢体不易脱出且肢体血液循环良好,有一定的活动度,然后将宽绷带或棉布带系于床缘(图12-21至图12-23)。

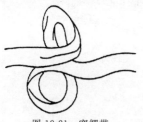

图12-21 宽绷带

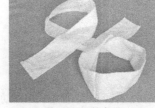

图12-22 棉布带

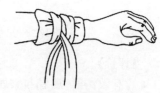

图12-23 宽绷带约束法

(2)肩部约束带。常用于固定肩部,限制患者坐起。肩部约束带(图12-24)用棉布制成,宽8 cm,长120 cm,一端用50 cm制成袖筒。使用时患者两侧肩部套上袖筒,腋下衬棉垫,两袖筒上的细带在胸前打结固定,将两条宽的长带尾端系于床头(图12-25)。必要时将枕头横立于床头。无特制肩部约束带时,可用大单斜折成长条,做肩部约束。

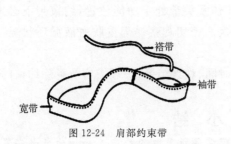

图12-24 肩部约束带

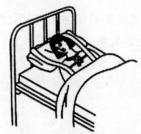

图12-25 肩部约束带约束法

(3)膝部约束带。用于固定膝部,限制患者下肢活动。膝部约束带(图12-26)用棉布制成,宽10 cm,长250 cm,宽带中部相距15 cm的两头带固定于宽带中间。使用时双下肢放平,两膝衬棉垫,将约束带横放于两膝上,宽带下的两头带分别固定一侧膝关节,然后将宽带两端系于床缘(图12-27)。无特制膝部约束带时,也可用大单斜折成长条,将两端分别向内绕膝一周拉向外侧固定于床缘,从而固定膝部。

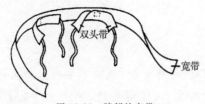

图12-26 膝部约束带

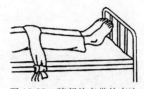

图12-27 膝部约束带约束法

(4)尼龙褡扣约束带:可用于固定上臂、手腕、膝部、踝部。尼龙褡扣约束带(图12-28)用宽尼龙褡扣和宽布带制成。使用时,将约束带置于被约束的关节处并衬好棉垫,松紧适宜,对合尼龙褡扣,将带系于床缘。

4.支被架

支被架用于极度衰弱或肢体瘫痪的患者,防止盖被过重压迫肢体而导致不舒适或影响肢体功能位置而造成足下垂、膝部及足趾压疮等,也可用于烧伤患者的暴露疗法需保暖时。使用时将支被架罩于防止受压的部位,盖好盖被(图12-29)。

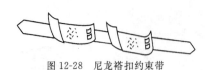

图 12-28　尼龙褡扣约束带

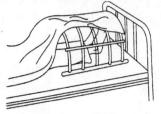

图 12-29　支被架

【评价】

1.有效沟通,患者和家属知道使用保护具的目的,主动配合。

2.患者安全、舒适、无意外、无并发症的发生。

【注意事项】

1.使用保护具前要向患者及家属解释使用保护具的目的、操作要点,取得患者或家属的理解与配合,使用时要做好心理护理。

2.严格掌握保护具应用的适应证,维护患者的自尊,在可用可不用的情况下,尽量不用。

3.保护具只能短期使用,使用时肢体及关节处于功能位置,约束带下必须垫衬垫,松紧适宜,定时松解,每 2 小时放松一次。密切观察局部皮肤血液循环状况,必要时进行局部按摩,以促进血液循环。

4.记录使用保护具的原因、目的、时间、观察结果、护理措施及解除约束的时间。

小　结

卧位是指患者休息和适应医疗护理需要所采取的卧床姿势。为患者安置各种卧位是临床检查、治疗、护理的需求。常用的有仰卧位、侧卧位、半坐卧位、端坐位、俯卧位、头高足低位、头低足高位、膝胸卧位、截石位九种卧位,护士应熟悉各种卧位的适用范围和安置要求,正确指导和协助患者取舒适、安全的卧位。同时护士应根据病情和治疗的需要,定时协助患者更换体位,以预防并发症的发生。为防止患者发生意外伤害,保证患者治疗、护理的顺利进行,护士还要正确合理地使用各种保护具。

思考题

1.患者,林某,男性,64 岁,因呼吸困难、口唇发绀、烦躁不安而急诊入院,诊断为风湿性心脏病并心力衰竭。为了减轻患者的痛苦,缓解症状,护士应给患者采取何种卧位? 采取此卧位的目的是什么? 患者烦躁不安,为防止损伤,应采取何种保护措施?

2.患者,陈某,因急性阑尾炎合并穿孔而急诊入院,在硬膜外麻醉下行阑尾切除术。患者回病室后应取何种卧位? 术后第二天诉伤口疼痛难忍,应采取何种卧位? 安置体位的目的是什么?

3.简述使用保护具的注意事项。

4.简述协助患者更换卧位的注意事项。

第十三章

医院感染的预防与控制

[学习目标]

掌握：清洁、消毒、灭菌的概念和消毒、灭菌的方法；无菌技术概念、操作原则和各种无菌技术及隔离技术操作。

熟悉：医院感染的预防与控制措施；隔离区域的划分、隔离消毒的原则、隔离的种类及措施。

了解：医院感染的形成及原因。

医院是各种患者群集的地方，病原微生物相对集中且种类繁多；各种新的医疗技术的广泛应用，以及抗生素和免疫制剂的广泛使用等，导致医院感染的发生率不断增加。医院感染的发生，不仅危害患者的身心健康，增加患者痛苦，延长住院时间，增加医疗费用，也会造成国家卫生资源的浪费，且严重影响医疗护理的质量。WHO提出控制医院感染的关键措施为：清洁、消毒、灭菌、无菌技术、隔离、合理使用抗生素、消毒灭菌效果监测等，这些措施贯穿于护理活动的全过程。因此，护理人员必须熟练掌握医院感染的相关知识，严格遵守控制医院感染的管理办法，认真执行预防和控制医院感染的技术规范。

第一节 | 医院感染的基本知识

一、医院感染的概念与分类

（一）医院感染的概念

医院感染（nosocomial infection）又称医院获得性感染，是指患者、陪护人员、探视者及医院工作人员在医院活动期间遭受病原体侵袭而引起的任何诊断明确的感染或疾病。医院感染的内涵包括：①病原体的获得或感染的发生是在医院内，包括出院以后才出现症状的感染，但不包括入院时已有的或已潜伏的感染。②医院感染所涉及的对象包括一切在医院内活动的人员。但除患者外，其他人员的流动性较大，院外感染因素较多，所以医院感染的主要研究对象是住院患者。

（二）医院感染的分类

根据病原体的来源不同，可将医院感染分为外源性感染和内源性感染两种类型。

1. 外源性感染（exogenous infections）

外源性感染又称交叉感染，是指病原体来自于患者体外，通过直接或间接感染途径传播给患者而引起的感染。如患者与患者之间、患者与医院工作人员之间的直接感染，或通过水、空气、医疗器械等物品为媒介的间接感染。

2. 内源性感染(endogenous infections)

内源性感染又称自身感染,是指患者遭受其自身携带的病原体侵袭而引起的感染。其病原体来自于寄居在自身体内或体表的正常菌群或条件致病菌,通常不致病,但当人的健康状况不佳、免疫功能低下、正常菌群发生移位以及抗生素的不合理使用时,就可能引起感染,如肝硬化患者引发的原发性腹膜炎。

二、医院感染的主要形成因素

(一)医院感染形成的条件

医院感染的发生必须具备传染源、传播途径、易感宿主三个基本条件,当三者同时存在并相互联系就构成了感染链,导致感染。

1. 感染源(source of infections)

感染源是指病原微生物自然生存、繁殖及排出的场所或宿主(人或动物)。在医院感染中,主要的感染源包括:①已感染的患者及病原携带者;②患者自身正常菌群;③动物感染源;④环境感染源。

2. 传播途径(routes of transmission)

传播途径是指病原微生物从感染源传到易感宿主的途径和方式。医院感染的主要传播途径有:①接触传播,包括直接接触传播和间接接触传播,最常见的传播媒介是医护人员的手,其次是各种插入性操作;②空气传播;③饮水、饮食传播;④注射、输液、输血传播;⑤生物媒介传播。

3. 易感宿主(susceptible host)

易感宿主是指对感染性疾病缺乏免疫力而易感的患者。如将易感者作为一个总体,则称易感人群。医院是易感人群相对集中的地方,易发生感染和感染的流行。

(二)医院感染发生的原因

1. 医务人员对医院感染的严重性认识不足,不能严格执行无菌技术操作和消毒隔离制度。

2. 医院感染管理制度不健全,缺乏对消毒灭菌效果的监测或监测不严格。

3. 易感人群增多。随着社会经济和环境的变化以及医疗技术的进步,慢性疾病、恶性肿瘤、老年患者所占比例增大,而这些患者的抵抗力往往比较低下,更容易发生感染。此外,接受化疗放疗者、使用激素或免疫抑制药者,自身免疫功能下降也成为易感者。

4. 不合理使用抗生素,导致人体正常菌群失调,耐药菌株增加。

5. 介入性诊治手段广泛应用。如各种导管、内镜、穿刺针的使用,不仅可把外界的微生物带入体内,同时还损伤了机体的防御屏障,容易造成感染。

6. 医院布局不合理,隔离设施不健全。

三、预防和控制医院感染的措施

(一)建立三级监控体系

在医院感染管理委员会的领导下,建立由专职医生、护士为主体的医院感染管理科及层次分明的三级护理管理体系:一级管理——病区护士长和兼职监控护士;二级管理——专科护士长;三级管理——护理部副主任,为医院感染管理委员会的副主任,负责评估医院感染发生的危险性,及时发现,及时汇报,及时处理。

(二)健全各项规章制度,并认真贯彻落实

1. 管理制度

医院感染管理制度的健全必须依照国家有关卫生行政部门的法律、法规实施。与医院感染管理相关的制度有:清洁卫生制度、消毒灭菌制度、隔离制度、消毒灭菌效果监测制度、感染管理报告制度,以及患者入院、住院、出院三个阶段的随时、终末和预防性消毒制度等。

2. 监测制度

监测是预防和控制医院感染的基础。定期监测医院内空气及各种物体表面的细菌总数、种类及其动态变化。监测包括:消毒灭菌效果监测、环境卫生学监测、对感染高发科室的监测。

3. 消毒质量控制标准

按照国家卫生行政部门所规定的《医院消毒卫生标准》严格执行,如医护人员手的消毒、术前手的消毒、空气的消毒、物体表面的消毒、各种管道装置的消毒等均应符合相关的标准。

(三)医院建筑布局合理,设施有利于消毒隔离

医院的建筑布局应符合消毒隔离规范的要求。如门诊部门各功能科室的设置应符合患者就诊的流程,就诊患者单向流动,避免患者之间的交叉接触;门诊和病区中设置足够的洗手设备,便于医务人员和患者随时洗手。

(四)加强人员监测

人员监测主要是控制感染源和易感人群,特别是易感患者。仔细检查和明确患者的潜在病灶和带菌状态,及时给予适当的治疗;对感染危险指数高的患者采取保护性隔离和选择性去污措施,控制内源性感染的发生;医务人员也要定期进行健康检查。

(五)合理使用抗生素

严格掌握抗生素的使用指征,根据药物敏感试验结果选择抗生素,采用适当的剂量、给药途径和疗程,尽量避免使用广谱抗生素,不宜预防性使用抗生素。

(六)加强医院感染学教育,明确医务人员在医院感染管理中的职责

加强医院感染学教育,提高医务人员的理论和技术水平,强化预防和控制医院感染的自觉性,在各个环节上从严把关,认真履行在医院感染管理中的职责。

医务人员在医院感染管理中应履行以下职责:

(1)定期参加预防与控制医院感染的知识培训。

(2)掌握医院感染诊断标准。

(3)加强手的清洁与消毒,严格执行各项诊疗技术操作规程。

(4)掌握抗感染药物的临床合理应用原则,做到合理使用。

(5)加强自我防护。

(6)发现医院感染病例或疑似病例,及时进行病原学检查及药物敏感试验,查找感染源、感染途径,控制蔓延,积极治疗患者,隔离其他患者,并及时准确地报告感染管理科,协助调查。发现法定传染病,按《传染病防治法》中的有关规定报告。

第二节 | 清洁、消毒、灭菌

清洁、消毒、灭菌是预防和控制医院感染的重要措施,而消毒灭菌的质量是评价医院服务质量、管理水平、预防和控制医院感染的能力的重要尺度,也是保证医院生物环境安全的关键性措施。因此,必须熟练掌握正确的清洁、消毒和灭菌的方法。

一、清洁、消毒和灭菌的概念

1. 清洁(cleaning)

清洁是清除物体表面的污垢、尘埃和有机物,以去除和减少微生物的方法。

2. 消毒(disinfection)

消毒是指用物理或化学方法清除或杀灭除芽孢外的所有病原微生物,使其数量减少到无害化的方法。

3. 灭菌(sterilization)

灭菌是指用物理或化学方法杀灭所有微生物,包括致病和非致病微生物以及细菌芽孢和真菌孢子的方法。

二、消毒、灭菌的方法

(一)物理消毒灭菌法

物理消毒灭菌法是利用物理因素作用于病原微生物,将之消除或杀灭,常用的有热力、光照、辐射、过滤除菌等方法。

1. 热力消毒灭菌法

热力消毒灭菌法是利用热力破坏微生物的蛋白质、核酸、细胞壁和细胞膜,从而导致其死亡,是应用时间最早、效果可靠、使用最广泛的消毒灭菌方法。热力消毒灭菌法分干热消毒灭菌法和湿热消毒灭菌法两类。

(1)干热消毒灭菌法。干热是指相对湿度在20%以下的高热。干热由空气导热,速度较慢,所以消毒灭菌所需温度高、时间长。

①燃烧法。燃烧法是一种简单、迅速、彻底的灭菌方法。a.焚烧法。将无保留价值的污染物品直接在焚烧炉内焚烧。常用于废弃的纸张、破伤风、气性坏疽、铜绿假单胞菌等特殊感染的敷料;带有虱、虮的头发;某些标本(如痰标本)的处理。b.火焰烧灼法。某些临时使用的物品用点燃的酒精灯进行烧灼。如细菌培养用的试管或烧瓶口,在火焰上来回旋转烧灼2~3次;急用的某些金属器械,除刀剪等锐器外,可在火焰上烧灼20 s。c.乙醇燃烧法。搪瓷类容器倒入少量95%~100%乙醇后,点火燃烧,慢慢转动容器,使乙醇分布均匀,点火燃烧至熄灭,时间应超过3 min,或烧至炽热、发红。

注意事项:a.燃烧时远离氧气、乙醇、乙醚、汽油等易燃易爆物品。b.在燃烧过程中不得添加乙醇,以免引起火焰上窜而致灼伤或火灾。c.贵重器械和刀剪等锐器不宜采用燃烧法灭菌,以免损坏器械或使锋刃变钝。

②干烤法。干烤法是利用特制的烤箱进行消毒或灭菌的方法。适用于在高温下不变质、不损坏、不蒸发的物品,如油剂、粉剂、软膏、金属、玻璃、搪瓷等物品的消毒或灭

菌。干烤消毒灭菌的温度及时间要求见表13-1。

表 13-1　　　　　　　　　　干烤消毒灭菌的温度及时间要求

消毒灭菌效果	温度	时间
消毒	120～140 ℃	10～20 min
灭菌	160 ℃	2 h
	170 ℃	1 h
	180 ℃	30 min

（2）湿热消毒灭菌法。湿热是由空气和水蒸气导热,导热速度快,穿透力强,与干热消毒灭菌法相比,消毒灭菌法所需温度低、时间短。

①煮沸消毒法。适用于耐湿、耐高温的物品,如金属、搪瓷、玻璃、橡胶等,但不能用于外科手术器械的灭菌。

方法:物品刷洗干净,全部浸没在水中,将水加温至100 ℃,维持5～10 min,可达到消毒效果,但对细菌芽孢和真菌污染的物品,煮沸时间应延长到15 min至数小时。将碳酸氢钠加入水中,配成1%～2%的浓度时,水的沸点可达到105 ℃,除增强杀菌效果外,还有去污、防锈的作用。

注意事项:a.煮沸前,物品应洗刷干净,全部浸没于水中;b.物品不宜放置过多,一般不超过容器的3/4;c.消毒时间从水沸后开始计时,若中途加入物品,则应从第二次水沸后重新计时;d.有轴节的器械及带盖的容器应打开,大小相同的碗、盆不能叠放,不透水的物品应垂直放置;e.玻璃类物品应在冷水或温水中放入,橡胶类物品待水沸后放入,煮沸3～5 min取出,空腔导管应在腔内充满水;f.高山地区海拔高度每增高300 m,需延长煮沸时间2 min,或采用加压煮锅。

②压力蒸汽灭菌法。利用高温、高压和饱和蒸汽所释放的潜热进行灭菌的方法,是热力消毒灭菌法中效果最为可靠、临床使用最广的一种方法。主要用于耐高温、耐高压、耐潮湿物品的消毒,如各类器械、敷料、搪瓷、橡胶、玻璃制品及溶液等。

压力蒸汽灭菌器的分类:根据排放冷空气的方式和程度的不同,分为下排气式压力蒸汽灭菌器和预真空压力蒸汽灭菌器两类,下排气式压力蒸汽灭菌器又包括手提式压力蒸汽灭菌器和卧式压力蒸汽灭菌器两种(图13-1、图13-2)。a.下排气式压力蒸汽灭菌器。利用重力置换的原理,使热蒸汽在灭菌器中从上而下,将冷空气由下排气孔排出,使容器内的压力和温度升高。当压力在103～137.30 kPa 时,温度可达121～126 ℃,经20～30 min 即可达到灭菌目的。b.预真空压力蒸汽灭菌器。配有真空泵和空气过滤装置,在输入蒸汽前,先抽出灭菌器内的冷空气,使之形成负压,再输入蒸汽。在负压作用下,蒸汽能迅速穿透物品,压力可达205.8 kPa,温度高达132～134 ℃,维持4～5 min 即能达到灭菌效果。脉动真空压力蒸汽灭菌器已成为目前最先进的灭菌设备。

压力蒸汽灭菌的注意事项:a.灭菌物品包装和容器要合适,下排气式压力蒸汽灭菌器物品包不大于30 cm×30 cm×25 cm,预真空压力蒸汽灭菌器物品包不大于30 cm×30 cm×50 cm,以利于蒸汽穿透;盛装物品的容器应有孔,灭菌时将容器盖打开,利于蒸汽进入。b.灭菌物品合理摆放,各包之间应留有空隙,以便蒸汽流通、穿透;同类材质的器械、器具和物品宜于同一批次进行灭菌;材质不相同时,布类物品应放在金属、搪瓷类物品之上,以免蒸汽遇冷凝成水珠,使布类受潮,影响灭菌效果。c.控制加热速度,使柜室温度的上升与物品内部温度的上升趋向一致,随时观察压力及温度情况。d.灭菌后的物品应待干燥后才能取出备用。e.注意操作安全,操作人员要经过专业训练合格才能上岗。f.应定期监测灭菌效果。

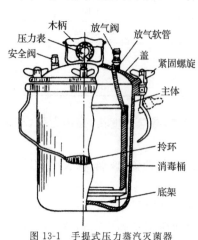

图 13-1 手提式压力蒸汽灭菌器

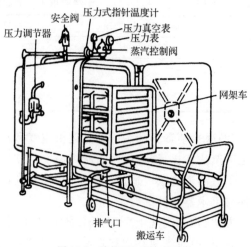

图 13-2 卧式压力蒸汽灭菌器

压力蒸汽灭菌效果的监测:a.物理监测法。用 150 ℃或 200 ℃的留点温度计,使用前甩至 50 ℃以下放入待灭菌的包裹内,灭菌后检查是否达到灭菌温度。b.化学监测法。方法简便,常规检测应用。常用的有化学指示胶带法(包外指示卡)、化学指示卡(包内指示卡)。化学指示胶带法使用时将其粘贴在需灭菌物品的包装外面;化学指示卡应放在标准试验包的中央,在 121 ℃、20 min 或 132 ℃、4 min 后,根据指示胶带或指示卡颜色或性状的改变来判断灭菌效果。c.生物监测法。是最可靠的监测法。利用对热耐受力较强的非致病性嗜热脂肪杆菌芽孢作为监测菌株,制成菌纸片,使用时将 10片菌纸片分别置于拟灭菌包的中央和四角,待灭菌完毕,用无菌持物钳取出后放入培养基,56 ℃温箱中培养 2～7 天,若全部菌纸片均无细菌生长,则表示灭菌合格。

③低温蒸汽消毒。将蒸汽输入预先抽空的压力蒸汽灭菌锅内,并控制其温度在73～80 ℃,持续 10～15 min 进行消毒,可杀灭大多数致病微生物。主要用于不耐高热的物品(如内镜、塑料制品、橡胶制品等)的消毒。

④流通蒸汽消毒。在常压下用 100 ℃左右的水蒸气消毒,常用于食具、便器的消毒。消毒时间从产生蒸汽后计算,一般 15～30 min。

2. 光照消毒法

(1)日光暴晒法。日光依靠其热、干燥和紫外线发挥杀菌作用。常用于床垫、毛毯、衣服、书籍等消毒。将物品在阳光直射下暴晒 6 小时,每 2 小时翻动一次,使物品各面被日光照射。

(2)紫外线灯照射消毒法。紫外线灯是人工制造的低压汞石英灯,通电后,汞气化产生紫外线,经 5～7 min 后,受紫外线照射的氧气电离产生臭氧,增强了杀菌的效果。消毒使用的紫外线是 C 波紫外线,杀菌作用最强的波段为 250～270 nm。常用紫外线灯管有 15W、20W、30W、40W 四种。

紫外线可杀灭多种微生物,其杀菌效果依次为:对杆菌杀灭作用强,球菌次之,真菌较弱;对生长期细菌敏感;对芽孢敏感性差。主要杀菌机制为:①破坏菌体蛋白质中的氨基酸,使菌体蛋白光解变性;②干扰微生物 DNA,使其失去转化能力;③降低菌体内氧化酶的活性;④电离空气产生臭氧。

使用范围及方法：紫外线多用于空气和物体表面消毒。①空气消毒。消毒前需做室内清洁卫生工作（紫外线易被灰尘微粒吸收），关闭门窗，停止人员走动，每10平方米安装30 W紫外线灯管一只，有效距离不超过2 m，照射时间不少于30 min。②物体表面消毒。消毒时将物品摊开或挂起，以减少遮挡，有效距离为25～60 cm，照射时间不少于30 min。

注意事项：①保持紫外线灯管的清洁，灯管表面一般每两周用无水乙醇棉球擦拭一次，发现灯管表面有灰尘、油污时，应随时擦拭。②被消毒的物品应定时翻动，使其表面直接照射。③照射时人应离开房间，防止引起眼炎或皮炎。④紫外线消毒的适宜温度为20～40 ℃，相对湿度为40%～60%，过高或过低均可影响消毒效果。⑤消毒时间需从灯亮5～7 min后开始计时，关灯后如需再开启，应间隔3～4 min。⑥应定期检测灯管照射强度及杀菌效果。每隔3～6个月用紫外线强度测定仪检测一次，如辐射强度低于70 $\mu W/cm^2$，应予更换灯管；无紫外线强度测定仪时，可建立使用时间登记卡，凡使用时间超过1000小时应予以更换。

（3）臭氧灭菌灯消毒法。灭菌灯内装有臭氧发生管，在电场作用下，将空气中氧气转化成高纯度臭氧，臭氧以其强大的氧化作用杀菌。主要用于空气、医院污水、诊疗用水、物品表面等消毒。

使用过程中应注意：①臭氧对人体有害，国家规定大气中允许浓度为0.2 mg/m^3。②臭氧具有强氧化性，可损坏多种物品，且浓度越高对物品损坏越严重。③温湿度、有机物、水的浑浊度、pH等多种因素可影响臭氧的杀菌作用。④空气消毒时人须离开，消毒结束后20～30 min方可进入。

3. 电离辐射灭菌法

电离辐射灭菌法是利用γ射线或电子加速器产生的高能电子束进行辐射灭菌的方法。由于电离辐射灭菌是在常温下进行，故又称为"冷灭菌"。可用于金属、橡胶、塑料、高分子聚合物、精密医疗器械、生物医学制品等物品的灭菌。

使用过程中应注意：①应用机械传送物品以防放射线对人体造成伤害。②灭菌应在有氧环境下进行，以增强γ射线的杀菌作用。③湿度越高，杀菌效果越好。

4. 微波消毒灭菌法

微波是一种频率高、波长短的电磁波。在电磁波的高频交流电场中，物品中的极性分子发生极化进行高速运动，频繁改变方向和相互摩擦，温度迅速上升，达到消毒灭菌的目的。微波消毒灭菌法常用于食品、餐具的处理、医疗文件、药品及耐热非金属材料器械的消毒灭菌。一般物品在5～10 kW功率的微波炉中，持续3～15 min，即可达到灭菌要求。

使用过程中应注意：①微波对人体有一定的伤害，应避免小剂量长期接触或大剂量照射；②微波无法穿透金属面，故不能以金属容器盛放消毒物品；③水是微波的强吸收介质，用湿布包裹物品或在炉内放一杯水会提高消毒效果；④被消毒的物品应为小件或不太厚。

5. 等离子体灭菌法

等离子体灭菌法是利用氧化氮气或氧、氮、氩等混合气体，在特制的容器内进行辉光放电，产生低温等离子体进行灭菌的方法。适用于注射器、导管等一次性医疗用品的灭菌。其优点是无毒性残留，灭菌时间短，低热不损坏灭菌材料。

6.机械除菌法

机械除菌法是指用机械的方法,如冲洗、刷、擦、扫、抹、铲除、过滤等,除掉物品表面、水、空气、人畜体表的有害微生物,以减少微生物的数量和感染的机会,如医院中的手术室、ICU、产房、母婴室、保护性隔离室及制剂室等采用的层流通风、过滤除菌法均属于机械除菌法。层流通风主要使室外空气通过空隙小于 $0.2~\mu m$ 的高效过滤器,以垂直或水平两种气流呈流线流入室内,再以等速流过房间后流出,使室内产生的尘粒或微生物随气流方向排出房间。过滤、除菌可除掉空气中 $0.5\sim5~\mu m$ 的尘埃,以达到洁净空气的目的。

(二)化学消毒灭菌法

化学消毒灭菌法是利用化学药物杀灭微生物的方法。凡不适用于热力消毒灭菌法的物品,都可以选用化学消毒灭菌法,如患者的皮肤、黏膜、排泄物及周围环境、光学仪器、金属锐器和某些塑料制品的消毒。

1.化学消毒灭菌的原理

化学消毒灭菌是利用化学药物渗透到细菌体内,使菌体蛋白质凝固变性,酶蛋白失去活性,引起微生物代谢障碍;或破坏微生物细胞膜的结构,改变其通透性,使细胞破裂、溶解,从而达到消毒灭菌的目的。

2.理想的化学消毒剂

化学消毒剂应具备下列条件:杀菌谱广;有效浓度低;作用速度快;性质稳定;作用时间长;易溶于水;可在低温下使用;不易受有机物、酸、碱及其他物理、化学因素的影响;无刺激性、腐蚀性;不引起过敏反应;无色、无味、无臭、毒性低且使用后易于除去残留药物;不易燃烧、爆炸;用法简便、价格低廉。

3.消毒剂的分类

根据化学消毒剂消毒效果的强弱可分为四类:

(1)灭菌剂。能杀灭一切微生物(包括芽孢和真菌孢子)的化学物质,如过氧乙酸、戊二醛、环氧乙烷等。

(2)高效消毒剂。能杀灭一切细菌繁殖体、结核杆菌、病毒、真菌及其孢子和绝大多数细菌芽孢的消毒剂,如过氧化氢、过氧乙酸、部分含氯消毒剂等。

(3)中效消毒剂。能杀灭细菌繁殖体、结核杆菌、病毒,不能杀灭芽孢的消毒剂,乙醇、碘伏、部分含氯消毒剂等。

(4)低效消毒剂。能杀灭细菌繁殖体、部分真菌孢子和亲脂性病毒,不能杀灭结核杆菌、亲水性病毒和芽孢的消毒剂,如苯扎溴铵、氯已定等。

4.化学消毒剂的使用原则

(1)根据物品的性能及微生物的特性选择合适的消毒剂。

(2)严格掌握消毒剂的有效浓度、消毒时间及使用方法。

(3)消毒剂应定期更换,易挥发的消毒剂要加盖盛放,并定期检测、调整其浓度。

(4)消毒前应先将物品洗净、擦干再浸泡在消毒液内,打开轴节或套盖,管腔内注满消毒液。

(5)浸泡消毒后的物品,在使用前需用无菌蒸馏水或无菌生理盐水冲洗,气体消毒剂消毒后的物品,待气体散发后再使用,以免消毒剂刺激人体组织,造成损伤。

(6)消毒液中不能放置纱布、棉花等物,以免因吸附降低消毒效力。

5.化学消毒剂的使用方法

(1)浸泡法(immersion)。将被消毒的物品洗净擦干后,浸泡于一定浓度的消毒液中,在规定的时间内达到消毒的作用。适用于耐湿不耐热的物品消毒,如人体体表、锐利器械、化学纤维制品、精密仪器等。

(2)擦拭法(rubbing)。用标准浓度的消毒液擦拭物体表面,以达到消毒作用。用于桌椅、墙壁、地面等的消毒。

(3)喷雾法(nebulization)。用喷雾器将标准浓度的化学消毒剂均匀喷洒在空气中和物体表面,在规定的时间内达到消毒作用。用于空气和物体表面如墙壁、地面等的消毒。

(4)熏蒸法(fumigation)。将标准浓度的消毒剂加热或加入氧化剂使之汽化,在规定时间内达到消毒灭菌作用。用于空气及物品的消毒。

①空气消毒。将消毒剂加热或加入氧化剂进行熏蒸,消毒完毕打开门窗通风换气。常用的消毒剂见表13-2。

②物品消毒。常用于不耐湿、不耐高温的物品,如精密仪器、血压计、听诊器、传染患者使用过的票证、书报等物品的消毒,常用甲醛消毒箱进行消毒。

表 13-2   **空气熏蒸消毒法**

消毒剂	剂量	消毒方法	消毒时间
2%过氧乙酸	8 mL/m³	加热熏蒸	
纯乳酸	0.12 mL/m³	加等量水,加热熏蒸	密闭门窗 30～120 min
食醋	5～10 mL/m³	加热水 1～2 倍,加热熏蒸	

6. 消毒剂浓度稀释配制计算法

消毒剂原液和加工剂型一般浓度较高,在实际应用中,必须根据消毒的对象和目的,配制成标准浓度使用,才能收到良好的消毒灭菌效果。

稀释配制计算公式

$$C_1 \cdot V_1 = C_2 \cdot V_2$$

式中:C_1 表示稀释前溶液浓度;C_2 表示稀释后溶液浓度;V_1 表示稀释前溶液体积;V_2 表示稀释后溶液体积。

例:欲配 0.1%苯扎溴铵溶液 3000 mL,需用 5%苯扎溴铵溶液多少毫升?

代入公式:5%×X=0.1%×3000

X=60 mL

答:需用 5%苯扎溴铵 60 mL。

7. 常用化学消毒剂(表13-3)

表13-3   **常用化学消毒剂**

化学消毒剂	效力	作用原理	使用范围	注意事项
戊二醛	灭菌剂	使菌体蛋白失活,能杀灭细菌、真菌、芽孢和病毒	2%碱性戊二醛,用于浸泡金属器械、医学仪器、内窥镜等,消毒需 20～45 min,灭菌需 10 h	①对皮肤、黏膜有刺激性,使用时加强防护 ②浸泡金属物品时,加入 0.5%亚硝酸钠防锈 ③消毒后的物品,在使用前用无菌蒸馏水充分冲洗 ④碱性戊二醛稳定性差,加盖,现配现用 ⑤消毒液每周过滤 1 次,每两周更换 1 次

护理学基础

化学消毒剂	效力	作用原理	使用范围	注意事项
福尔马林（37%～40%的甲醛溶液）	灭菌剂	使菌体蛋白变性，酶失去活性。有广谱杀菌作用，能杀灭细菌、真菌、芽孢和病毒	消毒用 100 mg/L，灭菌用 500 mg/L，调节温度 52～56 ℃，相对湿度 70%～80%，加热产生甲醛气体，密闭消毒箱 3 h 以上。现在使用的是特殊熏柜，由培训过的专业人员操作	①蒸汽穿透力弱，消毒物品应摊开或挂起，物品中间应留有空隙 ②消毒时应严格控制环境室温和湿度，以免影响消毒效果 ③甲醛有致癌作用，消毒后可用抽风通气或氨水中和法去除残留甲醛气体 ④甲醛箱消毒物品时，不能用自然挥发法 ⑤严禁用于空气消毒，以防致癌
环氧乙烷	灭菌剂	低温为液态，超过 10.8 ℃ 为气态。与菌体蛋白结合，使酶代谢受阻而导致死亡。能杀灭细菌、病毒、真菌、立克次体和芽孢	①大量物品放入环氧乙烷气体灭菌柜内消毒，时间 6 h ②精密仪器、化纤、器械的消毒、灭菌，剂量为：800～1200 mg/L，温度为 54±2 ℃，相对湿度为 60%±10%，时间 2.5～4 h	①易燃、易爆物品，且有一定的毒性，使用时应严格遵守操作程序 ②存放在阴凉、通风、无火源处 ③存放温度不可超过 40 ℃，以防爆炸 ④灭菌后的物品须作通气处理，待清除环氧乙烷残留物后方可使用 ⑤每次消毒时均应进行效果检查
过氧乙酸	灭菌剂	能产生新生态氧，使菌体蛋白氧化，细菌死亡。能杀灭细菌、真菌、芽孢和病毒	①0.2%溶液用于皮肤和手的消毒，0.02%用于黏膜的消毒 ②浸泡消毒用 0.2%～1% 溶液，时间 30～60 min ③0.2%～0.4%溶液用于环境喷洒消毒	①贮存于通风阴凉避光处，防高温引起爆炸；原液低于 12%禁止使用 ②对金属有腐蚀性，对织物有漂白作用 ③现配现用，配制时忌与碱或有机物相混合 ④有刺激性和腐蚀性，配制时注意防护
含氯消毒剂（常用的有液氯、漂白粉、漂白粉精、次氯酸钠及 84 消毒液等）	高效消毒剂	在水溶液中放出有效氯，破坏细菌酶的活性而致其死亡。能杀死各种病原菌、病毒和芽孢	①被细菌繁殖体污染的物品，用含有效氯 0.02%的消毒液浸泡 10 min，或进行擦拭；被肝炎病毒、结核杆菌、细菌芽孢污染的物品，用 0.2%的消毒液，浸泡 30 min ②用含有效氯 0.05%～0.02%的消毒液均匀喷洒地面、墙壁及物品表面，作用时间 30～60 min ③排泄物 5 份加漂白粉 1 份搅拌，放置 2～6 h；尿液 100 mL 加漂白粉 1 g，放置 1 h	①密闭保存，置于阴凉、干燥、通风处 ②配制的溶液稳定性差，应现配现用 ③有腐蚀及漂白作用，不宜用于金属制品、有色织物等的消毒 ④如存在大量有机物，须适当增加浓度，并延长作用时间 ⑤定期更换消毒液
碘酊	高效消毒剂	使菌体蛋白质氧化变性。能杀灭大部分细菌、真菌、芽孢及原虫	①2%溶液用于皮肤消毒，待干后再用 70%乙醇脱碘 ②2.5%溶液用于脐带断端消毒，涂擦后待干，再用 70%乙醇脱碘	①有刺激性，不宜用于黏膜及创面消毒 ②对金属有腐蚀性，不能用于金属器械的消毒 ③对碘过敏者禁用 ④保存时需加盖

化学消毒剂	效力	作用原理	使用范围	注意事项
碘伏	中效消毒剂	破坏细菌胞膜的通透性屏障，使蛋白质漏出，或与细菌酶蛋白起碘化反应而使之失活。能杀灭细菌、病毒	①0.5％～2.0％的碘伏溶液用于皮肤消毒、涂擦2次，作用2～3 min ②0.05％～0.1％碘伏溶液用于浸泡清洗并晾干后的物品，时间为30 min ③0.05％碘伏溶液用于黏膜、创面消毒，时间3～5 min	①避光密闭保存，置于阴凉、干燥处 ②碘伏稀释后稳定性差，宜现用现配 ③皮肤消毒后无需乙醇脱碘 ④对二价金属有腐蚀性，不宜用于相应金属制品消毒
乙醇	中效消毒剂	使菌体蛋白凝固变性。对肝炎及芽孢无效	①75％溶液用于消毒皮肤或物品表面 ②75％溶液用于浸泡消毒，时间5～10 min及以上 ③95％溶液可用于燃烧灭菌	①易燃，应密闭保存于避火处 ②因不能杀灭芽孢，故不适于手术器械灭菌 ③使用浓度勿超过80％，浓度过高或过低均会影响杀菌效果 ④有刺激性，不宜用于黏膜及创面消毒 ⑤易挥发，需加盖保存，定期测定，保持有效浓度
氯已定 （洗必泰）	低效消毒剂	能破坏细胞膜的酶活性，使细胞的胞浆破裂，对细菌繁殖体有较强的杀菌作用，但不能杀灭芽孢、分枝杆菌和病毒	①4％氯已定乙醇溶液用于擦拭手术和注射部位皮肤，涂擦2次，作用时间2 min ②0.05％～0.1％氯已定水溶液用于冲洗阴道、膀胱、伤口创面等，以预防和控制感染	①对肥皂、碘、高锰酸钾等阴离子表面活性剂有拮抗作用 ②创面脓液过多时，应延长冲洗时间
苯扎溴铵 （苯扎溴铵）	低效消毒剂	能杀灭细菌繁殖体、真菌和病毒，对消毒物品无损害	①0.01％～0.02％溶液用于黏膜消毒 ②0.1％～0.2％溶液用于皮肤消毒，也可用于浸泡、喷洒、擦拭物品，时间15～30 min	①对肥皂、碘、高锰酸钾等阴离子表面活性剂有拮抗作用 ②对铝制品有破坏作用，故不可用铝制品盛装 ③目前已较少使用

三、洗手与手消毒

医务人员的手经常直接或间接地与患者或污染物品接触，是医院感染最直接的传播媒介，所以，洗手与手的消毒是预防医院感染最重要的措施之一。

（一）洗手

【目的】

清除医务人员手上的污垢和致病微生物，切断通过手传播感染的途径。

【评估】

手的污染程度、准备进行的操作、患者的情况。

【计划】

1.护士准备。衣帽整洁，修剪指甲，取下手表及其他饰物，卷袖过肘。

2.用物准备。洗手池设备、肥皂液或洗手液、小毛巾、纸巾或干手机。

3.环境准备。环境清洁、宽敞。

【实施】

1.操作流程及行为要求

洗手技术见表13-4。

表 13-4   **洗手技术**

操作流程	步骤说明	行为要求
1.湿润双手	打开水龙头,调节水流及水温,将双手淋湿,关上水龙头	水龙头最好是感应式或可用肘、膝控制,或用脚踏开关 水流不可太大,避免淋湿工作服
2.洗手	取适量洗手液涂抹双手,按序充分搓洗掌心、手背、指缝、手指关节、拇指、指尖、手腕上10 cm(图13-3)	选择质量好、刺激小的肥皂或洗手液 注意拇指、指尖、指缝、指关节等处,每部位至少揉搓10次,揉搓时间不少于15 s
3.冲洗双手	打开水龙头,从上至下彻底冲洗双手	冲洗时,肘关节高于腕关节,防止浸湿衣袖
4.擦干双手	关闭水龙头,用纸巾或毛巾擦干双手,或用干手机烘干双手	毛巾应一人一巾,用后消毒

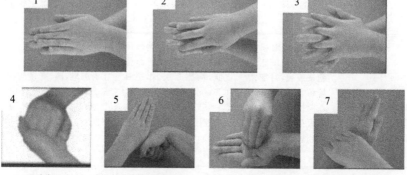

1.两手掌心相对,手指并拢相互搓擦;2.手心对手背沿指缝相互揉搓,两手交替进行;3.掌心相对,双手交叉沿指缝相互揉搓;4.一手握另一手大拇指旋转揉搓,两手交替进行;5.弯曲各指关节,在另一掌心旋转揉搓,两手交替;6.指尖在掌心中转动揉搓,两手交替;7.一手手掌螺旋搓擦另一手腕,两手交替

图13-3 七步洗手法

2.注意事项

(1)洗手方法正确,手的各个部位都需洗到、冲净。

(2)注意调节合适的水温、水流,避免污染周围环境。

(3)洗手后,手上不能检出致病性微生物。

【评价】

1.操作程序正确,手的各个部位都已洗到、冲净。

2.工作服无溅湿,周围环境未污染。

3.洗手后,手上未检出致病性微生物。

(二)手消毒

【目的】

除去手上的污垢及病原微生物,避免感染和交叉感染,避免污染无菌物品及清洁物品。

【评估】

手的污染程度、准备进行的操作、患者的情况。

【计划】

1.护士准备。衣帽整洁,修剪指甲,取下手表及其他饰物,卷袖过肘。

2.用物准备。流动水洗手设备、肥皂液或消毒液手盆、消毒手刷、消毒小毛巾、纸巾或干手机。

3.环境准备。清洁、宽敞,物品放置符合要求,方便取用。

【实施】

1.操作流程及行为要求

手消毒见表13-5。

表 13-5　　　　　　　　　　　　　　　手消毒

操作流程	步骤说明	行为要求
▲刷手法		
1.湿润双手	打开水龙头湿润双手	
2.刷手	用刷子蘸洗手液或肥皂液按前臂、腕部、手背、手掌、手指、指缝、指甲顺序彻底刷洗,每只手刷30 s,用流动水冲净,换刷同法刷另一手。按上述顺序再刷一遍,共刷 2 min	刷洗范围应超过被污染的部位 注意刷洗指甲、指缝和皮肤皱褶处 用流水冲洗时,让流水自前臂向指尖冲洗
3.擦干双手	用小毛巾自上而下擦干双手,或用烘干机吹干	毛巾应一人一巾,用后消毒
▲消毒液浸泡法		
1.浸泡双手	将双手浸泡于消毒液中	
2.擦洗双手	用小毛巾或手刷反复擦洗,每手1 min,共2 min;或两手相互揉搓 2 min	注意擦洗指甲、指缝和皮肤皱褶处
3.擦干双手	流水冲净消毒液,擦干或烘干双手	

2.注意事项

(1)洗手时身体勿靠近水池,以免隔离衣污染水池边缘或溅湿工作服。

(2)流水冲洗时,腕部要低于肘部,使污水从前臂流向指尖,并避免水流入衣袖内。

(3)肥皂液应每日更换,手刷及容器应每日消毒。

(4)手消毒指征:①实施侵入性操作前;②护理免疫力低下的患者或新生儿前;③接触血液、体液和分泌物后;④接触被致病性微生物污染的物品后;⑤护理传染病患者后。

【评价】

1.消毒前已经洗手并保持手的干燥。

2.消毒完毕,手离开消毒液时未接触容器边缘。

3.卫生学检测达标。

第三节　无菌技术

无菌技术是预防医院感染的一项重要而基础的技术,医护人员必须正确熟练地掌握,在技术操作中严守操作规程,以确保患者安全,防止医源性感染的发生。

一、基本概念

1. 无菌技术（asepsis technique）

无菌技术是指在执行医疗、护理操作过程中，防止一切微生物侵入人体和防止无菌物品、无菌区域被污染的操作技术和管理方法。

2. 无菌物品（aseptic supply）

无菌物品是指经过物理或化学方法灭菌后未被污染的物品。

3. 无菌区域（aseptic area）

无菌区域是指经过灭菌处理后未被污染的区域。

4. 非无菌物品（non-aseptic supply）

非无菌物品是指未经灭菌处理或经过灭菌处理后又被污染的物品。

5. 非无菌区域（non-aseptic area）

非无菌区域是指未经灭菌处理或经过灭菌处理后又被污染的区域。

二、无菌技术操作原则

（一）操作前准备

1. 环境准备

无菌技术操作的环境应清洁、宽敞、定期消毒。操作台清洁、干燥、平坦、物品布局合理。操作前 30 min 应停止清扫工作，减少走动以避免尘埃飞扬。

2. 操作者准备

无菌操作前，操作者修剪指甲、洗手，戴好帽子、口罩，必要时穿无菌衣、戴无菌手套。

（二）无菌物品保管原则

（1）无菌物品和非无菌物品应分开放置，并有明显标志。

（2）无菌物品必须存放在无菌容器或无菌包内，不可长时间暴露于空气中；无菌包或容器外要注明物品的名称、灭菌日期、粘贴化学指示胶带，并按灭菌日期先后顺序存放和使用。

（3）无菌包在未被污染的情况下有效期为 7 天，过期或包布受潮应重新灭菌。

（三）操作中保持无菌的原则

（1）进行无菌操作时，操作者身体应与无菌区保持一定距离，并面向无菌区；手臂应保持在腰部或治疗台面以上，手不可触及无菌物品或跨越无菌区；避免面对无菌区谈笑、咳嗽、打喷嚏。

（2）必须使用无菌持物钳取用无菌物品；无菌物品一经取出，即使未用，也不可再放回。

（3）无菌物品被污染或疑有污染，不可再用，应予以更换并重新灭菌。

（4）一套无菌物品只能供一位患者使用一次，以防止交叉感染。

三、无菌技术基本操作法

（一）无菌持物钳的使用

【目的】

用于取放和传递无菌物品。

【评估】

1.操作环境是否整洁、宽敞。

2.需夹取的无菌物品种类、放置位置。

3.无菌物品的灭菌效果。

【计划】

1.护士准备。衣帽整洁,修剪指甲、洗手,戴口罩。

2.用物准备。根据夹取物品的种类选择符合灭菌要求的、合适类别的持物钳。

(1)无菌持物钳的类别。临床常用的无菌持物钳有三叉钳、卵圆钳和长、短镊子。三叉钳用于夹取较大或较重的物品,如盆、盒、瓶、罐等;卵圆钳有直头和弯头两种,可用于夹取刀、剪、钳、镊、弯盘、治疗碗等物;镊子用于夹取棉球、棉棒、针头、注射器、敷料、缝针等物品。

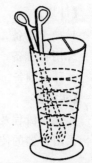

(2)无菌持物钳的存放方式。①湿式保存法。无菌持物钳经高压灭菌后存放于盛有消毒液的广口有盖无菌容器内。容器的深度与持物钳的长度比例合适,消毒液应浸没无菌持物钳轴节上2～3 cm或镊子长度的1/2,每个容器只能放置一把无菌持物钳(图13-4)。持物钳及其浸泡容器每周清洁、灭菌2次,同时更换消毒液。手术室、门诊换药室、注射室等使用频率较高的部门应每日更换并灭菌。② 干式保存法。将盛有无菌持物钳的无菌干罐保存在无菌包内,在集中治疗前开包,每4～6 h更换一次。

3.环境准备。操作区整洁、宽敞、明亮;操作台清洁、干燥、平坦,符合无菌操作要求。

图13-4 无菌持物钳浸泡在消毒液中

【实施】

1.操作流程及行为要求

无菌持物钳的使用见表13-6。

表 13-6 无菌持物钳的使用

操作流程	步骤说明	行为要求
1.取钳	打开无菌持物钳容器盖,手心向下,持无菌持物钳的上 1/3 部分,闭合前端,并将钳移至容器中央,垂直取出(图13-5)	不可从容器盖孔中取放无菌持物钳 取放时钳端不可触及容器边缘及液面上的容器内壁,以免造成污染 不可倒转向上,以防消毒液倒流污染钳端
2.用钳	使用时始终保持钳端向下	浸泡时打开钳的轴节,便于与消毒液充分接触
3.放回钳	使用后,应立即闭合钳端垂直放入容器内,盖上容器盖	

2.注意事项

(1)无菌持物钳只能用于夹取和传递无菌物品,但不能夹取无菌油纱布,防止油粘于钳端而影响消毒效果;不可用无菌持物钳换药或消毒皮肤,以防被污染。

(2)使用过程中,无菌持物钳应保持在使用者腰部水平以上,不可过高或过低,以免超出视线范围造成污染。

(3)无菌持物钳就地使用,到远处取物时,应将持物钳和容器一起移至操作处。

(4)无菌持物钳如被污染或疑被污染,应重新灭菌。

【评价】

1.无菌物品、无菌持物钳无污染。

2.取放无菌持物钳时,未触及浸泡容器液面以上部位。

3.使用时钳端始终向下,使用完毕后及时将无菌持物钳放入盛放容器内。

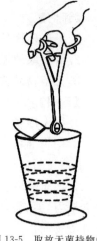

(二)无菌容器的使用法

【目的】

用于存放无菌物品并使其在一定时间内保持无菌状态。

【评估】

1.操作环境是否整洁、宽敞;操作台是否清洁、干燥、平坦。

2.无菌容器的种类及其内容物名称、灭菌效果、有效期。

图 13-5 取放无菌持物钳

【计划】

1.护士准备。衣帽整洁,修剪指甲,洗手,戴口罩。

2.用物准备。无菌持物钳及存放容器、无菌容器(无菌盒、罐、盘、储槽等)、笔。

3.环境准备。操作区整洁、宽敞、明亮;操作台清洁、干燥、平坦,符合无菌操作要求。

【实施】

1.操作流程及行为要求

无菌容器的使用见表 13-7。

表 13-7　　　　　　　　　　　无菌容器的使用

操作流程	步骤说明	行为要求
1.检查核对	检查无菌容器的名称、灭菌日期、化学指示胶带变色是否符合要求	不符合要求的无菌容器不可使用
2.开盖	由对侧向近侧(或由一侧向另一侧)打开容器盖,平移离开容器,内面向上置于稳妥处或内面向下持盖于手中(图 13-6)	盖子不能在无菌容器上方翻转;拿盖时,手不可触及盖的边缘及内面
3.取物	用无菌持物钳夹取无菌物品	垂直夹取物品,不可在容器内翻找
4.盖盖	取物后,立即将盖翻转,使内面向下,由近侧向对侧或由一侧向另一侧盖严,记录打开容器的日期、时间	避免容器内的无菌物品在空气中暴露过久 无菌容器一经打开,在未被污染的情况下 24 h 内有效
5.持无菌容器	手持无菌容器时,应托住容器的底部(图 13-7)	手不可触及容器的边缘及内面

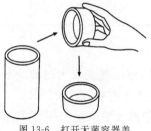

图 13-6　打开无菌容器盖

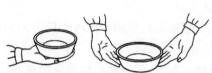

图 13-7　手持无菌容器

2.注意事项

(1)使用无菌容器时,不可污染盖的内面、容器边缘及内面。

(2)取无菌物品时,钳及物品不能触及容器的边缘。

(3)无菌物品一经取出,即使未用也不可再放回容器内。

(4)无菌容器应定期消毒灭菌,一般有效期为7天。

【评价】

1.无菌持物钳取物时,钳及物品未触及容器边缘。

2.手未触及无菌容器盖的内面及边缘。

(三)无菌包的使用

【目的】

存放无菌物品并保持包内物品在一定时间内处于无菌状态,以供无菌操作使用。

【评估】

1.操作环境是否整洁、宽敞;操作台是否清洁、干燥、平坦。

2.无菌包的名称、是否在有效期内。

【计划】

1.护士准备。衣帽整洁,修剪指甲、洗手,戴口罩。

2.用物准备。

(1)无菌包。选用质厚、致密、未脱脂的纯棉布制成双层包布,将需灭菌的物品放于包布内包扎后经灭菌处理,即成无菌包。

无菌包包扎法:将需灭菌的物品放于包布中央,化学指示卡置于其中,将包布近侧一角向上折叠盖住物品,再分别折盖左右两角并将角尖向外翻折,然后盖上最后一角,将系带以"＋"字形扎妥或用化学指示胶带粘贴封包(图13-8)。包外注明物品名称、灭菌日期和失效日期,粘贴指示胶带。如为玻璃制品应先用棉垫包裹后再包扎。

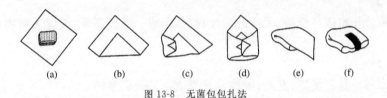

(a)   (b)   (c)   (d)   (e)   (f)

图13-8　无菌包包扎法

(2)其他用物。无菌持物钳及容器、盛放无菌物品的容器、笔、标签。

3.环境准备。操作区整洁、宽敞、明亮;操作台清洁、干燥、平坦,符合无菌操作要求。

【实施】

1.操作流程及行为要求

无菌包的使用见表13-8。

表13-8	无菌包的使用	
操作流程	步骤说明	行为要求
1.查对	检查无菌包的名称、灭菌日期、有效期、化学指示胶带变色是否符合要求,包布有无潮湿、破损等不能使用的情况	一般灭菌物品有效期为7天,如标签模糊、过期或包布潮湿则需重新灭菌
2.松解包扎	将无菌包放于清洁、干燥、平坦处,撕开粘贴的胶带或解开系带卷放在包布下	
3.开包	依次逐层打开包布外角、左右两角,最后打开内角	手不可触及包布的内面

（续表）

操作流程	步骤说明	行为要求
4.取物	检视包内化学指示卡变色符合要求后,用无菌持物钳夹取所需物品,放于无菌区域内	
5.还原	如包内物品未用完,按原折痕包起,用"一"字形扎好,注明开包日期及时间 如包内物品一次性取完,可将包托在手上打开,另一手将包布四角抓住,稳妥地将包内物品投放在无菌区内(图13-9)	"一"字形包扎表示此包已开过开包后的无菌物品在 24 h 内有效

2.注意事项

（1）打开无菌包时,手不可触及包布的内面,操作时手臂勿跨越无菌区。

（2）包内物品未用完,应按原折痕关包,系带横向扎好,注明开包日期及时间,24 h 内有效。

（3）如包内物品超过有效期、被污染或包布受潮,则需重新灭菌。

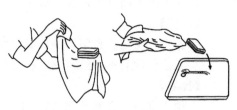

图 13-9　一次性取出无菌物品

【评价】

1.打开无菌包时,系带妥善处理,不可到处拖扫。

2.打开或还原无菌包时,手及有菌物品未触及包布内面和无菌物品。

3.包扎无菌包的方法正确,松紧适宜。

（四）铺无菌盘

【目的】

将无菌治疗巾铺在清洁、干燥的治疗盘内,形成一无菌区域,放置无菌物品,以供治疗用。

【评估】

1.操作环境是否整洁、宽敞;操作台是否清洁、干燥、平坦。

2.无菌治疗巾是否在有效期内。

【计划】

1.护士准备。衣帽整洁,修剪指甲、洗手,戴口罩。

2.用物准备。无菌持物钳、无菌治疗巾包、无菌物品及容器、治疗盘、笔、标签。

治疗巾折叠方法有:

①治疗巾纵折法。将治疗巾纵折两次,再横折两次,开口边向外(图13-10)。

②治疗巾横折法。将治疗巾先横向对折后再纵向对折,然后再重复一次(图13-11)。

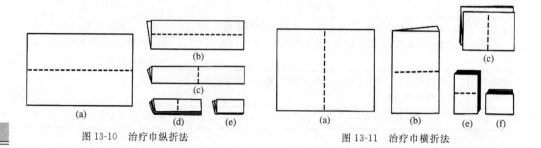

图 13-10　治疗巾纵折法　　　　　　　　图 13-11　治疗巾横折法

3.环境准备。操作区整洁、宽敞、明亮；操作台清洁、干燥、平坦,符合无菌操作要求。

【实施】

1.操作流程及行为要求

铺无菌盘见表13-9。

表 13-9	铺无菌盘	
操作流程	步骤说明	行为要求
1.查对	检查无菌物品的名称、灭菌日期、有效期、化学指示胶带变色是否符合要求、无菌包是否干燥、治疗盘是否清洁、干燥	确保质量可靠
2.取巾	打开无菌治疗巾包,用无菌持物钳夹取一块治疗巾放于治疗盘内	包内无菌治疗巾未用完,应按原折痕包好,注明开包日期和时间,24 h内有效
3.铺盘	(1)单层底铺盘法:双手捏住治疗巾一边外面两角,轻轻抖开,双折平铺于治疗盘中,将上层向远端呈扇形折叠,边缘向外,治疗巾内构成无菌区(图13-12) (2)双层底铺盘法:双手捏住治疗巾一边外面两角,轻轻抖开,从远到近折三折,成双底层,上层呈扇形折叠,开口边向外(图13-13)	手不可触及无菌治疗巾内面
4.放物	将治疗所需无菌物品按无菌要求放入盘内	不可跨越无菌区
5.覆盖	双手捏住,反折治疗巾两角外面,拉平扇形折叠层,盖于物品上,边缘对齐,开口处向上反折2次,两侧边缘分别向下折1次	
6.记录	注明铺盘名称及日期,整理用物	保持盘内无菌,4 h内有效

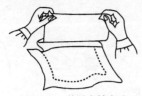

图 13-12　单层底铺盘法

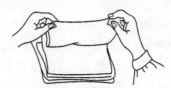

图 13-13　双层底铺盘法

2.注意事项

(1)铺无菌盘的区域必须清洁、干燥、宽敞,无菌巾避免潮湿。

(2)铺盘时不可跨越无菌区。

(3)无菌盘有效时限不超过4 h。

【评价】

1.无菌巾的位置恰当,放入无菌物品后上下两层的边缘能对齐。

2.无菌巾内物品放置有序,取用方便。

3.无菌物品及无菌区未被污染。

(五)取用无菌溶液

【目的】

将无菌密封瓶内的液体倒入无菌容器内,供无菌操作使用。

【评估】

1.操作环境是否整洁、宽敞;操作台是否清洁、干燥、平坦。

2.无菌溶液是否在有效期内。

【计划】

1.护士准备。衣帽整洁,修剪指甲、洗手,戴口罩。

2.用物准备。无菌溶液、无菌容器、开瓶器、纱布、弯盘、消毒溶液、无菌棉签、笔。

3.环境准备。操作区整洁、宽敞、明亮;操作台清洁、干燥、平坦,符合无菌操作要求。

【实施】

1.操作流程及行为要求

取用无菌溶液法见表13-10。

表 13-10 取用无菌溶液法

操作流程	步骤说明	行为要求
1.取瓶	取盛有无菌溶液的密封瓶,用纱布擦净瓶外灰尘	
2.查对	核对瓶签上的药名、剂量、浓度和有效期,检查瓶盖有无松动,瓶体及瓶底有无裂痕,查看液体有无浑浊、沉淀、变色、絮状物等不能使用的情况	对光检查,确定质量可靠方可使用
3.开盖	核对无误后,开启瓶盖,消毒瓶口及瓶盖2遍,用单手拇指、食指捏住橡胶塞将其拉出	手不可触及瓶口及瓶塞内面
4.倒溶液	另一手握持溶液瓶,瓶签朝向掌心,倒出少量溶液于弯盘中,冲洗瓶口后,再由原处倒溶液至无菌容器中(图13-14)	倒溶液时,瓶口不能接触容器边缘
5.盖瓶盖	倒毕,立即将瓶塞盖上,消毒瓶塞边缘及上方后将瓶盖盖好	如瓶塞、瓶口污染无法再消毒,则剩余溶液应即刻用完或丢弃
6.记录	在瓶签上注明开瓶日期、时间	开启后瓶内余液在24 h内有效

2.注意事项

(1)取药前仔细检查、核对。

(2)开瓶时手不可触及瓶口和瓶塞内面。

(3)倒溶液时,勿沾湿瓶签,勿使瓶口接触容器口周围;不可将物品伸入到无菌溶液瓶内蘸取溶液;已倒出的溶液不可再倒回瓶内。

【评价】

1.手未触及瓶口及瓶内。

2.倒溶液时,瓶签未浸湿,液体未溅至桌面。

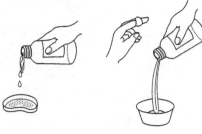

图 13-14　取用无菌溶液法

(六)戴、脱无菌手套

【目的】

进行无菌操作或接触无菌物品时戴无菌手套,以保持无菌物品不被污染,保护患者,防止感染。

【评估】

1.操作环境是否整洁、宽敞;操作台是否清洁、干燥、平坦。

2.无菌手套尺码是否合适,包装是否漏气,是否在有效期内。

【计划】

1.护士准备。衣帽整洁,修剪指甲,洗手,戴口罩。

2.用物准备。无菌手套、弯盘。

3.环境准备。操作区整洁、宽敞、明亮;操作台清洁、干燥、平坦。

【实施】
1.操作流程及行为要求
戴、脱无菌手套见表13-11。

表 13-11　　　　　　　　　　　　　戴、脱无菌手套

操作流程	步骤说明	行为要求
1.核对	核对无菌手套尺码、灭菌日期、有效期及包装是否完好	选择大小合适的手套
2.涂滑石粉	将无菌手套包放在清洁、干燥的台面上打开,摊开手套袋,取出滑石粉,涂擦双手	避免在手套上方涂擦滑石粉
3.戴手套	(1)分次提取法:一手掀开手套袋开口处,另一手捏住一只手套的翻折部分取出手套,对准五指戴上;未戴手套的手掀起另一袋口,已戴好手套的手插入另一手套的翻折内面(手套外面),取出手套,同法戴好(图13-15) (2)一次性提取法:两手同时掀开手套袋开口处,分别捏住两只手套的翻折部分,取出手套。将两只手套掌心相对,先戴一只手,再以戴好手套的手指插入另一只手套的翻折内面,同法戴好,将手套的翻折扣套在工作服衣袖外面(图13-16)	戴手套时防止手套外面(无菌面)触及任何非无菌物品 未戴手套的手不可触及手套的外面 已戴手套的手不可触及未戴手套的手及另一手套的内面
4.调整	双手对合交叉调整手套位置,同时检查手套是否有破损	
5.脱手套	操作完毕,脱手套前洗净血渍、污渍,戴手套的手捏住手套口翻转脱下,已脱手套的手插入手套内口,向外翻转脱下	避免手套污染面接触到手
6.整理	将用过的手套放入医用垃圾袋内按医疗废物处理,在流水下洗净双手	

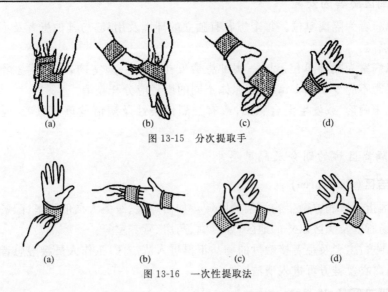

图 13-15　分次提取手

(a)　　　　(b)　　　　(c)　　　　(d)

图 13-16　一次性提取法

(a)　　　　(b)　　　　(c)　　　　(d)

2.注意事项
(1)戴手套后双手应保持在腰部以上,视线范围以内,避免污染。
(2)发现手套有破损,或不慎污染或疑有污染,应立即更换。
(3)脱手套时,应从手套口往下翻转脱下,不可强拉手指和手套的边缘,以免损坏。

【评价】
1.滑石粉未脱落于手套及无菌区内。
2.戴、脱手套时未强行拉扯手套边缘,没有污染。
3.操作始终在腰部或操作台面以上水平进行。

第四节 | 隔离技术

隔离是防止医院感染的重要措施之一。护理人员必须重视和认真做好隔离工作,严格执行隔离技术,对患者及家属做好健康教育,使其自觉遵守隔离制度,积极配合各种隔离措施的实施。

一、隔离的基本知识

(一)隔离的概念

隔离(isolation)是将传染病患者和高度易感人群安置在指定的地方,暂时避免与周围人群接触,以达到控制传染源、切断传播途径、保护易感人群的目的。对传染病患者采取的隔离称为传染源隔离,对易感人群采取的隔离称为保护性隔离。

(二)传染病区隔离单位的设置

1. 隔离区的布局

传染病区应与普通病区分开,远离食堂、水源和其他公共场所,相邻病区楼相隔约30 m,侧面防护距离约10 m,以防止空气对流传播。病区设有工作人员与患者分别进出的门和通道,设立三区的缓冲间,配备必要的卫生、消毒及隔离设备。

2. 隔离区患者的安置

(1)以患者为隔离单位。每个患者有独立的环境及用具,与其他患者及不同病种患者间进行隔离。

(2)以病室为隔离单位。同一病种患者安排在同一病室内,每间病室不应超过4人,病床间距不应少于1.1 m,但病原体不同的患者应分开收治。

(3)凡未确诊、或发生混合感染、或有强烈传染性及病情危重的患者,应住单独隔离室。

(三)隔离区域的划分及隔离要求

1. 清洁区(clean area)

清洁区指未被病原微生物污染的区域。如治疗室、医务人员值班室、配餐室、库房、更衣室等场所以及病区以外的地区,如食堂、药房、营养室等。

隔离要求:患者及患者接触过的物品不得进入清洁区;工作人员接触患者后需刷洗手,脱去隔离衣及鞋方可进入清洁区。

2. 半污染区(half-contaminated area)

半污染区指有可能被病原微生物污染的区域。如医护人员办公室、护士站、患者用后的物品及医疗器械等的处理室、病室内走廊、检验室、消毒室等。

隔离要求:穿着隔离衣的工作人员通过走廊时,不得接触墙壁、家具等;各类检验标本有固定的存放盘和架,检验完的标本及容器等应严格按要求分别处理。

3. 污染区(contaminated area)

污染区指患者直接或间接接触、被病原微生物污染的区域,如病室、患者使用的卫生间及浴室、处置间、污物间、病区外走廊等。

隔离要求:污染区的物品未经消毒处理,不得带到他处;工作人员进入污染区时,务必穿隔离衣、戴口罩和帽子,必要时换隔离鞋;离开前脱隔离衣、鞋,并消毒双手。

二、隔离原则

(一)一般消毒隔离

1.隔离标志明确,卫生设施齐全

病房和病室门前悬挂隔离标志,门口放置用消毒液浸湿的脚垫,门外设立隔离衣悬挂架(柜或壁橱)、流水洗手池、备消毒液及手刷、干手设备、避污纸。

2.工作人员进出隔离室符合要求

(1)工作人员进入隔离室应按规定穿隔离衣、戴口罩和帽子,只能在规定范围内活动。

(2)穿隔离衣前,必须将所需的物品备齐,各种护理操作应有计划地集中执行,以减少穿脱隔离衣的次数和消毒手的频率。

(3)一切操作要严格遵守隔离规程。

(4)接触患者或污染物品后、离开隔离室前均必须消毒双手。

(5)探陪人员进出隔离室应根据隔离种类采取相应的隔离措施。

3.分类处理隔离室内物品

(1)凡患者接触过的物品或落地的物品应视为污染,消毒后方可使用。

(2)患者的衣物、信件、钱币等经熏蒸消毒后才能交家人带回。

(3)患者的排泄物、分泌物、呕吐物须经消毒处理后方可排放。

(4)需送出病区处理的物品,必须置于有明显标记的污物袋内。

4.隔离室环境消毒

(1)病室每日进行空气消毒,可用紫外线照射或消毒液喷雾。

(2)每日晨间护理后,用消毒液擦拭床及床旁桌椅。

5.加强隔离患者心理护理

了解患者的心理变化,尽量消除患者因隔离而产生的恐惧、孤独、自卑等心理反应;在严密执行隔离要求的同时,要对患者热情、关心,向患者及家属解释隔离的重要性及暂时性,以取得信任与合作。

6.掌握解除隔离的标准

传染性分泌物三次培养结果均为阴性或已度过隔离期,医生开出医嘱后,方可解除隔离。

(二)终末消毒处理

终末消毒是指对出院、转科或死亡患者和所住病室、用物、医疗器械等进行的消毒处理。

1.患者的终末消毒处理

患者出院或转科前应沐浴、换上清洁衣服,个人用物经消毒后一并带出。如患者死亡,用浸透消毒液的棉球填塞口、鼻、耳、阴道、肛门等孔道,然后用一次性尸单或消毒液浸湿的尸单包裹尸体。

2.病室的终末消毒处理

将被服放入标明"隔离"字样的污衣袋,经消毒后再清洗;关闭病室门窗,打开床旁桌、摊开棉被、竖起床垫,用消毒液熏蒸或用紫外线照射,然后打开门窗通风;床垫、被芯和枕芯还可用日光曝晒处理;用消毒液擦拭家具、地面;体温计用消毒液浸泡,血压计及听诊器送熏蒸箱消毒。

三、隔离的种类及措施

隔离种类按病原体传播途径不同分以下几种,并以切断传播途径为制定隔离措施的依据。

(一)严密隔离(strict isolation)

严密隔离适用于经飞沫、分泌物、排泄物直接或间接传播的烈性传染病,如霍乱、鼠疫、传染性非典型肺炎(SARS)、禽流感等。凡传染性强、死亡率高的传染病均需采取严密隔离。主要隔离措施有:

(1)患者应住单间病房,通向过道的门窗须关闭。室内用具力求简单、耐消毒,室外挂明显的标志。禁止患者出病室,禁止探视与陪护。

(2)接触患者时,工作人员必须戴好口罩、帽子,穿隔离衣和隔离鞋,戴手套,必要时注射疫苗或采取预防措施,消毒措施必须严格。

(3)患者的分泌物、呕吐物和排泄物应严格消毒处理。

(4)污染纸张、敷料装袋标记,送焚烧处理。

(5)室内空气及地面用消毒液喷洒或紫外线照射消毒,每天1次。

(二)呼吸道隔离(respiratory tract isolation)

呼吸道隔离用于防止通过空气传播的感染性疾病,如肺结核、流脑、百日咳、腮腺炎、麻疹等。主要隔离措施有:

(1)同一病原菌感染者可同住一室,有条件时尽量使隔离病室远离其他病室。

(2)通向走道的门窗须关闭,患者离开病室需戴口罩。

(3)工作人员进入病室需戴口罩,并保持口罩干燥,必要时穿隔离衣。

(4)为患者准备专用的痰杯,口鼻分泌物需经消毒处理后方可丢弃。

(5)室内空气用紫外线照射或消毒液喷洒,每天1次。

(三)肠道隔离(digestive tract isolation)

肠道隔离适用于通过消化道分泌物及粪便间接或直接污染了食物或水源而传播的疾病,如伤寒、细菌性痢疾、甲型肝炎、戊型肝炎等。主要隔离措施有:

(1)不同病种患者最好能分开居住,如条件受限也可同居一室,但应做好床边隔离,床间距不少于2 m,每一床应加隔离标志,患者间不能交换物品。

(2)接触此类患者时,应按病种分别穿隔离衣,接触污染物时戴手套。

(3)患者的食具、便器各自专用,严格消毒,剩余的食物或排泄物均应消毒处理后方可倒掉。

(4)病室应有防蝇、灭蟑螂设备,保持无蝇、无蟑螂。

(5)被粪便污染的物品要随时装袋,做好标记,送消毒或焚烧处理。

(四)接触隔离(contact isolation)

接触隔离适用于经体表或伤口直接或间接接触而感染的疾病。如新生儿脓疱病、破伤风、气性坏疽、狂犬病、铜绿假单胞菌感染等。主要隔离措施有:

(1)患者应住单间病室,不许接触他人。

（2）接触此类患者时，须戴口罩、帽子、手套，穿隔离衣，工作人员的手或皮肤有破损时应避免接触患者或进行医护操作，必要时戴手套进行。

（3）凡患者接触过的一切物品，如被单、衣物、换药器械均应先灭菌，然后再进行清洁、消毒、灭菌。被患者污染的敷料应装袋标记，焚烧处理。

（五）血液-体液隔离（blood-body liquid isolation）

血液-体液隔离用于预防直接或间接接触传染性血液或体液的传染性疾病，如乙型肝炎、艾滋病、梅毒等。主要隔离措施有：

（1）同种病原菌感染者可同住一室，但在患者自理能力低下或出血不能控制、易造成环境污染的情况下应单独隔离。

（2）接触血液或体液时应戴口罩、手套，必要时应戴防渗透的口罩及护目镜。

（3）护理患者前、后应认真洗手或对手进行消毒，若手被血液、体液污染或可能污染，应立即用消毒液洗手。

（4）被血液、体液污染或高度怀疑被污染的物品，应装入有标记的袋中，送消毒或焚烧；被血液、体液污染的室内物品表面，应立即用 1500～2000 mg/L 含氯消毒剂擦拭或喷雾消毒。

（5）防止注射针头等利器刺伤，患者用过的针头等应放入防渗漏、耐刺的废弃物收集器内，直接焚烧处理。

（6）HIV 患者或 HIV 感染者不能与其他患者共用中心吸氧、吸引系统。

（六）昆虫隔离（insect isolation）

昆虫隔离适用于以昆虫为媒介而传播的疾病，如乙型脑炎、疟疾、斑疹伤寒、流行性出血热等。主要隔离措施有：

1. 斑疹伤寒及回归热

由虱传播。患者入院时必须沐浴、更衣，经灭虱处理后方可进入同种病室；患者衣物需灭虱后带回或保管。

2. 疟疾及乙型脑炎

由蚊传播。病室有蚊帐、纱门、纱窗等防蚊设施，定期喷洒灭蚊剂等。

3. 流行性出血热

由寄生在鼠身上的螨叮咬人，吸血后传播。患者入院时必须沐浴、更衣、灭螨；病室应有防鼠设备。

（七）保护性隔离（protective isolation）

保护性隔离也称反向隔离，适用于抵抗力低或极易感染的患者，如严重烧伤、早产儿、白血病、脏器移植及免疫缺陷的患者等。主要隔离措施有：

（1）设专用隔离室，患者住单间病房。病室内空气、地面、家具等均应严格消毒。

（2）凡进入此病室必须戴帽子、口罩，穿无菌隔离衣（外面为清洁面，内面为污染面）及消毒拖鞋。

（3）接触患者前、后均应洗手。

（4）凡患呼吸道疾病或咽部带菌者，应避免接触患者。

（5）未经消毒处理的物品不可带入隔离区。

（6）探视者应采取相应的隔离措施，必要时谢绝探视。

四、常用隔离技术

隔离技术(isolation technique)是为了保护患者和工作人员,避免相互传播,减少感染和交叉感染的发生而实施的一系列操作技术。

(一)口罩、帽子的使用

【目的】

1.口罩。保护患者和工作人员,避免互相传染,并防止飞沫污染无菌物品或清洁食物等。

2.帽子。防止工作人员的头发、头屑散落或头发被污染。

【评估】

患者病情、采取的隔离种类。

【计划】

1.护士准备。着装整洁,剪指甲,洗手。

2.用物准备。棉布帽子、纱布口罩(或一次性帽子、口罩)、污物袋。

3.环境准备。整洁、宽敞。

【实施】

1.操作流程及行为要求

帽子、口罩的使用见表13-12。

表 13-12　　　　　　　　　　　　　　　帽子、口罩的使用

操作流程	步骤说明	行为要求
1.戴帽子、口罩	洗手,戴帽子、口罩。口罩下方带系于颈后,上方带系于头顶中部(图13-17) 如戴一次性口罩,需将双指尖放在鼻夹上,从中间位置开始,用手指向内按压,并逐渐向两侧移动,根据鼻梁形状塑造鼻夹	帽子应将头发全部遮住,口罩应罩住口、鼻及下巴
2.使用时	口罩污染或潮湿应立即更换	接触严密隔离患者后立即更换
3.使用后	洗手,及时取下口罩,双手握住口罩两侧带子,将污染面向内折叠,放入胸前清洁小口袋或小塑料袋内 离开污染区前将口罩、帽子放入特定的污物袋内,以便集中处理	口罩不能挂在胸前手不可接触口罩的污染面

2.注意事项

(1)戴、脱口罩前应洗手,戴口罩后,不可用污染的手接触口罩;若口罩潮湿,应立即更换。

(2)口罩用后,立即取下,不可悬挂在胸前,取下时手不可接触污染面。

【评价】

1.戴帽子、口罩方法正确。

2.取下口罩方法正确,放置妥当。

3.保持帽子、口罩的清洁、干燥并定时更换。

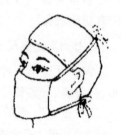

图 13-17　口罩、帽子的使用

(二)避污纸的使用

避污纸是备用的清洁纸片,用避污纸遮盖要拿的物品或进行简单操作,可以保持双

手或物品不被污染,可省略消毒洗手的手续。取避污纸时,从页面抓取,不可掀开撕取(图 13-18)。避污纸用后随即丢入污物桶内,集中焚烧处理。在使用过程中,注意保持避污纸清洁以防交叉感染。

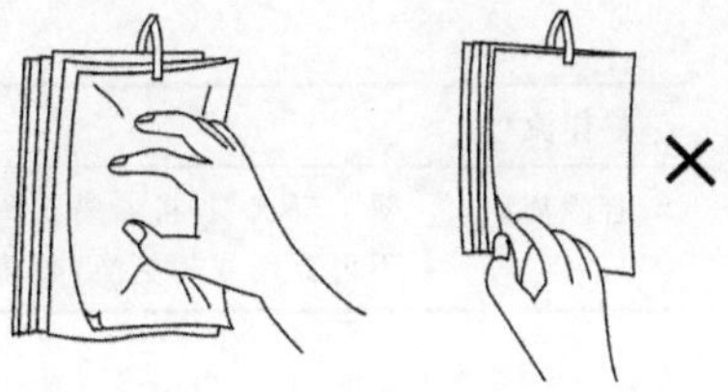

图 13-18　取避污纸法

(三)穿、脱隔离衣法

【目的】

保护工作人员和患者,防止病原微生物播散,避免交叉感染。

【评估】

1.患者目前采取的隔离种类、隔离措施。

2.隔离衣干燥、清洁、无破洞,长短合适。

3.确定隔离衣清洁面和污染面。

【计划】

1.护士准备。穿工作服,洗手,戴口罩、帽子;取下手表;卷袖过肘(冬季至前臂中部)。

2.用物准备。隔离衣、挂衣架、消毒洗手设备、污物袋。

3.环境准备。符合隔离要求,宽敞,物品摆放合理。

【实施】

1.操作流程及行为要求

穿、脱隔离衣见表 13-13。

表 13-13　　　　　　　　　　　　穿、脱隔离衣

操作流程	步骤说明	行为要求
▲穿隔离衣法(图 13-19)		
1.取隔离衣	手持衣领取下隔离衣,清洁面朝向自己,将衣领两端向外折齐,露出袖内口	隔离衣的衣领及内面为清洁面
2.穿衣袖	右手持衣领,左手伸入袖筒内,举起手臂,将衣袖穿上;换左手持衣领,依上法穿好右袖,举双手将衣袖上抖,露出手腕	手不可触及隔离衣的污染面
3.扣领扣	双手持衣领,由前向后理顺领边,扣上领扣	衣袖勿触及面部、衣领和帽子
4.扣袖扣	扣好袖扣或系上带子	此时手被污染
5.系腰带	从腰部自一侧衣缝向下约 5 cm 处将隔离衣后身向前拉,见到衣边捏住外侧,同法捏住另一侧边缘。双手分别捏住两侧衣边同向后拉,在背后将边缘对齐,向一侧折叠,按住折叠处,将腰带在背后交叉,回到前面打一活结,系好	捏住衣边的外面,手不可触及清洁面 两侧边缘对齐,折叠处不能松散
▲脱隔离衣法(图 13-20)		
1.解腰带	解开腰带,在前面打一活结	
2.解袖口	解开袖口,在肘部将部分衣袖塞入工作服内,露出双手前臂	避免袖口污染隔离衣的清洁面
3.消毒手	按消毒洗手的方法刷洗双手、擦干或烘干	刷手时不能弄湿隔离衣,隔离衣也不能污染水池
4.解领扣	解开领扣	注意保持衣领清洁
5.脱衣袖	右手伸入左侧衣袖内,拉下衣袖过手,再用衣袖遮住的左手在外面拉下右手衣袖过手,解开腰带,双手在袖内,使袖子对齐,双臂逐渐退出	衣袖不可污染手及手臂

操作流程	步骤说明	行为要求
6.挂隔离衣	双手持衣领,将隔离衣两边对齐折好,挂在衣钩上;如隔离衣不再穿用或需更换,则将清洁面向外折叠放入污衣袋内	隔离衣挂在半污染区,清洁面向外;挂在污染区则污染面向外

2.注意事项

(1)隔离衣长短要合适,须全部遮盖工作服;有破损时则不可使用。

(2)隔离衣的衣领及内面为清洁面(如为反向隔离,则内面为污染面),穿脱时要避免污染。

(3)隔离衣挂在半污染区,清洁面向外;挂在污染区,则污染面向外。

(4)穿隔离衣后不得进入清洁区;双手应保持在腰部以上、视线范围以内,避免接触清洁物品。

(5)隔离衣应每日更换,如有潮湿或内面污染,应立即更换。

【评价】

1.隔离衣长短合适。

2.隔离观念强,穿、脱隔离衣未污染。

3.手的消毒方法正确,刷手时隔离衣未被溅湿,也未污染洗手池。

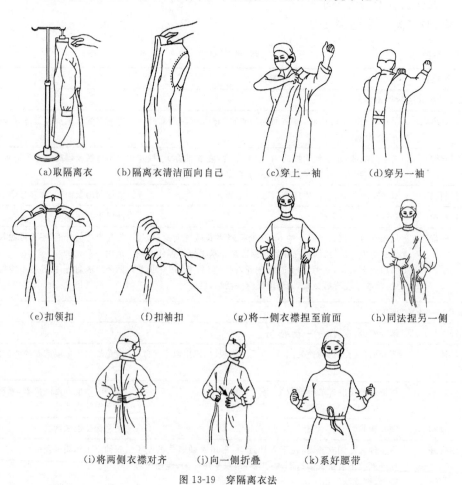

(a)取隔离衣　　(b)隔离衣清洁面向自己　　(c)穿上一袖　　(d)穿另一袖

(e)扣领扣　　(f)扣袖扣　　(g)将一侧衣襟捏至前面　　(h)同法捏另一侧

(i)将两侧衣襟对齐　　(j)向一侧折叠　　(k)系好腰带

图13-19　穿隔离衣法

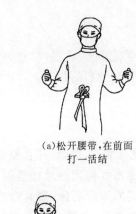
(a)松开腰带,在前面
打一活结

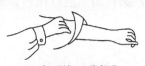
(b)解开袖口,将部分
衣袖塞入工作服袖

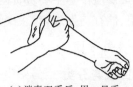
(c)消毒双手后,用一只手
拉袖口内的清洁面

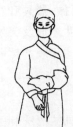
(d)衣袖遮住的手拉
另一袖的污染面

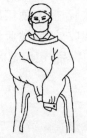
(e)用衣袖遮住的双手
解开腰带并脱隔离衣

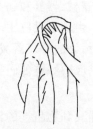
(f)手持清洁面,使衣领直立

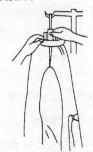
(g)提起衣领,挂衣钩上

图 13-20　脱隔离衣法

第五节 | 消毒供应中心

消毒供应中心(Central Sterile Supply Department,CSSD)是指医院内承担各科室所有重复使用诊疗器械、器具和物品的清洁、消毒、灭菌以及无菌物品供应的部门。按照规定,医院内所有可以重复使用并需清洗、消毒、灭菌的诊疗器械、器具、物品等,都必须集中由消毒供应中心处理和供应,因此,消毒供应中心的工作质量直接影响医院的医疗护理质量,甚至影响患者的生命安危。保证无菌物品的质量是消毒供应中心的工作核心,是预防和控制医院感染的重要环节。

一、消毒供应中心设置与布局

(一)设置要求

消毒供应中心应设在住院部附近、方便临床各科的位置。周围环境应清洁、无污染源,有净化及污水排放设施,室内光线充足,自然通风良好,地面、墙面光滑,避免落尘及便于冲洗。为避免消毒灭菌器材的污染,供应室应分为污染区、清洁区、灭菌区三区,清洁、消毒物品的运行路线只能由污到洁,不交叉,不逆流;空气流向由洁到污,去污区保持相对负压,检查包装及灭菌区保持相对正压。

(二)分区布局

消毒供应中心的建筑布局应分为办公区域和工作区域。办公区域是工作人员生活、休息、学习的区域,包括更鞋处、男女更衣室、办公室、值班室、示教室、清洁物品库房、卫生间等。工作区域分为去污区、检查包装区、灭菌物品存放区,区域间有实际屏障,设洁、污物品传递通道,并分别设人员出入缓冲间(带)。

二、消毒供应中心的工作内容及流程

消毒供应中心主要负责对医用品、医疗器械进行回收、分类、清洗、消毒、检查、包装、灭菌、储存与发放,对一次性使用医疗用品进行保存管理和各种敷料的加工。

(一)去污区

1. 回收与分类

回收与分类是指回收各种污染的医疗器械、器具和物品,进行清点、核查,并且根据器械、器具和物品材质、精密程度等进行分类处理。使用者应将重复使用的诊疗器械、器具和物品与一次性使用器械、器具和物品分开放置;重复使用的诊疗器械、器具和物品直接置于封闭的容器中,由消毒供应中心集中回收处理,被朊毒体、气性坏疽及突发原因不明的传染病病原体污染的诊疗器械、器具和物品,使用者应双层封闭包装并标明感染性疾病名称,由消毒供应中心单独回收处理。

2. 清洗

清洗是指去除器械、器具和物品上的污物的全过程。清洗方法包括机械清洗和手工清洗。机械清洗适用于大部分常规器械的清洗,手工清洗适用于精密、复杂器械的清洗和有机物较重的器械的初步处理。清洗步骤包括冲洗、洗涤、漂洗和终末漂洗。

3. 消毒

消毒是指对清洗后的器械、器具或物品进行消毒处理。消毒方法首选机械热力消毒或湿热消毒,也可采用化学消毒。

4. 干燥

经清洗、消毒后的器械、器具和物品用干燥设备进行干燥处理,或用消毒的低纤维絮擦布或95%的乙醇擦拭干燥,但不能使用自然干燥方法干燥。

(二)检查包装区

1. 器械的检查与保养

采用目测或使用带光源放大镜对干燥后的每件器械、器具和物品进行检查,器械表面及其关节、齿牙处应光洁,无血渍、污渍、水垢等残留物质和锈斑,功能完好、无损毁,并用润滑剂进行器械保养。

2. 装配与包装

将检查合格的器械、器具和物品按要求装配、包装、封包,并注明标识,准备送灭菌处理。包装时,在每一个包内放置化学指示卡、包外贴化学指示胶带;包外注明器械、器具和物品名称、灭菌日期、失效日期、操作者及核对者代号或姓名、灭菌锅号、锅次等。

3. 灭菌

将包装好的物品进行灭菌处理。

(三)无菌物品存放区

1. 储存

灭菌后物品应分类、分架存放在无菌物品存放区。一次性使用无菌物品应去除外包装后,进入无菌物品存放区。物品存放架或柜应距地面高度 20～25 cm,离墙 5～10 cm,距天花板 50 cm;物品放置应固定位置,设置标识;消毒后直接使用的物品应干燥、包装后专架存放。

2. 无菌物品发放

无菌物品发放时，应遵循"先进先出的原则"，即先灭菌先发放，后灭菌后发放；发放时应确认无菌物品的有效性；物品一旦从存放区发出，不能再退回存放区；做好物品发放记录。

（四）一次性无菌物品管理

一次性使用无菌医疗器材应存放于清洁、干燥、通风良好的地方，保证使用时符合无菌、无热源、无破损，在有效期内。各科室用后先进行初步的消毒处理，再由供应室按定数回收后进行毁形和无害化处理，最后由当地疾控中心认可的部门将其再利用或集中送焚烧处理。

三、常用物品的保养方法

1. 搪瓷类

搪瓷类器具耐用、易清洁，但使用中要注意保护瓷面，不要碰撞，轻拿轻放，避免与强酸、强碱接触，勿与粗糙物摩擦，以防脱瓷锈蚀。

2. 玻璃类

玻璃类物品要轻拿轻放，防止磕碰，可放在纸盒中或用软纸包裹存放，避免骤冷骤热，以防突然破裂。

3. 橡胶类

橡胶类物品要防冷变硬，防热变形、变软；防止被锐利物品刺破；并防止与挥发性液体或酸碱物质接触，以免侵蚀变质。橡胶单应晾干，撒上滑石粉后卷起保存。橡胶导管晾干后应竖直放于盒内，撒上滑石粉保存。橡胶袋类应倒挂晾干，装入少量空气后旋紧塞子保存，以防粘连。

4. 金属器械类

金属类物品应涂油保护，以防锈蚀；锐利器械应分别放置，刃面用棉花包裹，以防碰撞，损伤锋刃。

5. 布类及毛织品

布类物品应防火、防霉、防钩破；毛织品应防蛀，要勤晒，并放防虫蛀的制品保存。

附件　医院的清洁、消毒、灭菌工作

一、医院物品的危险性分类

医院的诊疗器械及一般用品按污染后可造成的危害程度和与人体接触部位的不同分为三类：

1. 高度危险性物品。凡是穿过皮肤、黏膜进入无菌组织或器官内部的器械，或与破损的组织、皮肤黏膜密切接触的器材和用品，均为高度危险性物品，如各种手术器械、注射器、输液和输血器、血液和血液制品、脏器移植物等。

2. 中度危险性物品。仅与皮肤、黏膜接触，而不进入无菌组织内的物品为中度危险性物品，如体温计、血压计、胃肠道内窥镜、呼吸管道、便器等。

3. 低度危险性物品。不进入人体组织，不接触黏膜，仅直接或间接地与健康无损的皮肤相接触的物品为低度危险性物品，如毛巾、口罩、衣服、被服等。

二、消毒灭菌方法的分类

根据消毒因子浓度、强度和作用时间对微生物的杀灭能力,可将消毒灭菌方法分为四个作用水平:

1. 灭菌法。可以杀灭一切微生物以达到绝对无菌的方法。属于此类的有:热力灭菌、电离辐射灭菌、微波灭菌、等离子体灭菌等物理灭菌方法以及用甲醛、戊二醛、环氧乙烷、过氧乙酸等高效灭菌剂等进行灭菌的方法。

2. 高水平消毒法。能杀灭一切细菌繁殖体(包括结核分枝杆菌)、病毒、真菌及其孢子和绝大多数细菌芽孢的消毒方法。属于此类的方法有:热力灭菌、微波灭菌、臭氧和紫外线灭菌等物理方法以及含氯、过氧乙酸、过氧化氢和一些复配的化学消毒剂等进行灭菌的方法。

3. 中水平消毒法。可以杀灭和清除细菌芽孢以外的各种病原微生物的消毒方法。包括超声波灭菌、碘类消毒剂、醇类消毒剂等进行消毒的方法。

4. 低水平消毒法。只能杀灭细菌繁殖体(结核分枝杆菌除外)和亲脂病毒。包括通风换气、冲洗等机械除菌法和中草药植物类、胍类(氯己定)、金属离子消毒剂等化学消毒方法。

三、医院选择消毒灭菌方法的原则

1. 根据物品污染后的危害程度选择消毒灭菌方法

(1)高度危险性物品,必须选择灭菌的方法灭菌以杀灭一切微生物,务使其灭菌指数达到 10^6,灭菌方法首选压力蒸汽灭菌法。

(2)中度危险性物品,一般情况下选择高水平或中水平消毒法,达到消毒效果即可,要求消毒指数达到 10^3 以上,即对试验微生物的杀灭率≥99.9%,对自然污染的微生物杀灭率≥90%。

(3)低度危险性物品,一般可用低水平消毒法消毒或做一般清洁处理,仅在特殊情况下才做特殊处理。

2. 根据污染微生物的种类和数量选择消毒灭菌方法

(1)被细菌芽孢、真菌芽孢、分枝杆菌和经血液传播病原体(乙型肝炎、丙型肝炎、艾滋病毒)等污染的物品,应选择灭菌法或高水平消毒法。

(2)被致病性细菌、真菌、亲水性病毒、螺旋体、支原体、衣原体污染的物品,应选择中水平以上的消毒法。

(3)被一般细菌和亲脂病毒污染的物品,可选用中水平或低水平消毒法。

(4)对存在较多有机物的物品或污染特别严重的物品消毒时,应加大消毒药剂量,或延长消毒作用时间。

3. 根据消毒物品的性质选择消毒灭菌方法

(1)耐高温、耐潮湿的物品和器材,应首选压力蒸汽灭菌法或干热灭菌法。

(2)不耐热、忌湿的物品和贵重物品,可选择环氧乙烷或甲醛气体消毒灭菌。

(3)对金属器械的浸泡灭菌,应选择腐蚀性小的灭菌剂。

(4)对物体表面的消毒,应考虑表面的性质,光滑表面可选择紫外线灯等辐射的方法或用消毒液擦拭,多孔材料的表面可选择喷雾消毒法。

4. 严格遵守消毒程序

凡与患者接触或被患者的排泄物、分泌物、血液污染的物品,均应先消毒,再清洗,再选择合理的消毒灭菌方法进行消毒或灭菌。

5.严格执行消毒管理规定

使用经卫生行政部门批准的消毒药械,并按照批准使用的范围和方法在医疗卫生机构和疫源地集中消毒,一次性使用的医疗器械、器具和物品不得重复使用。

四、医院日常的清洁、消毒、灭菌

1.医院环境消毒

医院环境常被患者、隐性感染者或带菌者排出的病原微生物所污染,成为感染的媒介。因此,医院环境的清洁与消毒是预防和控制医院感染的基础。医院建筑物周围的环境要清洁,应消除积水,消灭蚊蝇滋生地,清除垃圾,特殊污染的局部地面及空间,可用化学消毒剂喷洒。医院门诊、病室的每个部位均要做好清洁卫生并进行必要的消毒。

(1)环境空气消毒。从空气消毒的角度可以将医院环境分为四类,其包括的内容及可采用的空气消毒方法如下:①Ⅰ类环境包括层流洁净手术室、层流洁净病房和无菌药物制剂室等,采用层流通风法使空气净化。②Ⅱ类环境包括普通手术室、产房、婴儿室、早产儿室、普通保护性隔离室、供应室无菌区、烧伤病房、重症监护病房等,采用低浓度臭氧、紫外线灯制备的空气消毒器或静电吸附式空气消毒器进行空气消毒。③Ⅲ类环境包括儿科病房、妇产科检查室、注射室、换药室、供应室清洁区、急诊室、化验室、各类普通病房和诊室等,除可采用Ⅱ类环境中的空气消毒方法外,还可应用臭氧、紫外线灯、化学消毒剂熏蒸或喷雾、中草药空气消毒剂喷雾等空气消毒方法。④Ⅵ类环境包括传染病病房,可采用Ⅱ类和Ⅲ类环境中的空气消毒方法。

(2)环境表面消毒。①地面。如无明显污染,可用湿式清扫以清除地面的污秽和部分微生物;如受病原微生物污染,应用消毒液湿拖擦洗或喷洒地面。②墙面。通常不需常规消毒,如受到病原微生物污染,可用化学消毒剂喷洒或擦拭。③各类物品表面。如病床、床头柜、桌子、凳子、病历夹、门把手、水龙头、门窗、便池等一般用清洁湿抹布或蘸取消毒液的抹布进行常规擦拭;如受到病原微生物污染,可用化学消毒剂喷洒或擦拭,还可用紫外线等照射消毒。

2.预防性消毒和疫源性消毒

(1)预防性消毒。预防性消毒是指在尚未发现感染性疾病的情况下,对可能被病原微生物污染的环境、物品、人体等进行消毒,以及对粪便及污染物的无害化处理。

(2)疫源性消毒。疫源性消毒是指在有感染源的情况下所进行的消毒,包括随时消毒和终末消毒。①随时消毒。直接在患者或带菌者周围进行,随时杀灭或清除由感染源排出的病原微生物,应根据病情做到"三分开""六消毒":分居室、分饮食、分生活用具;消毒分泌物或排泄物、消毒生活用具、消毒双手、消毒衣服和床单、消毒患者居室、消毒生活用水和污物。陪护人员应加强防护。②终末消毒。终末消毒指感染源已离开疫源地,杀灭其遗留下来的病原微生物,应根据消毒对象及其污染情况选择适宜的消毒方法。消毒人员应做好充分的准备工作并加强自我防护。

3.被服类消毒

所有患者用过的衣服、被褥可集中送被服室,经环氧乙烷气体灭菌后,再送洗衣房清洗备用。无条件采用环氧乙烷灭菌的,可根据不同的物品采用不同的方法消毒:棉织品如被单、病号服等可用消毒剂浸泡消毒或高温消毒;棉胎、枕芯、床垫等可用日光曝晒、紫外线灯照射、消毒剂气体熏蒸消毒。感染患者的被服应与普通患者的分开清洗、消毒,工作人员的工作服和值班室的被服应与患者的被服分开清洗和消毒。

4.医疗器械的清洁、消毒、灭菌

必须根据医院用品的危险性分类及其消毒灭菌原则进行严格的清洁、消毒或灭菌处理。

5.皮肤、黏膜的消毒

皮肤和黏膜是人体的防御屏障,其表面有一定数量的微生物,其中有一些是致病性微生物和条件致病菌。医务人员的手是传播病原菌最重要的媒介,应严格按要求洗手和进行手的消毒,以有效避免交叉感染。患者皮肤、黏膜的消毒应根据不同的部位和消毒要求选择消毒剂。一般皮肤消毒用 2% 碘酊涂擦,待干后用 75% 乙醇脱碘;或用 0.5% 的碘伏涂擦。

6.医院污物、污水的处理

根据 WHO 的规定,医院废弃物主要分为:一般性生活废弃物、病理性废弃物、放射性废弃物、化学性废弃物、各种感染性废弃物、创伤性废弃物、药剂废弃物、爆炸性废弃物等八类。为防止医院感染的发生,医院废弃物应严格管理,根据废弃物的种类实施不同的收集处理方法,感染性废弃物应遵守密闭灭菌方法和消毒—清洗—消毒灭菌的程序。

医院污水可能含有各种病原微生物和有害物质,如不加强管理,将会造成环境污染和社会公害。医院污水包括医疗污水、生活污水和地面雨水,医院应建立集中污水处理系统并遵照相关规定按污水种类分开排放。

五、清洁、消毒、灭菌效果监测与评价

清洁、消毒、灭菌效果的监测是评价清洁、消毒、灭菌方法是否合理、效果是否可靠的重要手段。医院常用清洁、消毒、灭菌效果的监测与评价方法及标准有:

1.各类环境空气、物体表面、医务人员手的消毒卫生标准见表 13-14。

表 13-14 各类环境空气、物体表面、医务人员手的消毒卫生标准

环境类别	所涉范围	标准		
		环境空气 cfu/m³	物体表面 cfu/cm²	医务人员手 cfu/cm²
I 类	层流洁净手术室、层流洁净病房	≤10	≤5	≤5
II 类	普通手术室、产房、婴儿室、早产儿室、普通保护性隔离病室、供应室无菌区、烧伤病房、ICU	≤200	≤5	≤5
III 类	儿科病室、妇产科检查室、注射室、换药室、供应室清洁区、急诊室、化验室、各类普通病房和诊室	≤500	≤10	≤10
IV 类	传染科病房	—	≤15	≤15

另外,不得检出乙型溶血性链球菌、金黄色葡萄球菌及其他致病性微生物;母婴同室、早产儿室、婴儿室、新生儿室及儿科病室的物品表面和医务人员的手上,不得检出沙门氏菌。

2.医疗用品消毒效果监测。进入人体无菌组织、器官,或接触破损皮肤、黏膜的医疗用品必须无菌,不得检出任何微生物;接触黏膜的医疗用品细菌菌落数应 ≤20 cfu/g 或 100 cfu/cm²,不得检出致病性微生物;接触皮肤的医疗用品细菌菌落总数应 ≤200 cfu/g 或 100 cfu/cm²,不得检出致病性微生物。

3.消毒液的监测。定期测定消毒液中的有效成分,应符合规定的含量;使用中的消

毒液含菌量应≤100 cfu/mL,不得检出致病性微生物;无菌器械保存液必须无菌。

4.餐具消毒效果监测。采用灭菌滤纸片在消毒后、使用前对餐具进行检测,如细菌总数≤5 cfu/cm²,未检出大肠杆菌,HbsAg 阴性,并且未检出致病菌,则为消毒合格。

5.卫生洁具消毒效果监测。不得检出致病菌,HbsAg 阴性。

6.饮水消毒效果监测。细菌总数<100 个/mL,大肠杆菌数<3 个/1000 mL。

7.洗衣房衣物、医用污物消毒效果监测。不得检出致病菌。

8.污物处理效果监测。污染物品无论是回收再使用或废弃,都必须进行无害化处理,不得检出致病性微生物。

小 结

预防和控制医院感染的重要措施为清洁、消毒、灭菌。消毒、灭菌的方法包括物理消毒灭菌法和化学消毒灭菌法。物理消毒灭菌法有热力消毒灭菌法、光照法、电离辐射灭菌法、微波消毒灭菌法、等离子体灭菌法和机械除菌法。热力消毒灭菌法分干热消毒灭菌法和湿热消毒灭菌法。干热消毒灭菌法分燃烧法、干烤法;湿热消毒灭菌法分煮沸法和压力蒸汽灭菌法。光照消毒法有日光暴晒法、紫外线灯照射消毒法和臭氧灭菌灯消毒法。化学消毒灭菌法有浸泡法、擦拭法、喷雾法和熏蒸法。无菌技术基本操作有无菌持物钳的使用、无菌容器的使用、无菌包的使用、铺无菌盘、取用无菌溶液和戴、脱无菌手套。隔离区分为清洁区、半污染区和污染区。按病原体传播途径不同,隔离的种类分为 7 大类。常用的隔离技术有使用口罩、帽子和穿、脱隔离衣。

思考题

1.医院感染是如何形成的? 哪些措施可以预防和控制医院感染的发生?

2.临床消毒与灭菌有何区别? 能对医疗器械进行灭菌处理的方法有哪些? 最可靠的方法是哪种?

3.实施无菌技术操作应遵守哪些操作原则?

4.病例分析

患者,男,22 岁,因发热、右上腹疼痛、巩膜黄染、食欲减退伴恶心呕吐 3 日就诊,初步诊断为病毒性肝炎,收入传染病区。

(1)医院隔离的种类有哪些?

(2)应采取哪些隔离措施?

第十四章

患者的清洁护理

[学习目标]

掌握:清洁护理的各项操作技术以及注意事项,包括口腔护理、床上梳发和洗发、床上擦浴、预防压疮、卧床患者的整理和更换法。

熟悉:口腔、皮肤卫生的健康指导和压疮发生的原因、易发部位、预防及治疗的方法。

了解:晨晚间护理的目的及内容。

清洁是人的基本需要,维持个人卫生对确保个体的舒适、安全和健康都十分必要。在日常生活中,每个人都能满足自己清洁方面的需要。但当机体患病时,其自我照顾能力降低而无法满足自身清洁的需求。若机体卫生状况较差,对患者生理和心理方面都会产生影响。因此为使患者在住院期间身心处于最佳状态,做好患者的清洁护理是护士的重要职责。护理人员应及时评估患者的清洁状况,做好生活护理,使患者在生理、心理上感到轻松、愉快。

患者的清洁护理包括口腔护理、头发护理、皮肤护理、晨晚间护理。护士在为患者提供清洁护理时,与患者密切接触,有助于建立治疗性护患关系。同时,护士在清洁护理过程中应尽可能确保患者的独立性,保护患者的隐私,尊重患者并增进患者身心的舒适。

第一节 口腔护理

良好的口腔卫生可促进机体的健康和舒适。口腔内经常存有大量致病菌和非致病菌。正常人机体抵抗力强,饮水、进食、刷牙、漱口等活动可以减少或清除细菌作用,一般不会引起口腔疾患。但当个体患病时,尤其是在全身免疫力下降、高热、昏迷、禁食等情况下,饮水、进食减少,常导致口腔内的致病菌迅速繁殖。大量的细菌繁殖不仅可引起口腔的局部炎症、溃疡、中耳炎等并发症,而且可致口臭,影响人与人之间的正常交往、食欲及消化功能,甚至可导致全身的严重感染。因此,护理人员应认真评估并判断患者的口腔卫生状况,指导患者了解正确的口腔清洁的重要性,并每日进行口腔清洁,以保持良好的口腔卫生状况,对于机体衰弱和存在功能障碍的患者,应协助其完成口腔护理。

一、口腔的卫生保健指导

1.口腔卫生习惯

养成良好的口腔卫生习惯,每天刷牙三次,每次刷三分钟,刷牙齿的三个面;饭后要漱口;睡前应减少食物中精制糖类及碳水化合物的含量,正确服用对牙齿有刺激性或腐蚀性的食物和药物等。

2.清洁用具的选择与使用

根据年龄和口腔卫生状况选择合适的口腔清洁用具,如牙刷、牙线及牙膏等。应尽量选用外形适中、表面光滑、质地较软的牙刷;牙刷每2～3个月更换一次。牙膏应没有腐蚀性,各种牙膏交替使用。药物牙膏能抑制细菌生长,有消炎、止血、止痛、除口臭的作用;含氟牙膏具有抗菌和预防龋齿、保护牙齿的作用;脱敏牙膏对防治牙齿过敏有一定的作用。护理人员应指导患者掌握正确的刷牙方法:

(1)上下颤动刷牙法,如图14-1(a)所示。将牙刷毛面轻轻放于牙齿外面及牙龈沟上,刷毛与牙齿呈45°,快速环形来回震颤,每次只刷2～3颗牙,刷完一处再刷临近部位;刷洗内面,依次用牙刷毛面的顶端环形震颤刷洗;再将刷毛与牙齿平行,来回刷洗牙齿咬合面,最后轻轻刷洗舌面,注意不要触及咽部以免引起恶心。

(2)上下竖式刷牙法,如图14-1(b)所示。沿牙齿纵向刷,上牙从上向下刷,下牙从下向上刷,牙齿的内、外、咬合面都应刷到。

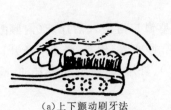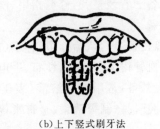

(a)上下颤动刷牙法　　　　　(b)上下竖式刷牙法

图 14-1　正确刷牙

牙线适用于牙间无明显退缩的牙隙较小者。一般餐后使用牙线更好。牙线是由尼龙丝线、丝线或涤纶线制成。取一段30～40 cm长的牙线,牙线两端分别绕在左右中指头端,中部预留一部分线段,用双手拇指和食指将牙线绷紧,将牙线压入牙缝,再用力弹出,用拉锯式动作轻轻越过相邻牙接触点,每个牙缝反复几次,注意不要用力过猛,以免损伤牙龈(图14-2)。剔牙后用清水漱口。

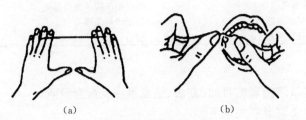

(a)　　　　　　　　　　　(b)

图 14-2　牙线剔牙法

3.义齿的清洁护理

义齿也会积聚一些食物碎屑、牙菌斑或牙结石等,同样需要清洁护理。刷牙方法与真牙的刷法相同。鼓励患者白天佩戴义齿,以促进咀嚼功能,保证良好的个人外观和口腔外形;晚上将义齿取下,使牙龈得到充分休息。义齿放于固定的冷开水杯中,以防丢失和损坏,每日换水一次。不可用热水和乙醇浸泡、刷洗,以免变色、变形和老化。

二、特殊口腔护理

对于高热、昏迷、危重、禁食、鼻饲、口腔疾患、术后、生活不能自理的患者,护士应给予特殊口腔护理,一般每日2～3次。

【目的】

1. 保持口腔清洁、湿润,预防口腔感染,使患者舒适。

2. 去除口臭、口垢,促进食欲,保持口腔正常功能。

3. 观察口腔黏膜和舌苔的变化及特殊的口腔气味,提供病情变化的动态信息。

【评估】

1. 患者评估。

(1)全身状况。目前的病情、诊断、用药情况、意识状态。

(2)局部状况。口腔卫生状况,有无黏膜出血、溃疡及其情况。

(3)心理状态。了解患者心理状态及合作情况。

(4)健康知识。对疾病的认识情况,对特殊口腔护理的目的及注意事项能否了解。

2. 用物评估。用物是否齐全,漱口溶液的选择是否恰当。

【计划】

1. 护士准备。着装整齐,修剪指甲、洗手,戴口罩。

2. 用物准备。

(1)治疗盘内备:弯盘、治疗巾、杯子(内盛漱口溶液)、治疗碗(内盛漱口溶液、无菌棉球、镊子、弯血管钳、压舌板)、纱布、手电筒、吸水管、棉签、必要时备开口器。

(2)治疗盘外备:常用漱口溶液(表14-1)、外用药(按需准备甘油、液状石蜡、西瓜霜、锡类散、口腔薄膜、制霉菌素、金霉素等)。

表 14-1 常用漱口溶液及作用

溶 液	作 用
生理盐水	清洁口腔、预防感染
复方硼砂溶液(朵贝尔溶液)	除臭、轻微抑菌
1%～3%过氧化氢溶液	遇有机物时,放出新生氧,抗菌除臭
1%～4%碳酸氢钠溶液	用于真菌感染
2%～3%硼酸溶液	清洁口腔,抑制细菌
0.02%呋喃西林溶液	清洁口腔,广谱抗菌
0.1%醋酸溶液	用于铜绿假单胞菌感染
0.08%甲硝唑溶液	用于厌氧菌感染
0.01%氯已定溶液	清洁口腔,广谱抗菌

3. 患者准备。

(1)了解特殊口腔护理的目的、方法、注意事项及配合要点。

(2)有活动性义齿者应先取下。

4. 环境准备。病室宽敞,光线充足。

【实施】

1. 操作流程及行为要求

特殊口腔护理见表14-2。

表 14-2 特殊口腔护理

操作流程	步骤说明	行为要求
1. 核对	携用物至床旁,核对患者并解释	尊重患者,严格查对
2. 体位	协助患者侧卧或仰卧,头偏向一侧,面向护士,铺治疗巾于患者颌下,置弯盘于口角旁,湿润口唇	耐心解释,患者配合

操作流程	步骤说明	行为要求
3.漱口	协助患者用漱口液漱口。昏迷患者禁忌漱口,以防误吸	操作规范
4.观察口腔	嘱患者张口,一手持手电筒,一手用压舌板轻轻撑开颊部,观察口腔黏膜有无出血、溃疡和特殊气味	观察仔细,主动询问
5.擦洗 牙外侧面	嘱患者咬合上下齿,用压舌板轻轻撑开一侧颊部,从白齿至门齿纵向擦洗牙齿的外侧面,同法擦洗另一侧	
牙内面与咬合面	嘱患者张口,依次擦洗牙齿的上内侧面、上咬合面、下内侧面、下咬合面,同法擦洗另一侧	
颊部	弧形擦洗颊部,同法擦洗另一侧	
腭与舌	擦洗硬腭、舌面、舌下(勿触及软腭、咽部,以免引起恶心)	
6.漱口	协助患者漱口,擦净口唇及面部,清点棉球。昏迷患者不可漱口,以免引起误吸	
7.观察	再次观察口腔,检查口腔是否清洁,防止棉球遗留在口腔中。酌情使用外用药,口唇干裂者可涂石蜡油或唇膏,口腔溃疡者可局部涂溃疡膏	关爱患者,谢谢合作
8.终末处理	(1)撤去弯盘及治疗巾,协助患者取舒适卧位,整理床单位,询问患者有无其他需要 (2)整理用物,分类清洁、消毒 (3)洗手 (4)记录清洁过程及效果	规范处理,爱惜物品 规范、及时、准确

2.注意事项

(1)擦洗时动作要轻,特别是对于凝血功能差的患者,以免损伤口腔黏膜。

(2)昏迷患者禁忌漱口,使用开口器应从白齿处插入,擦洗时要夹紧棉球防止遗留在口腔。擦洗的棉球不宜过湿,以免发生呛咳。

(3)根据口腔情况选择合适的漱口溶液,对长期使用广谱抗生素的患者,注意观察口腔有无真菌感染。

(4)传染病患者注意隔离。用物须按消毒隔离原则处理。

【评价】

1.患者口腔清洁、湿润、无异味,感觉舒适。

2.牙龈和口腔黏膜无损伤,未引起恶心、呛咳及窒息。

3.熟悉常用漱口溶液的作用,漱口溶液选择合适。

4.学会为清醒、昏迷患者进行口腔护理。

第二节 头发护理

健康的头发应该有光泽、浓密适度、分布均匀、清洁、无头屑。头发护理是维持患者舒适的重要护理措施之一。头面部是人体皮脂腺分布最多的部位。皮脂、汗液伴灰尘常黏附于毛发、头皮,形成污垢,不仅散发难闻气味,还可导致脱发和其他头皮疾患。良好的头发外观与个人心态、自尊及自信密切相关。对于病情较重且不能自理的患者,护士给予或协助患者床上梳头、洗头,可促进头部血液循环,除去污垢,增强患者的自尊心和自信心。

长期卧床的患者应每周洗发1次,遇有头虱的患者须先灭头虱后洗净头发。应及时清除头皮屑及污垢,使头发清洁、易梳理,同时可增进护患之间的沟通与交流。因此,当患者病重、自理能力下降时,护士应协助其进行头发护理。

头发护理包括床上梳发、床上洗发等。

一、床上梳发

【目的】

1.维护头发整洁,增进美观,促进舒适及维护患者自尊。

2.去除头皮屑及污物,减少头发异味,防止头发损伤,减少感染。

3.刺激局部的血液循环,促进头发的代谢和健康。

4.操作过程中与患者加强沟通,建立良好的护患关系。

【评估】

1.患者评估。

(1)全身状况。患者的年龄、病情、自理能力。

(2)局部状况。头发状况。

(3)心理状态。了解患者心理反应和合作程度。

(4)健康知识。对头发护理知识的了解程度。

2.用物评估。用物是否准备齐全。

【计划】

1.护士准备。着装整齐,修剪指甲、洗手,戴口罩。

2.用物准备。梳子(自备)、治疗巾、纸袋、30%乙醇、必要时备发夹、橡皮圈等。

3.患者准备。床上梳发的目的、方法及注意事项,能主动配合。

4.环境准备。病室整洁、宽敞明亮、温度适宜。

【实施】

1.操作流程及行为要求

床上梳发见表14-2。

表 14-2　　　　　　　　　　　床上梳发

操作流程	步骤要点与说明	行为要求
1.核对	备齐用物携至患者床旁,核对患者床号、姓名	尊重患者,严格查对
2.体位	协助患者取坐位或半坐位	耐心解释,患者配合
3.铺治疗巾	将治疗巾铺于患者肩上。如患者只能平卧,铺治疗巾于枕上,将患者头转向一侧	
4.梳头	将头发从中间分成两股,护士一手握住一股头发,一手持梳子,由发梢向发根梳理。梳头时尽量使用圆钝齿的梳子,以免损伤头皮。如遇长发或头发打结不易梳理时,可用30%乙醇湿润打结处,再慢慢梳理开,避免过度牵拉,以免使患者疼痛	观察仔细,主动询问
5.编辫	根据患者情况,可将长发编成辫或扎成束	
6.整理	(1)将脱落的头发置于纸袋中,撤去治疗巾 (2)协助患者取舒适卧位,整理床单位 (3)整理用物	关爱患者,谢谢合作 规范处理,爱惜物品
7.记录	洗手,记录梳发时间及护理后的效果	规范、及时、准确

2.注意事项

(1)护士在为患者进行头发护理过程中,应特别注意患者的个人喜好,尊重患者的习惯。

(2)对于将头发编成辫的患者,每天至少将发辫松开一次,经梳理后再编好。

(3)头发梳理过程中,可用指腹按摩头皮,促进头部血液循环。

3.健康教育

(1)指导患者了解经常梳理头发的重要性及正确梳理头发的方法,以促进头部血液循环和头发的生长代谢,保持头发的整齐和清洁。

(2)保持良好的个人外观,以改善其心理状态,保持乐观的心情。

二、床上洗发

洗头的频度取决于个人的日常习惯和头发的卫生状况。对于出汗较多或头发上粘有各种污渍的患者,应增加洗头的次数。根据患者的健康状况、体力和年龄,可采用多种方法为患者洗头,身体状况好的患者可在浴室内采用淋浴的方法洗头,不能进行淋浴的患者可协助患者坐于床旁椅上进行床边洗头,必须卧床的患者可以进行床上洗头。长期卧床的患者,应每周洗发一次,遇有头虱的患者须经过灭虱处理后再将头发洗净。

【目的】

1.去除头皮屑及污物,清洁头发,减少感染机会。

2.按摩头皮,刺激头部血液循环,促进头发的生长代谢。

3.维护患者自尊和自信,建立良好的护患关系。

【评估】

1.患者评估。

(1)全身状况。病情及自理能力,洗发的需要、习惯,是否卧床。

(2)局部状况。头发的清洁状况、长度、分布、脆性及韧性、光泽度、颜色、有无头虱、头皮有无瘙痒、破损、病变等情况。

(3)心理状态。了解患者心理反应和合作程度。

(4)健康知识。了解患者及其家属对头发清洁及护理知识的了解程度。

2.用物评估。用物是否准备齐全,水温是否合适。

【计划】

1.护士准备。着装整齐,修剪指甲,洗手,戴口罩。

2.用物准备。

(1)马蹄形垫法。治疗车上备:橡胶中单、大毛巾、洗发液、毛巾、脸盆、冲洗壶或水杯、水桶、水壶(内盛温水 40~45 ℃)。另备马蹄形垫(图 14-3)或自制马蹄形卷(图 14-4)。按需准备便盆及便盆巾。治疗盘内备:梳子、不吸水棉球 2 个、眼罩或纱布、别针、发油或 30%乙醇、纸袋等。必要时备电吹风、屏风、护肤霜。

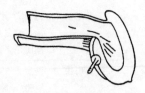

图 14-3　马蹄形垫

(2)扣杯法。另备脸盆、搪瓷杯(扣杯法如图 14-5 所示)、毛巾 2 条、薄膜、吸水管、止血钳。

(3)洗发车(图 14-6)。

3.环境准备。环境整洁、光线充足。根据季节关窗或开窗,冬季关好门窗,调节室温至 22~26 ℃,必要时用屏风遮挡。

4.患者准备。了解床上洗头的目的及操作中配合的要点。

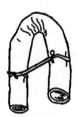
图 14-4　自制马蹄形卷

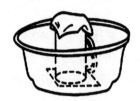
图 14-5　扣杯法

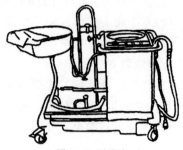
图 14-6　洗发车

【实施】

1.操作流程及行为要求

床上洗发见表 14-3。

表 14-3　　　　　　　　　　　　　　　　　床上洗发

操作流程	步骤说明	行为要求
1.核对解释	备齐用物携至患者床旁,核对并解释,按需要给予便盆	尊重患者,严格查对
2.环境准备	冬季关门窗,调节室温至 22～26 ℃。必要时使用屏风。移开床旁桌、椅	耐心解释,患者配合
3.患者准备	小橡胶单和大毛巾铺于枕上,松开患者的衣领向内反折,将毛巾围于颈下,用别针系上	
4.安置体位	马蹄形垫洗发法:协助患者取斜角仰卧位,上半身斜向床边,移枕于肩下,置马蹄形垫的突起处,头部置于水槽中,马蹄形垫的下端置于污水桶(图 14-7) 扣杯洗发法:移枕于肩部,将橡胶单和治疗巾铺于患者头部床单上,放面盆一只,盆底放一块毛巾,倒扣一个搪瓷杯,杯上垫一块四折的毛巾,外裹隔水薄膜,使患者头部枕于毛巾上,面盆内置一橡胶管,下接污水桶中。嘱患者屈膝,可垫一枕头于双膝下(图 14-8) 洗发车洗发法:将洗发车各部件安装好推至床旁,将患者置斜角仰卧位,头部枕于洗发车的头托上,或将接水盘置于患者头部,双腿屈膝(图 14-9)	
5.洗发流程	(1)用棉球塞住双耳孔道,用纱布盖上双眼 (2)试水温,用少许水淋湿头发,征求患者意愿确定水温是否合适 (3)松开头发,先用温水湿润头发,再均匀涂上洗发液,由发际至脑后部反复揉搓,揉搓力量适中,不可用指甲抓,以防抓伤头皮,同时用指腹轻轻地按摩头皮,然后用温水边冲边揉搓,直至冲净	观察仔细,主动询问
6.撤去用物	洗发完毕,解下颈部毛巾包住头发,一手托住头部,一手撤去马蹄形垫(或脸盆、接水盘或移去洗发车)。去除耳内棉球及遮眼纱布,用毛巾擦干患者面部,酌情使用护肤霜	关爱患者,谢谢合作
7.干发净发	将枕从患者肩下移向床头,协助患者仰卧于床正中,解下包头的毛巾揉搓头发,再用大毛巾擦干头发,用电吹风将头发吹干,梳理成患者喜好的发型	
8.整理	清理用物,整理床单位,协助患者取舒适卧位	规范处理,爱惜物品
9.记录	洗手后记录洗发时间及护理效果	规范、及时

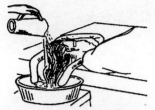
图 14-7 马蹄形垫洗发法

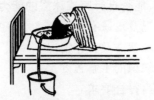
图 14-8 扣杯洗发法

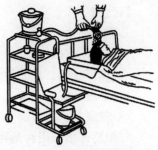
图 14-9 洗发车洗发法

2.注意事项

(1)在床上洗发的过程中,必须密切观察患者的病情变化,发现异常(如面色苍白、呼吸、脉搏改变或患者感觉不适等)应立即停止洗发操作。

(2)护士为患者洗发时,应注意节力,身体尽量靠近床边,保持良好的姿势,避免疲劳。

3.健康教育

(1)向患者及家属讲解经常清洁头发的重要性。

(2)告知患者经常洗发可促进血液循环及头发生长,防止产生虱蚤,并能保持良好的外观形象,维护其自信。

(3)指导家属掌握为卧床患者洗发的知识和技能。

【评价】

1.操作时动作轻稳,正确运用节力原则。

2.洗发过程中,保证患者安全,患者无不适,无病情改变。

3.洗发后,患者感到清洁、舒适。

第三节 | 皮肤护理

皮肤是身体面积最大的器官,由表皮、真皮、皮下组织组成。完整的皮肤具有保护机体、调节体温、感觉、吸收、分泌及排泄等功能。皮肤的完整和健康有利于机体处于最佳的功能状态。

皮肤的新陈代谢迅速,其代谢产物如皮脂、汗液及表皮碎屑等,能与外界细菌及尘埃结合形成污垢,黏附于皮肤表面,可刺激皮肤,降低皮肤的抵抗力,破坏其屏障作用,成为细菌入侵的门户,造成各种感染。皮肤的清洁与护理有助于维持身体的完整性,使机体舒适,预防感染,防止压疮及其他并发症的发生,同时还可维护患者的形象。因此,对长期卧床患者,应加强皮肤护理。

一、协助患者淋浴及盆浴

能够自行完成沐浴过程的患者可采用淋浴或盆浴,护士协助患者的程度取决于患者的自理能力。

【目的】

1.去除皮肤污垢,保持皮肤清洁,促进患者生理和心理上的舒适,增进健康。

2.促进皮肤的血液循环,增强皮肤的排泄功能,预防感染和压疮等并发症的发生。

3.促进患者身体放松,增加患者活动的机会。

4.为护理人员提供观察患者并与其建立良好护患关系的机会。

【评估】

1.患者评估。

(1)全身状况。目前的病情、能否自行完成沐浴的能力及机体的状况。

(2)局部状况。皮肤清洁状况及皮肤有无异常。

(3)心理状态。了解患者心理状态及合作情况。

(4)健康知识。对清洁卫生知识的了解程度。

2.用物评估。用物是否齐全,符合要求。

【计划】

1.护士准备。着装整齐,修剪指甲、洗手、戴口罩。

2.用物准备。脸盆、毛巾两条、洗发液、拖鞋、清洁衣裤、浴巾、浴皂、热水(水温40～45 ℃)。

3.患者准备。根据患者病情确定沐浴的方式和时间。询问患者就餐时间,嘱患者沐浴应在用餐1 h后进行,以免虚脱及影响消化。

4.环境准备。病室内整洁,室温22～26 ℃,无对流风直吹患者或酌情关门窗,必要时用屏风遮挡。

【实施】

1.操作流程及行为要求

淋浴及盆浴见表14-4。

表 14-4 淋浴及盆浴

操作流程	步骤说明	行为要求
1.准备	调节好室温及水温,调节室温至 22～26 ℃,水温 40～45 ℃,关门窗,检查浴室内安全情况	尊重患者,严格查对
2.核对解释	携用物至床旁,核对无误后,解释操作目的和注意事项	耐心解释,患者配合
3.洗浴	传染病患者应根据病情、病种按隔离原则,进行洗浴,交代患者要妥善保管贵重物品	
淋浴	携带用物,护送患者入浴室,嘱咐患者不插门闩,在门外挂牌示意。交代信号铃的使用方法,嘱患者不可用湿手接触电源开关,协助患者调节水温,以免着凉或烫伤 患者洗浴时间不可过长,如入浴室时间过久应予询问,以防意外发生	
盆浴	扶持患者腋下进出浴盆,防止滑倒,必要时协助患者洗浴。浴盆水位不可超过心脏水平,以免引起胸闷。浸泡时间不可超过 20 min,防止意外发生	
3.观察	随时观察患者的一般情况,若患者发生晕厥、烫伤、滑倒等现象,医护人员应迅速到位救治、护理,必要时做记录 安置患者,将呼叫器置于易取处,交代注意事项,如有异常及时呼叫	
4.整理	沐浴毕,观察患者的一般情况。清理用物及浴室,必要时记录	关爱患者,谢谢合作 规范处理,爱惜物品

2.注意事项

(1)淋浴及盆浴适用于全身情况良好者;衰弱、创伤及患心脏病需要卧床的患者,不宜沐浴。

(2)沐浴过程中,浴室的门不能闩上,呼叫器置于易取处。

(3)注意患者沐浴的时间,防止意外的发生。

3.健康教育

教导患者及其家属经常检查皮肤的卫生,养成经常沐浴的习惯,根据皮肤的具体情况选择合适的清洁用品和护肤用品,决定沐浴的次数及时间。

【评价】

患者沐浴后感到舒适、清洁,精神放松、愉快,无病情变化,沐浴过程安全。患者皮肤血液循环良好,皮肤温暖,无刺激。

二、床上擦浴

对于长期卧床、使用牵引或石膏、身体衰竭无法自行沐浴的患者应给予床上擦浴。

【目的】

1.满足患者对舒适和清洁的基本需要。

2.促进皮肤的血液循环,增强其排泄功能,预防感染和压疮等并发症的发生。

3.活动肢体,防止肌肉挛缩和关节僵硬等并发症。

4.加强沟通,建立良好护患关系。

【评估】

1.患者评估。

(1)全身状况。患者的意识状况、自理能力。

(2)局部状况。皮肤清洁状况及皮肤有无异常,有无关节活动受限。

(3)心理状态。了解患者心理状态及合作情况。

(4)健康知识。对清洁卫生知识的了解程度。

2.用物评估。用物是否齐全,符合要求。

【计划】

1.护士准备。着装整齐,修剪指甲、洗手、戴口罩。

2.用物准备。浴皂、脸盆、大毛巾、小毛巾2条、大浴巾、清洁衣裤、被服、梳子、50%乙醇、小剪刀、爽身粉、便盆及便巾、水桶2只(一只盛温水,一只盛污水)、屏风。

3.患者准备。患者病情稳定,告知床上擦浴的目的、注意事项及配合要点。

4.环境准备。病室内整洁,温度适宜,无对流风直吹患者或酌情关门窗,必要时用屏风遮挡。

【实施】

1.操作流程及行为要求

床上擦浴见表14-5。

表14-5　　　　　　　　　　　　　　　床上擦浴

操作流程	步骤说明	行为要求
1.核对	备齐用物携至床旁,核对患者并解释,评估病情	尊重患者,严格查对
2.环境	关好门窗,用屏风或床帘遮挡,调节室温至22~26 ℃,根据需要给予便盆	耐心解释,患者配合
3.准备	根据病情摇平床头和床尾支架,松开床尾盖被,取患者脸盆放于床旁桌上,倒入温水约2/3满,移动患者身体靠近床沿	
4.擦面颈部	将浸湿小毛巾包在手上或包成手套状(图4-10)。先擦洗眼睛,由内眦向外眦擦洗,然后擦洗一侧前额、面颊、鼻部、颈部和耳部,同法擦洗另一侧。用拧干的毛巾再依次擦洗一遍	观察仔细,主动询问

操作流程	步骤说明	行为要求
5.脱上衣	协助患者脱去上衣（先脱近侧，后脱对侧；如有外伤，先脱健肢，后脱患肢）	
6.擦身	在相应部位下垫大毛巾，先用涂浴皂的湿毛巾擦洗，按顺序依次擦洗两上肢、胸、腹部，再用湿毛巾擦净皂液；清洗、拧干毛巾后再擦洗一次，最后用大浴巾擦干	
7.擦背	协助患者侧卧，背向护士，依次擦洗后颈、背、臀部，擦完后进行背部按摩	
8.穿衣	为患者穿上清洁的衣服（先穿对侧，后穿近侧；如有外伤，先穿患肢，后穿健肢）	
9.擦洗会阴	换水、换盆、换毛巾为患者清洁会阴部	
10.擦洗下肢	协助患者平卧，脱裤。更换盆、热水、毛巾后擦洗两下肢；移盆于足下，盆下铺大毛巾，患者屈膝，将双足同时或分别浸泡片刻，洗净双足后擦干	避免弄湿床铺
11.穿裤	先套远侧或患侧的裤管，再套近侧或健侧的裤管	关爱患者，谢谢合作
12.整理	协助患者取舒适卧位，整理好床单位，开窗通风，清理用物，归还原处	规范处理，爱惜物品
14.记录	洗手后记录，记录执行时间及护理效果	规范、及时、准确

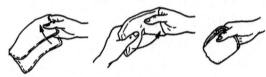

图 14-10　包小毛巾法

2.注意事项

（1）操作过程中注意观察患者的病情，如面色、皮肤、脉搏等，擦洗过程中经常与患者沟通，询问患者感受，如有不适或出现意外，应立即停止擦浴，给予处理。

（2）擦洗动作要轻柔，尽量注意少搬动患者，注意保暖，少暴露患者。

（3）擦洗时注意皮肤皱褶处要擦洗干净。

（4）肢体有损伤者，应先脱健侧衣裤后脱患侧，穿时应先穿患侧衣裤后穿健侧。

3.健康教育

向患者及其家属讲解皮肤护理的必要性，指导其掌握皮肤护理的方法及注意事项，经常观察皮肤的变化，预防感染和压疮等并发症。根据患者皮肤情况及个人喜好，正确选择保护皮肤的清洁用品。

【评价】

1.患者皮肤清洁、光滑、不油腻，身心愉快、舒适。

2.建立了良好的护患关系，获得患者的信赖。

三、压疮的预防和护理

压疮（pressure sores）（亦称褥疮），是指局部组织长期受压，血液循环障碍，发生持续缺血、缺氧、营养不良而致的组织溃烂坏死。压疮本身不是原发疾病，它大多是由于其他原发病未能很好地护理而造成的皮肤损伤。

护理学基础

压疮是卧床患者皮肤出现的最严重的问题,不仅给患者带来痛苦,加重病情,延长疾病康复的时间,而且严重时可继发感染引起败血症而危及生命。因此,护士必须加强患者的皮肤护理,并对患者家属进行指导,有效预防压疮的发生。

（一）压疮发生的原因

造成压疮的主要力学因素是压力、摩擦力和剪切力,通常是2～3种力联合作用所致(图14-11)。单位面积承受的压力越大,组织发生坏死的时间就越短。

1.压力因素

（1）垂直压力。局部组织遭受持续性垂直压力是引起压疮最重要的原因。压疮的形成与压力的大小和持续的时间有密切关系。压力越大,压力持续时间越长,发生压疮的概率

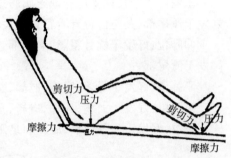

图 14-11　造成压疮的力学因素

就越高。皮肤和皮下组织可在短时间内耐受一定的压力而不发生组织坏死。如果压力高于 32 mmHg,加上持续作用不缓解,组织就会发生缺氧,血管塌陷,形成血栓,出现压疮。

（2）摩擦力。摩擦力是由两层相互接触的表面发生相对移动而产生。当患者在床上活动或坐轮椅时,皮肤随时都可受床单或轮椅垫表面的逆行阻力摩擦。皮肤擦伤后,受到尿液、汗液等浸渍污染而发生压疮。

（3）剪切力。剪切力由摩擦力与压力相加而成。它的形成是因为骨骼及深层组织由于重力作用会向下滑行,而皮肤及表层组织由于摩擦力的缘故仍停留在原位,使两层组织产生相对性移位而引起的。它与体位有密切的关系。如当患者半坐卧位时,可使身体下滑,与髋骨紧邻的组织跟着移动。但皮肤和床单间存在摩擦力,皮肤和皮下组织无法移动从而导致剪切力的产生。两层组织发生剪切力时,血管被拉长、扭曲、撕裂而发生深层组织坏死。

2.皮肤受潮湿或排泄物的刺激

皮肤经常受到汗液、尿液及各种引流液等物质的刺激,变得潮湿,出现酸碱度改变,致使表皮角质层的保护能力下降;加之床单位皱褶不平,床上碎屑等,极易损伤皮肤组织而发生破溃,且很容易继发感染。

3.营养状况

营养状况是影响压疮形成的一个重要因素。全身出现营养障碍时,营养摄入不足,蛋白质合成减少,出现负氮平衡,皮下脂肪少,肌肉萎缩。一旦受压,骨隆突处皮肤要承受外界的压力和骨隆突处对皮肤的挤压力,受压处缺乏肌肉和脂肪组织的保护,容易引起血液循环障碍,出现压疮。过度肥胖者卧床时体重对皮肤的压力较大,也容易发生压疮;机体脱水时皮肤弹性变差,在压力和摩擦力的作用下容易变形;水肿患者血液循环不良,皮肤较薄,受压后易发生破损,受压局部缺血、缺氧严重者易发生压疮。

4.年龄

老年人皮肤松弛,缺乏弹性,皮下脂肪萎缩、变薄,皮肤易损性增加。老年人易发生压疮的原因主要表现在以下几方面:①老年人皮肤较脆弱极易受伤;②老年人易处于营

养不良的状况；③老年人对压力与疼痛的感觉不敏锐；④老年人常出现不同程度的水肿，皮肤易破损；⑤老年人血管硬化、营养不良、皮肤改变、肌肉萎缩和反应迟钝对压疮的形成和预后均产生直接影响。

(二)压疮的好发部位

压疮好发于长期受压和缺乏脂肪组织保护、无肌肉包裹或肌层较薄的骨隆突处，最好发于骶尾部，并与卧位有着密切的关系，卧位不同，好发部位亦不同(图 14-12)。

仰卧位：好发于枕骨粗隆、肩胛部、肘部、脊椎体隆突处、骶尾部和足跟部等处，尤其好发于骶尾部。

侧卧位：好发于耳郭、肩峰、肘部、髋部、股骨粗隆、膝关节的内外侧和内外踝处。

俯卧位：好发于面颊、耳郭、肩峰、女性乳房、男性生殖器、髂嵴、膝部和脚趾等处。

坐位：好发于坐骨结节、肩胛和足跟处。

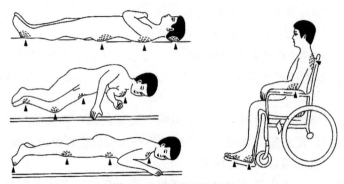

图 14-12　压疮的好发部位

(三)压疮的临床表现

根据压疮的发展过程和轻重程度不同，可分为以下四期：

1. 瘀血红润期

此期为压疮初期，局部皮肤受压或受到潮湿刺激后，出现暂时性血液循环障碍，表现红、肿、热、麻木或有触痛，解除压力 30 min 后，皮肤颜色不能恢复正常。此期皮肤的完整性未破坏，为可逆性改变，如能及时去除致病原因，则可阻止压疮的发展。

2. 炎性浸润期

此期损伤延伸到真皮层及皮下组织。由于红肿部位继续受压，血液循环仍得不到改善，静脉回流受阻，受压局部静脉瘀血，呈紫红色，皮下产生硬结，皮肤因水肿而变薄，可出现水疱，此时极易破溃，有痛感。此期若不采取积极措施，压疮则继续发展。若能及时解除受压，改善血液循环，清洁创面，可防止压疮进一步发展。

3. 浅度溃疡期

此期全层皮肤破坏，可深及皮下组织和深层组织。表皮水疱逐渐扩大，水疱破溃后，可显露潮湿红润的疮面，有黄色渗出液流出，感染后表面有脓液覆盖，致使浅层组织坏死，溃疡形成，患者疼痛加剧。

4. 坏死溃疡期

此期是压疮的严重期。坏死组织可累及真皮下层和肌肉层，脓性分泌物增多，坏死组织呈黑色，有臭味，感染向周围及深部扩展，可达骨骼，甚至可引起败血症，造成全身感染,危及生命。

(四)压疮的预防

预防压疮的关键在于消除其发生的原因,因此首先应找出易发生压疮的危险性因素。

1.危险因素评估

评估患者发生压疮的危险性因素主要有以下几项,要注意的是总分≤16分者,易发生压疮,分值越低,发生压疮的危险性越高。压疮危险因素评估表见表14-6。

表 14-6　　　　　　　　　　　　压疮危险因素评估表

分值 项目	4	3	2	1
神志	清醒	淡漠	模糊	昏迷
营养	良好	一般	较差	极差
运动	运动自如	轻度受限	重度受限	运动障碍
活动	活动自如	辅助行走	依赖轮椅	卧床不起
排泄	能自控	尿失禁	大便失禁	二便失禁
循环	毛细血管再灌注迅速	毛细血管再灌注减慢	轻度水肿	中度至重度水肿
体温	36.2～37.2 ℃	37.2～37.7 ℃	37.7～38.3 ℃	＞38.3 ℃
用药	未使用镇静药或类固醇	使用镇静药	使用类固醇	使用镇静药和类固醇

易发生压疮的高危人群主要包括:

(1)老年人。皮肤松弛、干燥,缺乏弹性,皮肤脂肪萎缩、变薄,易损性增加。

(2)肥胖者。过重的体重造成骨隆突处压力增加。

(3)身体衰弱及营养不佳者。活动量减少,受压处缺乏肌肉、脂肪组织的保护。

(4)神经系统疾病患者。如昏迷、瘫痪者及使用镇静剂患者,自主活动能力丧失。

(5)水肿患者。由于水肿而使皮肤抵抗力下降,并增加对承重部位的压力。

(6)疼痛患者。为避免疼痛而处于强迫体位,使机体翻身活动减少。

(7)因医疗护理措施限制活动者。如行石膏固定、手术、牵引等。

(8)大小便失禁及发热患者。皮肤经常受到尿、粪、汗液的潮湿刺激。

2.预防措施

预防压疮的关键在于消除诱发因素。

(1)避免局部组织长期受压。①定时翻身,间歇性解除局部组织承受的压力。鼓励和协助患者经常更换卧位,翻身的间隔时间视病情及受压处皮肤状况而定。一般每2 h翻身一次,必要时30 min翻身一次,并建立床头翻身记录卡(表14-7)。经常翻身,可使骨隆突部位轮流承受身体的重量。②保护骨隆突处和支持身体空隙处。患者处于各种卧位时,应采用软枕或其他设施垫于骨隆突处,以减少所承受的压力,保护骨隆突处皮肤,对易发生压疮的患者,可使用气垫褥、水褥、羊皮褥等或用软枕垫在身体的空隙处,使支撑体重的面积加大,降低骨隆突处皮肤所受的压强。羊皮垫具有减小剪切力及高度吸收水蒸气的性能,适用于长期卧床患者。③正确使用石膏、绷带及夹板固定。对使用石膏、绷带、夹板或牵引器等固定的患者,应随时观察局部及指(趾)甲颜色、温度的变化,认真听取患者的反映,适当调节松紧。衬垫应平整、柔软,如发现石膏绷带过紧或凹凸不平,应立即通知医生,及时调整。

表 14-7		翻身记录卡	
姓名		床号	
日期/时间	卧位	皮肤情况及备注	执行者

（2）避免摩擦力和剪切力的作用。患者平卧时，如需抬高床头，一般不应高于 30°，如需半坐卧位时，为防止身体下滑移动，可在足底部放一木垫，并屈髋 30°，在腘窝下垫软枕。长期坐椅时，应适当给予约束，防止患者身体下滑，协助患者翻身，变换体位或搬运患者。

（3）避免潮湿的刺激。保持患者皮肤和床单的清洁干燥是预防压疮的重要措施。根据需要每日用温水清洁患者皮肤。擦洗过程中，动作应轻柔，不可过度用力，防止损伤皮肤。清洁完皮肤，使其干燥后，可适当使用润肤品，保持皮肤湿润。对皮肤易出汗的部位如腋窝、腘窝、腹股沟等，可使用爽身粉。对大、小便失禁者，应及时擦洗皮肤，及时更换床单及衣服，局部皮肤可涂凡士林软膏，以保护、润滑皮肤，但严禁在破溃的皮肤上涂抹，皮肤一旦擦伤，受到汗、尿、便或渗出液的浸渍，极易发生压疮，因此应积极处理，促进伤口尽快愈合，床单位应保持清洁、干燥、平整、无碎屑。

（4）增进全身营养。营养不良既是导致压疮发生的原因之一，也是直接影响压疮愈合的因素。合理的膳食是改进患者营养状况、促进创面愈合的重要措施。因此，对易出现压疮的患者应给予高蛋白、高热量、高维生素的饮食，保证正氮平衡，促进创面愈合，维生素 C 及锌在伤口的愈合中起着很重要的作用，对于易发生压疮的患者应给予补充。

（5）促进皮肤血液循环。对长期卧床的患者，应每日进行主动或被动的全范围关节运动练习，以维持关节的活动性和肌肉张力，促进肢体的血液循环，减少压疮的发生。

（五）压疮的治疗与护理

1. 瘀血红润期

此期护理关键在于解除压疮区域的压迫，去除危险因素，加强预防措施。如增加翻身次数，红外线每日 2 次照射等，避免压疮继续发展。由于此期皮肤已受损，故不提倡局部按摩，以免造成进一步的损害。

2. 炎性浸润期

此期护理重点在于保护创面，预防感染。除继续加强上述措施外，对于未破的小水疱要避免摩擦，防止破裂感染，尽量让其自行吸收。水疱较大时可在无菌条件下，用无菌注射器抽出水疱内的液体，但不得剪去表皮，再涂上消毒液，最后用无菌敷料覆盖并稍加压进行包扎，防止水疱再渗液及感染。可用紫外线、红外线照射法（紫外线照射有消炎和干燥作用，对各类细菌感染疮面均有较好的杀菌效果；红外线照射，有消炎、促进血液循环、增强细胞功能等作用，同时可使疮面干燥，减少渗出，有利于组织的再生和修复），遵医嘱每日或隔日照射一次，每次 15～20 min。

3. 浅度溃疡期

此期的治疗护理原则上为解除压迫，清洁创面，尽量保持局部创面的清洁、干燥。

以鹅颈灯距疮面 25 cm 照射疮面，每日 1～2 次，每次 10～15 min。照射后按外科无菌换药法处理疮面，还可采用新鲜的鸡蛋内膜、纤维蛋白膜、骨胶原膜等贴于疮面治疗。因为此类内膜含有一种溶菌酶，能分解异种生物的细胞壁，杀死细菌，可视为消炎、杀菌剂。同时内膜含有蛋白质，能在疮面表层形成无色薄膜覆盖疮面，以防止污染和刺激，减轻疼痛，促进炎症局限化，具有明显的收敛作用。

4.坏死溃疡期

此期应清洁疮面，去除坏死组织，保持引流通畅，促进肉芽组织的生长。疮面有感染时，可用无菌生理盐水、0.02％呋喃西林溶液清洗疮面，再用无菌凡士林纱布及敷料包扎，1～2 天更换敷料一次。还可采用新鲜鸡蛋内膜贴敷创面、空气隔绝局部持续吹氧、中药外敷等方法，促进创面愈合。对于溃疡较深、引流不畅者，应用 3％过氧化氢溶液冲洗，以抑制厌氧菌生长。对于长期保守治疗不愈合、创面肉芽老化、创缘瘢痕组织形成、合并有骨关节感染或深部窦道形成者，应考虑进行减张肌皮瓣术、植皮等手术治疗。

（六）压疮的预防技术

【目的】

1.协助患者更换卧位，减轻局部组织压力。

2.给予局部及全背部按摩，促进皮肤的血液循环。

3.保持床铺平整、舒适，减少对皮肤的刺激。

【评估】

1.患者评估。

（1）全身状况。患者病情、意识状态、肢体活动状态及自理能力。

（2）局部状况。有无局部皮肤发红、出现水疱或破损等。

（3）心理状态。了解患者心理状态及合作情况。

（4）健康知识。对预防压疮知识的了解程度。

2.用物评估。用物是否齐全，符合要求。

【计划】

1.护士准备。着装整齐，修剪指甲，洗手，需要时戴口罩。

2.用物准备。大浴巾、毛巾、50％的乙醇、爽身粉、脸盆、水桶（内盛 50～52 ℃热水）。根据需要备软枕、清洁衣裤和清洁被单。

3.环境准备。关闭门窗，调节室温至 24～26 ℃，拉上隔帘或用屏风遮挡。

4.患者准备。病情稳定、全身情况允许进行此项操作。

【实施】

1.操作流程及行为要求

压疮的护理见表 14-8。

表 14-8 压疮的护理

操作流程	步骤说明	行为要求
1.核对解释	核对患者床号、姓名，向患者解释操作的目的及配合的方法	尊重患者，严格查对
2.患者体位	取俯卧位或侧卧位，背向操作者，将大浴巾一半铺于患者身下，一半盖于患者背部，其他部位用盖被盖好	耐心解释，患者配合

护理学基础

操作流程	步骤说明	行为要求
3.按摩	(1)清洁背部:用小毛巾依次擦洗患者颈部、肩部、背部及臀部,然后再用较干毛巾依次擦洗一遍 (2)将50％的乙醇倒少许于两手掌,以手掌的大小鱼际做按摩(图14-13)。护士左腿弯曲在前,右腿伸直在后,从患者骶尾部开始,以环形动作沿脊柱两侧边缘向上按摩,至肩部时转向下至腰部,按摩后,手再轻轻滑至臀部及尾骨处。此时左腿伸直,右腿弯曲,如此有节奏按摩数次 (3)再用右手拇指指腹由骶尾部开始沿脊柱按摩至第七颈椎突出 (4)按摩结束后轻叩背部数分钟 (5)有条件可使用电动按摩器,根据不同部位选择合适的按摩头,紧贴皮肤进行按摩,经常询问患者的感受 (6)用大毛巾擦净背部皮肤上的乙醇,撤去大毛巾,协助患者穿好衣服,盖好盖被。取舒适卧位 (7)观察局部皮肤有无疼痛及肌肉紧张度	观察仔细,主动询问 关爱患者,谢谢合作
4.安置卧位	协助患者取舒适卧位,按需要放置软枕	
5.整理记录	询问患者是否舒适,填写翻身记录卡 整理床单位,清理用物	规范、及时、准确

2.注意事项

(1)操作过程中,注意观察患者心率、血压及呼吸情况,如有异常立即停止操作;避免床单沾湿,防止患者受凉。

(2)按摩力度大小适中,要足够刺激肌肉组织,防止过重或过轻。

(3)皮肤有红肿、破损处禁止按摩。

(4)护士在操作中注意节时节力原则。

3.健康教育

(1)向患者和家属介绍背部按摩对促进血液循环、预防并发症的重要性。

(2)指导患者及家属经常自行观察皮肤情况,经常对背部受压部位进行减压和皮肤按摩,并对患者进行保持皮肤洁净、提高自我护理等相关的知识教育。

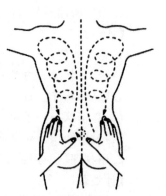

图14-13 背部按摩手法

【评价】

1.患者皮肤光滑、清洁卫生。

2.患者感到清洁,感觉身心放松、舒适。

3.获得患者信赖,护患关系良好。

第四节 晨、晚间护理

晨晚间护理是一项重要的基础护理工作,通过晨晚间护理可以观察和了解病情,为诊断、治疗和调整护理计划提供依据,特别是对于昏迷、高热、大手术后、瘫痪及年老体弱等危重患者,因其生活自理能力减弱或丧失,更需要护理人员协助完成。

一、晨间护理

当患者晨间醒来后,应进行晨间护理,经过一整夜的睡眠,患者需要进行必要的清洁护理,使其身心舒适,以愉快的心情迎接新的一天。

（一）目的

1.观察和了解病情,满足患者身心需要,促进护患沟通。

2.保证患者清洁、舒适,预防压疮及肺炎等并发症的发生。

3.保持床单位和病室的整洁和美观。

（二）护理内容

1.对于病情较轻、能离床活动的患者,应鼓励其自行完成个人清洁卫生活动,包括刷牙、漱口、洗脸、梳头等。通过完成这些活动,可促使其下床进行适当运动,活动全身的关节;同时可增强患者疾病康复的自信心。护士用消毒毛巾湿式扫床,根据清洁程度,更换床单,整理好床单位。

2.对于病情较重、不能下床活动的患者,如危重、高热、昏迷、瘫痪、大手术后或年老体弱者,护士应协助其完成晨间护理,其内容包括:

(1)协助患者排便,帮助其刷牙、漱口、洗脸、洗手、梳头,病情严重者实施特殊口腔护理;协助翻身并检查全身皮肤状况,骨隆突起处有无受压变红;擦洗背部并用50％乙醇按摩;整理床铺,按需要更换衣服和床单。

(2)与患者交谈,了解夜间睡眠情况及有无病情变化,评估患者现存的和潜在的问题,进行必要的心理护理和健康教育。

(3)根据室温酌情开窗通风,保持病房内空气新鲜。

二、晚间护理

晚间护理是在患者就寝前,为保持病房内安静、整洁,维护患者个人卫生清洁,为患者提供良好的夜间睡眠条件,使患者能舒适入睡所进行的一系列护理措施,并通过晚间护理的实施,了解患者的病情变化,预防并发症的发生。

（一）目的

1.保持病室安静,为患者创造夜间良好的睡眠条件,使患者舒适,易于入睡。

2.观察病情,预防并发症的发生,促进护患沟通。

（二）护理内容

1.协助患者刷牙、漱口,较重患者给予特殊口腔护理。洗脸、梳发、热水泡足。就寝前协助患者排便,女患者清洗会阴。对于不易入睡的患者,如病情许可,给予热水足浴大约15 min或喝热牛奶。

2.协助患者翻身,检查全身受压皮肤情况,进行压疮预防护理,按摩背部及骨隆突起部位。

3.协助患者处于舒适卧位,关大灯、开地灯,使光线柔和。酌情关门窗,保持病室安静,使其易于入睡。

4.加强巡视,了解患者睡眠情况,观察病情,并酌情处理。

三、卧床患者的床整理、更换床单法

(一)卧床患者床整理法

【目的】

使病床平整、洁净,患者舒适,预防压疮,保持病室整洁和美观。

【评估】

1.患者评估。

(1)全身状况。意识状况、肢体的活动能力、有无伤口或各种导管。

(2)局部状况。皮肤清洁状况及皮肤有无异常。

(3)心理状态。了解患者心理状态及合作情况。

(4)健康知识。对清洁卫生知识的了解程度。

2.用物评估。用物是否齐全,符合要求。

【计划】

1.护士准备。着装整齐,修剪指甲、洗手,戴口罩。

2.用物准备。床刷、床刷套(微湿)或微湿的扫床巾。

3.患者准备。酌情遮挡患者,防止着凉。

4.环境准备。调节室温,酌情关门窗,必要时用屏风遮挡。

【实施】

1.操作流程及行为要求

卧床患者床整理法见表14-9。

表 14-9　　　　　　　　　　　　卧床患者床整理法

操作流程	步骤说明	行为要求
1.核对解释	携用物至床旁,核对床号、姓名,解释操作目的和注意事项(危重患者需要护士二人配合操作)	尊重患者,严格查对
2.移桌椅	移开床旁桌,移椅于床尾,将用物按顺序放于椅上	耐心解释,患者配合
3.患者准备	按需给予便盆,必要时设床档,防止摔伤,病情许可时,放平床头及床尾	
4.整理 ①整理近侧 松单	松开床尾盖被,协助患者翻身至对侧(注意检查局部受压情况,预防压疮),松开近侧各层单子	
湿扫	湿式清扫中单、橡胶单,分别搭在患者身上,再从床头至床尾扫净枕下和大单上面的渣屑,床刷置护理车上层,床刷套或扫床巾置护理车下层	
铺单 ②整理对侧	依次将大单、橡胶单及中单逐层拉平铺好(从床头至床尾) 协助患者侧卧于近侧,护士转至对侧,同上法整理	
③整理盖被、枕头	协助患者平卧,整理盖被,折成被筒状,盖于患者身上,取出枕头,拍松后枕于头下	
5.安置患者	协助患者取舒适卧位,将呼叫器置于易取处,交代注意事项,如有异常及时呼叫。必要时摇起床头及床尾,还原床旁桌、椅,开窗换气	关爱患者,谢谢合作
6.清理用物	清理用物,按要求消毒、清洗	规范处理,爱惜物品

2.注意事项

(1)操作应避开治疗和进餐时间;注意动作轻柔,采用湿式清扫,一床一巾一消毒,防止尘土飞扬。

（2）动作轻稳,使患者舒适安全。

3.健康教育

向患者说明保持床单平整、清洁的重要性,并解释操作中应如何配合防止坠床和受伤。

【评价】

1.病室床单位整洁、美观。

2.患者舒适、安全,无并发症发生。

（二）卧床患者更换床单法

【目的】

病床平整、洁净,患者舒适,预防压疮,保持病室整洁或美观。

【评估】

1.患者评估。

（1）全身状况。意识状况、肢体的活动能力、有无伤口或各种导管。

（2）局部状况。皮肤清洁状况及皮肤有无异常。

（3）心理状态。了解患者心理状态及合作情况。

（4）健康知识。对清洁卫生知识的了解程度。

2.用物评估。用物是否齐全,符合要求。

【计划】

1.护士准备。着装整齐,修剪指甲、洗手,戴口罩。

2.用物准备。床刷、床刷套（微湿）或微湿的扫床巾、必要时备便盆、清洁衣裤。另备清洁被套、大单、中单、枕套、污衣袋等。

3.患者准备。告知更换床单的目的及配合要点。

4.环境准备。调节室温,酌情关门窗,必要时屏风遮挡。

【实施】

1.操作流程及行为要求

卧床患者更换床单法见表14-10。

表 14-10 　　　　　　　　　卧床患者更换床单法

操作流程	步骤说明	行为要求
1.核对解释	携用物至床旁,核对床号姓名,解释操作目的和注意事项（危重患者需要护士二人配合操作）	尊重患者,严格查对耐心解释,患者配合
2.移桌椅	移开床旁桌,移椅于床尾,将用物按顺序放于椅上	
3.患者准备	按需给予便盆,必要时设床档,防止摔伤,病情许可时,放平床头及床尾	
4.换单 （1）侧卧位换单法 ①协助侧卧	（适用于卧床不起,而病情允许翻身侧卧的患者） 协助患者翻身侧卧至对侧,背向护士,移枕于头下	观察仔细,主动询问
②换近侧单 卷单、扫单	松开各层污单,将污中单卷于患者身下,扫净橡胶单并搭在患者身上,再将污大单卷于患者身下,从床头至床尾扫净床褥垫上的渣屑,如图14-14（a）所示	
铺清洁单	展开近侧清洁大单铺好,对侧大单卷入患者身下,铺平近侧橡胶单,展开近侧清洁中单,连同橡胶单一并铺好,对侧中单卷入患者身下,如图14-14（b）所示	

操作流程	步骤说明	行为要求
③协助翻身	协助患者翻身侧卧于近侧，移枕于头下	
④换对侧单		
取污单、扫单	护士转至对侧，从患者身下取出污中单放于污大单上，扫净橡胶单搭在患者身上，将污大单连同污中单一并卷起，放于污衣袋内或晨护车上，再扫净床褥垫上的渣屑	
铺清洁单	依次铺好清洁大单、橡胶单和中单，协助患者平卧	
⑤换被套	松开被筒，将棉胎在污被套内竖摺三折后，再按"S"形横摺拉出放于床尾，从床头向床尾平铺清洁被套，开口向床尾，将棉胎套入清洁被套内，卷出污被套放入污衣袋内。将盖被折成被筒状，为患者盖好	
⑥换枕套	更换枕套后拍松，为患者枕好	
（2）仰卧位换单法	（适用于病情不允许翻身侧卧的患者，可由两人协作完成）	
①换大单	松开各层盖被，托起患者头部，取出枕头，拆下枕套放入污衣袋内或晨护车上，枕芯置于床尾椅上；将床头污单（包括橡胶单）横卷成筒状，置于患者肩下	
	将清洁大单横卷成筒状放于床头并铺好	
	抬起患者上身，将污单一并从患者肩下卷至臀下，同时将清洁大单拉至臀部，放下患者上半身，抬起臀部，迅速取出污单放入污衣袋内或晨护车上，将橡胶单折好放于床尾椅上备用，将清洁大单拉至床尾铺好	
	先铺好近侧橡胶单和清洁中单，将另一半卷起置于患者身下，再转至床对侧，从患者身下拉出橡胶单、中单并铺好	
②换橡胶单中单	同侧卧位换单法	
③换被套枕套	协助患者取舒适卧位，将呼叫器置于易取处，交代注意事项，如有异常及时呼叫	
5.整理	必要时摇起床头及床尾，还原床旁桌、椅，开窗换气	关爱患者，谢谢合作
6.清理用物	清理用物，按要求消毒、清洗污单	规范处理，爱惜物品

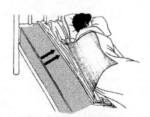
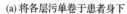
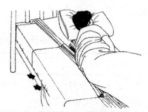

　　(a) 将各层污单卷于患者身下　　　(b) 将胶单和中单同时塞入床垫下

图14-14　卧床患者更换床单法

2.注意事项

（1）棉胎不能接触污被套外面；换下的衣物、被单不可堆放在病室或病区走廊的地面上；患者衣、单、被套等应每周更换1～2次，如被呕吐物、大小便等污染应随时更换。

（2）操作时不宜过多翻动、暴露患者，应注意患者安全及舒适，必要时使用床档，以防止坠床及受凉等；操作中注意保护好各种治疗导管，严防污染、扭曲、挤压、脱出。

（3）操作中要注意观察患者病情，一旦出现病情变化，应立即停止操作，进行相应处理。

（4）操作中注意节力原则，动作轻稳、省力，两人操作，应配合协调。

3.健康教育

向患者说明更换床单的必要性，并解释操作中应如何配合防止坠床和受伤。

【评价】

1.患者舒适,无并发症发生。

2.操作时动作轻稳、节力。

3.护患沟通良好,患者满意。

小 结

　　患者的清洁护理包括口腔护理、头发护理、皮肤护理、晨晚间护理。对于高热、昏迷、危重、禁食、鼻饲、口腔疾患、术后、生活不能自理的患者,护士应给予特殊口腔护理。晨晚间护理是一项重要的基础护理工作,通过晨晚间护理可以观察和了解病情,为诊断、治疗和调整护理计划提供依据,特别是对于昏迷、高热、大手术后、瘫痪及年老体弱等危重患者,因其生活自理能力减弱或丧失,更需要护理人员协助完成。压疮是指局部组织长期受压、血液循环障碍、发生持续缺血、缺氧、营养不良而致的组织溃烂坏死。压疮本身不是原发疾病,它大多是由于其他原发病未能很好地护理而造成的皮肤损伤。

思考题

　　1.简述为昏迷患者进行口腔护理时的注意事项。

　　2.患者,张某,男性,69岁,因长期卧床,骶尾部皮肤呈紫红色,触之局部有硬结,并在表面有数个大小不等的水疱,请问该患者出现了什么并发症?属于哪一期?应如何护理?

第十五章
生命体征的评估及护理

[学习目标]

掌握:体温、脉搏、呼吸、血压的观察及护理;体温、脉搏、呼吸、血压的测量方法;体温单的填写与绘制。

熟悉:正常体温、脉搏、呼吸、血压的生理变化。

了解:体温、脉搏、呼吸、血压的形成;体温计、血压计的种类及构造。

生命体征是评价生命活动是否存在及质量如何的标志,包括体温、脉搏、呼吸和血压。生命体征是机体内在活动的一种客观反映,是衡量机体状态的可靠指标。它受中枢神经系统的控制和调节,相互之间保持内在的联系。正常人生命体征在一定范围内相对稳定,但在病理情况下,其变化又极其敏感。通过对生命体征的评估,可以了解疾病的发生、发展及转归,为预防、诊断、治疗、护理提供可靠的依据。护士通过认真细致地观察生命体征,能够协助临床诊断与治疗,并能发现患者现存的或潜在的护理问题,为正确制订护理计划提供可靠的依据。因此,生命体征的评估及护理是临床护理工作的重要内容之一,也是护士必须掌握的基本技能。

第一节 | 体温的评估及护理

体温又称体核温度,是指机体内部胸腔、腹腔和中枢神经的温度,其特点是相对稳定且较皮肤温度高。皮肤温度也称体表温度,低于体核温度,且易受环境温度和衣着情况的影响。正常人的体温相对恒定的,它通过体温调节中枢的调节和神经体液的作用,使产热和散热保持动态平衡。恒定的体温,是保证新陈代谢和生命活动正常进行的必要条件。

一、体温的评估

(一)体温的形成

体温是由三大营养物质(糖、脂肪、蛋白质)氧化分解而产生。三大营养物质在体内氧化时所释放的能量,其总量的50%以上迅速转化为热能,以维持体温,并且不断地散发到体外;其余不足50%的能量贮存于三磷酸腺苷(ATP)中,供机体利用,最终仍转化为热能散发到体外。

(二)产热与散热

1.产热过程

机体的产热过程是细胞新陈代谢的过程。人体主要的产热器官是肝脏和骨骼肌,产生热量的主要因素有:食物氧化、骨骼肌运动、交感神经兴奋、甲状腺素分泌增多、体温升高等。

2. 散热方式

人体最主要的散热器官是皮肤,呼吸、排尿、排便也能散发部分热量。人体的散热方式有辐射、传导和对流、蒸发等。

①辐射。辐射指热由一个物体表面通过电磁波的形式传至另一个与它不接触的物体表面的一种方式。它是人体安静状态下处于气温较低环境中主要的散热形式。辐射散热程度同皮肤与外界环境的温度差及机体有效辐射面积等有关。

②传导和对流。传导是机体的热量直接传给同它接触的温度较低的物体的一种散热方式。传导散热量取决于所接触物体的导热性能。由于水的导热性能好,临床上采用冰袋、冰帽、冷湿敷为高热患者物理降温,就是利用传导散热的原理。对流是传导散热的一种特殊形式,是指通过气体或液体的流动来交换热量的一种散热方式。对流散热量受气体或液体流动速度的影响,它们之间呈正比关系。

③蒸发。蒸发是指由液态转变为气态,同时带走大量热量的一种散热方式。临床上对高热患者采用乙醇擦浴方法,通过乙醇的蒸发,起到降温作用。

当外界温度低于人体皮肤温度时,机体大部分热量可通过辐射、传导、对流及部分蒸发方式散发,当外界温度等于或高于人体皮肤温度时,蒸发就成为人体唯一的散热形式。

(三)正常体温及生理性变化

1. 正常体温

临床上一般以口腔、直肠、腋窝等处的温度来代表体温。其中,直肠温度最接近体核温度。但在日常护理工作中,测量腋温、口温则更为常见和方便。正常体温的范围见表 15-1。

表 15-1   **体温的正常范围**

部位	正常范围	平均温度
腋温	36.0～37.0 ℃	36.5 ℃
口温	36.3～37.2 ℃	37.0 ℃
肛温	36.5～37.7 ℃	37.5 ℃

2. 生理性变化

(1)年龄差异。不同年龄由于基础代谢水平不同,体温也不同。婴幼儿体温略高于成年人,老年人又略低于成年人。新生儿尤其是早产儿,由于体温调节功能尚未发育完善,调节功能差,其体温易受环境温度的影响而变化,因此对新生儿应做好防寒保暖护理。

(2)昼夜变化。正常人在 24 h 内体温略有波动,一般相差不超过 1 ℃。清晨 2～6 时体温最低,午后 1～6 时最高。这与机体昼夜活动的生物节律有关。

(3)性别差异。一般女性体温比同龄男性稍高约 0.3 ℃,而女性基础体温随月经周期出现规律性的变化,即排卵后体温上升,这与体内孕激素水平周期性变化有关,孕激素具有升高体温的作用。

(4)其他。活动、环境温度、情绪激动、精神紧张、进食、冷热、药物的影响等都会引起体温暂时性的变化。

（四）异常体温的评估

1. 体温过高(hyperthermia)

体温过高也称发热。发热是指机体在致热源的作用下使体温调节中枢的调定点上移而引起的调节性体温升高。发热原因很多,根据致热源的性质和来源不同,可以分为感染性发热和非感染性发热两类。感染性发热较多见,主要由病原体引起;非感染性发热由病原体以外的各种物质引起,目前越来越引起人们的重视。

(1)发热程度的判断。以口腔温度为例,发热程度可划分为:

低热:37.3~38.0 ℃

中等热:38.1~39.0 ℃

高热:39.1~41.0 ℃

超高热:41.0 ℃以上

(2)发热过程及症状。发热过程一般包括三个时期:

①体温上升期。此期特点是产热大于散热,体温上升有两种方式:骤升和渐升。骤升是体温突然升高,在数小时内升至高峰,多见于肺炎球菌肺炎、疟疾等;渐升是指体温逐渐上升,多见于伤寒等,主要表现是皮肤苍白、畏寒、寒战、皮肤干燥。

②高热持续期。此期特点是产热和散热在较高水平上趋于平衡。主要表现是皮肤潮红、灼热;口唇、皮肤干燥;呼吸深而快;心率加快;头痛、头晕、食欲不振、全身不适、软弱无力。

③退热期。此期特点是散热大于产热,体温恢复至正常水平。主要表现是皮肤潮湿、大量出汗。退热方式有骤退和渐退两种。对于骤退者由于大量出汗,体液大量丧失,易出现血压下降、脉搏细速、四肢厥冷等虚脱或休克现象,应加强观察。

(3)热型。各种体温曲线的形态称为热型。某些发热性疾病具有独特的热型,加强观察有助于对疾病的诊断。但须注意,由于抗生素的广泛使用或由于应用解热药、肾上腺皮质激素等,使热型变得不典型。常见热型如图 15-1 所示。

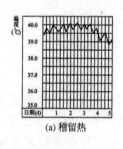 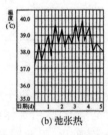 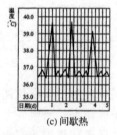 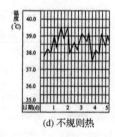

| (a) 稽留热 | (b) 弛张热 | (c) 间歇热 | (d) 不规则热 |

图 15-1 常见热型

①稽留热(continued fever)。体温持续在 39~40 ℃,达数天或数月,24 h 波动范围不超过 1 ℃。多见于肺炎球菌肺炎、伤寒等。

②弛张热(remittent fever)。体温在 39 ℃以上,24 h 内温差达 1 ℃以上,体温最低时仍高于正常水平。多见于败血症、风湿热、化脓性疾病等。

③间歇热(intermittent fever)。体温骤然升高至 39 ℃以上,持续数小时或更长,然后下降至正常或正常以下,经过一个间歇,又反复发作,即高热期和无热期交替出现。见于疟疾等。

④不规则热(irregular fever)。发热无一定规律,且持续时间不定。见于流行性感冒、癌性发热等。

2.体温过低(hypothermia)

体温低于正常称为体温过低。若体温低于35℃称为体温不升。

(1)原因

①散热过多。长时期暴露在低温环境中,使机体散热过多、过快;在寒冷环境中大量饮酒,血管过度扩张导致热量散失。

②产热减少。重度营养不良、极度衰竭,使机体产热减少。

③体温调节中枢受损。中枢神经系统功能不良,如颅脑外伤、脊髓受损;药物中毒,如麻醉剂、镇静剂;重症疾病,如败血症、大出血。

(2)分期

轻度:32～35℃

中度:30～32℃

重度:<30℃ 瞳孔散大,对光反射消失。

致死温度:23～25℃

(3)症状

主要症状:发抖、血压降低、心跳及呼吸频率减慢、皮肤苍白冰冷、躁动不安、嗜睡、意识紊乱,甚至可能出现昏迷。

二、体温的测量法

(一)体温计的种类和构造

1.水银体温计(又称玻璃体温计)(图15-2)

水银体温计是目前国内最常用的体温计。此种体温计是由装有水银的真空毛玻璃管制成。体温表毛细管下端与贮槽之间有凹处,可使水银遇热膨胀后不能自动回缩,从而保证体温测试值的正确性。当水银槽受热时,水银膨胀后沿毛细管上行,其上行的高度与受热程度成正比。水银体温计分口表、肛表、腋表三

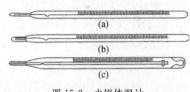

图15-2　水银体温计

种。口表和肛表的玻璃管似三棱镜状,腋表的玻璃管呈扁平状。口表和腋表的球部较细长,有助于测温时扩大接触面;肛表的球部较粗短,以防插入肛门时折断或损伤黏膜。体温计测试的范围为35～42℃,每一小格为0.1度;在0.1～1℃处用较粗的线标记。

2.电子体温计

电子体温计采用电子感温探头来测量体温,测得的温度直接由数字显示,直观读数,测温准确,灵敏度高。有医院用电子体温计和个人用电子体温计两种(图15-3),医院用电子体温计只需将探头放入外套内,外套使用后丢弃,能防止交叉感染。个人用电子体温计,其形状如钢笔,方便易携带。

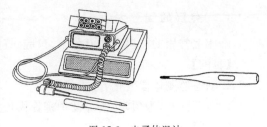

图15-3　电子体温计

3.可弃式体温计

可弃式体温计为单次使用的体温计,其构造为含有对热敏感的化学指示点薄片,测温时点状薄片即随机体的温度而变色,当颜色点从白色变成蓝色,最后的 rf 落点位置即为所测温度。

4.其他

(1)远红外线测温仪。是利用远红外线的感应功能,快速测试人体温度,常用于人员聚集较多而又需快速测出体温时,如机场、车站、码头等。

(2)红外线耳温仪。可测量耳膜温度。耳温仪将红外线感应到的耳膜温度数据在 1 s 内经微电脑的精密调校后显示出来,测出的耳温比较准确。其优点是可连续测量,无使用次数的限制。适用于哭闹或睡眠中的孩子、体弱多病的卧床老人。红外线耳温仪如图 15-4 所示。

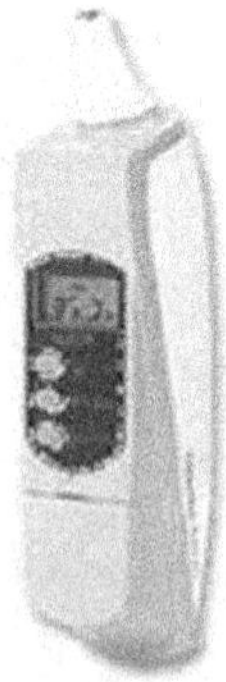

(3)感温胶片。是一种对体温敏感的胶片,置于前额或腹部,根据其颜色的改变获知体温的变化,判断体温是否在正常范围内。但不能显示具体的体温数值。适用于新生儿及幼儿。

(4)报警体温计。是一种能连续监测患者体温的器械,一般适用于危重患者。它是将体温计的探头与报警器相连,若患者的体温超过一定的限度时,它就会自动报警。

图 15-4　红外线耳温仪

(二)体温计的清洁消毒及检测方法

1.体温计的清洁消毒

为了保证体温计清洁,防止交叉感染,用过的体温计必须进行消毒处理。方法:①水银体温计消毒法。将使用后的体温计放入盛有消毒液的容器中浸泡,5 min 后取出,清水冲洗,用离心机将体温计的水银柱甩至 35 ℃以下,再放入另一消毒容器中浸泡 30 min,取出后用冷开水冲洗,擦干后放入清洁容器中备用。消毒液每日更换一次,容器、离心机每周消毒一次。②电子体温计消毒法。仅消毒电子感温探头部分,应根据制作材料的性质选用不同的消毒方法,如浸泡、熏蒸等。

2.体温计的检测方法

在使用体温计前或消毒后,应定期进行检测,以保证体温计的准确性。方法是先将体温计全部水银柱甩至 35 ℃以下,同时放入已测好的 36.0～40.0 ℃的温水中,3 min 后取出检视。若体温计误差在 0.2 ℃以上、水银柱自动下降、玻璃管有裂隙者,则不能再使用;将合格的体温计用纱布擦干,放入清洁容器中备用。

(三)体温的测量方法

临床上常用的测温方法有腋下、口腔、直肠测温法。

【目的】

1.动态监测体温变化,分析热型。

2.协助诊断,为预防、治疗及护理提供依据。

【评估】

1.患者评估。

(1)全身状况。目前的病情、意识状态、年龄、治疗情况。

（2）局部状况。测量部位的皮肤黏膜情况。

（3）心理状态。了解患者心理状态及合作情况。

（4）健康知识。对体温测量知识的了解程度。

2.用物评估。用物是否齐全，符合要求。

【计划】

1.护士准备。着装整齐，修剪指甲，洗手，戴口罩。

2.用物准备。治疗盘内备清洁干燥的容器，容器内放置已消毒的体温计、含消毒液的容器、含消毒液纱布、弯盘（内垫纱布）、带秒针的表、笔、记录本。若测肛温需另备润滑剂、棉签、卫生纸。

3.患者准备。测温前 20～30 min 应避免剧烈运动、进食、进冷热饮、行冷热疗法、沐浴与灌肠等。

4.环境准备。病室内整洁，温度适宜，光线充足。

【实施】

1.操作流程及行为要求

体温的测量见表 15-2。

表 15-2 体温的测量

操作流程	步骤说明	行为要求
1.准备	清点体温计的数目，检查是否完好，水银柱是否在 35 ℃以下	尊重患者，严格查对耐心解释，患者配合
2.核对解释	备齐用物，携用物至床旁，核对并解释操作目的、配合方法及注意事项	
3.测量	根据病情选择合适的测量方法 ▲口温测量法 口表汞端斜放于舌下热窝（在舌系带两侧，左右各一）； 指导患者闭紧口唇，用鼻呼吸，勿咬体温计，如图 15-5(a)所示，时间测 3 min ▲腋温测量法 擦干腋下汗液，将腋表汞端紧贴皮肤放于患者腋窝处，嘱患者屈臂过胸夹紧，如图 15-5(b)所示，时间 10 min ▲直肠测温法 取侧卧、俯卧或屈膝仰卧位，暴露测温部位（便于测量和肛表固定）；用润滑剂润滑肛表前端，将肛表轻轻插入肛门 3～4 cm，婴儿只需将贮汞槽轻插入肛门即可，护士注意扶持固定肛表，防止意外，如图 15-5(c)所示。时间 3 min，测量完毕用卫生纸擦净肛门	
4.检视	取出体温计用消毒液纱布擦净后检视读数（肛表应先用软纸擦净）	
5.记录	记录体温值于记录本上	
6.整理	整理衣服，助患者取舒适体位；整理床单位，清理用物 合理解释测温结果，感谢患者的合作，确定患者无任何不适后方可离开	关爱患者，谢谢合作规范处理，爱惜物品
7.绘制	洗手，取下口罩，将体温值绘制在体温单上	规范、及时、准确

2.注意事项

（1）测量体温前后，应仔细检查体温计的数量及有无破损，在甩体温计时应运用腕部力量，勿触及他物，以防撞碎。切忌把体温计放在热水中清洗或沸水中煮以防爆裂。

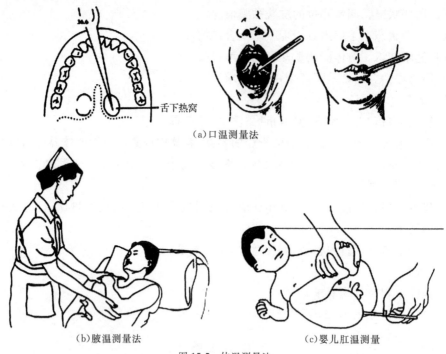

舌下热窝

（a）口温测量法

（b）腋温测量法

（c）婴儿肛温测量

图15-5　体温测量法

（2）精神异常、昏迷、婴幼儿、口鼻腔手术或呼吸困难及不能合作者，不宜测口温；刚进食或面颊部冷热敷后，应间隔30 min后测量。腋下有创伤、手术、炎症以及腋下出汗较多者，肩关节受伤或消瘦夹不紧体温计者禁忌腋温测量。

（3）腹泻、直肠或肛门手术、心肌梗死患者不宜测量直肠温度；坐浴或灌肠者需隔30 min后才能测直肠温度。

（4）发现体温与病情不相符时，应在病床边监测，必要时做肛温和口温对照复查。

（5）如患者不慎咬碎体温计的，应立即清除玻璃碎屑以免损伤唇、舌、口腔、食管和胃肠道黏膜，然后口服蛋清液或牛奶以延缓汞的吸收。病情允许者可服用膳食纤维丰富的食物（如韭菜、芹菜等），促进汞的排出。

3.健康教育

向患者及家属介绍测量体温的目的、作用、正确的测量方法，说明测量体温的注意事项和不良反应。教会患者及家属正确使用体温计。

【评价】

1.患者无不适感，无不良反应，达到预期效果。

2.护士能与患者或家属有效沟通，得到理解与配合。

3.患者及家属能正确测量体温。

三、异常体温的护理

（一）体温过高的护理

1.降低体温

可选用物理降温或药物降温方法。物理降温有局部冷疗和全身冷疗两种方法。局部冷疗可采用冰袋、化学制冷袋敷头部或大动脉，通过传导方式散热；全身冷疗可采用温水擦浴、乙醇擦浴方式,达到降温目的。药物降温是通过机体的蒸发散热而达到降温目的,使用时应注意药物的剂量,尤其对年老体弱及心血管疾病者应防止出现虚脱或休克现象。采用降温措施 30 min 后,应测体温一次,并做好记录和交班工作。

2. 加强病情观察

密切监测生命体征,定时测量体温,一般每日测量 4 次,高热时应每 4 h 测量一次,待体温恢复正常 3 天后,改为每日 1~2 次。注意发热类型、程度及经过,及时注意呼吸、脉搏和血压的变化,并观察患者饮水量、饮食摄取量、尿量及体重变化。

3. 补充营养和水分

给予高热量、高蛋白、高维生素、易消化的流质或半流质食物。注意食物的色、香、味,鼓励少量多餐,以补充高热的消耗,提高机体的抵抗力。鼓励患者多饮水,每日 3000 mL 为宜,以补充高热消耗的大量水分,并促进毒素和代谢产物的排出。

4. 促进患者舒适

(1)休息。休息可减少能量的消耗,有利于机体康复。高热者绝对卧床休息,低热者可酌情减少活动,适当休息,提供患者合适的休息环境,室温适宜、环境安静、空气流通。

(2)口腔护理。发热时由于唾液分泌减少,口腔黏膜干燥,且抵抗力下降,有利于病原体生长、繁殖,易出现口腔溃疡和炎症。应在晨起、餐后、睡前协助患者漱口,保持口腔清洁。口唇干裂者可涂液状石蜡予以保护,使患者口腔舒适,防止口腔感染。

(3)皮肤护理。退热期,部分高热患者会大量出汗,应随时擦干汗液,更换衣服和被褥,防止受凉,保持皮肤清洁、干燥。对长期持续高热者,应协助其更换体位,防止压疮、肺炎等并发症出现。

5. 安全护理

部分高热患者可同时伴有躁动不安、谵妄或昏迷,要注意采取措施预防患者坠床、舌咬伤。必要时加床档和放置已缠好纱布的压舌板。

6. 心理护理

若患者突然出现寒战、面色苍白,会产生紧张、不安、害怕等心理反应。应经常探视患者,耐心解答各种问题,尽量满足患者的需要,给予精神安慰。高热持续期,应注意尽量解除高热带来的身心不适,满足患者的合理要求。退热期,满足患者舒适的心理需要,注意清洁卫生,及时补充营养。

(二)体温过低的护理措施

(1)注意保暖,提供合适的环境温度,维持室温至 24~26 ℃。给予毛毯、棉被、电热毯等,新生儿、早产儿置温箱中。

(2)严密观察病情变化。监测生命体征,至少每小时一次,直到体温恢复正常且稳定为止,对治疗性体温过低者应注意防止冻伤。

(3)给予温热饮料,提高机体温度。

(4)做好心理护理。经常与患者沟通交流,及时发现其情绪变化,同时加强健康教育。

第二节 脉搏的评估及护理

在每个心动周期中,由于心脏的节律性收缩和舒张,动脉内的压力和容积也发生周期性变化,导致动脉管壁产生有节律的搏动,称为动脉脉搏,简称脉搏。正常情况下脉率与心率一致。

一、脉搏的评估

(一)正常脉搏

1.脉率

脉率是指每分钟动脉血管搏动的次数(频率)。正常成人安静状态下,脉率为 60～100 次/分,它可随多种生理性因素的影响在一定范围内波动。

(1)年龄。一般新生儿、幼儿的脉率较快,成年人逐渐减慢,老年时稍微增快。

(2)性别。女性比男性的脉率稍快,每分钟约快 5 次。

(3)活动、饮食。一般在运动、进食、饮浓茶或咖啡后脉率稍加快;休息、睡眠、禁食时会减慢。

(4)情绪。兴奋、恐惧、发怒可使脉率加快;忧郁、镇静可使脉率减慢。

(5)药物。兴奋剂可使脉率加快;镇静剂、洋地黄类等药物可使脉率减慢。

(6)其他。某些特殊的生理状况如怀孕期可使脉率加快。气温极冷或极热可使脉率加快。

2.脉律

脉律即脉搏的节律,反映了左心室的收缩情况。正常脉搏的搏动均匀规则,间隔时间相等。

3.脉搏的强弱

脉搏的强弱即血流冲击血管壁的力量大小程度,是触诊时血液流经血管的一种感觉。正常时脉搏强弱相等。它取决于动脉充盈度、周围血管阻力和脉压等因素。

4.动脉壁情况

正常动脉管壁光滑、柔软且有弹性。

(二)异常脉搏

1.脉率异常

(1)速脉(tachycardia)。速脉又称心动过速。成人安静状态下脉率超过 100 次/分,称为速脉。常见于发热、甲状腺功能亢进、心力衰竭、贫血及血容量不足等患者。

(2)缓脉(bradycardia)。缓脉又称心动过缓。成人安静状态下脉率低于 60 次/分,称为缓脉。常见于颅内压增高、房室传导阻滞、甲状腺功能减退或服用某些药物(如地高辛)等患者。

2.节律异常

(1)间歇脉(intermittent pulse)。在一系列正常规则的脉搏中,出现一次提前而较弱的脉搏,其后有一较正常延长的间歇(代偿性间歇),称间歇脉,又称过早搏动或期前收缩。如每隔一个正常搏动后出现一次过早搏动称二联律；每隔两个正常搏动后出现一次过早搏动称三联律。常见于各种器质性心脏病或洋地黄中毒等患者；正常人在过度疲劳、精神兴奋、体位改变时偶尔也出现间歇脉。

（3）脉搏短绌（pulse deficit）。单位时间内脉率低于心率，称脉搏短绌，简称绌脉。其特点是心率快慢不一，心律不规则，心音强弱不等。常见于心房纤维颤动的患者。

3. 强弱异常

（1）洪脉（bounding pulse）。当左心室收缩力强、心排出量多、动脉充盈度好及脉压较大时，则脉搏强大而有力，称洪脉。常见于高热、甲状腺功能亢进和主动脉瓣关闭不全等患者。

（2）丝脉（thready pulse）。当心收缩力弱、心排出量少、外周阻力大、脉压小时，脉搏细弱无力，扪之如细丝，称为丝脉（或称细脉）。常见于大出血、休克、心功能不全、主动脉瓣狭窄等患者。

（3）水冲脉（water hammer pulse）。脉搏骤起骤落，急促有力，如潮水涨落样，称水冲脉。主要由于脉压增大所致。如将患者手举高过头并紧握其手腕掌面，此时触诊可感到急促有力的冲击。常见于主动脉瓣关闭不全、甲状腺功能亢进等。

（4）交替脉（pulse alternans）。交替脉是指节律正常而强弱交替出现的脉搏。主要由于心室的收缩强弱交替出现所致，常为左心功能衰竭的重要体征，是心肌损害的一种表现。常见于高血压性心脏病、冠状动脉粥样硬化性心脏病等。

（5）奇脉（paradoxical pulse）。吸气时脉搏明显减弱或消失，称奇脉。其产生主要与左心室的排出量有关，是心包填塞的重要体征之一。常见于心包积液、缩窄性心包炎等。

4. 动脉壁异常

早期动脉硬化时动脉管壁变硬、失去弹性，直的动脉变得呈迂曲状，且不光滑，甚至有硬结，见于动脉硬化的患者。触诊时有紧张条索感，犹如按在琴弦上。严重时动脉呈迂曲状，甚至有结节。

二、脉搏的测量法

脉搏测量的部位多选择浅表、靠近骨骼的大动脉，如桡动脉、颞动脉、颈动脉、肱动脉、腘动脉、足背动脉、胫后动脉、股动脉等。常用诊脉部位如图15-6所示，临床上最常选择的诊脉部位是桡动脉。

【目的】

1. 动态监测脉搏的变化，可间接了解心脏功能状况。

2. 为诊断、治疗、护理、预防提供依据。

【评估】

1. 患者评估。

（1）全身状况。患者的年龄、病情、治疗情况。

（2）局部状况。测量部位的肢体活动度及皮肤完整性。

（3）心理状态。了解患者心理反应和合作程度。

（4）健康知识。对脉搏测量知识的了解程度。

2. 用物评估。用物是否齐全，符合要求。

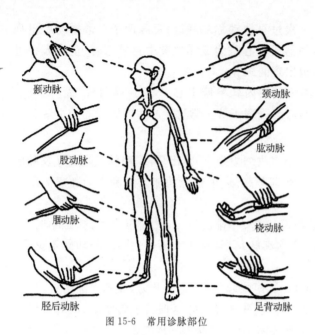

图 15-6　常用诊脉部位

颞动脉

颈动脉

股动脉

肱动脉

腘动脉

桡动脉

胫后动脉

足背动脉

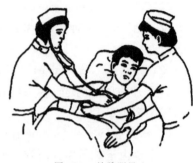

图 15-7　细脉测量法

【计划】

1.护士准备。着装整齐,修剪指甲、洗手,戴口罩。

2.用物准备。治疗盘内备有:秒针的表、记录本、笔;必要时备听诊器。

3.患者准备。患者测量前 30 min 内无剧烈活动、情绪波动等影响因素。

4.环境准备。室温适宜、光线充足、环境安静。

【实施】

1.操作流程及行为要求

脉搏的测量见表 15-3。

表 15-3　　　　　　　　　　　　　　　脉搏的测量

操作流程	步骤说明	行为要求
1.核对解释	备齐用物,携用物至床旁,核对床号、姓名,向患者解释操作目的、配合方法及注意事项	尊重患者,严格查对
2.安置体位	取坐位或卧位,手臂放于舒适位置,腕部伸展	耐心解释,患者配合
3.测量	护士的食指、中指、无名指指端按在桡动脉表面,其轻重以能清楚测得脉搏搏动为宜	
4.计数	一般情况测 30 s,将所测数值乘以 2 即为脉率。若发现患者脉搏短绌,应由两名护士同时测量(图 15-7),一人听心率,另一人测脉率,由听心率者发出"始"和"停"口令,计时 1 min	
5.记录	脉率记录为次/min;细脉记录为心率/脉率/min	关爱患者,谢谢合作
6.整理	助患者取舒适卧位,整理床单位	规范处理,爱惜物品
7.绘制	洗手后将测量结果绘制于体温单上	规范、及时、准确

2.注意事项

(1)勿用拇指诊脉,因拇指小动脉搏动较强,易与患者的脉搏相混淆。

(2)为偏瘫或肢体有损伤的患者测量脉搏时,应选择健侧肢体,以免因患侧肢体血液循环不良而影响测量结果的准确性。

（3）异常脉搏应测量1分钟，脉搏细弱触摸不清时，可用听诊器测心率1 min。

（4）向患者及家属解释监测脉搏的重要性及正确的测量方法，指导其对脉搏进行动态观察及自我护理的技巧。

3.健康教育

向患者及家属讲解监测脉搏的重要性，指导其观察脉搏的方法，以加强患者自我护理的能力。

【评价】

1.操作方法正确，测量结果准确。

2.患者能很好地配合操作。

三、异常脉搏的护理

1.严密观察病情

指导患者用药，观察用药的不良反应，对安置起搏器的患者应做好相应护理。

2.休息与活动

适当卧床休息，减少心肌耗氧量。

3.给氧

根据患者的病情实施氧疗。

4.备好急救用品

备好除颤器及抗心律失常的药物。

5.加强心理护理

经常探视患者，了解其心理需求，针对病情给予合理的解释。满足患者舒适的心理需要，减轻其身心不适。给予安慰，缓解患者紧张恐惧的心理反应。

6.进行健康教育

指导患者进清淡易消化饮食、勿用力排便；戒烟酒，保持情绪稳定；指导患者自我观察药物不良反应及简单的急救技巧。

第三节 | 呼吸的评估及护理

机体在新陈代谢的过程中，需要不断地从外界环境中摄取氧气，并把自身产生的二氧化碳排出体外，这种机体与环境之间进行气体交换的过程称呼吸。呼吸是维持机体新陈代谢和其他功能活动所必需的基本生理过程。

一、呼吸的评估

（一）正常呼吸及生理性变化

1.正常呼吸

正常呼吸运动是自发的、节律规则、均匀无声且不费力（表15-4）。正常成人在安静状态下呼吸频率为16～20次/min。男性、儿童以腹式呼吸为主，女性以胸式呼吸为主。呼吸与脉搏的比例为1：4～1：5。呼吸可受许多因素的影响而发生生理性变化。

2. 生理性变化

(1)年龄。一般情况下,婴幼儿的呼吸频率比成人快,老年人稍慢。

(2)性别。同龄女性比男性呼吸频率稍快。

(3)运动。运动时呼吸频率加快,休息和睡眠时减慢。

(4)情绪。强烈的情绪变化,如恐惧、害怕、愤怒、激动等使呼吸加快。

(5)其他。环境温度升高、气压的变化(如海拔增加)等均可使呼吸加深加快。

(二)异常呼吸

1. 频率异常

(1)呼吸过速。成人在安静状态下呼吸频率超过 24 次/min,称为呼吸过速,也称气促(表 15-4)。多见于高热、贫血、疼痛、甲状腺功能亢进等患者。一般体温每升高 1.0 ℃,呼吸频率增加 3~4 次/min。

(2)呼吸过缓。成人在安静状态下呼吸频率低于 10 次/min,称为呼吸过缓(表 15-4)。常见于颅内压增高、巴比妥类药物中毒等患者。

2. 节律异常

(1)潮式呼吸。潮式呼吸又称陈-施呼吸,是一种周期性的呼吸异常,周期为 30~120 s。特点是呼吸由浅慢逐渐变为深快,达高潮后再由深快转为浅慢,经一段时间的呼吸暂停(5~30 s)后,又开始重复以上的周期性变化,其形态犹如潮水起伏,故称为潮式呼吸(表 15-4)。多见于中枢系统疾病,如脑炎、脑膜炎、颅内压增高和巴比妥类药物中毒等患者。

(2)间断呼吸。间断呼吸又称毕奥呼吸,表现为呼吸和呼吸暂停现象交替出现(表 15-4)。其特点是有规律的呼吸几次后突然停止呼吸,间隔一个短时间后又开始呼吸,如此反复交替。这是呼吸中枢兴奋性显著降低的表现,常见于颅内病变或呼吸中枢衰竭的患者,预后不良,常在临终前发生。

表 15-4	正常呼吸与异常呼吸的类型	
呼吸名称	呼吸形态	特点
正常呼吸	吸气 呼气	规则、平稳
呼吸过速		规则、快速
呼吸过缓		规则、缓慢
深度呼吸		深大、规则
潮式呼吸		浅慢—深快—浅慢—停止,潮水般
间断呼吸		呼吸和呼吸暂停交替出现

3. 深浅度异常

(1)深度呼吸。又称库斯莫氏呼吸,是一种深而规则的大呼吸(表15-4)。见于糖尿病、尿毒症等引起的代谢性酸中毒的患者。

(2)浅快呼吸。是一种浅表而不规则的呼吸,有时呈叹息样。可见于呼吸肌麻痹、濒死等患者。

4. 声音异常

(1)蝉鸣样呼吸。即吸气时出现一种高音调、似蝉鸣样的音响。多因声带附近狭窄或阻塞,使空气吸入发生困难所致。常见于喉头水肿、痉挛、喉头异物感等患者。

(2)鼾声呼吸。即呼吸时发出一种粗大的鼾声,多由于气管或支气管内有较多的分泌物蓄积所致。多见于深昏迷或神经系统疾病的患者。

5. 呼吸困难

呼吸困难是一个常见的症状和体征。患者主观上感到空气不足、胸闷,客观上表现为呼吸费力,出现烦躁、张口耸肩、鼻翼翕动、发绀、端坐呼吸,辅助呼吸肌参与呼吸运动。可有呼吸频率、节律、深浅度的异常。根据其临床表现可分为以下类型:

(1)吸气性呼吸困难。特点是吸气显著困难,吸气时间延长,伴有明显的三凹征(胸骨上窝、锁骨上窝、肋间隙或腹上角凹陷)。由于上呼吸道部分梗阻,气体进入肺部不畅,吸气时辅助呼吸肌收缩增强,肺内负压极度增高所致。常见于喉头水肿和气管、喉头有异物感等患者。

(2)呼气性呼吸困难。特点是呼气费力,呼气时间延长。由于下呼吸道部分梗阻,气体呼出不畅所致。常见于支气管哮喘、阻塞性肺气肿等患者。

(3)混合性呼吸困难。特点是吸气、呼气均感费力,呼吸增快而表浅。由于肺部广泛性的病变使呼吸面积减少,换气功能受到影响所致。常见于重症肺炎、大量胸腔积液、广泛性肺纤维化、大面积肺不张等患者。

6. 形态异常

(1)胸式呼吸减弱,腹式呼吸增强:正常女性以胸式呼吸为主。由于肺、胸膜或胸壁的疾病,如肺炎、胸膜炎、肋骨骨折、肋骨神经痛等产生剧烈的疼痛,均可使胸式呼吸减弱,腹式呼吸增强。

(2)腹式呼吸减弱,胸式呼吸增强:正常男性及儿童以腹式呼吸为主。如由于腹膜炎、大量腹水、肝脾极度肿大、腹腔内巨大肿瘤等疾病,使膈肌下降受限,造成腹式呼吸减弱,胸式呼吸增强。

二、呼吸的测量

【目的】

1. 判断呼吸有无异常。

2. 动态监测呼吸变化,了解患者呼吸功能情况。

3. 协助诊断,为预防、治疗、康复、护理提供依据。

【评估】

1. 患者评估。

(1)全身状况。患者的年龄、病情、治疗情况。

(2)局部状况。测量部位的肢体活动度及皮肤完整性。

(3)心理状态。了解患者的心理反应和合作程度。

(4)健康知识。对脉搏测量知识的了解程度。

2.用物评估。用物是否齐全,符合要求。

【计划】

1.护士准备。衣帽整洁,修剪指甲,洗手,戴口罩。

2.用物准备。治疗盘内备有秒针的表、记录本、笔,必要时备少许棉花。

3.患者准备。患者测量前 30 min 内无剧烈活动、情绪波动等影响因素。

4.环境准备。室温适宜、光线充足、环境安静。

【实施】

1.操作流程及行为要求

呼吸的测量见表 15-5。

表 15-5 　　　　　　　　　　　　　　呼吸的测量

操作流程	步骤说明	行为要求
1.核对	备齐用物,携用物至床旁,核对床号、姓名,向患者解释操作目的、配合方法及注意事项	尊重患者,严格查对
2.体位	舒适	耐心解释,患者配合
3.方法	将手放在患者的诊脉部位似诊脉状,眼睛观察患者胸部或腹部的起伏	
4.观察	呼吸频率(一起一伏为一次呼吸)、深度、节律、音响、形态及有无呼吸困难	关爱患者,谢谢合作
5.计数	正常呼吸测 30 s,乘以 2	规范处理,爱惜物品
6.记录	洗手后将呼吸值记录到体温单上,呼吸记录为次/min,如 20 次/min	规范、及时、准确

2.注意事项

(1)测量呼吸时,使患者处于自然呼吸的状态,以保证测量呼吸的正确性。

(2)危重患者呼吸微弱不易观察时,可用少许棉花置于患者鼻孔前,观察棉花纤维被吹动的次数,计数 1 min。

3.健康教育

(1)向患者及家属讲解监测呼吸的重要性,学会正确测量呼吸的方法。

(2)指导患者精神放松,并使患者具有识别异常呼吸的判断能力。

(3)教会患者对异常呼吸进行检测和自我护理。

【评价】

1.操作方法正确,测量结果准确。

2.关爱患者,沟通有效。

三、异常呼吸的护理

1.提供舒适环境

保持环境整洁、安静、舒适,室内空气流通、清新,温度、湿度适宜,有利于患者放松和休息。

2.加强观察

观察呼吸的频率、深度、节律、声音、形态有无异常;有无咳嗽、咳痰、咯血、发绀、呼吸困难及胸痛表现;观察药物的治疗效果和不良反应。

3. 提供营养和水分

选择营养丰富、易于咀嚼和吞咽的食物，注意水分的供给，避免过饱及食用产气食物，以免膈肌上移影响呼吸。

4. 吸氧

必要时给予氧气吸入。

5. 心理护理

维持良好的护患关系，稳定患者的情绪；培养良好的生活方式；教会患者呼吸训练的方法，如缩唇呼吸、腹式呼吸等。

第四节 | 血压的评估及护理

血压（blood pressure）是血液在血管内流动时对血管壁的侧压力，一般指体循环的动脉血压。在一个心动周期中，动脉血压随着心室的收缩和舒张而发生规律性的波动。当心室收缩时，血液对血管壁所形成的压力最高，称为收缩压；当心室舒张时，血液对血管壁所形成的压力最低，称为舒张压。收缩压与舒张压之差称为脉压。在一个心动周期中，动脉血压的平均值称为平均动脉压，约等于舒张压＋1/3 脉压或 1/3 收缩压＋2/3 舒张压。

一、正常血压及生理变化

（一）血压的形成

心血管系统足够的血容量是形成血压的前提，心脏射血和外周阻力是形成血压的基本因素，此外，大动脉的弹性对血压的形成也有重要的作用。心室收缩所释放的能量分为两部分：一部分是动能，从而推动血液在血管中向前流动；另一部分是势能，它形成对血管壁的侧压力，并使主动脉和大动脉管壁扩张。如果不存在外周阻力，心室收缩所释放的能量将全部表现为血液的动能，迅速向外周流失，而不对血管壁产生侧压力，就不能形成动脉血压。只有在存在外周阻力的情况下，左心室射出的血量（60～80 mL/次）仅 1/3 流向外周，其余 2/3 暂时储存于主动脉和大动脉内，形成较高的收缩压。心室舒张，主动脉和大动脉管壁弹性回缩，将储存的势能转化为动能，推动血液继续流动，维持一定的舒张压高度。大动脉的弹性对动脉血压的变化有缓冲作用。

（二）影响血压形成的因素

1. 每搏输出量

在心率和外周阻力不变时，如果每搏输出量增大，心室收缩期射入主动脉的血量增多，收缩压明显升高。因此，收缩压的大小主要反映每搏输出量的大小。

2. 心率

在每搏输出量和外周阻力不变时，心率增快，心舒期缩短，心舒期内流向外周的血量减少，心舒末期主动脉内存留的血量增多，舒张压明显升高。由于动脉血压升高可使血流速度加快，因此心缩期内仍有较多的血液从主动脉流向外周，但收缩压升高不如舒张压明显，因而脉压减小。因此，心率主要影响舒张压。

3.外周阻力

在输出量不变而外周阻力增大时,心舒中期血液向外周流动的速度减慢,心舒末期存留在主动脉中血量增多,舒张压明显升高。在心缩期,由于动脉血压升高使血流速度加快,收缩压的升高不如舒张压明显,脉压减小。因此,舒张压的高低主要反映外周阻力的大小。外周阻力的大小受阻力血管(小动脉和微动脉)口径和血液黏稠度的影响,阻力血管口径变小,血液黏滞度增高,外周阻力则增大。

4.主动脉和大动脉管壁的弹性

大动脉管壁的弹性对血压起缓冲作用,使收缩压不致过高,舒张压不致过低。随着年龄的增长,血管中的胶原纤维增生,逐渐取代平滑肌与弹性纤维,动脉管壁硬化,以致血管的可扩张性减小。故收缩压升高,舒张压降低,脉压增大。

5.循环血量和血管容量

循环血量不变,血管容量增大,或血管容量不变,循环血量减少,均会导致循环系统平均充盈压下降,使动脉血压下降。

(三)正常值及其生理变化

1.正常血压

测量血压,一般以肱动脉的血压为标准。正常成人安静状态下的血压范围为收缩压 90~150 mmHg(12~18.6 kPa),舒张压 60~90 mmHg(8~12 kPa),脉压 30~40 mmHg(4~5.3 kPa)。

换算公式:kPa×7.5= mmHg   mmHg ×0.13=kPa

2.生理变化

(1)年龄。一般情况下,随着年龄的增长,收缩压和舒张压均有逐渐增高的趋势,但收缩压的升高比舒张压的升高更为显著。不同年龄阶段的平均血压见表15-6。

表 15-6　　　　　　　　不同年龄阶段的平均血压

年龄	血压(mmHg)	年龄	血压(mmHg)
1个月	84/54	15~17 岁	120/70
1岁	95/65	成年人	120/80
6岁	105/65	老年人	150~160/80~90
10~13 岁	110/65		

(2)性别。一般成年男性的血压高于同龄女性,但女性在更年期后,血压升高,与男性差别较小。

(3)昼夜和睡眠。清晨起床前血压最低,白天逐渐升高,傍晚血压最高,睡觉时又会降低。睡眠不佳时血压可稍升高。

(4)体形。高大、肥胖者血压较高。

(5)体位。体位不同,人体的血压可有一定范围的变化。立位血压高于坐位血压,坐位血压高于卧位血压。如对于长期卧床或使用某些降压药物的患者,若由卧位改为立位时可出现头晕、眩晕、血压下降等体位性低血压的表现。

(6)部位。一般右上肢高于左上肢,其原因是右侧肱动脉来自主动脉弓的第一大分支无名动脉,而左侧肱动脉来自主动脉的第三大分支左锁骨下动脉,由于能量消耗,右侧血压比左侧高 10~20 mmHg(1.33~2.67 kPa)。下肢血压高于上肢 20~40 mmHg(2.67~5.33 kPa),与股动脉的管径大于肱动脉、血流量大有关。

(7)环境。寒冷环境,由于末梢血管收缩,血压可略有升高。高温环境,由于皮肤血管扩张,血压可略下降。

此外情绪激动、紧张、恐惧、兴奋、剧烈运动、吸烟可使血压升高。饮酒、摄盐过多、药物对血压也有影响。

(四)异常血压的评估

正常人的血压波动范围较小,保持相对恒定状态,当血压超过正常范围即为异常血压。

1.高血压(hypertension)

成人安静状态下,收缩压≥150 mmHg 和(或)舒张压≥90 mmHg,称为高血压。多见于动脉硬化、颅内压增高、肾炎等。目前采用 1999 年世界卫生组织与国际高血压联盟制定的高血压标准。高血压的分级见表 15-7。

表 15-7　　　　　　　　　高血压的分级

分级	收缩压(mmHg)	舒张压(mmHg)
理想血压	<120	<80
正常血压	<130	<85
正常高值	130~139	85~89
1 级高血压(轻度)	150~159	90~99
亚组:临界高血压	150~159	90~94
2 级高血压(中度)	160~179	100~109
3 级高血压(重度)	≥180	≥110
单纯收缩期高血压	≥150	<90
亚组:临界收缩期高血压	150~159	<90

2.低血压(hypotension)

成人安静状态下,血压低于 90/60 mmHg,称为低血压。常见于大量失血、休克、急性心力衰竭等患者。

3.脉压异常

(1)脉压增大。脉压超过 40 mmHg,称脉压增大。常见于主动脉瓣关闭不全、主动脉硬化、甲状腺功能亢进等;

(2)脉压减小。脉压低于 30 mmHg,称脉压减小。常见于心包积液、缩窄性心包炎、主动脉瓣狭窄等。

二、血压的测量

血压测量可分为直接测量和间接测量。直接测量是将溶有抗凝药的长导管经皮插入动脉(常为肱动脉)内,导管与压力传感器连接,显示实时的血压数据,可连续监测动脉血压的动态变化,数值精确、可靠。但它属于一种创伤性检查,临床仅限于危重患者、特大手术及严重休克患者的血压监测。间接测量是应用血压计间接测量血压,它是根据血液通过狭窄的血管形成涡流时发出响声而设计的,也是目前临床上广泛应用的方法。

（一）血压计的种类与构造

1. 血压计的种类

血压计主要有水银血压计、无液血压计、电子血压计三种(图 15-8)。

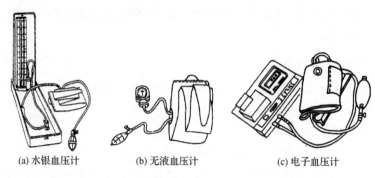

(a)水银血压计　　　(b)无液血压计　　　(c)电子血压计

图 15-8　血压计

2. 血压计的构造

血压计由三部分组成。

(1)输气球及阀门

(2)袖带

为长方形扁平的橡胶袋,一般成人上肢血压计袖带长 24～28 cm,宽 12～15 cm,外层是布套。下肢袖带长 135 cm,比上肢袖带宽 2 cm。小儿袖带宽度是上臂长度的 1/2～2/3。袋上有两根橡胶管,一根接输气球,另一根接测压计。袖带的宽度和长度一定要符合要求,宽度比被测肢体的直径宽 1/5,长度应能完全包绕肢体。

(3)测压计

①水银血压计。由玻璃管、标尺和水银贮槽构成。血压计盒盖内壁固定一根玻璃管,玻璃管上端与大气相通,下端与汞槽相通(贮有水银 60 g),标尺刻度的分度值为 2 mmHg,从 0～300 mmHg,水银血压计的优点是测得的数值准确可靠,但较笨重不便携带,且玻璃管易碎。

②无液血压计。外形似表,呈圆盘状,正面盘上标有刻度和读数,盘中央有一指针以指示血压数值。其优点是携带方便,但测得的数值欠准确,可信度差。

③电子血压计。袖带内有一换能器,具有自动采样、微电脑控制数字运算、自动放气程序。数秒钟内在显示屏上可直接显示血压值和脉搏数值。此种血压计的优点是操作方便,清晰直观,可排除测量时因听觉不灵敏、噪声干扰等造成的误差,但测得的数值欠准确。

（二）血压的测量

【目的】

测量血压,了解病情,为诊断和治疗提供依据。

【评估】

1. 患者评估。

(1)全身状况。患者的年龄、病情、治疗情况。

(2)局部状况。被测肢体的功能状况。

（3）心理状态。了解患者心理反应和合作程度。

（4）健康知识。对血压测量知识的了解程度。

2.用物评估。用物是否齐全，符合要求。

【计划】

1.护士准备。着装整齐，修剪指甲、洗手，戴口罩。

2.用物准备。治疗盘、血压计、听诊器、笔、记录本。

3.患者准备。患者测量前 30 min 内无剧烈活动、情绪波动等影响因素。

4.环境准备。室温适宜、光线充足、环境安静。

【实施】

1.操作流程及行为要求

血压的测量见表 15-8。

表 15-8   **血压的测量**

操作流程	步骤说明	行为要求
1.核对解释	携用物至床旁，核对床号、姓名，并解释测量血压的目的、配合方法、应注意的事项	尊重患者，严格查对耐心解释，患者配合
2.测量血压	根据患者病情选择测量部位 ▲肱动脉 ①安置体位。患者取坐位或仰卧位，被测部位应与心脏在同一水平，坐位时平第四肋，卧位时平腋中线 ②置血压计。打开血压计，垂直放妥，开启水银槽开关 ③缠袖带。卷袖，露臂，手掌向上，肘部伸直，必要时脱袖，以免袖口过紧阻断血流，影响测量值的准确性 ④注气。打开输气球气门，驱尽袖带内空气，平整置于上臂中部，袖带下缘距肘窝 2~3 cm，松紧以能放入一指为宜 触摸肱动脉搏动，将听诊器胸件置于袖带下缘肱动脉搏动最明显处，以一手固定（勿将胸件塞入袖带内，以免影响测压值），另一手握加压气球，关闭气门，注气至肱动脉搏动消失再升高 20~30 mmHg ⑤放气。缓慢放气，以水银柱下降 4 mmHg/s 为宜，同时注意肱动脉搏动音变化时水银柱所指刻度（眼睛视线保持与水银柱弯月面同一水平） ⑥判断。当听到第一声搏动音时，此时水银柱所指刻度即为收缩压；随后搏动音逐渐增强，直到声音逐渐减弱或消失，此时水银柱所指刻度即为舒张压（WHO规定成人应以动脉搏动音的消失作为判断舒张压的标准） ▲腘动脉 ①安置体位。取仰卧、俯卧或侧卧位，协助患者卷裤或脱掉一侧裤腿，露出测量部位 ②缠袖带。将袖带缠于大腿下部，使袖带下缘距腘窝 3~5 cm，将听诊器置于腘动脉搏动最明显处 其余操作同上肢肱动脉测量法	关爱患者，谢谢合作
3.整理血压计	驱尽袖带内的余气，解开，妥善整理袖带，整理后放入盒内 将血压计盒盖右倾 45°，使水银全部流回槽内，关闭水银槽开关；关闭血压计盒盖，平稳放置	规范处理，爱惜物品
4.恢复体位	协助患者穿衣，取舒适体位，整理床单位，清理用物，正确解释测量结果，感谢患者合作	

操作流程	步骤说明	行为要求
5.记录	记录为收缩压/舒张压 mmHg,如为下肢血压,记录时应注明为下肢血压 如舒张压的变音和消失音之间差异较大时,两个读数都应记录,即收缩压/变音/消失音 mmHg(如 180/90/40 mmHg)	规范、及时、准确
6.填写	洗手后将血压值填写在体温单相应时间栏内上。	

2.注意事项

(1)定期检测、校对血压计。测量前检查血压计,包括玻璃管有无破裂、水银有无破裂、水银有无漏出、加压气球和橡胶管有无老化或漏气、听诊器是否完好等,以确保测得血压值的准确可靠。

(2)对需密切观察血压者要做到"四定":定体位、定部位、定时间、定血压计。确保测得血压值的准确性和对照的可比性。

(3)发现血压听不清或当测得的血压异常时,应重测。重测时,待水银柱降至"0"点,稍等片刻后再测量。必要时可做双侧对照。

(4)偏瘫、一侧肢体外伤或手术的患者测血压时,应选择健侧肢体进行测量。

(5)排除影响血压值的因素。①袖带过窄使测得的血压值偏高;袖带过宽使测得的血压值偏低。②袖带过松使测得的血压值偏高;袖带过紧使测得的血压值偏低。③肱动脉低于心脏水平,测得的血压值偏高;肱动脉高于心脏水平,测得的血压值偏低。④打气不可过快、过猛,放气快慢适宜,过快使测得的血压偏低,反之偏高。

3.健康教育

向患者及家属讲解有关高血压的基本知识和控制血压的重要性;向患者及其家属介绍正确使用血压计和测量血压的方法;指导患者测血压时注意"四定",以监测血压变化,为病情的观察提供动态信息;指导患者服药,定期复查。

【评价】

1.操作方法正确,测量结果准确。

2.患者能很好地配合。

三、异常血压的护理

1.调节环境

提供适宜的温度、湿度,通风良好,合理照明,以及整洁、安静、舒适的环境。

2.合理饮食

选择易消化、低脂、低胆固醇、低盐、高维生素、富含纤维素的食物。控制烟、酒、浓茶、咖啡等的摄入。

3.生活规律

良好的生活习惯是保持健康、维持血压正常的重要条件。如保证足够的睡眠,养成定时排便的习惯,注意保暖,避免冷热刺激等。

4.控制情绪

精神紧张、情绪激动、烦躁、焦虑、忧虑等都是诱发高血压的精神因素。因此高血压患者应加强自我修养,随时调整情绪,保持心情舒畅。

5.坚持运动

积极参加力所能及的体力劳动和适当的体育运动,以改善血液循环,增强心血管功能。

6.加强监测

对密切观察血压者应做到"四定";合理用药,注意药物治疗效果和不良反应的监测,观察有无并发症的发生。

7.健康教育

教会患者测量和判断异常血压的方法;生活有度、作息有时、修身养性、合理营养、戒烟限酒。

第五节 体温单的填写与绘制

体温单是重要的护理文件,记录了患者生命体征及其他重要的病情资料。通过体温单可以迅速了解患者疾病的变化情况,为掌握病情提供重要依据。因此,体温单的记录内容十分重要。体温单为表格式,由眉栏、体温、脉搏、呼吸绘制栏和特殊项目栏构成,7天为一页。

一、体温单眉栏项目的填写

(一)眉栏

1.内容

(1)一般资料。姓名、科别、病室、床号、住院号和入院日期等。

(2)日期栏。每页第一天填写年、月、日,其余6天不填年、月,只填日。如在六天中遇有新的月份或年度开始时,则应填写月、日或年、月、日。数字用阿拉伯数字表示。

(3)住院日数栏。自住院日起按顺序以阿拉伯数"1、2、3……"连续写至出院日。

(4)术后日数栏。主要填写手术(分娩)后日数,可根据各地的具体要求进行记录。以手术(分娩)的次日为术后第一日,以阿拉伯数"1、2、3……"表示,连续填写至14日止。若在14日内进行第二次手术,则停写第一次手术天数,在第二次手术当日填写Ⅱ—0,或在第二次手术的次日用1/2表示第二次手术后第一日,然后依次填写到14日为止。

2.颜色标示

术后日数用红笔填写,其余内容用蓝黑水笔或碳素墨水笔(钢笔、签字笔均可)填写。

(二)时间栏

在体温单40.0～42.0 ℃相应时间栏内用红色墨水笔纵行填写入院、手术、分娩、转科、出院和死亡的时间。除手术、请假不写具体时间外,其余均按24小时制,时间记录精确到"分",要与医生记录一致,一律用中文书写,如"入院——八时三十分",破折号占两小格。若时间与体温单上的整点不一致时,应填写在就近的时间栏内。

二、体温、脉搏、呼吸绘制栏的填写

1.体温的绘制

(1)将每次测得的体温值用蓝色墨水笔绘制在体温单上,符号:口温为"●",腋温为"×",肛温为"⊙",相邻两次的体温之间用蓝直线相连。

(2)高热采取降温措施 30 min 后所测得的体温,用红圈"○"表示,绘制在降温前体温符号的同一纵格内,并以红虚线与降温前的温度相连,下一次所测体温符号与降温前的体温符号用蓝直线相连。若患者高热经多次物理降温,应将体温变化情况记录于护理记录单上。

(3)如患者体温在 35.0 ℃以下,则在 35.0 ℃线以下用蓝笔纵向填写"不升"两字,不与上下两次体温符号相连;或在相应时间的 35.0 ℃横线处用蓝色笔画一圆"●",并向下划"↓"符号,长度占两小格,并将"●"与相邻温度相连。人工冬眠(冬眠降温、亚低温治疗)时,在体温单相应日期的空格内填写"人工冬眠"。

(4)如患者请假、外出或拒测体温等原因未测体温时,在 35.0 ℃线以下用蓝黑墨水、碳素墨水笔注明"请假"、"外出"或"拒测",且前后两次体温断开不相连,并在护理记录单上记录外出原因和时间。

(5)体温上升或下降幅度较大者应重复测试,无误者在原体温符号上方以蓝笔画"∨"表示核实。

2.脉率(心率)的绘制

将每次测得的数值用红色笔绘制在体温单上。

(1)脉率符号为"●",心率符号为"○",相邻的脉率或心率用红直线相连;使用心脏起搏器的患者,心率应以红"H"表示,相邻两次心率用红直线相连。

(2)脉搏与体温在同一位置时,先画体温符号,再用红笔在其外画红圈表示。

(3)脉搏短绌时,在脉率和心率的符号间用红笔划直线相连,首次和末次心率分别与相邻的前一次和后一次的脉搏用红直线相连。

3.呼吸的填写与绘制

(1)用红笔以数字表示,相邻两次呼吸次数上下交错填写在呼吸栏相应时间格内。

(2)使用机械辅助呼吸的患者,呼吸应以"R"表示。

三、特殊项目栏与页码的填写

特殊项目栏的内容均用蓝笔或黑笔填写,因各栏已注明计量单位名称,只需填写阿拉伯数字,无需填写计量单位。

1.大便次数

记录前一日的大便次数,每日记录一次。如无大便记"0";灌肠后大便 3 次以"3/E"表示;如自行排便 1 次,灌肠后排便 3 次,则记为"1,3/E";人工肛门、大便失禁以"＊"表示。

2.液体出入量

记录前一日 24 h 的液体出入总量,分别填写于相应栏内。如留置尿管则以"C"表示,如 1000/C 表示患者导尿管引流尿量 1000 mL。

3.血压

患者入院时,应将测得的血压值记录在体温单的相应栏目内。住院患者,如每天测一次血压,则将血压值记录在当天血压栏正中;若每天测两次血压,则将血压值记录在当天血压栏左、右位置;每天测量次数多于两次,可将血压值记录在护理记录单上。

4.体重

患者入院时,应将测量的体重记录在体温单的相应栏目内。体重应当按医嘱或护理常规进行测量,每周至少记录一次。入院时、住院期间病情危重或不宜、不能走动者可不测量,分别用"平车"或"卧床"表示。对特殊情况需观察体重的患者,应遵医嘱执行。

5. 空格栏

可根据病情需要记录相关项目,如药物过敏、人工冬眠、特殊用药等。如药物过敏须写明过敏反应药物的名称或过敏试验阳性,并用红笔在括号内标注阳性反应"(+)",同时每次添加体温单时转抄下来。

6. 页码

按页数连续填写完整。

小 结

生命体征包括体温、脉搏、呼吸、血压,是衡量机体身心状况的可靠指标,是临床上观察病情动态变化的常用监测项目。护理人员应掌握生命体征的测量方法,并对其结果进行分析、判断,以及时发现患者的病情变化,给予针对性的处理措施。

思考题

1. 测量体温应注意哪些事项? 若测体温时不慎咬破体温计应怎样处理?

2. 某患者,男,49岁,入院诊断为脑膜炎。患者入院后,检查发现其呼吸呈周期性变化,呼吸由浅慢逐渐变为深快,然后再由深快变为浅慢,经过一段时间暂停后,又开始上述变化,其形态如潮水起伏。

(1)请判断该患者属于哪种呼吸。

(2)为什么会出现这种呼吸?

3. 某患者,女,58岁,以"心房纤颤"为诊断入院。

(1)患者可能出现何种脉搏异常? 为什么?

(2)此脉搏的特点是什么?

(3)如何正确测量此患者脉搏?

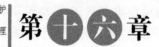

第十六章

饮食与营养的护理

[学习目标]

掌握：管饲饮食技术及注意事项。

熟悉：医院的基本饮食、治疗饮食、试验饮食。

了解：患者的一般饮食护理。

营养素是人类赖以生存的物质。合理的营养能够保证人体正常发育，维持生命与健康，提高机体的抵抗力和免疫力，适应各种条件下机体的需要，对疾病的预防和治疗起着重要作用。食物是营养的来源，科学、合理、均衡的饮食可以提供机体正常代谢所需的所有营养成分，维持机体正常的生理功能。

对于患者来说，由于疾病原因各异，病情轻重不同，其消化吸收功能有别于正常人，所以必须按不同病情和治疗需要供给不同的饮食，做到既符合病情需要，又满足机体康复对营养的要求以及符合食品卫生条件，实现患者饮食与营养管理的目标。

第一节 医院饮食

医院饮食种类有很多，通常分为三类：基本饮食、治疗饮食和试验饮食。

一、基本饮食

基本饮食是适用于一般患者的饮食需要，对营养素的种类、摄入量未做调整的平衡饮食。基本饮食包括普通饮食、软质饮食、半流质饮食、流质饮食（表 16-1）。

表 16-1　　　　　　　　　　　　　　基本饮食

种类	适用范围	饮食原则	用　法
普通饮食	适用于病情较轻、处于疾病恢复期、无发热、无消化道疾患，不需要限制饮食的患者	易消化、无刺激性食物；营养素均衡，美观可口	每日 3 次，蛋白质 70～80 g/d，总热量为 9.2～10.8 MJ/d
软质饮食	适用于老、幼患者，以及术后恢复和咀嚼不良、消化不良以及低热患者	在普通饮食的基础上，要求以软、烂为原则，易咀嚼、易消化，且无刺激，如软饭、面条以及切碎、煮烂的菜肉等	每日 3～4 次，蛋白质约 70 g/d，总热量为 8.5～9.5 MJ/d
半流质饮食	适用于体弱、手术后患者以及发热、口腔疾患、咀嚼不便、消化不良等患者	少食多餐，无刺激，易咀嚼、易消化，膳食纤维少，营养丰富，呈半流质状，如面条、馄饨、粥等	每日 5～6 次，蛋白质 50～70 g/d，总热量为 6.5～8.5 MJ/d

种类	适用范围	饮食原则	用 法
流质饮食	适用于病情危重、高热、各种大手术后的患者，以及吞咽困难、口腔疾患和急性消化道疾病的患者	食物呈液体状，易吞咽、易消化、无刺激，如奶类、豆浆、米汤、稀饭、藕粉、果汁等。因含热量和营养素不足，只能短期食用	每日6～7次，每次200～300 mL，蛋白质40～50 g/d，总热量为6.5～8.5 MJ/d

二、治疗饮食

治疗饮食是在基本饮食的基础上，调整某种或几种营养素的摄入量，以适应病情需要，从而达到治疗目的的一类饮食（表16-2）。

表 16-2 治疗饮食

饮食种类	适用范围	饮食原则及用法
高热量饮食	适用于热量消耗较高的患者，如甲状腺功能亢进、高热、大面积烧伤患者及产妇，以及需要增加体重的患者	在基本饮食的基础上加餐两次，在三餐之间加牛奶、鸡蛋、藕粉、蛋糕等；半流质或流质饮食可加浓缩巧克力、奶油等，总热量为12.5 MJ/d
高蛋白饮食	适用于高代谢病如烧伤、结核、恶性肿瘤、甲状腺功能亢进、营养不良、贫血、大面积烧伤、肾病综合征、低蛋白血症、孕妇、乳母等患者	在基本饮食的基础上，增加富含蛋白质的食物，如肉类、鱼类、蛋类、乳类、豆类等，蛋白质供给量按体重计算，每日每千克体重1.5～2 g，成人每日蛋白质总量不超过120 g，总热量为10.5～12.5 MJ/d
低蛋白饮食	适用于限制蛋白质摄入的患者，如急性肾炎、尿毒症、肝昏迷等患者	限制蛋白质摄入，成人每日蛋白质总量不超过40 g，应多补充蔬菜和含糖量较高的食物。肾功能不全者应摄入动物性蛋白，肝昏迷者应以植物性蛋白为主
低脂肪饮食	适用于肝胆胰疾病的患者，以及高脂血症、动脉硬化、冠心病、肥胖症及腹泻等患者	限制脂肪的摄入量，食物应清淡、少油，禁用肥肉、蛋黄、动物脑等。每日脂肪量＜50 g，肝胆胰疾病患者＜40 g，尤其限制动物性脂肪的摄入
低胆固醇饮食	适用于高胆固醇血症、动脉硬化、冠心病等患者	成人胆固醇含量应在300 mg/d以下，禁用或少用含胆固醇高的食物，如动物内脏、脑、蛋黄、鱼子、饱和脂肪酸等
低盐饮食	适用于急慢性肾炎、心脏病、肝硬化腹水、先兆子痫、重度高血压但水肿较轻者	限制食盐的摄入，成人摄入食盐每日不超过2 g（含钠0.8 g），但不包括食物内自然存在的氯化钠。禁止一切腌制食物，如咸菜、咸肉、香肠、火腿、咸蛋等
无盐低钠饮食	适用范围同低盐饮食，重度高血压但水肿较重者	无盐饮食，除食物内自然含钠量外，烹调时不放食盐，每日食物中含钠量＜0.7 g；低钠饮食，除无盐外还要控制摄取的食物中自然存在的含钠量（控制在0.5 g/d），禁用腌制食品，还应禁含钠多的食物和药物，如油条、挂面、汽水和碳酸氢钠等
高膳食纤维饮食	适用于便秘、肥胖症、高脂血症、糖尿病等患者	选择膳食纤维含量多的食物，如韭菜、芹菜、卷心菜、豆类及粗粮等
少渣饮食	适用于伤寒、痢疾、腹泻、肠炎、食管静脉曲张等患者	选择膳食纤维含量少的食物，如蛋类、嫩豆腐等，并注意少油，不用刺激性强的食物

三、试验饮食

试验饮食是指在特定的时间内，通过对饮食内容的调整，来协助疾病的诊断，提高实验室检查结果的正确性，又称诊断饮食（表16-3）。

表 16-3　　　　　　　　　　　　　　　　　　试验饮食

饮食种类	适用范围	方法及注意事项
胆囊造影饮食	适用于需要造影检查有无胆囊、胆管及肝胆管疾病的患者	造影前 1 天午餐进高脂肪饮食,刺激胆囊收缩排空,有助于造影剂进入胆囊;造影前 1 天晚餐进无脂肪、低蛋白、高糖、清淡饮食,以减少胆汁分泌,晚餐后口服造影剂;检查当日,禁食早餐,第一次摄 X 线片,如果胆囊显影好,再让患者进高脂肪餐(2 个油煎鸡蛋),脂肪量不低于 50 g,30 min 后第二次摄 X 线片,观察胆囊收缩情况
潜血试验饮食	适用于配合大便潜血试验,以协助诊断消化道有无出血	试验前 3 天禁用含铁丰富的食物及药物,如肉类、动物肝脏、血类食物、含铁药物及绿色蔬菜,以防止产生假阳性反应,可以用牛奶、豆制品、冬瓜、白菜、土豆、粉丝等,第 4 天开始留取粪便标本
甲状腺^{131}I 试验饮食	适用于放射性核素^{131}I 的检查,以协助检查甲状腺的功能,明确诊断	试验期为 2 周。试验期间应排除外源性摄入碘对检查结果的干扰,所以应禁食含碘食物,如海带、海蜇、紫菜、鱼、虾、加碘食盐等;禁用碘酒作局部消毒。2 周后做甲状腺^{131}I 功能测定
肌酐试验饮食	适用于肾盂肾炎、肾小球肾炎、尿毒症、重症肌无力等检查尿中肌酐含量的患者,协助检查、测定肾小球的滤过功能	试验期为 3 天,前 2 天是准备期,最后 1 天为试验期。试验期间均食无肌酐饮食,低蛋白饮食 3 天,全天蛋白质供给量小于 40 g,在限制蛋白质范围内,可食牛奶、鸡蛋、豆类及其制品。主食应适当限制,少于 300 g/d,可食蔬菜、水果及植物油等。烹调用水及饮水均用蒸馏水。若热能不足或有饥饿感,可添加藕粉及果汁等。试验期禁食肉类、鱼类、鸡、鸭等食物,试验当天忌饮茶和咖啡,停用利尿剂,并避免剧烈运动。第 3 天测尿肌酐清除率及血浆肌酐的含量
尿浓缩功能试验饮食	适用于做尿浓缩功能试验的患者,协助检查肾小管的浓缩功能	试验期为 1 天。全天饮食中,水分摄入总量控制在 500～700 mL,禁饮水及摄入含水量较高的食物,如粥、水果、冬瓜、豆腐、白菜等;可选择含水量少的食物,如米饭、面包、土豆等,烹调时尽量不加水或少加水。蛋白质摄入量控制在 1 g/kg,以免量过多影响尿比重。避免进食过甜及过咸的食物,以免影响尿比重及引起口渴

第二节 | 患者的饮食护理

对患者进行良好的饮食护理是成功实施整体护理计划的重要一环,护士应了解患者的饮食习惯,结合病情对患者的饮食及营养需要做出评估;根据患者的特点实施全面的饮食护理,帮助其维持或恢复良好的营养状态,以促进早日康复。

一、患者的一般饮食护理

在评估患者营养的基础上,确定护理诊断,制订护理计划,实施护理措施,对患者进行良好的饮食护理。

患者入院后,由医生开出膳食医嘱,护士填写患者入院膳食通知单送交营养室。当患者因病情需要更改膳食、术前需要禁食或出院不再需要膳食时,应由医生及时开出医嘱,护士按医嘱填写更改或停止膳食通知单送交营养室。护士还应根据膳食医嘱的开出和更改写在病区膳食单上,作为分发膳食的依据。对需禁食者应告知原因,以取得配合,在病床上挂标记并做交班。

为了满足患者的饮食需求,应该对患者进行一般的饮食护理,即进食前的护理、进食中的护理及进食后的护理。

（一）进食前的护理

1.饮食指导

进食前,护士应该结合患者的病情确定合适的营养素,并对患者进行饮食指导。尽量尊重患者的饮食习惯,特别注意尊重、关注少数民族的饮食习惯和风俗。当患者饮食受到限制或饮食习惯发生改变时,护士要向其讲解饮食与人体健康、疾病痊愈的关系,让患者了解饮食护理的必要性和重要性,使其能愉快地接受并积极配合。

2.环境的准备

进餐前,要对进餐环境进行合理的处理,为患者提供一个清洁、整齐、空气清新、温度适宜、气氛轻松的进餐环境,使患者心情愉快,增进食欲。

(1)进餐前半小时,应该停止铺床、扫地等活动,开窗通风,移去便器,以保证室内空气清新,同时调节室内温度。

(2)进餐前停止一切非紧急治疗、检查及护理活动。

(3)同病室有危急、痛苦呻吟的患者,应以屏风遮挡,以免对他人造成不良影响。

(4)如患者病情允许,可安排集体用餐,提供一个可以相互交流的轻松环境,使患者充分享受到集体进食的乐趣。

3.护士的准备

护士的衣帽应整洁,戴好口罩,洗净双手。

4.患者的准备

进食前,护士应协助患者做好相关的准备工作。

(1)进食前,护士应询问患者及同室病友是否需用便器,用完后及时撤离,以免进餐时产生不良气味,影响食欲。

(2)协助患者洗手、漱口,如病情严重的患者,可进行口腔护理。

(3)协助患者取舒适的进餐姿势。如病情允许,尽量让患者下床进食;不能下床者,可安排患者取坐位或半坐位,床上摆放跨床小桌。卧床患者可安排侧卧位或仰卧位,头偏向一侧。

(4)取得患者同意后,将治疗巾或餐巾围于患者的胸前,以保持衣物及床单位的清洁。

（二）进食中的护理

1.及时分发食物

护士洗净双手,穿戴整洁。根据饮食单上的要求,督促并协助配餐员及时将饭菜准确地发放给患者,并放在患者易取到的位置。对于禁食者,应告知原因,在床尾进行标记并做好交接班。

2.鼓励并协助进食

在患者进食期间,护士应巡视病房,观察患者的进食情况,鼓励并且协助患者进食。

(1)检查督促治疗膳食和试验膳食的落实情况并观察效果,征求患者意见,与医生、营养室保持密切联系。访客带来的食物,需要经过护士的检查,符合治疗护理原则方可食用。

(2)鼓励卧床患者自行进食,并将餐具、食物放在患者易取到的位置,协助患者取合适的体位,有必要时协助患者进食。

(3)对不能自行进食者应耐心喂食,注意速度适中,温度适宜。

喂食方法:①用餐巾或患者的干毛巾围在患者颔下以保持衣被清洁。②协助患取舒适的卧位,头偏向护士一侧。③喂食时要耐心,每匙量不可过多,待完全咽下后再喂第二口。

喂水方法:协助饮水或进流质膳食,可用饮水管让患者吸吮,采用一次性塑料管为宜,若用玻璃吸管,使用后必须冲洗干净,防止细菌污染,以备再用。

（4）对饮食有特殊要求的患者,如因病情的需要限制食量或饮水量,要耐心地向患者进行解释,让患者及家属了解其目的及要求,以取得合作。

（5）双目失明或双目遮盖的患者,除要遵守上述饮食要求外,在喂食之前要向患者描述食物的名称、色泽等,以增加患者的饮食兴趣,促进消化液的分泌。如患者要自己进食,应将食物按照时钟平面放置,并告知患者食物的名称及位置。如在 6 点钟处放饭,12 点钟处放汤,3 点钟和 9 点钟处放菜(图 16-1)。

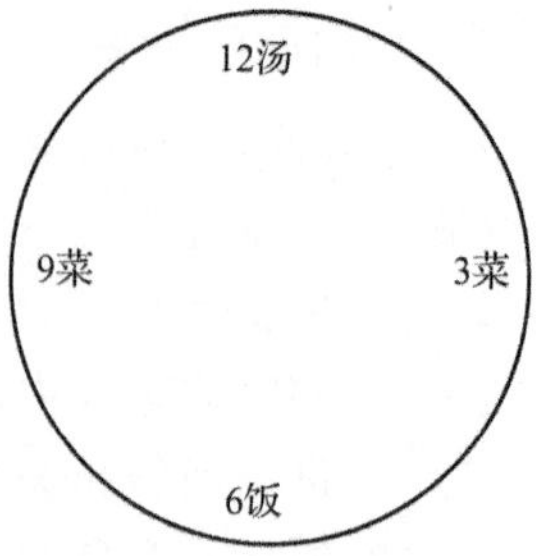

图 16-1 食物放置平面图

（三）进食后的护理

（1）及时撤去餐具,清理食物残渣,整理床单位。督促和协助患者进行饭后洗手、漱口或进行口腔护理,以保持口腔清洁,增进患者的舒适。

（2）餐后根据需要做好记录,如患者进食的种类、量及用餐后的反应,以评估患者的饮食是否满足营养的需求。

（3）对暂时禁食或延迟进食的患者,做好交接班。

二、患者的管饲饮食护理

管饲饮食是通过导管将营养丰富的流质饮食或营养液、水和药物注入胃肠内的方法,用于供给不能口服食物的患者。如头颈部、食道及胃手术,以及外伤严重昏迷、脑血管意外、烧伤或口服食物不能满足营养需要者,均可采用管饲达到营养供给的目的。

根据管道插入的途径可分为:①鼻胃管:将导管由鼻腔插入胃内;②口胃管:将导管由口插入胃内;③鼻肠管:将导管由鼻腔插入小肠;④胃造瘘管:将导管经胃造瘘口插入胃内;⑤空肠造瘘管:将导管经空肠造瘘口插至空肠内。其中以鼻胃管最为常见,下面主要以鼻胃管为例,介绍管饲饮食的操作方法。

鼻饲法是指将导管经鼻腔插入胃内,从管内灌注流质食物、水分和药物的方法。

【目的】

对不能经口进食的患者,从胃管灌入流质食物,保证患者摄入足够的营养、水分和服用口服药物,促进早日康复。如昏迷的患者;口腔疾患或口腔术后等不能经口进食的患者;患破伤风等不能张口的患者;早产儿;拒绝进食者等。

【评估】

1.患者的病情及治疗情况。

2.患者的心理状态及合作程度。如患者对鼻饲法的了解程度,以前是否有鼻饲的经历,患者是否愿意合作等。

3.患者的鼻黏膜情况,鼻腔是否有损伤、肿胀、炎症、鼻息肉等。

【计划】

1.护士准备。衣帽整洁,洗手,戴口罩,必要时戴手套。

2.患者准备。患者了解鼻饲法的目的、注意事项,以便在操作过程中能很好地配合,如患者配有义齿应取下,妥善保管。

3.用物准备。

(1)鼻饲包。治疗碗、压舌板、止血钳、镊子、胃管、50 mL注射器、纱布、治疗巾。

(2)治疗盘(插管时用)。液状石蜡、棉签、胶布、夹子或橡胶圈、别针、纸巾、弯盘、听诊器、适量的温开水、流质饮食200 mL、水温计。

(3)治疗盘(拔管时用)。治疗碗、纱布、弯盘、止血钳、松节油、棉签等,可根据患者情况准备漱口液。

4.环境准备。安静、清洁、整齐、温湿度适宜。

【实施】

(一)操作步骤

鼻饲法见表16-4。

表 16-4 鼻饲法

操作流程	步骤说明	行为要求
插管		
1.核对解释	备齐用物,携用物至患者床旁,核对床号、姓名;向患者及家属解释操作的目的、患者配合的注意事项,减少患者的恐惧,取得合作	尊重患者,严格查对耐心解释,患者配合
2.患者准备	取下义齿,取坐位、半坐卧位或仰卧位,如昏迷患者应取去枕平卧位,头稍后仰。颌下铺好治疗巾,用湿棉签检查和清洁鼻腔(图 16-2)	操作规范
3.准备用物	准备胶布。打开鼻饲包,取出胃管,注入少量空气检查胃管是否通畅。测量胃管插入长度(图 16-3),并标记(鼻尖到耳垂再到剑突,或从前额发际到剑突,成人 45~55 cm)	认真仔细、准确完备
4.润滑插管	用液状石蜡润滑胃管前端 10~20 cm,然后一手持纱布托住胃管,一手持血管钳夹住胃管前段沿一侧鼻孔缓缓插入,到咽部时(14~16 cm),嘱患者做吞咽动作,同时将胃管送下。昏迷患者,因吞咽和咳嗽反射消失,不能合作,为提高插管的成功率,当胃管插至 15 cm(会厌部)时,可将治疗碗置于口旁,左手托起患者头部,使下颌贴近胸骨柄,将管徐徐插入(图 16-4)	动作轻柔、态度和蔼
5.验证固定	验证胃管是否在胃内,方法有三种:①注射器连接胃管回抽,有胃液抽出;②将听诊器放在胃部,用注射器经胃管向胃内注入 10 mL 空气,听到气过水声(图 16-5);③将胃管末端放在水中无气泡溢出。然后用胶布固定胃管于鼻翼两侧	注意观察、及时处理
6.灌注食物	胃管开口端接注射器,先回抽,见有胃液抽出,先注入少量温开水,再注入流质食物或药物,后用温开水少量注入以清洁管腔。饲食过程中防止空气进入	规范、及时、准确
7.反折固定	将胃管末端抬高反折,纱布包好后用橡皮圈缠紧,用别针固定于患者枕旁(图 16-6)	
8.整理记录	协助患者清洁鼻孔、口腔,整理床单位。嘱患者维持原体位 20~30 min,以促进食物的消化和吸收,防止呕吐。洗手,记录插管时间、患者反应、鼻饲液的种类及量	
拔管		
1.核对解释	携用物至患者床旁,核对,并向患者说明目的	耐心解释
2.拔管擦拭	置弯盘于患者颌下,夹紧胃管末端置于弯盘内,揭去胶布,用纱布包裹近鼻孔处的胃管,嘱患者深呼吸,在呼气时拔胃管,边拔边用纱布擦拭,至咽喉处迅速拔出,以免液体滴入气管内。将拔出的胃管用纱布包裹置于弯盘内	操作规范

操作流程	步骤说明	行为要求
3.整理记录	清洗患者口鼻及面部,拭去胶布痕迹,协助患者漱口,必要时做口腔护理。清理用物,整理床单位,协助患者取舒适体位。洗手,记录拔管时间和患者反应	关怀、规范、及时、准确

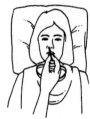
图 16-2　清洁鼻腔

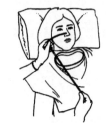
图 16-3　测量胃管插入长度

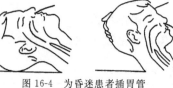
图 16-4　为昏迷患者插胃管

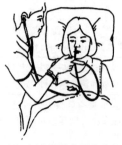
图 16-5　证实胃管在胃内的方法

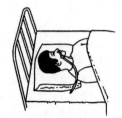
图 16-6　固定胃管

（二）注意事项

1.胃管插入时会给患者带来严重的不适,并且操作过程中需要患者的配合,在操作前要详细地向患者解释操作的目的、方法及注意事项,安慰患者,消除患者的不安情绪。

2.操作时动作要轻柔,特别是在通过食管三个狭窄处时(环状软骨水平处、平气管分叉处、食管通过膈肌处),要避免损伤食道黏膜及尽量减少患者的不适。

3.操作过程中密切观察患者的反应,如遇到情况,应及时正确地解决问题:

（1）若患者出现恶心,应暂停片刻,嘱患者做深呼吸或吞咽动作,随后将胃管插入45～55 cm,以减轻不适。

（2）插入不畅时应检查胃管是否盘在口中,可稍拔出一段后继续插入,不可强行插入,防止损伤黏膜。

（3）插管过程中如有发现呛咳、呼吸困难、发绀等情况,表示误入气管,应立即拔出,休息片刻后重新插入。

4.经鼻饲管使用固体药物时,应将药片研碎,溶解后再灌入。

5.每次鼻饲量不超过 200 mL,间隔时间不少于 2 h,温度 38～40 ℃。

6.长期鼻饲者,应每天进行口腔护理,胃管应每周更换,于晚间末次饲食后拔出,第二天早晨再由另一鼻孔插入。

7.食管、胃底静脉曲张、食管癌及食管梗阻的患者禁忌鼻饲。

（三）健康教育

向患者及家属介绍鼻饲法的目的、作用、注意事项,说明插管过程中可能出现的问题及对策。教会患者能很好地配合操作。

护理学基础

【评价】

1.患者能理解插管意义,并能主动配合。

2.患者无黏膜损伤、出血及其他并发症。

3.拔管后患者无不良反应。

第三节 | 出入液量的记录

正常人液体摄入量与排出量是保持动态平衡的。在临床医疗护理工作中,有些特殊患者如心脏病、肾病、肝硬化腹水、胃肠道疾病、大面积烧伤、休克以及大手术后患者需要记录其每昼夜摄入和排出的液量,以助于了解病情、协助诊断、决定治疗方法。因此,护理人员必须及时、准确、完整地做好这项工作。

一、出入液量记录的内容与要求

(一)摄入量

摄入量包括饮水量、食物中的含水量、输液量、输血量以及药物等。患者的饮水容器应固定,并测定容量,以便准确记录。凡固体食物,除记录含水量外,还须记录固体单位量。如馒头 2 两,苹果 1 个(约 150 g)等。

(二)排出量

排出量包括大小便、呕吐液、胃肠减压引流液、抽出液(胸、腹水)、引流液以及痰液、呕血、伤口渗血等液量,还应有特殊治疗失水(如血液透析和腹膜透析治疗出超液)等。

除大便记录次数外,液体均以毫升记录。24 h 出水量还应包括正常成人经皮肤和呼吸道黏膜的不显性蒸发水分,约 850 mL/d。对于消化道出血患者,不但要记录排出量,还要仔细观察患者呕吐物及排泄物的颜色、性状,并详细记录。因为消化道出血在临床上是一种凶险的致命性疾病,出血量的多少直接影响着循环血容量,从而导致血压的骤然变化,而危及患者生命。因此,准确地记录出入量,可为临床制订治疗计划提供可靠的数据。

二、收集及记录方法

(一)收集方法

1.患者准备

由医嘱执行者向患者及家属宣教记录的目的、重要性、具体方法和量具用物,取得患者配合,以便准确无误地记录。

2.用物准备

患者专用杯(用标准容器量好容量刻度),或有刻度的液体瓶,有刻度的尿壶和量杯等。

3.收集数据

(1)固体食物。用标准秤称得食物重量,参考食物含水量表(表 16-5 和表 16-6)即得出固体食物含水量。

(2)饮水或饮料记录。可用专用容器(有容量标记),若为糊状食物或牛奶应量好水量再加溶质,仅记含水量。

(3)输液、输血、静脉或肠道营养治疗时,如实记录输注液体量,粉剂药不计其内。

(4)尿量。可用有容量刻度的尿壶或量杯量取,尿失禁者留置导尿记录。

(5)各种胸腹腔引流液、呕吐物以及胃肠减压的液量用量杯量取与记录。

(6)粪便量。100～300 g/d,含液量约150 mL。若为稀水便应排入便盆,再倒入量杯,酌情加已知容量水,量取总量后减去已知水容量即得粪便含水量。呕吐液同上。

(7)痰液。以累计为佳,12～24 h装入固定容器(吸引或咳痰者均可),内装已知容量消毒水,总量减去已知水容量即得当日痰量。

(8)伤口渗液、汗多、床上大小便者,先去除纱布或床单上固体污物,然后称得湿纱布、床单等总重量减去干纱布、床单等重量,即得液体重量。

(9)腹膜透析和血液透析治疗可用量杯量取透析后总量,减去已知药液量即得出超量。

表 16-5　　　　　　　　　　医院常用食物含水量表

食物名称	原料重量(g)	含水量(g)	食物名称	原料重量(g)	含水量(g)
米饭	100	240	藕粉	50	210
大米粥	100	800	馄饨	100	350
面条	100	250	蒸鸡蛋	60	260
馒头	100	50	牛肉	100	69
烧饼	100	40	猪肉	100	29
油饼	100	25	羊肉	100	59
豆沙包	100	68	青菜	100	92
水饺	100	200	大白菜	100	96
蛋糕	100	50	冬瓜	100	97
油条	100	24	豆腐	100	90
煮鸡蛋	40	30	带鱼	100	50

表 16-6　　　　　　　　　　医院常见水果含水量表

水果名称	重量(g)	含水量(g)	水果名称	重量(g)	含水量(g)
西瓜	100	79	甜瓜	100	66
西红柿	100	90	樱桃	100	67
苹果	100	68	梨	100	71
葡萄	100	65	桃子	100	82
杏	100	80	香蕉	100	60
橘子	100	54	菠萝	100	86
柚子	100	85	李子	100	68

(二)记录方法

1.用蓝钢笔填写表格眉栏各项及页码。

2.日间7时至19时用蓝钢笔记录,夜间19时至次晨7时用红钢笔记录。

3.记录要及时、准确。12 h做小结,在19时记录的后面一格上下用蓝钢笔各画一横线,将12 h小结的出入液量记录在所画的两条横线之间的格子内;24 h做总结,在次晨7时记录的后面一格上下用红钢笔各画一横线,将24 h总结的出入量记录其中,并将结果用蓝钢笔填写在体温单相应栏内。出入液量记录单见表16-7。

表 16-7 　　　　　　出入液量记录单

姓名：_____ 性别：_____ 年龄：_____ 科别：_____ 床号：_____ 住院号：_____

日期时间	入液量	毫升	入液量	毫升	日期时间	入液量	毫升	入液量	毫升

注：入量（食物及液体量）出量（尿量、粪便、呕吐物、引流物及其他量）

小　结

　　饮食与营养是人得以生存的基本生理需求，对于患者来说，饮食护理对疾病的康复起着重要作用。医院饮食包括基本饮食、治疗饮食和试验饮食。一般饮食护理包括进食前护理、进食中护理及进食后护理。管饲饮食是供给不能口服食物患者的一种营养全面的肠道营养膳食。及时、准确、完整地记录患者每昼夜摄入和排出的液量，对了解病情、协助诊断、决定治疗方法起着重要作用。

思考题

1. 潜血试验饮食应该注意哪些？
2. 插管过程中碰到的三种困难及其处理方法是什么？
3. 证明胃管在胃内的三种方法是什么？
4. 鼻饲法的注意事项有哪些？

第十七章

排泄护理

[**学习目标**]

掌握:

1. 多尿、少尿、无尿、膀胱刺激症状、尿潴留、尿失禁、导尿术、便秘、粪便嵌塞、腹泻、大便失禁、肠胀气的概念。

2. 排尿、排便异常的护理。

3. 说出不同的灌肠术的特点、溶液及操作方法上的不同点。

熟悉:

1. 排尿、排便活动的评估。

2. 影响排尿、排便的因素。

了解:

1. 预防患者留置导尿术后发生尿路逆行感染的护理措施。

2. 比较男、女尿道的解剖特点,正确说出男、女患者导尿术的异同点。

排泄是机体将新陈代谢所产生的废物排出体外的生理活动过程,是人体的基本生理需要之一,是维持生命的必要条件。人体排泄的废物可以通过皮肤、呼吸道、消化道及泌尿道排出体外,其中消化道和泌尿道是主要的排泄途径。当某些因素直接或间接地影响了人体的排泄功能,机体就会出现健康问题。因此,护士应掌握与排泄有关的护理知识和技术,帮助或指导患者维持正常的排泄功能,满足其排泄的需要,使之获得最佳的健康和舒适状态。

第一节 | 排尿护理

一、与排尿有关的解剖生理

泌尿系统由肾脏、输尿管、膀胱及尿道组成。

1. 肾脏

肾是成对的实质性器官,似蚕豆状,位于脊柱的两侧,紧贴于腹后壁,右肾略低于左肾。肾脏的实质由 170 万～240 万个肾单位组成,每个肾单位包括肾小球和肾小管两部分。血液通过肾小球的滤过作用生成原尿,再通过肾小管的重吸收和分泌作用生成终尿,经肾盂排入输尿管。

肾脏的主要生理功能:

(1)生成尿液。肾是机体的主要排泄器官,机体的代谢产物如尿素、尿酸、肌酐及某些有害物质、水、电解质等,可通过肾小球滤出,以尿的形式排出体外。

(2)维持机体内环境的相对稳定。调节水、电解质及酸碱平衡,维持人体内环境的相对稳定。

(3)内分泌功能。分泌促红细胞生成素、前列腺素、激肽类物质等。

2.输尿管

输尿管为连接肾脏和膀胱的细长肌性管道,左右各一,成人输尿管全长 25～30 cm。输尿管有 3 个狭窄部位,分别在起始部、跨骨盆入口处和穿膀胱壁处。输尿管结石常嵌顿在这些狭窄处。输尿管的生理功能是通过平滑肌的蠕动和重力作用,将尿液自肾送至膀胱,此时的尿液是无菌的。

3.膀胱

膀胱为储存尿液的囊状肌性器官,位于小骨盆内、耻骨联合的后方。膀胱的形状、大小、位置均随膀胱的充盈程度而发生变化。膀胱空虚时,其顶部不超过耻骨联合上缘;充盈时,膀胱体与顶部上升,腹膜随之上移,膀胱前壁与腹前壁相贴,因而可在耻骨联合上做膀胱的腹膜外手术或行耻骨上膀胱穿刺。膀胱的肌层由三层纵横交错的平滑肌组成,称为膀胱逼尿肌。排尿时,需靠此肌肉收缩来协助完成。膀胱的主要生理功能是贮存和排泄尿液。

4.尿道

尿道是尿液排出体外的通道,起自膀胱内开口,称为尿道内口;末端直接开口于体表,称为尿道外口。尿道内口周围有平滑肌环绕,形成膀胱括约肌(内括约肌);尿道穿过尿生殖膈处有横纹肌环绕,形成尿道括约肌(外括约肌)。临床上将尿道穿过生殖膈的部分称为前尿道,未穿过生殖膈的部分称为后尿道。

男性尿道长 18～20 cm,有 3 个狭窄部位,即尿道内口、膜部和尿道外口;两个弯曲部位,即耻骨下弯和耻骨前弯。耻骨下弯固定无变化,而耻骨前弯则随阴茎位置不同而变化,如将阴茎向上提起,耻骨前弯即可消失。女性尿道长 4～5 cm,较男性尿道短,与阴道口、肛门相邻,易发生尿道的逆行性感染。尿道及毗邻器官如图 17-1 和图 17-2 所示。

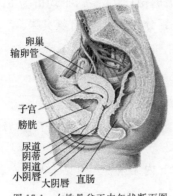

图 17-1　女性骨盆正中矢状断面图

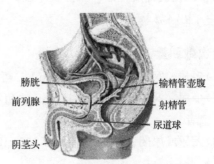

图 17-2　男性骨盆正中矢状断面图

5.排尿的生理过程

尿液的生成是一个连续不断的过程。进入肾盂的尿液,由于压力差以及肾盂的收缩而被送入输尿管。输尿管中的尿液则通过输尿管的周期性蠕动而被送入膀胱。但是,膀胱的排尿是间歇进行的,尿液需达到一定量时,才引起反射性排尿动作,将尿液经尿道排出体外。

一般情况下,膀胱逼尿肌在副交感神经紧张性冲动的影响下,处于轻度收缩状态,使膀胱内压经常保持在 0.98 kPa (10 cmH$_2$O)。由于膀胱平滑肌具有很大的伸展性,因此内压稍升高后便很快回降,使膀胱内压基本不变。当膀胱内尿液的量达到一定程度时,内压上升至 1.47 kPa(15 cmH$_2$O)以上,膀胱被动扩张,刺激膀胱壁的牵张感受器,冲动沿盆神经传入,引起脊髓骶段的排尿反射初级中枢兴奋。同时冲动也到达脑干和大脑皮质的排尿反射高级中枢,而产生排尿的欲望。倘若当时环境不允许,无排尿机会,脊髓排尿中枢的活动便受到大脑皮质的抑制,直至有适当机会排尿时,抑制才被解除,排尿反射才能发生。排尿时,冲动沿盆神经运动纤维传出,使膀胱逼尿肌发生强有力的收缩,膀胱内括约肌松弛,尿液进入后尿道。这时,尿液还可以刺激后尿道的感受器,使冲动再次沿盆神经传至脊髓排尿中枢,反射性地抑制阴部神经,使外括约肌松弛。于是,尿液被强大的膀胱内压驱出。在排尿末期,由于尿道海绵体肌的收缩,残留于尿道内的尿液最终被挤出体外。同时,膈肌和腹肌收缩,可加速尿液的排出;因肛提肌和会阴肌松弛,亦可缩短尿道和减少阻力。由此可见,因为脊髓排尿反射的初级中枢受大脑皮质的调节,阴部神经又直接受意识支配,排尿可以由意识控制。但是,由于小儿大脑皮质的发育不完善,对初级排尿中枢的抑制能力弱,就会出现排尿次数多,而且容易在夜间发生遗尿。综上所述,影响排尿反射的因素有三个:尿量多少、环境是否适宜、大脑发育是否完善。

二、尿液的评估

(一)正常尿液

排尿活动受意识支配,无痛、无障碍、可自主随意进行。

尿量是反映肾脏功能的重要指标,受气候、饮水量、个人习惯、运动及肾外排泄量等多因素的影响;成人白天排尿 3～5 次,夜间 0～1 次,每次尿量 200～400 mL,24 h 尿量 1000～2000 mL,正常尿液澄清、透明,放置后可出现微量絮状沉淀物,系黏蛋白、核蛋白、盐类及上皮细胞凝结而成;比重为 1.015～1.025,pH 为 5～7,平均值为 6;尿液的气味来自尿内的挥发性酸。如静置一段时间后,尿素分解产生氨,有氨臭味。

(二)异常尿液

1. 次数和量

(1)多尿。24 h 尿量超过 2500 mL。可见于糖尿病、尿崩症等患者。

(2)少尿。24 h 尿量少于 400 mL 或每小时尿量少于 17 mL。可见于心、肾疾病和休克等患者。

(3)无尿或尿闭。24 h 尿量少于 100 mL 或 12 h 内无尿者。可见于严重心、肾疾病和休克患者。

(4)膀胱刺激征。主要表现为尿频、尿急、尿痛。单位时间内排尿次数增多称尿频,是由膀胱炎症或机械性刺激引起;患者突然有强烈尿意,不能控制需立即排尿称尿急,由于膀胱三角或后尿道的刺激,造成排尿反射活动特别强烈;排尿时膀胱区及尿道疼痛为尿痛,为病损区域受刺激所致。

2. 颜色

当尿液浓缩时,颜色加深。尿色可受某些食物或药物的影响,如进食大量的胡萝卜或服用核黄素,尿液的颜色呈深黄色。在病理情况时,尿液的颜色会发生以下变化:

(1)血尿。尿液内含有一定量的红细胞称血尿。其颜色的深浅与尿液中所含红细胞的量有关,当尿液中含红细胞量较多时呈洗肉水色。见于急性肾小球肾炎、输尿管结石、泌尿系统肿瘤、结核及感染的患者。

(2)血红蛋白尿。大量红细胞在血管内被破坏,形成血红蛋白尿,呈浓茶色、酱油色。见于血型不合的输血、恶性疟疾和阵发性睡眠性血红蛋白尿的患者。

(3)胆红素尿。尿液中含有胆红素,尿呈深黄或黄褐色,振荡后尿液泡沫亦呈黄色。见于阻塞性黄疸和肝细胞性黄疸的患者。

(4)乳糜尿。因尿液中含有淋巴液,排出的尿液呈乳白色,称为乳糜尿。见于丝虫病的患者。

3. 气味

泌尿道感染时,新鲜尿液就有氨臭味;糖尿病酮症酸中毒时,因尿中含有丙酮,尿液会有烂苹果味。

4. 透明度

尿液中含蛋白时不影响其透明度,但振荡时可产生较多且不易消失的泡沫。新鲜尿液发生浑浊的原因有:

(1)尿液中含有大量尿盐,冷却后可出现微量絮状沉淀物使尿液浑浊,但加热、加酸或加碱后,尿盐溶解,尿液即变澄清。

(2)尿液中含大量脓细胞、红细胞、上皮细胞、细菌或炎性渗出物,排出的新鲜尿液即呈白色絮状浑浊,加热、加酸或加碱后,其浑浊度不变。见于泌尿系统感染的患者。

5. 比重

尿比重的高低取决于肾脏的浓缩功能。若尿比重经常固定于 1.010 左右的低水平,提示肾功能严重障碍。

6. 酸碱度

正常人尿液一般为弱酸性。尿液酸碱性可受饮食种类的影响,如进食大量蔬菜、水果时,尿液呈碱性,进食大量肉类时,尿液则呈酸性。酸中毒患者其尿液呈强酸性,而严重呕吐患者的尿液呈强碱性。

(三)影响排尿的因素

1. 心理因素

心理因素对排尿的影响很大。例如,当无排尿的合适环境和机会时,排尿反射活动就会受到大脑皮层的抑制;当处于焦虑或紧张的应激情境中,可能出现尿频、尿急,也可能出现尿潴留;另外,排尿也会受到暗示的影响,任何听觉、视觉或躯体感觉的刺激,均能引起排尿反射的增强或抑制。

2. 习惯因素

个体的排尿习惯姿势,有助于排尿反射活动的完成。当姿势改变后,排尿有可能受阻;大多数人在潜意识里会建立一些排尿时间习惯,如早晨起床第一件事是排尿,晚上睡觉前也要排空膀胱。儿童时期的排尿训练对成年后的排尿型态也有影响。

3.文化因素

社会文化的影响会对人的行为形成一定的约束。例如排尿最基本的行为规则是需要隐蔽的环境。当个体在缺乏隐蔽的环境时,就会产生许多压力,影响正常排尿活动。

4.液体和饮食的摄入因素

液体的摄入量直接影响尿量,摄入量多,尿量就多,尿量同时又影响了排尿的频率。摄入液体的种类也影响排尿,如咖啡、茶、酒类,有利尿作用,使排尿量、排尿次数增多。有些食物的摄入也会影响排尿,如含水量多的水果、蔬菜等可增加液体摄入量,使尿量增多。饮用含盐饮料或食物则会造成水钠潴留在体内,使尿量减少。

5.气候因素

夏季炎热,大量出汗,血浆晶体渗透压升高,可引起抗利尿激素分泌增多,促进肾脏的重吸收功能,导致尿液浓缩和尿量减少;冬季寒冷,身体外周血管收缩,循环血量增加,反射性地抑制抗利尿激素的分泌,而使尿量增加。

6.治疗及检查因素

外科手术、外伤均可导致失血、失液。若补液不足,机体处于缺水状态,尿量减少;术中使用麻醉剂可干扰排尿反射的进行,有些患者会出现尿潴留;某些诊断性检查前要求患者禁食禁水,因而体液减少影响尿量;有些检查可能造成尿道损伤、水肿与不适,导致排尿型态改变;某些药物直接影响排尿,如使用利尿剂可增加尿量,使用止痛剂、镇静剂影响神经传导而干扰排尿。

7.疾病因素

神经系统的损伤和病变,使排尿反射的神经传导和排尿的意识控制发生障碍,出现尿失禁;肾脏的病变使尿液生成障碍,出现少尿或无尿;泌尿系统的肿瘤、结石或狭窄等都可导致排尿障碍,出现尿潴留。

8.其他因素

妇女在妊娠时,可因胎儿压迫膀胱致使排尿次数增多;男性前列腺肥大压迫尿道可出现排尿困难;老年人因膀胱肌肉张力减弱,出现尿频;婴儿因大脑发育不完善,其排尿不受意识控制,两三岁后才能自我控制。

三、排尿异常的护理

(一)排尿异常患者的一般护理

维持正常排尿功能是护理干预的根本目的,主要措施包括维持适量液体摄入、运动、维持正常排尿习惯、自我放松和隐蔽性、健康教育等。

1.维持适量液体摄入

液体摄入量增加则尿液生成量增加,从而刺激排尿反射。正常人平均每日液体的需要量为 1500 mL 左右。若患者发热、大汗等,则需要增加液体摄入量。若患者活动受限,应鼓励进食含水量高的食物,维持每日摄入 2000～3000 mL 液体,以稀释尿液,预防泌尿系统结石的形成和感染。

2.运动

运动能增强腹部和会阴部肌力而有助于排尿活动。预防尿失禁发生,应指导患者进行会阴部肌肉锻炼:收缩或收紧会阴部肌肉,像憋尿一样,持续数秒钟,然后像排尿时一样放松肌肉。每天数次,以不疲劳为宜。

3.维持正常排尿习惯

患者住院后改变了以往的生活环境,会出现一些不适应情况,应尊重和保持患者的排尿习惯,如排尿的姿势、时间和适合的环境等。若由于疾病或治疗的限制,患者需要改变排尿方式,护士应耐心训练患者,帮助其适应新的排尿方式。

4.自我放松和隐蔽性

自我放松对排尿非常重要,而提供一个隐蔽的环境有助于自我放松。切勿强迫患者排尿,因为患者并不一定能够在要求的时间排尿,例如:患者需要先喝些水,放松几分钟,才能排尿。尤其是手术后或产后的患者,由于手术过程中受伤以致排尿困难,或因为疼痛导致肌肉紧张而无法排尿。因此,护士应给予患者足够的时间放松自己,或采取一些护理措施帮助患者排尿。

5.健康教育

帮助患者和家属了解维持正常排尿的重要性,取得其配合。

（二）尿潴留

1.定义

尿液大量存留在膀胱内而不能自主排出,称尿潴留。

2.原因

引起尿潴留的原因有以下方面:

(1)机械性梗阻。膀胱颈部或尿道有梗阻性病变,如前列腺肥大或肿瘤压迫尿道,造成排尿受阻。

(2)动力性梗阻。由于排尿功能障碍引起,而膀胱、尿道并无器质性梗阻病变,如外伤、疾病或使用麻醉剂所致骶髓初级排尿中枢活动发生障碍或受到抑制,不能形成排尿反射。

(3)其他。各种原因引起的不能用力排尿或不习惯卧床排尿,包括某些心理因素,如焦虑、窘迫使得排尿不能及时进行。由于尿液存留过多,膀胱过度充盈,致使膀胱收缩无力,造成尿潴留。

3.症状和体征

当尿潴留时,膀胱容积可增至 3000~4000 mL,膀胱高度膨胀,可至脐部。患者主诉下腹胀痛,排尿困难。体检可见耻骨上膨隆,扪及囊样包块,叩诊呈实音,有压痛。

4.护理措施

应了解和分析尿潴留的原因,排除机械性梗阻者,可采用以下护理措施:

(1)安慰患者,消除其焦虑和紧张情绪。

(2)协助患者取适当体位,如扶患者坐起或抬高上身,尽可能使患者以习惯姿势排尿。对需绝对卧床的手术患者,应术前有计划地训练其床上排尿,以免因不适应排尿姿势的改变而导致尿潴留。

(3)利用条件反射诱导排尿,如听流水声或用温水冲洗会阴;亦可采用针刺中极、曲骨、三阴交穴或艾灸关元、中极穴等方法,刺激排尿(图 17-3)。

(4)通过热敷和按摩放松肌肉,促进排尿。若患者病情允许,可用手按压膀胱协助排尿,即用手掌自患者膀胱底部向尿道方向推移按压,直至耻骨联合。按压时用力均匀,逐渐加力,一次按压到底。若未排尿,可重复操作,直至排尿为止。不可强力按压,以防膀胱破裂。

（5）必要时根据医嘱肌内注射卡巴胆碱等。

（6）经上述处理均不能解除尿潴留时，可采用导尿术。

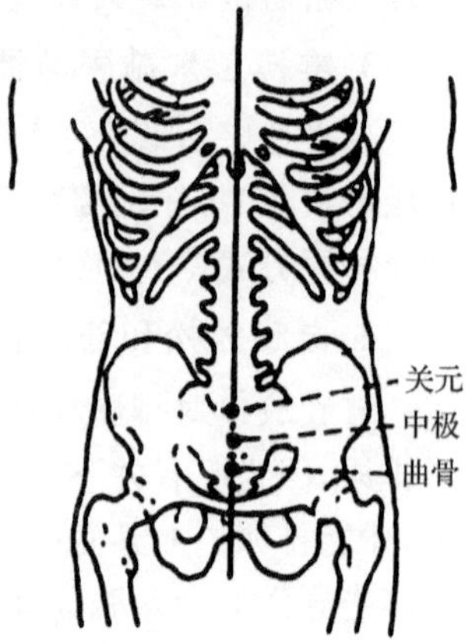

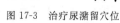

知识小贴士　　穴位释义

中极（膀胱募穴）

穴名释义：中，指中点。极，指尽头处。穴当一身上下长度之中点；又当躯干尽头处，故名中极。

位置：在下腹部，前正中线上，当脐中下 4 寸。

曲骨

穴名释义：穴在耻骨联合上缘，其处略呈弯曲，故称"曲骨"，穴因此而得名。

位置：在前正中线上，耻骨联合上缘的中点处。

关元（小肠募穴）

穴名释义：关，关口。元，元气。穴在脐下 3 寸，为人身元气关藏之处，故名关元。

位置：在下腹部，前正中线上，当脐中下 3 寸。

图 17-3　治疗尿潴留穴位

（三）尿失禁

1. 定义

排尿失去意识控制或不受意识控制称为尿失禁。

2. 分类及原因

（1）真性尿失禁。真性尿失禁即膀胱稍有一些尿液，便会不自主地排出，尿液排出后，膀胱处于空虚状态。其原因见于：①骶髓初级排尿中枢与大脑皮层之间联系受损，如昏迷、截瘫，因排尿反射活动失去大脑皮层的控制，膀胱逼尿肌出现无抑制性收缩；②手术或分娩造成膀胱括约肌损伤或支配括约肌的神经损伤，病变所致膀胱括约肌功能障碍。

（2）充溢性尿失禁（假性尿失禁）。充溢性尿失禁指膀胱内贮存部分尿液，当膀胱充盈达到一定压力时，即可不自主溢出少量尿液。当膀胱内压力降低时，流尿活动即行停止，但膀胱仍呈胀满状态而不能排空。常见原因有：骶髓初级排尿中枢排尿活动受抑制，膀胱充满尿液，内压增高，迫使少量尿液流出。

（3）压力性尿失禁。压力性尿失禁即当咳嗽、打喷嚏或运动时腹肌收缩，腹压升高，不自主地有少量尿液排出。其原因是由于膀胱括约肌张力降低、骨盆底部肌肉及韧带松弛或肥胖，多见于中老年女性，对其身心健康及社会人际交往有较大影响。

3. 护理措施

无论是哪一种原因引起的尿失禁，都会给患者造成很大的心理压力，如精神苦闷、丧失自尊，也给生活带来不便。所以对于尿失禁患者除应进行内外科的治疗加以矫正外，还应做好以下护理工作：

（1）心理护理。尊重患者人格，给予安慰和鼓励，使其树立信心，积极配合治疗和护理。

（2）摄入适量的液体。向患者解释多饮水能够促进排尿反射，并可预防泌尿道感染。如无禁忌，嘱患者每日摄入液体量 2000 mL；入睡前限制饮水，以减少夜间尿量。

（3）持续进行膀胱功能训练。向患者和家属说明膀胱功能训练的目的，说明训练的方法和所需时间,以取得患者和家属的配合。安排排尿时间,定时使用便器,建立规则的排尿习惯,促进排尿功能的恢复。初始白天每隔1~2 h使用便器一次,夜间每隔4 h使用便器一次。以后逐渐延长间隔时间,以促进排尿功能恢复。使用便器时,用手按压膀胱,协助排尿。

(4)锻炼肌肉力量。指导患者进行骨盆底部肌肉的锻炼,以增强控制排尿的能力。具体方法:患者取立位、坐位或卧位,试做排尿动作,先慢慢收缩肛门,再收缩阴道、尿道,产生盆底肌上提的感觉,在肛门、阴道、尿道收缩时,大腿和腹部肌肉保持放松,每次缩紧不少于3 s,然后缓缓放松,每次10 s左右,连续10遍,以不觉疲乏为宜,每日进行5~10次。同时训练间断排尿,即在每次排尿时停顿或减缓尿流,以及在任何尿失禁诱发动作如咳嗽、弯腰等之前,收缩盆底肌,从而达到抑制不稳定的膀胱收缩,减轻排尿紧迫感程度、频率和溢尿量。病情许可,鼓励患者做抬腿运动或下床走动,以增强腹部肌肉张力。

(5)皮肤护理。保持皮肤清洁干燥,经常清洗会阴部皮肤,勤换衣裤、床单、衬垫等。

(6)外部引流。必要时应用接尿装置接取尿液。女患者可用女式尿壶紧贴外阴部接取尿液;男患者可用尿壶接尿,也可用阴茎套连接集尿袋,接取尿液,但此法不宜长时间使用,每天要定时取下尿壶和阴茎套,清洗会阴部和阴茎,并暴露于空气中,同时评估有无红肿、破损。

(7)留置导尿。对长期尿失禁的患者,可采用留置导尿管的方法,定时放尿,避免尿液浸渍皮肤,发生压疮。

四、导尿术

导尿术是在严格无菌操作下,用导尿管经尿道插入膀胱引流尿液的技术。

【目的】

1.为尿潴留患者引流出尿液,以减轻痛苦。

2.协助临床诊断,如留取未受污染的尿标本做细菌培养,测量膀胱容量、压力及残余尿,进行尿道或膀胱造影等。

3.为膀胱肿瘤患者进行膀胱内化疗。

【评估】

1.患者的病情、年龄、意识状态、生命体征。

2.患者膀胱充盈的程度、会阴清洁程度以及局部皮肤情况。

3.患者的心理状态、对导尿术的认知及合作程度。

4.环境是否安静、隐蔽及温度是否适宜。

【计划】

1.护士准备。衣帽整洁、修剪指甲、洗手、戴口罩。

2.用物准备。

(1)治疗盘内备:①外阴消毒包1个,内置治疗碗(内置干棉球若干个)1个,弯盘1个,血管钳1把,无菌手套(左手单只)1只,纱布两块(男患者导尿用);②无菌导尿包1个,内置:导尿管(10号、12号各1根)2根,治疗碗1个,弯盘1个,小药杯(内置干棉球4个)1个,血管钳2把,洞巾1块,纱布2块,标本瓶1个,液状蜡油棉球瓶1个;③消毒溶液:0.1%苯扎溴铵溶液或0.02%~0.05%碘伏溶液;④无菌手套一双;⑤无菌持物钳1把。

(2)治疗盘外备:橡胶单及治疗巾。

(3)便盆及便盆巾、屏风,冬季备毛毯或浴巾。

3.环境准备。关闭门窗,用屏风遮挡患者。

4.患者准备。患者及家属理解导尿操作的目的、过程及需要注意的事项;指导患者配合方法使其主动配合。

【实施】

1.操作流程及行为要求

女患者导尿术见表 17-1,男患者导尿术见表 17-2。

表 17-1 **女患者导尿术**

操作流程	步骤说明	行为要求
1.准备工作	护士着装整齐,洗手,戴帽子、口罩,嘱咐或帮助患者清洗外阴;备齐用物,推至患者床旁	
2.核对解释	查对床号、姓名;向患者解释;关闭门窗,用屏风遮挡患者;便盆放于右侧床下或床旁椅上	确认患者,避免差错的发生;消除紧张、焦虑,取得患者的合作
3.安置体位	护士站在患者的右侧,帮助患者脱去对侧裤腿,盖在近侧腿部,冬季盖上毛毯或浴巾,对侧腿用盖被遮盖;患者取仰卧屈膝位,两腿略外展,露出外阴	尽量少暴露患者,保护患者的隐私,注意保暖
4.初次消毒	将橡胶单及治疗巾垫于患者臀下;打开外阴消毒包,将弯盘放于近会阴部处,治疗碗(内放干棉球及血管钳1把)放于弯盘右上方,倒消毒液于治疗碗内,浸湿棉球,使棉球干湿适度;左手戴手套,右手持血管钳夹消毒液棉球,依次消毒阴阜、对侧大阴唇、近侧大阴唇,然后用左手分开大阴唇,暴露尿道口,消毒对侧小阴唇、近侧小阴唇、尿道口、肛门(女性外阴结构如图17-4所示);消毒完毕,将手套脱至弯盘内,将已污染的弯盘及治疗碗移至治疗车下层或床尾	夹取棉球时应夹住棉球中心部位,使棉球裹住钳尖,避免消毒时损伤组织;消毒原则:由远及近,由外向内,自上而下顺序消毒,每只棉球只用一次,消毒无间隙
5.开包倒液	在患者两腿之间,按无菌技术操作打开无菌导尿包,用无菌持物钳将小药杯移至边缘位置,倒消毒液于药杯内,浸湿棉球	注意嘱咐患者保持屈膝仰卧位,以免无菌区域被污染
6.铺巾备物	铺洞巾,将洞巾与打开的导尿包包布联合形成一个更大的无菌区域;按操作顺序排列无菌用物,用血管钳夹液状石蜡棉球润滑导尿管前端	
7.再次消毒	左手拇、食指分开并固定大阴唇,右手用血管钳夹消毒液棉球消毒尿道口、对侧小阴唇、近侧小阴唇,再尿道口;消毒完毕,移弯盘(内有用过的血管钳及污棉球)于无菌区以外	消毒原则:自上而下,自内向外的顺序消毒,每只棉球只用一次,消毒无间隙
8.插管引流	左手固定不动,右手将治疗碗移至近会阴处;嘱患者张口呼吸,用血管钳夹住导尿管对准尿道口轻轻插入4～6 cm,见尿液流出后再插入1～2 cm左右,左手自然固定导尿管,右手将导尿管末端引入治疗碗内引流尿液(女患者导尿术如图17-5所示);待治疗碗内盛满尿液,可夹住导尿管末端,倒尿液于便盆内,打开导尿管末端继续放尿,注意观察患者的反应并询问其感觉;如需做尿培养,用尿培养瓶留取尿液 5 mL,盖好瓶盖,置合适处;嘱患者张口呼吸,可以减轻腹肌及尿道括约肌的紧张,有助于插管;插管动作要轻,避免损伤尿道黏膜;尿潴留患者第一次放尿不可超过1000 mL,以免出现血尿或虚脱	

操作流程	步骤说明	行为要求
9.拔管	导尿结束,夹闭导尿管并拔出置于弯盘内;撤下洞巾,用纱布擦净外阴并遮盖患者,脱去手套,整理用物并放于治疗车下层	
10.处理用物	协助患者穿裤,整理床单位。观察尿液有无异常,倒掉尿液,撤去屏风,打开门窗,询问患者感觉,感谢患者的合作	
11.洗手记录	记录导尿时间、尿量、尿液颜色及性状、患者反应等情况;尿标本贴标签后及时送检	

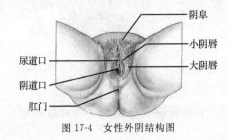

图 17-4　女性外阴结构图

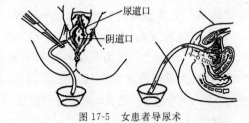

图 17-5　女患者导尿术

表 17-2　男患者导尿术

操作流程	步骤说明	行为要求
1.准备工作	同女患者导尿术	
2.核对解释	同女患者导尿术	确认患者,避免差错的发生;消除紧张、焦虑,取得患者的合作
3.安置体位	患者取仰卧位,两腿平放略外展,露出外阴	
4.初次消毒	左手戴手套,右手持血管钳夹取消毒棉球进行初步消毒,顺序依次为阴阜、阴茎背侧、阴茎两侧,左手用纱布裹住阴茎,消毒腹侧,最后消毒阴囊。然后用纱布裹住阴茎将包皮向后推,暴露尿道口,右手持血管钳夹取消毒棉球,自尿道口向外向后旋转擦拭,消毒尿道口、龟头、冠状沟。消毒完毕,将手套脱至弯盘内,将已污染的弯盘及治疗碗移至治疗车下层或床尾	包皮和冠状沟易留有污垢,应注意擦拭干净
5.打包倒液	同女患者导尿术	
6.铺巾备物	同女患者导尿术	
7.再次消毒	左手用纱布裹住阴茎将包皮向后推,暴露尿道口,右手持血管钳夹消毒液棉球再次向外向后旋转擦拭,消毒尿道口、龟头、冠状沟数次,每个棉球只用一次,消毒无间隙;消毒完毕,移弯盘(内有用过的血管钳及污棉球)于无菌区以外	每个棉球只用一次,确保消毒部位不受污染。
8.插管引流	左手用纱布裹住并提起阴茎与腹壁呈 60°,右手将治疗碗移至近会阴处;嘱患者张口呼吸,用血管钳夹住导尿管对准尿道口轻轻插入 20～22 cm,见尿液流出后再插入 1～2 cm 左右,左手固定导尿管,右手将导尿管末端引入治疗碗内引流尿液(男患者导尿术如图 17-6 所示);待治疗碗内盛满尿液,可夹住导尿管末端放在纱布上,倒尿液于便盆内,打开导尿管末端继续放尿,注意观察患者的反应及感觉;如需做尿培养,用尿培养瓶接取尿液 5 mL,盖好瓶盖;插管受阻时,稍停片刻嘱患者深呼吸,再慢慢插入尿管;切忌用力过猛损伤尿道	
9.拔管	同女患者导尿术	
10.处理用物	同女患者导尿术	
11.洗手记录	同女患者导尿术	

2.注意事项

(1)所有用物必须严格灭菌,操作中严格遵守无菌操作原则,防止尿路感染。

(2)导尿过程中需注意观察患者的反应,保护患者的自尊。

(3)选择光滑、粗细适宜的导尿管,插管动作要轻柔、准确,防止损伤尿道黏膜。

(4)为女患者导尿时,如插管误入阴道,必须更换导尿管后重新插入;为男患者导尿时,上提阴茎,使之与腹壁呈60°,可使耻骨前弯消失,利于插管。

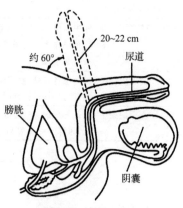

图 17-6　男患者导尿术

(5)若膀胱高度膨胀,患者又极度虚弱时,第一次放尿不超过 1000 mL。因为大量放尿可导致腹腔内压力突然下降,大量血液滞留在腹腔血管内,引起患者血压突然下降,产生虚脱;另外,膀胱突然减压,可引起膀胱黏膜急剧充血而发生血尿。

3.健康教育

(1)向患者讲解导尿的目的和意义。

(2)教会患者如何配合操作,减少污染。

(3)介绍相关疾病的知识。

【评价】

1.患者痛苦减轻,感觉舒适、安全。

2.无菌观念强,操作过程无污染。

3.用物齐全,操作程序正确,方法熟练。

4.护患沟通有效,保护患者的自尊,满足患者的生理需要。

五、留置导尿术

留置导尿术是为患者导尿后,将导尿管保留在膀胱和尿道内,引流尿液的方法。

【目的】

1.正确记录危重、休克等患者每小时尿量及尿比重情况,以密切观察患者病情变化。

2.避免手术中误伤其他器官。如盆腔手术前排空膀胱,使膀胱持续保持空虚,避免术中误伤。

3.某些泌尿系统疾病手术后留置导尿管,便于尿液引流和膀胱冲洗,并可减轻手术切口的张力,促进切口愈合。

4.为会阴部有伤口及尿失禁患者引流尿液,可保持会阴部清洁干燥。

5.为尿失禁患者行膀胱功能训练。

【评估】

1.患者的病情、临床诊断、留置导尿的目的。

2.患者意识状态、自理能力、排尿习惯。

3.患者的心理状况、理解合作程度。

4.膀胱充盈程度及局部皮肤黏膜情况。

【计划】

1.护士准备。着装整洁,修剪指甲,洗手,戴口罩。

2.用物准备。同导尿术用物,另备无菌双腔气囊导尿管1根,10 mL或20 mL无菌注射器1支,无菌生理盐水,无菌集尿袋1只,橡皮圈和安全别针各1个及宽胶布。

3.环境准备。保持合适的室温、关闭门窗,用屏风遮挡患者。

4.患者准备。患者了解留置导尿的目的、方法、注意事项和配合操作的要点,并根据自己的能力先清洁外阴,做好配合的准备。

【实施】

1.操作流程及行为要求

(1)～(7)同导尿术。

(8)插管固定。插管后见尿液流出,再进4～6 cm。夹住导尿管末端,脱去手套,固定导尿管。

A.普通胶布固定法

女性:将一块长12 cm,宽4 cm胶布的上1/3粘贴于阴阜上,下2/3剪成三条,中间1条螺旋形粘贴在导尿管上,其余两条分别交叉粘贴在对侧的大腿内侧(图17-7)。

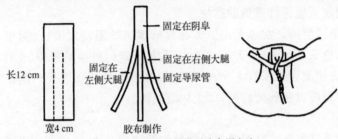

图17-7 女患者留置导尿胶布固定法

男性:取长12 cm,宽2 cm的胶布,在一端的1/3处两侧各斜剪一小口,折叠成无胶面,制成单翼蝶形胶布。将2条蝶形胶布粘贴于阴茎两侧,再用细长胶布做半环形固定蝶形胶布,开口处向上。在距离尿道口1 cm处用胶布环形固定蝶形胶布的折叠端于导尿管上(图17-8)。

B.双腔气囊导尿管固定法

插入导尿管,见尿后再插入4～6 cm。根据导尿管上注明的气囊容积向气囊注入等量的生理盐水。夹紧气囊末端,轻拉导尿管有阻力感,证实导尿管已固定于膀胱内(图17-9)。

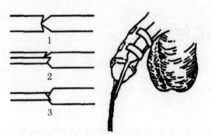

图17-8 男患者留置导尿胶布固定法

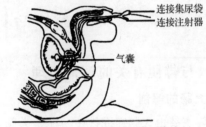

图17-9 双腔气囊导尿管固定法

(9)接集尿袋。将导尿管尾端与集尿袋的引流管接头连接,开放导尿管。

(10)固定集尿袋。用橡皮圈、别针将集尿袋的引流管固定在床单上,将集尿袋妥善地固定在低于膀胱的高度(图17-10)。

(11)处理用物。协助患者穿裤,取舒适卧位,整理床单位,清理用物。

(12)洗手记录。

2.注意事项

(1)双腔气囊导尿管固定时要注意膨胀的气囊不能卡在尿道内口,以免气囊压迫造成黏膜的损伤。留置尿管如果采用普通胶布固定法,女患者在操作前应剃去阴毛,便于胶布固定。男患者采用胶布加固蝶形胶布时,不得做环形固定以免影响阴茎的血液循环,导致阴茎的充血、水肿甚至坏死。

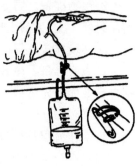

图 17-10 集尿袋固定方法

(2)倾听患者主诉、观察尿液情况,如发现尿液浑浊、沉淀、有结晶时应及时处理,每周做尿常规检查 1 次。

(3)鼓励患者多饮水,达到自然冲洗尿路的目的。

(4)长期留置导尿患者,在拔管前可采用间歇夹闭引流管的方法,训练膀胱反射功能,3～4 h 开放 1 次,使膀胱定时充盈和排空,促进膀胱功能恢复。

(5)防止泌尿系统逆行感染的措施。

①保持尿道口清洁。女患者用消毒液棉球擦拭外阴及尿道口,男患者用消毒液棉球擦拭尿道口、龟头及包皮,每天 1～2 次。②每日定时更换集尿袋,及时排空集尿袋并记录尿量。③每周更换导尿管 1 次,硅胶导尿管可酌情延长更换时间。④患者离床活动时,集尿袋不得超过膀胱的高度,以免尿液逆流。

3.健康教育

(1)向患者及其家属解释留置导尿的目的及护理方法,鼓励其主动参与护理。

(2)说明摄取足够水分和进行适当活动对预防泌尿系统感染的重要性。每天尿量应维持在 2000 mL 以上,起到自然冲洗尿路的作用,以减少感染的机会和预防结石的形成。

(3)注意保持引流通畅,防止导尿管受压、扭曲、堵塞等,以免引起泌尿系统的感染。

【评价】

1.患者理解操作的目的,主动配合。

2.患者舒适、安全,无不良反应发生。

3.导尿管引流通畅,局部清洁、干燥,未发生泌尿道感染。

4.拔管后患者能自行排尿,无不适反应。

第二节 | 排便护理

一、与排便有关的解剖生理

1.大肠的解剖

人体主要由大肠完成排便功能。大肠全长 1.5～1.8 m,起自回肠末端止于肛门,分盲肠、结肠、直肠和肛管四个部分。大肠结构图如图 17-11 所示。

盲肠位于右髂窝内,是大肠的起始部,回肠末端开口于盲肠,开口处有回盲瓣。回盲瓣既可延缓小肠内容物进入盲肠的速度,使食物在小肠内充分消化吸收,又可防止大肠内容物逆流到回肠。回盲瓣下方 2 cm 处有阑尾开口。

结肠围绕在小肠周围,始于盲肠止于直肠,分为升结肠、横结肠、降结肠和乙状结肠四部分。

直肠全长 10～14 cm。位于小骨盆腔的后部,骶骨的前方。从矢状面上看,有两个弯曲,即骶曲和会阴曲,骶曲是直肠在骶、尾骨前面下降,形成凸向后的弯曲。会阴曲是直肠绕过尾骨尖形成凸向前的弯曲。直肠下段肠腔膨大,称为直肠壶腹。

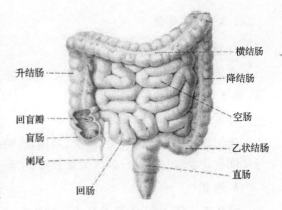

图 17-11　大肠结构图

肛管全长约 4 cm。肛门内括约肌属于平滑肌,由肠壁环行肌增厚而成,有协助排便的作用。肛门外括约肌属于横纹肌,位于肛门内括约肌周围,分为皮下部、浅部和深部,其中浅部和深部可控制排便。

2. 大肠的生理功能

(1)吸收水分和电解质,参与机体对水、电解质平衡的调节。

(2)吸收由结肠内细菌产生的维生素 B 和维生素 K。

(3)形成、暂时贮存粪便,并排出体外。

3. 排便的生理活动

(1)粪便的形成

当食物由口进入胃和小肠进行充分的消化和吸收后,食物残渣在大肠内停留 10 h 以上,除一部分水分被大肠吸收外,其余均经细菌发酵和腐败作用后形成粪便。粪便中还包括脱落的肠上皮细胞、细菌以及机体代谢后的废物,如胆红素衍生物和钙、镁、汞等盐类。粪便在大肠内停留时间越长,水分被吸收越多。

(2)排便

当肠蠕动将粪便推入直肠时,刺激了直肠壁内的感受器,其兴奋冲动经盆神经和腹下神经传至脊髓骶段的初级中枢,同时上传到大脑皮质,引起便意和排便反射。这时,通过盆神经的传出冲动增加,使降结肠、乙状结肠和直肠平滑肌收缩,肛门内括约肌舒张。阴部神经的冲动减少,肛门外括约肌舒张,使粪便排出体外。此外,膈肌和腹肌也发生收缩,使腹内压增高,协助排便。

排便活动受大脑皮层的控制,如果机体经常有意识抑制便意,会使直肠渐渐对粪便压力刺激的敏感性下降,加之粪便在大肠内停留过久,水分吸收过多而干结,就会造成便秘。

二、粪便的评估

(一)正常粪便

排便是人体基本的生理需要,正常情况下人的排便活动受意识控制,自然,无痛苦,无障碍。排便次数因人而异,一般成人每日排便 1～2 次(婴幼儿 3～5 次),平均量 100～300 g,粪便呈黄褐色,柔软成形,含有少量黏液,有时也伴有未消化的食物残渣,粪便的气味是由于蛋白质经细菌分解发酵而产生。粪便的量和颜色受摄入食物的量、种类以及药物的影响。

（二）异常粪便

1. 次数

成年人每天排便＞3次或每周＜3次，视为排便异常。多见于肠道活动增强或减弱，如急性肠炎、消化不良等。

2. 量

排便量与摄入食物种类、数量、液体量、消化道功能、排便次数等有关。摄入高蛋白等精细食物者，粪便量少；摄入大量蔬菜、水果等粗纤维食物者，粪便量多。

3. 形状

糊状或水样，见于消化不良或急性肠炎；扁平状或带状，见于直肠、肛门狭窄或部分梗阻；干结坚硬，有时呈栗子样，见于便秘。

4. 颜色

柏油样便，见于上消化道出血；暗红色便，见于下消化道出血；陶土色便，见于胆道梗阻；果酱样便，见于阿米巴痢疾或肠套叠；粪便表面有鲜血或便后有鲜血滴出，见于直肠息肉、肛裂或痔疮出血。

5. 气味

消化不良呈酸臭味；直肠溃疡、直肠癌呈腐臭味；上消化道出血呈腥臭味。

6. 混合物

粪便中混有大量黏液常见于肠炎；粪便中混有脓血常见于直肠癌、痢疾；肠道寄生虫患者粪便中可查见蛔虫、蛲虫等。

（三）影响排便活动的因素

1. 饮食

均衡饮食和足量的水分是维持正常排便的重要因素，如果摄入量过少，食物中缺少纤维或摄入液体量不足等，均会引起排便困难或便秘。

2. 年龄

人的成长过程可影响肠道的排泄功能。婴儿期由于神经肌肉系统发育不全，不能控制排便；老年人由于腹壁肌肉张力降低，胃肠蠕动减慢，肛门括约肌松弛等会出现排便功能的异常。

3. 生活习惯

每日定时排便有助于养成规律的排便习惯。排便姿势、环境的改变会影响正常排便活动。如排便的姿势一般是坐位或蹲位，当患者卧床时，会因不习惯床上排便而导致排便困难。排便为个人隐私，当患者因排便问题需要护士协助时，会因缺乏隐蔽的环境以及暴露隐私，导致排便功能异常。

4. 心理因素

心理因素是影响排便的重要因素，精神抑郁有可能导致便秘，而情绪紧张、焦虑，可能导致腹泻。

5. 治疗因素

长期应用抗生素，干扰肠内正常菌群的功能可造成腹泻；大剂量使用镇静剂可导致便秘;手术时用麻醉药物可使肠蠕动暂停。

6.疾病和药物因素

腹部和会阴部的伤口疼痛,可抑制便意;肠道感染时肠蠕动增加导致腹泻;长期卧床患者活动减少,肠蠕动减弱而影响排便;神经系统受损可导致大便失禁;长期服用抗生素,可干扰肠道正常菌群而导致腹泻。

三、排便异常的护理

（一）便秘

1.定义

便秘是指正常的排便形态改变,排便次数减少,排出过干过硬的粪便,且排便不畅、困难。

2.原因

常见的原因包括:①排便习惯不良,常抑制便意;②低纤维、高动物脂肪饮食;③饮水量不足;④长期卧床或缺乏规律性锻炼;⑤滥用缓泻剂、栓剂、灌肠,导致正常排泄反射消失;⑥某些药物的不合理使用;⑦某些器质性和功能性疾病,如甲状腺功能减退、低血钙和低血钾等;神经系统功能障碍导致神经冲动传导受阻;⑧各类直肠、肛门手术;⑨情绪消沉。

3.症状和体征

腹痛、腹胀、消化不良、乏力、食欲不佳、舌苔变厚、粪便干硬,触诊腹部较硬实且紧张,有时可触及包块。

便秘在某些情况下可能给患者带来危险,如心脏病患者用力排便时可能诱发心绞痛和心肌梗死。

4.护理措施

(1)健康教育。向患者及家属宣教保持正常排便习惯的意义、方法及常识性知识;鼓励患者适当活动,并按个人习惯制订活动计划,如:散步、打太极拳、做广播操等;卧床患者进行床上活动;指导患者进行增强腹肌和盆底部肌肉的运动,以增强肌张力和增加肠蠕动,促进排便。

(2)重建排便习惯。选择患者自身适合的排便时间后,每天按此时间排便,不要急躁,不随意使用缓泻剂等方法。

(3)合理膳食。病情允许时,多摄入能促进排便的食物和饮料,如蔬菜、水果、粗粮等高纤维食物;餐前提供柠檬汁、开水等热饮料,以促进肠蠕动,刺激排便反射;每天液体摄入量不少于 2000 mL;适当供给轻泻食物,如梅子汁等促进排便;适当食用油脂食物等。

(4)选择适宜的排便环境和姿势。给患者提供单独隐蔽的环境,避开查房、治疗、护理、进食等时间,以消除紧张情绪利于排便;病情允许时,最好采取坐姿或抬高床头,借助重力作用增加腹内压促进排便;对于手术患者,要在手术前完成床上排便的训练。

(5)腹部环行按摩。排便时用手在腹部由右向左环行按摩,可增加腹内压,促使结肠内容物下移,促进排便。

(6)口服缓泻药物。遵照医嘱,根据患者病情及特点选择缓泻药。缓泻药可以使粪便中水分含量增加,刺激肠蠕动,加速肠内容物运行,促进排便。老人和婴幼儿应选择药理作用缓和的泻药。慢性便秘患者可选择蓖麻油、番泻叶、酚酞、大黄等泻药。长期使用或滥用泻药易造成个体对缓泻药的依赖。

(7)使用简易通便剂。常用开塞露、甘油栓等。

(8)以上方法均无效时,遵照医嘱行灌肠法。

(二)粪便嵌塞

1.定义

粪便嵌塞指粪便持久滞留堆积在直肠内,坚硬不能排出。常见于难以缓解的慢性便秘者。

2.原因

便秘未能及时解除,粪便滞留在直肠内,水分被持续吸收,粪便变得坚硬,而从乙状结肠排下来的粪便又不断加入,最终粪块变得又大又硬不能排出。

3.症状和体征

典型体征是少量粪水从肛门渗出,尽管患者反复有排便冲动,但却不能排出粪便。常伴有食欲差、腹部胀痛、直肠和肛门疼痛等症状。直肠指检可触及粪块。

4.护理措施

(1)粪便嵌塞患者早期可口服缓泻药或使用简易通便剂润肠通便。

(2)必要时用油剂保留灌肠,2～3 h后再行清洁灌肠。

(3)进行人工取便,通常在清洁灌肠无效时遵照医嘱执行。操作时动作要轻柔,避免损伤直肠黏膜。人工取便法易刺激其迷走神经,所以心脏病、脊髓损伤者慎用。操作中,若患者出现心悸、头昏症状时应立即停止操作。

(三)腹泻

1.定义

腹泻指频繁排出稀薄、不成形的粪便甚至水样便,是消化道消化、吸收和分泌功能紊乱的表现。暂时性的腹泻是一种保护性反应,有助于机体排出肠道内刺激性的有害物质。但持续严重的腹泻,可造成体内大量水分和消化液丧失,导致水、电解质和酸碱平衡紊乱。严重腹泻还可使机体无法吸收营养物质,导致营养不良。

2.原因

(1)肠道感染或疾患。

(2)饮食不当或食物过敏。

(3)泻剂使用过量。

(4)消化系统发育不成熟。

(5)某些内分泌疾病如甲亢等。

(6)情绪紧张、焦虑。

3.症状和体征

腹痛、肠痉挛、疲乏、恶心、呕吐,肠鸣音活跃、亢进,有急于排便的需要和难以控制的感觉,粪便不成形或呈水样便。

4.护理措施

(1)去除病因。如为肠道感染引起,可遵医嘱给予抗生素治疗。

(2)情感支持。腹泻是令人窘迫的问题,护士应意识到患者需要情感支持。腹泻患者往往难以控制便急,必要时置便器于患者易取处。及时更换被粪便污染的衣裤、床单和被套,以维持患者自尊,使之感到舒适。

(3)卧床休息。减少肠蠕动并注意腹部保暖。

(4)饮食护理。鼓励患者饮水,酌情给予清淡的流质或半流质食物,以助于吸收,严重腹泻时可暂时禁食。

(5)防止水和电解质的紊乱。必要时按医嘱给予止泻剂、口服补盐液或静脉输液。

(6)维持皮肤完整性。保持皮肤的清洁和干燥,每次便后用软纸轻擦肛门,温水清洗,必要时在肛周涂润肤霜、油膏和爽身粉,保护局部皮肤。

(7)密切观察病情。记录排便的性质、次数等,必要时留取标本及时送检。

(四)排便失禁

1.定义

排便失禁指肛门括约肌不受意识的控制而不自主地排便。

2.原因

病理方面多见于神经肌肉系统的病变或损伤,如瘫痪、消化道疾患;心理方面多见于情绪失调、精神障碍等。

3.症状和体征

患者不自主地排出粪便。

4.护理措施

(1)心理护理。排便失禁的患者心情紧张而窘迫,感到自卑和自尊丧失。护士应给予心理疏导和情感支持。

(2)保护皮肤。床上铺不透水尿垫,每次便后用温水洗净肛周和臀部皮肤,保持皮肤清洁干燥。注意观察骶尾部皮肤变化,定时按摩受压部位,预防压疮的发生。

(3)帮助患者重建正常排便控制能力。了解患者排便时间的规律,定时给予便器,如没有发现规律,可定时(如每隔数小时)送便器,促使患者按时排便;与医生协调定时应用导泻栓剂或灌肠,以刺激定时排便;教会患者进行肛门括约肌及盆底部肌肉收缩锻炼,每次 20~30 min,每日数次。

(4)保持床褥、衣服清洁。及时更换污湿的被单、衣裤,避免臭气、皮肤刺激和患者窘迫。开窗通风,保持室内空气清新。

(五)肠胀气

1.定义

肠胀气指肠道内有过量气体积聚,不能排出,肠壁牵张膨胀。正常情况下,胃肠道内的气体约有 150 mL,胃内的气体可通过口腔嗝出,肠道内的气体部分在小肠被吸收,其余通过肛门排出。

2.原因

食入过多的产气性食物,或吞入大量空气,肠蠕动减少,肠道梗阻及肠道手术等。

3.症状和体征

腹部胀满、膨隆、痉挛性疼痛、嗝逆;叩诊呈鼓音;当肠胀气压迫膈肌和胸腔时,可导致呼吸困难。

4. 护理措施

(1)指导患者养成细嚼慢咽的良好饮食习惯。

(2)去除引起肠胀气的原因,如勿食产气食物和饮料,积极治疗肠道疾患。

(3)鼓励患者适当活动,卧床患者可做床上活动或变换体位。病情允许时,可协助患者下床活动。活动可刺激肠蠕动,排出积气,促进肠毛细血管对气体的再吸收。

(4)轻微胀气时,可行腹部热敷或腹部按摩、针刺疗法。严重胀气时,遵医嘱给予药物治疗或行肛管排气。

四、灌肠法

灌肠法是将一定量的溶液通过肛管,由肛门经直肠灌入结肠的技术,以帮助患者清洁肠道、排便、排气或由肠道供给药物,达到确定诊断和治疗的目的。灌肠可分为不保留灌肠和保留灌肠。

(一)不保留灌肠

不保留灌肠是将一定量的溶液由肛门经直肠灌入结肠,以刺激肠蠕动,清除肠腔内粪便和积气的方法。包括大量不保留灌肠法、清洁灌肠和小量不保留灌肠法。

大量不保留灌肠的介绍如下:

【目的】

1. 解除便秘、肠胀气。

2. 清洁肠道,为肠道手术、检查或分娩做准备。

3. 稀释并清除肠道内的有害物质,减轻中毒症状。

4. 灌入低温液体,为高热患者降温。

【评估】

1. 患者的病情、临床诊断、意识状态。

2. 患者的排便情况、理解配合能力。

3. 患者的心理状态、对大量不保留灌肠的认知及合作程度。

4. 环境是否安静、隐蔽及室温是否适宜。

【计划】

1. 护士准备。衣帽整洁、剪指甲、洗手、戴口罩。

2. 用物准备。

(1)治疗盘内放置。消毒灌肠筒 1 套、消毒肛管 1 根、血管钳 1 把、水温计 1 支、灌肠溶液、弯盘 1 个、润滑剂、橡胶单、治疗巾、卫生纸适量。

(2)另备。便盆及便盆巾、输液架、屏风。

(3)灌肠溶液。

常用 0.1%～0.2% 的肥皂液、生理盐水。成人每次用量为 500～1000 mL;小儿 200～500 mL;1 岁以下小儿每次 50～100 mL。溶液温度一般为 39～41 ℃,高热降温时用 28～32 ℃,中暑用 4 ℃。

3. 环境准备。关闭门窗,用屏风遮挡患者。保持合适的室温,光线充足或有足够的照明。

4. 患者准备。

(1)了解大量不保留灌肠的目的、方法和注意事项,并配合操作。

(2)嘱患者排尿。

【实施】

1. 操作流程及行为要求

大量不保留灌肠见表17-3。

表 17-3　　　　　　　　　　　　大量不保留灌肠

操作流程	步骤说明	行为要求
1. 准备工作	护士着装整齐,洗手,戴帽子、口罩;协助患者先排尿;备齐用物,推至患者床旁	
2. 核对解释	核对并解释以取得合作;关闭门窗,用屏风遮挡患者	维护患者的自尊,尽量少暴露患者,防止着凉
3. 安置卧位	协助患者取左侧卧位,双膝屈曲,褪裤至膝部,臀部移至床沿;垫橡胶单和治疗巾于臀下,盖好被子,保暖,维护患者隐私,使其放松	
4. 挂灌肠筒	挂灌肠筒于输液架上,筒内液面高于肛门40～60 cm	保持一定的灌注压力和速度,液体流入的速度过快,溶液不易保留,而且易造成肠道损伤
5. 连接润滑	连接肛管,在肛管前端涂润滑剂	
6. 排气插管	排尽管内气体,见液体流出后,用止血钳夹闭橡胶管;用左手垫卫生纸分开臀部,暴露肛门口,嘱患者张口深呼吸,用右手将肛管轻轻插入直肠(成人7～10 cm,小儿4～7 cm)(图17-12)	深呼吸可以促使肛门括约肌松弛,转移注意力,易于插管;插管时应顺应直肠的生理弯曲,勿用强力,以免损伤肠黏膜
7. 灌入溶液	固定肛管,放开血管钳,开放橡胶管,使液体缓缓流入	
8. 密切观察	观察筒内液面下降的情况和患者的反应	嘱患者放松,减轻腹压
9. 拔出肛管	待灌肠液即将流尽时,夹闭橡胶管;用卫生纸包裹肛管,左手持卫生纸抵住肛门,右手轻轻拔出肛管放入弯盘	
10. 保留溶液	擦净肛门,嘱患者平卧,保留5～10 min后再排便	
11. 协助排便	对不能下床的患者,给予便器,将卫生纸、呼叫器放于易取处。排便后及时取出便器,擦净肛门,协助患者穿裤。能下床的患者协助其上厕所排便,观察大便性状,必要时留取标本送检	
12. 处理用物	整理床单位,开窗通风,分类处理用物	
13. 洗手记录	洗手,记录灌肠的情况,包括溶液种类、保留时间,以及排出粪便的量、颜色和性状,腹胀的解除情况等	

2. 注意事项

(1)消化道出血、妊娠、急腹症、严重心血管疾病患者禁忌灌肠。

(2)根据医嘱准备溶液,掌握溶液的温度、浓度、压力和量。如为高热患者降温,保留30 min后再排便,排便后30 min测量体温并记录;如肝昏迷的患者,禁用肥皂水灌肠,以减少氨的产生及吸收;如充血性心力衰竭或钠潴留的患者,禁用生理盐水灌肠;如伤寒的患者,灌肠液量不得超过500 mL,灌肠筒内的液面不得高于肛门30 cm。

(3)严密观察患者的反应,倾听患者的主诉。灌肠过程中如液面下降过慢或停止,多由于肛管前端孔道被阻塞,可转动肛管或挤捏肛管。如患者感觉腹胀或有便意,可嘱其张口深呼吸并降低灌肠筒的高度或暂停片刻。如患者出现脉速、面色苍白、出冷汗、剧烈腹痛、心慌气促,应立即停止灌肠与医生联系,给予处理。

(4)在体温单大便栏目内记录灌肠结果,如灌肠后解便一次为1/E;灌肠后无大便记为0/E;自行排便一次,灌肠后排便二次记为1^2/E。

3.健康教育

向患者及家属讲解维持正常排便习惯的重要性,并指导患者及家属保持健康的生活习惯以维持正常排便。

【评价】

1.操作方法和步骤正确、熟练,患者的不适症状减轻或消失,达到不保留灌肠的目的。

2.灌肠液选择正确,灌肠筒的高度及肛管插入的深度合适。

3.护患沟通有效,患者能够配合操作。

4.注意关心、保护患者。

清洁灌肠的介绍如下:

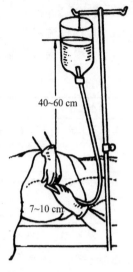

图17-12 大量不保留灌肠

【目的】

清洁灌肠是彻底清除滞留在结肠中的粪便,适用于直肠、结肠检查和手术前的肠道准备。

【评估】

同大量不保留灌肠。

【计划】

同大量不保留灌肠。

【实施】

1.操作流程及行为要求

清洁灌肠的操作步骤同大量不保留灌肠,是反复多次大量不保留灌肠的一种方法,第一次用肥皂水,以后用生理盐水,直到排出液清洁无粪质为止。

2.注意事项

(1)每次溶液量约500 mL,灌肠时液面距肛门的高度不超过40 cm,每次灌肠后让患者休息片刻。

(2)护士需密切观察患者的生命体征,注意排便次数和粪便形状,如排出清洁无粪便质液体,说明已达到清洁肠道的目的。

3.健康教育

同大量不保留灌肠。

【评价】

同大量不保留灌肠。

知识小贴士　　口服甘露醇溶液替代清洁灌肠

1.原理。利用甘露醇为高渗溶液在肠道内不被吸收的特点,使肠腔内水分增加,从而软化粪便,增加肠内容物的容积,刺激肠蠕动,可加速排便,达到清洁灌肠的目的。此法简单、效果理想。

2.适应证。直肠、结肠检查和手术前肠道准备。

3.方法。患者术前三天给予流质饮食,术前一天下午2时开始口服甘露醇溶液(配制：用 20% 甘露醇溶液 500 mL＋5% 葡萄糖溶液 1000 mL 混匀即可)1500 mL,于 2 h 内服完,一般服后 15～30 min 即反复自行排便,1～3 h 内排便 2～5 次。

4.注意事项。护士需观察患者的一般情况,服药速度不宜过快,避免引起呕吐,注意排便次数及粪便性质,如排便呈液状、清晰、无粪块,说明已达到肠道清洁的目的。

小量不保留灌肠的介绍如下:

【目的】

1.适用于年老体弱者、幼儿、孕妇及腹部或盆腔手术后的患者。

2.软化粪便,解除便秘。

3.排出肠道内的气体,减轻腹胀。

【评估】

1.患者的病情、年龄、意识状态、生命体征。

2.患者肛周皮肤、黏膜的情况。

3.患者的心理状态、对小量不保留灌肠的认知及合作程度。

4.环境是否安静、隐蔽及温度是否适宜。

【计划】

1.护士准备。衣帽整洁、剪指甲、洗手、戴口罩。

2.用物准备。

(1)治疗盘内放置。消毒注洗器或小容量灌肠筒、消毒肛管、灌肠溶液、水温计、温开水 5～10 mL、血管钳、润滑剂、棉签、弯盘、卫生纸、橡胶单、治疗巾、量杯。

(2)另备。便盆、便盆巾和屏风。

(3)常用灌肠液。"1、2、3"溶液(50% 硫酸镁 30 mL、甘油 60 mL、温开水 90 mL);甘油或液状石蜡 50 mL 加等量温开水;各种植物油 120～180 mL。液体温度为 38 ℃。

3.环境准备。关闭门窗,用屏风遮挡患者。

4.患者准备。

(1)了解小量不保留灌肠的目的、方法和注意事项,并配合操作。

(2)嘱患者排尿。

【实施】

1.操作流程及行为要求

小量不保留灌肠见表 17-4。

表 17-4　　　　　　　　　　　　　　　小量不保留灌肠

操作流程	步骤说明	行为要求
1～3	同大量不保留灌肠	
4.插入肛管	将弯盘置于臀边,用注洗器抽吸药液,连接肛管,润滑肛管前端,排气夹管;一手垫卫生纸分开臀部,暴露肛门,嘱患者深呼吸;一手将肛管轻轻插入直肠 7～10 cm	
5.注入溶液	固定肛管,放开血管钳,缓缓注入溶液;注毕夹管,取下注洗器再吸取溶液,松夹后再行灌注,如此反复直至溶液注完	注入速度不可过快过猛,以免刺激肠黏膜,引起排便反射,溶液难以保留;更换注洗器时,要防止空气进入肠道
6.注入温水	注入温开水 5～10 mL,抬高肛管尾端,使管内溶液全部流入	

操作流程	步骤说明	行为要求
7.拔出肛管	夹管或反折肛管,用纱布或卫生纸包住肛管轻轻拔出,放入弯盘内;擦净肛门,协助患者取舒适卧位,嘱其尽量保留溶液 10～20 min 再排便,充分软化粪便,利于排出(图 17-13)	防止空气进入肠道,引起肠胀气
8.协助排便	对不能下床的患者,给予便器,将卫生纸、呼叫器放于易取处;排便后及时取出便器,擦净肛门,协助患者穿裤。能下床的患者协助其上厕所排便;观察大便性状,必要时留取标本送检	
9.处理用物	整理床单位,开窗通风,分类处理用物。	
10.洗手记录	洗手,记录灌肠的情况,包括溶液种类、保留时间,以及排出粪便的量、颜色和性状,腹胀的解除情况等	

2.注意事项

(1)小量不保留灌肠溶液一般不超过 200 mL。

(2)灌肠时高度不宜超过 30 cm,压力宜低。注入速度不宜过快过猛,以免刺激肠黏膜,引起排便反射。

(3)更换注洗器时,防止空气进入肠道,引起腹胀。

3.健康教育

同大量不保留灌肠。

【评价】

同大量不保留灌肠。

(二)保留灌肠

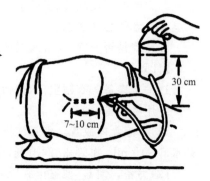

图 17-13　小量不保留灌肠

保留灌肠是将药液灌入到直肠或结肠内,通过肠黏膜吸收以达到治疗的目的。

【目的】

1.用于镇静、催眠。

2.治疗肠道感染。

【评估】

1.患者病情、肠道病变的性质、部位、治疗情况。

2.排便状况、心理状态及合作程度等。

3.患者肛门皮肤、黏膜状况。

【计划】

1.护士准备。衣帽整洁,洗手,戴口罩。

2.患者准备。使患者和家属清楚灌肠的目的、操作程序和配合要点,取合适卧位,并排净粪便和尿液。

3.用物准备。

(1)治疗盘内备。注洗器、量杯或小容量灌肠筒、肛管(20 号以下)、温开水 5～10 mL、血管钳、润滑剂、棉签、弯盘、纸巾、橡胶单及治疗巾。

(2)常用溶液。镇静催眠选用 10%水合氯醛;肠道炎症用 2%小檗碱或 0.5%～1%新霉素或其他抗生素溶液。药物剂量遵医嘱,一般灌肠溶液量不超过 200 mL,温度为 38 ℃。

护理学基础

(3)其他。便盆及便盆巾、屏风。

4.环境准备。关闭门窗,遮挡患者,保持合适的室温。

【实施】

1.操作流程及行为要求

保留灌肠见表17-5。

表 17-5　　　　　　　　　　　　　　　保留灌肠

操作流程	步骤说明	行为要求
1.准备工作	护士着装整齐,洗手,戴帽子、口罩;协助患者先排尿、排便;备齐用物,推至患者床旁	
2.核对解释	核对并解释以取得合作;关闭门窗,用屏风遮挡患者	维护患者的自尊,尽量少暴露患者,防止着凉
3.安置卧位	根据患者病情需要,安置不同的卧位,臀部抬高 10 cm;垫橡胶单和治疗巾于臀下,盖好被子,保暖,维护患者隐私,使其放松	抬高臀部,防止药液溢出
4.插入肛管	将弯盘置于臀边,用注洗器抽吸药液,连接肛管,润滑肛管前端,排气夹管;一手垫卫生纸分开臀部,暴露肛门,嘱患者深呼吸,一手将肛管轻轻插入直肠 15～20 cm	肛管细,注入深
5.注入溶液	同小量不保留灌肠	注入药液速度慢
6.注入温水	同小量不保留灌肠	
7.拔出肛管	夹管或反折肛管,用纱布或卫生纸包住肛管轻轻拔出,放入弯盘内;擦净肛门,协助患者取舒适卧位,嘱其尽量保留溶液 1 h 以上再排便	保留时间要足够长,使药液充分的吸收
8.协助排便	同小量不保留灌肠	
9.处理用物	同小量不保留灌肠	
10.洗手记录	同小量不保留灌肠	

2.注意事项

(1)正确评估患者,了解灌肠的目的和病变部位,并根据病情选择适宜卧位,如慢性细菌性痢疾病变多在乙状结肠和直肠,宜取左侧卧位。阿米巴痢疾病变多在回盲部,则取右侧卧位。

(2)肠道感染的患者,最好选在临睡前灌肠,此时活动量小,药液易于保留吸收。

(3)灌肠前嘱患者排便,选用的肛管要细,插管要深,液量要少,液面距肛门不超过30 cm,使灌入药液能保留较长时间,利于肠黏膜对药液的充分吸收。

(4)肛门、直肠、结肠等手术后及排便失禁的患者均不宜保留灌肠。

(5)动作轻柔,以防损伤肠黏膜。

3.健康教育

(1)向患者及家属讲解有关肠道疾病的防治知识和保留灌肠的方法。

(2)指导患者正确配合灌肠。

【评价】

1.患者理解保留灌肠的目的,能正确配合。

2.患者临床症状减轻或消失、感觉舒适。

肛管排气的介绍如下:

肛管排气是指将肛管从肛门插入直肠,以排除肠腔内积气的方法。

【目的】

帮助患者排除肠腔积气,减轻腹胀。

【评估】

1.患者的病情、年龄、意识状态、生命体征。

2.患者肠胀气的程度及肛周皮肤、黏膜的情况。

3.患者的心理状态、对肛管排气的认知及合作程度。

4.环境是否安静、隐蔽及温度是否适宜。

【计划】

1.护士准备。衣帽整洁、剪指甲、洗手、戴口罩。

2.用物准备。

治疗盘内备:消毒肛管、玻璃接头、橡胶管、系带、胶布、弯盘、玻璃瓶(内盛水 3/4 满)、棉签、别针、润滑油、卫生纸,另备屏风。

3.环境准备。关闭门窗,用屏风遮挡患者。

4.患者准备。了解肛管排气的目的、方法和注意事项,并配合操作。

【实施】

1.操作流程及行为要求

肛管排气见表 17-6。

表 17-6 肛管排气

操作流程	步骤说明	行为要求
1.准备工作	护士着装整齐,洗手,戴帽子、口罩;备齐用物,推用物至患者床旁	
2.核对解释	查对床号、姓名;向患者解释;关闭门窗,用屏风遮挡患者	确认患者,避免差错的发生;消除紧张、焦虑,取得患者的合作;保暖,保护患者隐私,使之精神放松
3.安置体位	协助患者采取左侧卧位或仰卧位,用毛毯遮盖,暴露肛门	此体位有利于肠腔内气体排出
4.接管插管	将玻璃瓶系于床边,橡胶管一端插入玻璃瓶液面以下,另一端与肛管相连;润滑肛管前段,嘱患者张口呼吸,将肛管轻轻插入直肠 15～18 cm;用胶布固定肛管于臀部;橡胶管要留出足够的长度,用别针固定于床单上(图 17-14)	防止空气进入直肠内,加重腹胀;减少肛管对直肠的刺激,使肛门括约肌松弛
5.观察排气	观察排气情况,如有气体排出,可见玻璃瓶内有气泡逸出,如瓶内气泡很少或没有,说明排气不畅,应帮助患者更换卧位或按摩腹部	
6.拔管	保留肛管不超过 20 min,拔出肛管,擦净肛门;协助患者取舒适卧位,询问患者腹胀是否减轻	长时间留置肛管会降低肛门括约肌的反应,导致肛门括约肌永久性松弛
7.处理用物	整理床单位,开窗通风;分类处理用物	
8.洗手记录	洗手,记录排气时间、效果及患者的反应	

2.注意事项

(1)如患者排气不畅,应帮助其更换卧位或按摩腹部,以促进排气,并及时记录。

(2)肛管保留时间一般 20 min,如保留时间过长则会减弱肛门括约肌反应,甚至导致肛门括约肌永久性松弛。需要时,2～3 h 后再插管排气。

3.健康教育

(1)向患者及家属讲解避免腹胀的方法,如增加活动、正确选择饮食类型等。

(2)向患者及家属解释肛管排气的意义。

(3)指导患者保持健康的生活习惯。

【评价】

1.患者无不适感,无不良反应,腹胀缓解。

2.护士能与患者有效沟通,得到理解与配合。

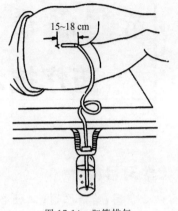

图 17-14　肛管排气

小结

本章主要内容是排泄异常的评估、护理措施以及与排泄相关的护理技术,通过学习学生可识别异常排尿、排便活动和异常大便、尿液状况,并分析原因,制定有针对性的护理措施;能为模拟患者进行导尿术、灌肠术,做到态度认真、方法正确、解释合理、动作规范、过程完整有序,体现对患者的尊重和关怀。

思考题

1.男、女患者导尿术有何区别?

2.李女士,50岁,行子宫切除术,术后12 h未排尿,主诉下腹胀痛难忍,有尿意但排尿困难,患者烦躁不安。检查:耻骨联合上方膨隆,可触及一囊性包块,请分析该患者病情发生了什么变化? 如何护理?

3.慢性细菌性痢疾、阿米巴痢疾灌肠时采取何种体位? 为什么?

4.某患者,男,42岁,精神差、少食、面色苍白、无力。检查:体温36.5 ℃,脉搏72 次/min,呼吸16 次/min,诊断直肠癌。医嘱:在硬膜外麻醉下行直肠癌根治术,做肠道清洁准备,请问应如何为患者做肠道清洁准备? 选用何种溶液? 其液体量及水温如何选用?

第十八章

药疗技术及过敏试验法

[学习目标]

掌握：给药原则；口服给药的注意事项；超声波雾化、氧气雾化吸入的方法及注意事项；注射原则；常用注射方法及青霉素、链霉素、破伤风抗毒素等药物过敏试验的操作方法和注意事项。

熟悉：给药途径、口服给药方法；药液抽吸法。

了解：药物的种类、领取。

药物治疗是最常采用的一种治疗手段，其目的是为患者预防疾病、减轻痛苦、协助诊断、治疗疾病和维持正常的生理功能。临床护理工作中，执行药疗是护士重要的职责之一，所以护士必须具有高度的责任心和严谨的工作作风，必须了解患者的用药史和药物的用途、副作用、剂量、给药途径和配伍禁忌，掌握正确的给药方法，及时评价药物疗效和反应，指导患者安全用药，确保每位患者合理、安全、有效地使用药物。

第一节 | 给药的基本知识

一、药物的种类、领取与保管原则

（一）药物的种类

1.内服药

内服药分为固体剂型和液体剂型，前者有片剂、丸剂、胶囊、散剂等，后者有合剂、溶液、酊剂等。

2.注射药

注射药分为水溶液、油剂、结晶、粉剂、混悬剂等。

3.外用药

外用药分为软膏、滴剂、搽剂、栓剂、酊剂、洗剂等。

4.其他类

其他类包括中草药、中成药、新颖剂型有植入慢溶片、粘贴敷片、胰岛素泵等。

由于药物的制剂不同，生物利用度亦不同，药物作用的强度和速度也不同。一般情况下，注射剂＞溶解剂＞散剂＞颗粒剂＞胶囊＞片剂。

（二）药物的领取

各个医院规定的药物的领取方法不尽相同。通常门诊患者按医生处方或医嘱在门诊药房自行领取药物;住院患者的药物由病区护士凭医生处方或医嘱到病区药房(又称住院药房、中心药房)领取,也可由病区药房根据医生处方或医嘱配备后送到病区,由护士核对。

(1)病区设药柜,存放少量且固定基数的常用药物,以供临时急用(临时医嘱)。

(2)剧毒药、麻醉药(如吗啡、杜冷丁)患者用后及时凭专用处方领取(针剂需凭处方和空安瓿领取),补充原有基数。

(3)患者日常用药根据医嘱由病区药房专人负责配药、核对,病区护士负责再次核对并领取。

(4)患者使用的贵重药、个人专用的特殊药凭医生处方单独领取。

(三)药物的保管

1. 药物应在药柜内储存

药柜应放在通风、干燥、光线明亮处,由专人管理,定期检查药物的质量,保证用药安全。

2. 药物应分类保管

药柜内药物应按注射、内服、外用、剧毒药等分类保管,并按药物有效期的先后顺序排列,有计划地使用,以免失效。剧毒药、麻醉药应有明显标记,专柜加锁保管,专人负责、专本登记、班班严格交接,并有两人签名。

3. 药物标签明显

不同的药物使用不同的标签,内服药用蓝色边,外用药用红色边,剧毒药、麻醉药用黑色边。标签上要明显注明药名、浓度、剂量。无标签或标签模糊、字迹不清的药物禁止使用。

4. 定期检查

有专人负责定期检查药品质量和有效期限,保证安全给药。药品使用前要认真检查,如有浑浊、变色、发霉、异味、潮解、过期等,均不可使用。

5. 根据药物性质妥善保管

(1)易被热破坏的生物制品、胰岛素、疫苗、抗生素等药物应置于 $2\sim10\ ℃$ 冷藏处保存。

(2)易氧化和光解的药物应避光保存,口服药装入有色瓶内盖紧,如维生素 C、氨茶碱;注射剂放置在有遮光纸的盒内,如盐酸肾上腺素。

(3)易挥发、潮解、风化的药物须密封,装瓶盖紧,如过氧乙酸、乙醇、乙醚、干酵母片和有糖衣的药物。

(4)易燃、易爆炸的药物应密闭单独存放,放于远离明火、阴凉低温处,以防意外,如环氧乙烷、乙醚、乙醇。

(5)各类中药须防霉,放置在阴凉干燥处,芳香类中药须密盖保存。

(6)患者专用药物应单独存放,注明床号、姓名。

二、给药原则

给药原则是一切用药的总则。在执行药疗工作中,必须严格遵守。

(一)根据医嘱给药

给药是一种非独立性的护理操作,给药过程中护士必须认真严格执行医嘱,不得擅自变更。医嘱必须明确、清楚,如护士对医嘱或药物有疑问,应立即提出,询问明确后才能给药,避免盲目执行医嘱。一般情况下不执行口头医嘱。在紧急情况下,如抢救或手术过程中,护士对口头医嘱应先复述一遍,医护双方确认无误方可执行。事后应在最短时间内据实补记医嘱,一般不超过 6 h。

（二）严格执行查对制度

在给药过程中,护士必须严格执行查对制度,认真落实做到三查、八对、五准确、一注意。

三查:操作前查,操作中查,操作后查(八对内容)。

八对:对床号、患者姓名、药物名称、药物浓度、药物剂量、药物质量、用药时间、用药方法。

五准确:药物准确、剂量准确、方法准确、时间准确和患者准确,即护士将准确的药物、准确的剂量,用准确的方法在准确的时间内给予准确的患者。

一注意:注意用药后疗效和不良反应。

（三）正确安全合理给药

护士应熟练掌握给药方法和技术,与患者有效沟通并指导用药。当有两种或两种以上药物联合使用时,须注意有无配伍禁忌。对易发生过敏反应的药物,应先询问过敏史,必要时做药物过敏试验,结果阴性才能使用。护士还要熟练掌握应用医院常用外文缩写及其中文译意(表 18-1)。

表 18-1　　　　　　　　　给药常用外文缩写及中文译意表

外文缩写	中文译意	外文缩写	中文译意
qd 或 Qd	每日一次	pm	下午
bid 或 Bid	每日二次	12n 或 12N	中午 12 时
tid 或 Tid	每日三次	12mn 或 12MN	午夜 12 时
qid 或 Qid	每日四次	gtt(drip)	滴
qn 或 Qn	每晚一次	aa	各
qm	每晨一次	ad	加至
qh 或 Qh	每小时一次	Po	口服
q2 h	每 2 小时一次	H	皮下注射
q4 h	每 4 小时一次	ID	皮内注射
q6 h	每 6 小时一次	im 或 IM	肌内注射
sos	需要时(限用一次)	iv 或 IV	静脉注射
prn	必要时(长期有效)	iv gtt(iv by drip)	静脉滴注
st	立即	ac	饭前
DC	停止	pc	饭后
am	上午	hs	临睡时

三、给药途径

不同的给药途径可以影响药物的吸收和分布,从而影响药物效果的强弱。常用的给药途径有:口服、注射(皮内、皮下、肌内、静脉、动脉注射)、吸入、舌下含服、外敷、直肠给药等。其中动、静脉注射可直接进入血液循环,而其他药物均有吸收过程,其吸收顺序依次为动、静脉注射＞吸入＞舌下含服＞肌内注射＞皮下注射＞直肠给药＞口服＞皮内注射。

四、给药次数和时间间隔

给药次数和时间间隔是根据药物的半衰期而定,选择能维持有效的血药浓度和发挥最大药效为最佳时间间隔,同时要兼顾药物的特性和人体的生理节奏。医院常用给药次数和时间见表18-2。

表 18-2 医院常用给药次数和时间

给药次数(外文缩写)	中文译意	时间安排
qm	每晨1次	6am
qd	每日1次	8am
bid	每日2次	8am,4pm
tid	每日3次	8am,12n,4pm
qid	每日4次	8am,12n,4pm,8pm
q2 h	每2小时1次	6am,8am,10am,12n,2pm……
q3 h	每3小时1次	6am,9am,12n,3pm,6pm……
q4 h	每4小时1次	8am,12n,4pm,8pm,12mn……
q6 h	每6小时1次	8am,2pm,8pm,2am
qn	每晚1次	8pm

五、影响药物作用的因素

（一）药物的因素

1.药物在体内的过程

药物进入机体经过吸收、分布、代谢、排泄等体内过程,才能发挥药效。

(1)药物的吸收。药物由给药部位吸收后进入血液循环的过程称为药物的吸收。药物的分子大小、化学性质和解离度、药物剂型、给药途径和给药部位生理状态,影响药物的吸收速度和量,进而影响药效的发挥。如小分子药物和脂溶性高、极性低的药物容易透过细胞膜而被吸收;水溶液制剂比油剂、混悬剂或固体剂型吸收快;静脉给药药物直接进入血液循环,疗效发挥最快。

(2)药物的分布。药物随血液循环向组织、器官运转的过程称为药物的分布。药物在体内的分布受血浆蛋白、器官的血流量、吸收部位的血循环、pH等的影响。

(3)药物的代谢。药物随血液循环进入作用部位与组织细胞相互作用,发生化学结构的改变称为药物代谢,亦称药物的生物转化。大部分药物在肝脏代谢,少部分在肾脏、肠系膜、血浆代谢。肝肾功能不良者影响药物的代谢过程。

(4)药物的排泄。药物及其代谢产物从机体排出体外的过程称为药物的排泄。药物主要是经肾脏,其次是消化道、呼吸道、胆道、汗腺、乳腺、唾液腺排出。排泄器官功能障碍会影响药物的排泄,造成蓄积性中毒。

2.给药途径

给药途径不同直接影响药物的吸收和作用,如硫酸镁采用注射法可有镇静和降血压的作用,而口服硫酸镁产生导泻的作用。

3.给药时间

根据在体内吸收、代谢的速度不同,不同的药物要选择适当的给药时间与间隔。如口服给药宜在饭前或空腹服用,有利于药物吸收,迅速产生疗效。但对胃黏膜有刺激的药物,应在饭后服用;不同药物的半衰期也不同,某些药物为了维持有效的血药浓度,必须做到按时给药,因此,在给药过程中必须按照规定的时间、剂量、药物浓度和方法,合理科学地应用药物,才能达到预期的药物疗效,减少不良反应。

4. 药物用量

给药剂量与疗效存在一定的规律关系,在一定的范围内剂量增加,疗效也随着增强,但药物毒性也增大。当药物作用达到最大效应后,若继续加大药物剂量,其疗效不会增强,反而会导致药物中毒。药疗护士应了解一般成人的药物常用量,这是执行药物疗法的最基本的条件和要求。

5. 联合用药

临床上经常会将两种或多种作用相同的药物合用,增强药物的疗效,减少用药剂量和不良反应。

（二）患者自身的因素

1. 年龄与体重

通常所说的"常用量"是针对 14～60 岁的人而言。这不仅是因为体重对药物剂量的影响,更是因为机体功能和生长发育状态的不同。老年人的器官尤其是肝肾功能减退,使药物在体内的代谢与排泄过程减慢,对药物的耐受性降低。儿童的神经系统、内分泌系统以及肝肾等脏器功能发育尚不完善,而组织血流灌注良好,新陈代谢旺盛,因此儿童对药物的敏感性比成人高。故儿童和老年人的用药剂量应适当减少。

2. 性别

性别不同,对药物感受性也不同。一般女性对药物感受性较男性敏感。在女性特殊的生理状态下,如月经期、妊娠期,子宫对泻药、子宫收缩剂和刺激性较强的药物敏感,易造成月经过多、流产、早产。有些药物通过胎盘影响胎儿,可能会致畸胎,还有些药物经乳汁排出进入婴儿体内引起中毒。所以女性在妊娠期和哺乳期用药要慎重。

3. 身体状况

疾病可影响药物在体内的过程,影响身体对药物的敏感性,影响药物的疗效。当肝细胞受损时可导致某些药物代谢酶减少,使药物代谢减慢,加重肝细胞功能的损害,如苯巴比妥、洋地黄、强心苷等主要在肝脏代谢的药物应减量、禁用或慎用。肾功能受损时,经肾脏排泄的药物的半衰期会延长,可造成积蓄中毒,如头孢唑啉、氨基糖苷类抗生素等应减量或避免使用。

4. 心理因素

心理因素在一定程度上可影响药物的效果。积极乐观的情绪可促进药物治疗的效果;反之,则影响药物疗效。因此,在给药过程中,护士要了解患者的情绪状态,帮助其调整情绪,使之能以积极的态度接受药物治疗,促进药效的发挥。同时,患者对药物的信赖程度也是影响药效的因素之一。如果患者信赖药物治疗,认为治疗有效,则可提高药物疗效,"安慰剂"的疗效正是心理因素影响的结果。但如果患者对药物治疗无信心,不但会自觉疗效不高,甚至会采取不配合的态度。此外,医护人员的语言、行为可影响患者的情绪及对药物的信赖程度。护士良好的言行可帮助患者树立治疗信心,提高患者对药物的信赖程度,同时给予患者情感上的支持,改善患者情绪,使其以积极的态度接受药物治疗,促进药物疗效。

5. 个体差异

在年龄、体重、性别等基本相同的情况下,个体对同一种药物的反应仍有不同,如过敏体质的患者对药物敏感性高,很小剂量就可造成中毒。

(三)饮食对药物作用的影响

1. 干扰药物吸收和降低疗效

补充钙剂时不宜同时吃菠菜,因菠菜中含有大量的草酸,草酸与钙结合成不易吸收的草酸钙,影响钙的吸收。

2. 促进药物吸收与增加疗效

如酸性食物可增加铁剂的溶解度,促进铁剂的吸收。粗纤维食物促进肠道蠕动,增强驱虫药的疗效。

3. 改变尿液的 pH 从而影响药物疗效

豆制品、蔬菜等素食在体内代谢产生碱性物质,动物性脂肪在体内代谢产生酸性物质,它们的排出会影响尿液的 pH,从而影响药物疗效。如呋喃妥因、氨苄西林在酸性尿液中杀菌力强,因此使用这类药物治疗泌尿系感染时,宜多吃荤菜,使尿液呈酸性,增强杀菌效果。应用磺胺类、氨基甙类、头孢菌素类药物时,应多选用素食,以碱化尿液,增强药效。

第二节 | 口服给药法

一、概述

口服给药是临床上最常用、方便、安全的给药方法,药物经口服后在胃肠道吸收进入血液循环,可起到局部和全身的治疗作用。但口服给药吸收慢,不适于急救。对意识不清、呕吐不止、禁食者也不宜用此法给药。

医院病区内口服给药包括摆药、发药和发药后的处理三个过程,摆药方式为病区药房摆药或病区护士摆药。

(一)病区药房摆药

医院设有病区药房,提供全院各病房住院患者的日间用药。病区药房由药剂师摆药,病区护士每天将摆药盘、服药单(或病区电子医嘱发送到病区药房电子计算机)一起送到病区药房,药房药剂师负责摆药、核对,每次摆 1 天的药量。目前也有医院采取计算机自动摆药。病区护士将药房摆好的药物核对后取回,按时分发给患者。

(二)病区护士摆药

病区护士按服药时间准备小药卡,核对小药卡与摆药本后,按床号顺序将小药卡插入发药盘内。每天按查对制度进行摆药,每次摆 1 天的药量。

二、口服给药技术

【目的】

协助患者依照医嘱安全、正确地服下药物,减轻症状、协助诊断、预防和治疗疾病。

【评估】

1.患者的年龄、病情、病史,诊断及治疗情况,服药的目的。

2.患者的意识状态、自理能力、吞咽能力,有无口腔、食道疾患,是否有恶心、呕吐症状等。

3.患者及家属对给药计划的了解、认识和合作程度,是否了解服药的相关知识。

4.认真核对医嘱、服药单,核对患者床号、姓名、药名、浓度、剂量、方法、时间、有效期。

【计划】

1.护士准备。着装整洁,洗手,戴口罩。

2.患者准备。明确给药的目的、方法、注意事项,能主动配合服药。

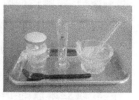

3.物品准备。服药本、小药卡、药盘、药杯、药匙、量杯、滴管、研钵、湿纱布、吸水管、治疗巾、温开水(图18-1)。

4.环境准备。备药环境清洁、宽敞、明亮、干燥。

图 18-1　备口服药用物

【实施】

1.操作流程及注意点说明

口服给药法见表 18-3。

表 18-3　　　　　　　　　　　　口服给药法

操作流程	步骤说明	行为要求
摆药		
1.备物核对	按床号顺序将小药卡插入药盘内,放好药杯	药卡字迹不清,需重写
2.规范配药	核对医嘱、服药本、小药卡,无误后配药	严格执行查对制度
3.规范取药	先摆固体药,后摆液体药	摆好一位患者的药后,再摆另一位患者的药物
取固体药	药片、药粉、胶囊等固体药用药匙取出所需剂量,放入药杯。同一患者的多种药片放入同一药杯内	药粉、含化及特殊要求的药物须用纸包好。取药时严格执行三查八对
取液体药	取量杯,一手拇指置于所需刻度,使其与护士视线平齐,另一手持药瓶,瓶签向上,倒药液至所需刻度处(图18-2)	水剂先摇匀药液,倒时瓶签向上,以免药液污染瓶签
	将药液倒入药杯,用湿纱布擦净瓶口,盖好倒取不同药液须清洗量杯	不同药液倒入不同的药杯内防止更换药液发生化学反应
	油剂或不足 1 mL 的药液(1 mL 按 15 gtt 计算),用滴管吸取,滴于事先加入少量冷开水的药杯内	防止药液黏附杯内,影响剂量准确性
	不宜稀释的药物,可用滴管直接滴入患者口中	滴药时可使滴管稍倾斜,使药量准确
4.再次核对	配药完毕,须将药物、服药卡、医嘱本重新核对,盖上治疗巾备用	
5.整理洗手	整理、清洁药柜及用物,洗手	
发药	按规定时间发药	
1.两人查对	发药前须经两人再次核对	确保用药准确安全
2.备齐用物	洗手后携服药本、发药盘以及备好的温开水等至患者床旁	
3.核对准确	核对床号、姓名、药名、浓度、剂量、用法、时间、有效期	为确保发药无误,核对并呼唤患者名字,得到准确应答后再发药

操作流程	步骤说明	行为要求
4.按序发药	按病床号顺序将药发送给患者	同一患者的所有药物应一次取出，以免发生错漏
	解释用药的目的及注意事项	更换药物或停药时，应告知患者
5.协助服药	协助患者取舒适卧位服药，重症患者应喂服	鼻饲患者须将药片研碎，用水溶解后从胃管内注入
	视患者服药后方可离开，特别是麻醉药、催眠药、抗肿瘤药	如有异常及时报告医生，并酌情处理
	用手消毒液擦拭消毒双手，再为另一患者发药	防止交叉感染
发药后处理		
1.整理用物	服药后，收回药杯，再次核对，协助患者取舒适卧位休息	
	药杯浸泡消毒后清洗，再消毒备用；一次性药杯集中消毒处理后销毁；清洁药盘和药车；洗手	防止交叉感染
2.观察记录	观察药物疗效及不良反应，记录	如有异常，及时通知医生

2.注意事项

（1）发药时遇患者不在病室或因特殊检查、手术不能服药者，暂不发药并做好交班。

（2）患者对药物有疑问时，应重新核对，确认无误，向患者解释后再发药。

（3）一般情况下，用 40～60 ℃温开水送服药物，不要用茶水或饮料服药。

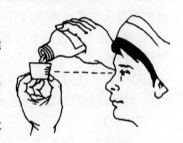

图 18-2　取液体药

（4）缓释片、肠溶片、胶囊吞服时不可嚼碎，以免影响疗效。

（5）舌下含片应放于舌下或两颊黏膜与牙齿之间待其溶化。

（6）抗生素及磺胺类药物为维持其在血液内有效浓度需准时给药。

（7）止咳糖浆对呼吸道黏膜有安抚作用，服后不宜饮水；同时服用多种药物时，止咳糖浆应最后服用。

（8）健胃药及增进食欲的药物宜饭前服用；对胃黏膜有刺激的药物及助消化的药物宜饭后服，减少药物对胃黏膜的刺激，减轻胃肠道的不良反应。

（9）对牙齿有腐蚀作用或使牙齿染色的药物，如铁剂服药时采用吸管，避免药物与牙齿接触，服药后立即漱口。

（10）服磺胺类药物和解热药物应多饮水，磺胺类药物由肾脏排出，尿少时易析出结晶，阻塞肾小管，损伤肾脏功能；解热药多饮水增加发汗，有利于降温。

（11）服用强心苷类药物应先测脉率（或心率）及心律，脉率低于 60 次/min 或节律异常，应停止服药，报告医生处置。

（12）有配伍禁忌的药物在短时间内不宜服用，如呋喃坦啶与碳酸氢钠等。

【评价】

1.患者了解安全用药的知识，能主动配合，服药后达到预期疗效。

2.护士给药安全，无差错及不良反应发生。

第三节 | 吸入给药法

吸入给药法是将药液以气雾状喷出,由呼吸道吸入以达到局部或全身治疗目的的方法。吸入给药法的药物可直接作用于呼吸道局部,对呼吸道疾病疗效快,临床应用广泛。常用的方法有超声波雾化吸入法、氧气雾化吸入法。

常用药物有:①抗生素类药物。庆大霉素、卡那霉素、红霉素和头孢类药物等;②解除支气管痉挛药。常用氨茶碱,沙丁胺醇(舒喘灵)等;③湿化呼吸道、稀释痰液药。α-糜蛋白酶、氨溴索、乙酰半胱氨酸(痰易净)等;④减轻呼吸道黏膜水肿药。地塞米松等。雾化吸入法用药要求选择有效成分为水溶性、无毒、无刺激、不易引起过敏反应的药物。

一、超声波雾化吸入法

超声波雾化吸入法是应用超声波声能,使药液变成微小的气雾,随患者吸气进入呼吸道的方法。超声波雾化吸入器由超声波发生器、水槽、晶体换能器、雾化罐、透声膜、螺纹管和口含管或面罩组成。超声波发生器通电后输出高频电能,通过水槽底部晶体换能器发出超声波声能,超声波声能透过雾化罐底部的透声膜,作用于雾化罐内的药液,破坏药液的表面张力和惯性,成为细微的雾滴,通过导管随患者呼吸进入终末细支气管和肺泡。

超声波雾化吸入法的特点:雾量大小可以调节;雾滴细小而均匀;雾化器电子部分产热,对雾化液可加温,使患者感觉温暖舒适,治疗效果好。

【目的】

1.解除支气管痉挛,改善通气功能。

2.湿化呼吸道。

3.治疗和预防呼吸道感染。

4.减轻呼吸道黏膜水肿,稀释痰液,帮助祛痰,保持呼吸道通畅。

5.应用抗癌药物治疗肺癌。

【评估】

1.患者面部、口腔黏膜有无伤口和溃疡。

2.患者的病情、意识状况、呼吸道通气情况。

3.患者对超声波雾化吸入法的认识、心理反应及合作程度。

【计划】

1.护士准备。着装整洁,洗手,戴口罩。

2.患者准备。明确超声波雾化吸入的目的、方法、注意事项,能主动配合。

3.用物准备。治疗车上放超声波雾化吸入器(图18-3)一套;治疗盘内放:药液、冷蒸馏水、水温计、量杯、10 mL注射器、弯盘。

4.环境准备。病室整洁、安静、空气新鲜,根据季节调节室温。

【实施】

1.操作流程及注意点说明

超声波雾化吸入法见表18-4。

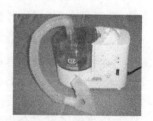

图18-3 超声波雾化吸入器

表 18-4 超声波雾化吸入法

操作流程	步骤说明	行为要求
1.连接装置	将雾化器主机与各附件连接,选择口含管	使用前检查雾化器各部件是否完好,确保性能良好
2.水槽加水	水槽内加入冷蒸馏水约 250 mL,水量应没过雾化罐底部的透声膜	水槽内不可加温水或热水,以免损伤热敏元件
3.雾化罐加药	将药液稀释至 30～50 mL 加入雾化罐内,将雾化罐放入水槽,盖紧水槽盖	检查有无漏液
4.核对解释	将用物携至床旁,确认患者,解释目的,协助患者取舒适卧位	严格执行查对制度,防止差错
5.开机调节	接通电源,打开电源开关,预热 3～5 分钟,打开雾化开关,调节、定时	根据需要调节雾量,一般定时 15～20 分钟
6.吸入	当气雾喷出时,将口含管(面罩)放入患者口中进行雾化吸入	嘱患者做深而慢的呼吸,使气雾进入呼吸道深部
7.观察	观察患者治疗及装置情况	随时调节雾量
8.关机	治疗毕,取下口含管,关雾化开关,再关电源开关	连续使用需间隔 30 分钟
9.整理记录	擦干患者面部,安置舒适卧位 放掉水槽内的水,擦干雾化罐、螺纹管、口含管,浸泡于消毒液内。洗手,记录,防止交叉感染 浸泡 1 小时后,再洗净晾干备用	

2.注意事项

(1)水槽底部晶体换能器和雾化罐底部的透声膜膜薄质脆,清洗时勿用力按压,以免损坏。

(2)水槽和雾化罐内切忌加温水或热水,使用时注意测量水槽内水温,超过 60 ℃时应关机更换冷蒸馏水。水槽内无水时不可开机,以免损坏机器。

(3)连续使用时应间隔 30 分钟,以免过热损坏机器。

(4)治疗中密切观察患者有无呛咳、支气管痉挛等不适反应。如需加入药液时,不必关机,直接从盖上的小孔内注入药液即可。

【评价】

1.患者达到预期疗效,无不良反应。

2.护士操作正确,机器性能良好,护患沟通有效。

二、氧气雾化吸入法

氧气雾化吸入法是利用高速氧气气流,使药液形成雾状,随呼吸进入呼吸道的方法。

【目的】

1.治疗呼吸道感染,稀释痰液,保持呼吸道通畅。

2.解除支气管痉挛,改善呼吸功能。

【评估】

同超声波雾化吸入法。

【计划】

1.护士准备。着装整洁,洗手,戴口罩。

2.患者准备。明确氧气雾化吸入的目的、方法、注意事项,能主动配合。

3. 用物准备。氧气雾化吸入器(图 18-4)(玻璃制品或一次性塑料制品)、氧气装置一套(湿化瓶内不加水);药物、5 mL 注射器;生理盐水、弯盘。

氧气雾化吸入器为一特制的玻璃管,有 A、B、C、D、E 五个管口,A 管连接氧气,球形管内注入药物液。当气流从 A 管口快速进入时,用手指堵住 B 管口迫使气流从 C 管口流出时,D 管口空气密度突然降低,形成负压,球内药液被迫从 D 管口吸出,当上升至 D 管口时,被来自 C 管口急速的气流吹散成雾状颗粒,从 E 管口喷出。

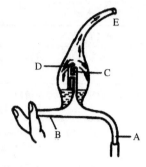

图 18-4　氧气雾化吸入器

4. 环境准备。病室整洁、安静,温湿度适宜,周围无易燃易炸物品。

【实施】

1. 操作流程及注意点说明

氧气雾化吸入法见表 18-5。

表 18-5　　　　　　　　　　　　　　　　氧气雾化吸入法

操作流程	步骤说明	行为要求
1. 准备	按医嘱将药液稀释至 5 mL 注入雾化器内	使用前要检查雾化吸入器是否完好
2. 核对解释	将用物携至床旁,确认患者,解释 嘱患者取坐位或半坐位,漱口	严格执行查对制度 教会患者使用氧气雾化器
3. 连接气源	连接雾化器的 A 管口于氧气装置的输氧管上,调节氧流量 6～8 L/min	各部件连接紧密,勿漏气
4. 吸入	嘱患者手持雾化器,将 E 管口放入口中,吸气时食指堵住 B 管口,紧闭嘴唇,用鼻深吸气,呼气时松开食指,反复进行直至药液吸完	指导患者尽可能深吸气,使药液充分进入支气管和肺内 患者感到疲劳时,可松开手指休息片刻
5. 观察	观察患者治疗情况及反应	
6. 整理	吸入完毕,移去雾化器,关闭氧气开关 协助患者漱口,取舒适体位 清理用物,将雾化器浸泡在消毒液中;洗手、记录,防止交叉感染 雾化罐浸泡 1 小时后取出清洗,擦干备用	

2. 注意事项

(1)治疗前检查氧气雾化吸入器连接氧气处是否漏气,雾化吸入过程中,嘱患者严禁接触烟火和易燃物品,以确保用氧安全。

(2)雾化吸入时指导患者做深吸气动作,呼气时,需将手指移开,以防药液丢失。

(3)氧气湿化瓶内不加水,以免降低药液浓度,影响药物疗效。

【评价】

1. 患者能正确配合,达到预期疗效,无不良反应。

2. 护士操作正确,护患沟通有效,用氧安全。

三、手压式雾化吸入法

手压式雾化器主要适用于雾化吸入解除支气管痉挛药物,药液预置于雾化器内的送雾器中。由于送雾器内腔为高压,将其倒置,用拇指按压雾化器顶部时,其内的阀门即打开,药液便从喷嘴喷出。雾滴平均直径为 $2.8～4.3\ \mu m$,其喷出速度快,直接喷洒到口腔及咽部黏膜,药物经黏膜吸收。

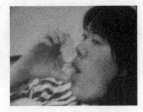

此给药法主要用于吸入拟肾上腺素类药、氨茶碱或沙丁胺醇等支气管解痉药,适用于支气管哮喘和喘息性支气管炎的对症治疗。该操作较简单,可教会患者自行使用。取下雾化器保护盖,充分摇匀药液。将雾化器倒置,接口端放入双唇间,平静呼气。在吸气开始时,按压气雾瓶顶部,使之喷药,随着深吸气的动作,药雾经口吸入(图18-5)。吸入气雾后尽可能延长屏气

图18-5 手压式雾化吸入

(最好能坚持 10 s 左右),然后呼气。每次 1~2 喷,两次使用间隔时间不少于 3~4 h。喷雾器使用后放在阴凉处(30 ℃以下)保存。其塑料外壳应定期用温水清洁。

护士应指导患者正确使用手压式雾化给药,并教会患者评价疗效,当疗效不满意时,不随意增加用量和缩短用药间隔时间,以免加重不良反应。还应指导患者选择适宜的运动,锻炼身体,增强体质,预防呼吸道感染。

四、压缩气体雾化吸入法

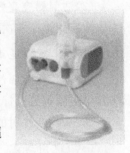

压缩气体雾化吸入法是应用压缩雾化吸入机产生的压缩气体,使药液形成细微的雾状,随吸气进入呼吸道达到治疗目的。压缩气体雾化吸入法特点:压缩雾化吸入器(图18-6)所产生的雾量能够满足人的潮气量;气雾量可以自动调节,与患者的呼吸容量相匹配;可安全用药并能确保药物疗效,操作简单方便。其目的同氧气雾化吸入法。操作时加入药液不超过 10 mL,其余同超声波雾化吸入法,目前临床应用较广泛。

图18-6 压缩雾化吸入器

第四节 │ 注射法

注射法是将无菌的药液或生物制剂注入人体内的方法,以达到预防、诊断、治疗疾病的目的。常用的注射法有皮内注射、皮下注射、肌内注射、静脉注射等。注射给药药物吸收较快、血药浓度升高快,适用于因各种原因不宜口服给药者。某些药物不能经胃肠道吸收或易受消化液影响而失效,也应选择注射给药。但注射给药造成组织一定程度的损伤,易引起疼痛及潜在并发症的发生,护士在给药过程中应严格执行注射原则及操作规程。

一、注射原则

(一)严格遵守无菌操作原则

(1)注射前护士着装整洁,剪指甲,洗手,戴口罩。

(2)注射器的乳头、活塞体,针头的针梗必须保持无菌。

(3)注射部位皮肤按要求进行消毒。常规消毒方法为用无菌棉签蘸取 2%碘酊,以注射点为中心,由内向外螺旋式涂擦消毒,直径大于 5 cm,待干后再用 75%乙醇以同样的方法消毒 1~2 遍,擦净残余碘酊,范围略大于碘酊消毒范围;或用 0.5%碘伏或安尔碘消毒,以同样方法涂擦消毒 1~2 遍,无须脱碘(静脉注射时,可用 75%乙醇棉签脱碘以清晰显示静脉)。

（二）严格执行查对制度

（1）认真做好"三查八对"，确保用药安全。

（2）严格检查药物质量，如发现药物有变质、浑浊、沉淀、变色、药物有效期已过或安瓿有裂隙等现象，均不可使用。

（3）同时注射多种药物时查对有无配伍禁忌。

（三）严格执行消毒隔离制度

（1）注射时做到一人一针、一人一棉垫（或治疗巾）、一人一止血带，避免交叉感染。

（2）所有物品须先浸泡消毒后再处理。

（3）一次性物品应按规定处理，不可随意丢弃。

（四）选择合适的注射器和针头

（1）根据药物的剂量、黏稠度和刺激性的强弱选择合适的注射器和针头。

（2）注射器应完好无损，不漏气；针头应锐利、无钩、不弯曲、型号合适；注射器和针头应衔接紧密。一次性注射器包装密封无破损，在有效期内。

（五）选择合适的注射部位

（1）选择注射部位应避开神经和血管，不能在化脓感染、局部皮肤有炎症、瘢痕、硬结及患皮肤病处进针。

（2）需长期注射的患者应经常更换注射部位。

（六）现用现配

注射药物应按规定临时抽取，现用现配，及时注射，防止药效下降或被污染。

（七）排尽气体

注射前应排尽注射器内的空气，尤其是动、静脉注射，防止形成空气栓塞。但要注意排气时防止浪费药液和针头污染。

（八）检查回血

进针后，注射药液前，抽动注射器活塞，检查有无回血。皮下、肌内注射时必须无回血，才能注射药物；而动、静脉注射必须见到回血才能推注药液。

（九）应用无痛注射技术

（1）解除患者的思想顾虑，分散其注意力。

（2）指导并协助患者采取合适的体位，使肌肉放松，易于进针。

（3）注射时做到"两快一慢"，即进针快、拔针快、推药慢，且速度要均匀。

（4）注射刺激性较强的药物（如油剂）时，应选择粗长针头，并且进针要深。

（5）同时注射几种药物时，应先注射无刺激性或刺激性弱的，再注射刺激性强的药物，同时注意药物配伍禁忌。

二、注射用物

1.基础注射盘

注射盘内常规放置下列物品：

（1）皮肤消毒液。2%碘酊、75%乙醇各一瓶，或0.5%碘伏一瓶。

(2)无菌持物镊。

(3)其他物品。乙醇棉球、消毒棉签、砂轮、启瓶器、弯盘等,静脉注射时另加止血带、小垫枕、无菌治疗巾。

2.注射器和针头

(1)注射器和针头的构造(图18-7)。注射器由乳头、空筒、活塞(包括活塞体、活塞轴、活塞柄)构成,针头分针尖、针梗和针栓三部分。

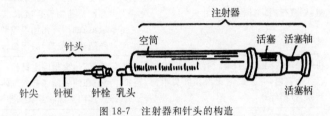

图 18-7　注射器和针头的构造

(2)注射器和针头的规格。注射器有 1、2、5、10、20、30、50、100 mL 八种规格;针头有 4、4.5、5、5.5、6、6.5、7、8、9 号等规格。

3.注射药物

按医嘱准备。

三、药液吸取法

【目的】

应用无菌技术,从安瓿或密封瓶内准确吸取药液。

【评估】

给药目的、药物性能及给药方法。

【计划】

1.护士准备。着装整洁,洗手,戴口罩。

2.用物准备。基础注射盘(图18-8)、注射器和针头、注射卡和药液。

3.环境准备。清洁,光线充足,符合无菌操作的基本要求。

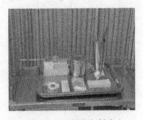

图 18-8　基础注射盘

【实施】

1.操作流程及注意点说明

药液抽吸法见表18-6。

表 18-6　　　　　　　　　　　　　药液抽吸法

操作流程	步骤说明	注意要点说明
1.核对药物	核对药物名称与注射卡,检查药物质量及有效期	严格执行查对制度和无菌操作原则
2.抽吸药液		
安瓿内吸取药液	(图18-9,图18-10)	
(1)消毒折断	轻弹安瓿顶端,将药液弹至体部,用消毒砂轮在安瓿颈部划一锯痕(控制锯痕长为 1/4 周),消毒安瓿及拭去玻璃细屑,以无菌纱布包裹并折断安瓿	安瓿颈部有蓝点标记,可消毒后直接折断安瓿
(2)抽吸药液	检查并取出注射器和针头,将针头斜面向下放入安瓿内的液面下抽动活塞柄,吸取药液	注射器和针头衔接要紧密,吸药时手不能握住活塞体,只能持活塞柄,防止污染药液

操作流程	步骤说明	注意要点说明
密封瓶内吸取药液 （图 18-11）		
（1）消毒瓶塞	用启瓶器去除铝盖中心部分，用2％碘酊、75％乙醇消毒瓶塞及周围，待干	抽吸青霉素皮试液时，只用 75％乙醇消毒待干
（2）注入空气	检查注射器后向瓶内注入与所需药液等量空气	使密封瓶内压力增加，利于吸药
（3）抽吸药液	倒转药瓶使针头斜面在液面下，吸取所需药液量，以食指固定针栓，拔出针头	药物为结晶剂或粉剂时，先用专用溶媒充分溶解药物后再吸取；混悬液摇匀后立即吸取；油剂可稍加温或两手对搓（药物易被热破坏者除外）后用粗针头吸取
3.排尽空气	将针头垂直向上，回抽活塞使针头内的药液流入注射器内，并使气泡集聚在乳头根部，轻推活塞，排出气体	排气时，食指固定针栓，不可触及针梗和针头；在注射器底部的气体，可震动注射器使气体向上漂移至乳头根部排出
4.保持无菌	将安瓿或密封瓶套在针头上，再次核对后放于无菌盘内备用；洗手	也可套上无菌针帽，但安瓿或密封瓶不可立即丢弃，以便查对；保持无菌状态，避免污染

2.注意事项

（1）严格执行查对制度和无菌操作原则。

（2）吸药时针栓不可进入安瓿，针头在进入和取出安瓿时，不可触及安瓿外口。

（3）如注射器乳头部位偏向一侧，则将乳头向上倾斜，以便于排气。

（4）药液应现用现抽吸，避免药液污染和降低药物效价。

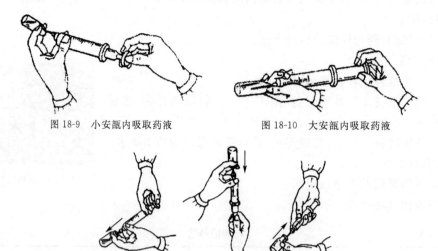

图 18-9　小安瓿内吸取药液　　　　图 18-10　大安瓿内吸取药液

图 18-11　密封瓶内吸取药液

【评价】

1.抽吸药液过程中无差错和污染。

2.操作规范，抽尽药液，排尽空气，未浪费药液。

四、常用注射技术

（一）皮内注射法（ID）

将微量药液或生物制剂注入表皮与真皮之间的方法，称为皮内注射法。

护理学基础

【适用范围及注射部位】

1.药物过敏试验。常选择在前臂掌侧的下段,因该部位皮肤较薄,皮肤色泽浅,便于观察局部反应。

2.预防接种。常选择上臂三角肌下缘。

3.局部麻醉的先驱步骤。在实施局部麻醉部位。

【评估】

1.患者的病情、治疗情况及"三史"(用药史、过敏史、家族史)。

2.患者心理状态及合作程度。

3.注射局部的皮肤情况。

【计划】

1.护士准备。着装整洁,洗手,戴口罩。

2.用物准备。基础注射盘、1 mL 注射器、4~5 号针头、注射卡,按医嘱准备药液,如做药物过敏试验备 0.1%盐酸肾上腺素及 2 mL 注射器。

3.环境准备。病室安静,清洁,温度适宜。

【实施】

1.操作流程及注意点说明

皮内注射法见表18-7。

表 18-7 皮内注射法

操作流程	步骤说明	行为要求
1.准确备药	两人核对医嘱、注射卡及药物,检查药液质量并吸取药液	严格执行查对制度
2.核对解释	携用物至床旁,称呼患者,查对无误后,解释操作目的和过程	确认患者,取得患者合作。做药物过敏试验时需再次确认患者有无药物过敏史
3.选择部位	协助患者取合适的体位,选择并暴露注射部位	根据不同用药目的选择注射部位
4.规范消毒	常规消毒注射部位皮肤,待干	药物过敏试验者只用 75%乙醇消毒皮肤,以免影响对局部反应的观察
5.核对排气	再次进行核对,排尽空气	保证用药的正确与安全
6.进针刺入	左手绷紧皮肤,右手持注射器,针头斜面向上与皮肤呈 5°刺入皮内,如图 18-12(a)所示	进针角度不可过大,避免将药液注入皮下组织
7.推注药液	左手拇指固定针栓,右手推注药液 0.1 mL,使局部隆起皮丘呈半球状,如图 18-12(b)所示	注入的药量要准确,局部皮肤发白,毛孔变大
8.拔出针头	注药毕,快速拔针,再次核对床号、姓名	拔针时勿用棉签按压,确保剂量准确
9.指导患者	告知患者注意事项	做药物过敏试验时应记录注射和观察的时间,嘱患者暂时不要离开病室或注射室,如有不适立即告知护士;不可用手按揉注射部位
10.整理用物	清理用物,协助患者取舒适卧位,消毒双手	注射器按感染性废弃物的要求处理
11.观察记录	密切观察患者用药后的反应,记录	药物过敏试验须在注射 20 min 后观察结果,并记录

2.注意事项

(1)做药物过敏试验前必须询问患者的用药史、过敏史、家族史,如对所用药物过敏,严禁做药物过敏试验并与医生联系,更换其他药物。

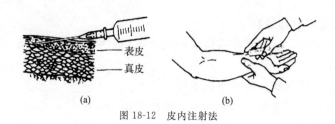

表皮
真皮

(a)   (b)

图 18-12　皮内注射法

（2）药物过敏试验禁用碘酊消毒，防止脱碘不彻底影响局部观察，且易与碘过敏反应相混淆。

（3）试验结果不能确认时，可在另一前臂相同部位注射 0.1 mL 的生理盐水做对照试验，20 min 后观察结果。

【评价】

1.患者理解注射目的，护患沟通有效，患者能积极配合，无不适。

2.护士进针深度、选择部位以及注入药物剂量准确，皮丘符合要求。

（二）皮下注射法（H）

皮下注射法是将少量药液或生物制剂注入皮下组织的方法。

【适用范围与注射部位】

1.用于某些不宜经口服给药，又需在短时间内达到药效的药物治疗，如肾上腺素、胰岛素等，选择皮下组织丰厚的部位（图 18-13）。

2.局部给药，如局部麻醉、封闭疗法。在实施局部治疗部位。

3.预防接种。常选上臂三角肌下缘。

【评估】

1.患者病情及治疗情况。

2.患者的意识状态、合作程度，对药物治疗的理解。

3.注射部位皮肤及皮下组织状况。

【计划】

1.护士准备。着装整洁，洗手，戴口罩。

2.用物准备。基础注射盘、1～2 mL 注射器、5～6 号针头、注射卡及药液。

3.环境准备。病室安静，清洁，温度适宜。

【实施】

1.操作流程及注意点说明

皮下注射法见表 18-8。

表 18-8　　　　　　　　　　　**皮下注射法**

操作流程	步骤说明	行为要求
1.准确备药	两人核对医嘱、注射卡及药液，检查药液质量并吸取药液	严格执行查对制度及无菌操作原则
2.核对解释	携用物至床旁，称呼患者，查对无误后，解释操作目的和过程	确认患者，取得患者合作
3.选择部位	协助患者取合适的体位，选择并暴露注射部位	嘱患者放松，勿紧张
4.规范消毒	常规消毒注射部位皮肤，待干	

操作流程	步骤说明	行为要求
5.核对排气	再次进行核对,无误后排尽空气	保证用药的正确与安全
6.进针刺入	左手绷紧皮肤,备一干棉签,右手持注射器,食指固定针栓,针头斜面向上,与皮肤呈30~40°,快速将针梗的1/2~2/3刺入皮下(图18-14)	进针角度不宜超过45°,以免刺入肌层。对于消瘦者,可捏起局部组织刺入,进针角度适当减小
7.试抽回血	右手保持原姿势,左手抽动活塞柄,查看回血情况	如有回血,应立即拔出针头重新注射,切不可将药物注入血管内
8.推注药液	如无回血,缓慢、均匀注入药液	
9.拔针按压	注药毕,用干棉签轻压穿刺点,快速拔针后按压片刻,再次核对床号、姓名及药物,叮嘱注意事项	防止药液外溢,减轻疼痛
10.整理用物	清理用物,协助患者取舒适卧位,消毒双手	用物分类处理
11.观察记录	密切观察患者用药后全身和局部反应,记录	如有异常及时报告医生

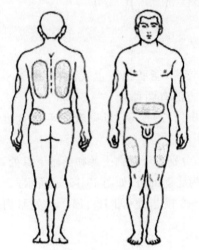
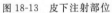

图18-13 皮下注射部位

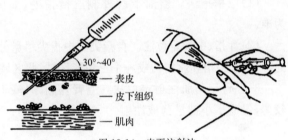

图18-14 皮下注射法

2.注意事项

(1)对局部组织刺激性强或剂量较大的药物不宜做皮下注射。

(2)注射少于1 mL的药液,必须使用1 mL注射器,保证药量的准确。

(3)长期注射者注意更换部位,有利于药物吸收。

【评价】

1.患者理解注射目的,护患沟通有效,患者能积极配合,无不适。

2.护士进针深度、选择部位以及注入药物剂量准确,注射部位无感染、硬结发生。

(三)肌内注射法(IM 或 im)

肌内注射法是将一定量的药液注入肌肉组织的方法。

【适用范围】

1.需要迅速发挥药效,又不宜经口服或静脉注射的药物。

2.注射刺激性较强或药量较多的药物。

【部位】

一般选择在肌肉丰厚,远离大血管、神经的部位。其中最常用的部位是臀大肌,其次是臀中肌、臀小肌、上臂三角肌、股外侧肌。

1.臀大肌注射定位法。臀大肌起自髂后上棘与尾骨尖之间的部位,肌纤维平行斜向外下方,止于股骨上部,坐骨神经被臀大肌覆盖,注射时要避免损伤坐骨神经。具体定位方法有两种:

(1)十字法。从臀裂顶点向左或向右划一水平线,然后自髂嵴最高点做一垂线,将一侧臀部分为四个象限,其外上象限避开内角(髂后上棘与股骨大转子连线)为注射部位,如图18-15(a)所示。

(2)连线法。取髂前上棘与尾骨连线外1/3处为注射部位,如图18-15(b)所示

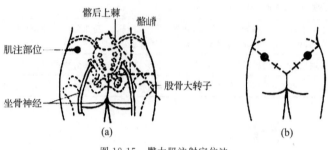

图18-15 臀大肌注射定位法

2.臀中肌、臀小肌注射定位法。此处血管、神经较少,脂肪组织也较薄,可用于小儿、危重或不能翻身的患者,目前使用日趋广泛,定位方法有两种:

(1)三横指法。髂前上棘外侧三横指处,如图18-16(a)所示,以患者的手指宽度为准。

(2)食指、中指定位法。食指尖和中指尖尽量分开,分别置于髂前上棘和髂嵴下缘处,此时食指、中指和髂嵴构成一个三角形区域,此区域即为注射部位,如图18-16(b)所示。

3.上臂三角肌注射定位法。上臂外侧,肩峰下2~3横指处(图18-17)。此处肌肉较薄,仅适于小剂量药液注射。

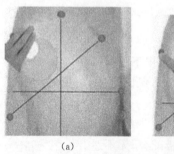
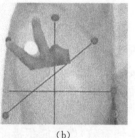
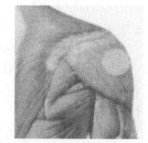

图18-16 臀中肌、臀小肌注射定位法   图18-17 三角肌注射定位法

4.股外侧肌注射定位法。取大腿中段外侧,膝关节上10 cm,髋关节下10 cm,宽约7.5 cm。此处范围大,较少有大血管、神经干通过,可供多次注射。

【评估】

1.患者病情及治疗情况。

2.患者的意识状态、合作程度,对药物治疗的理解。

3.注射部位皮肤及肌肉组织状况。

【计划】

1.护士准备。着装整洁,洗手,戴口罩。

2. 用物准备。基础注射盘、2～5 mL 注射器、6～7 号针头、注射卡及药液。

3. 环境准备。病室安静，清洁，温度适宜，注意遮挡患者。

【实施】

1. 操作流程及注意点说明

肌内注射法见表 18-9。

表 18-9 肌内注射法

操作流程	步骤说明	行为要求
1. 准确备药	两人核对医嘱、注射卡及药液，检查药液质量并吸取药液	严格执行查对制度及无菌操作原则
2. 核对解释	携用物至床旁，称呼患者，查对无误后，解释操作目的和过程	确认患者，取得患者合作，注意遮挡患者
3. 选择部位	协助患者取合适的体位，选择并暴露注射部位，消毒双手	局部肌肉放松，合理摆放体位
4. 规范消毒	常规消毒注射部位皮肤，待干	
5. 核对排气	再次进行核对，无误后排尽空气	保证用药的正确与安全
6. 进针刺入	左手无名指与小指之间夹一干棉签，拇指和食指绷紧皮肤，右手握笔式持注射器，中指固定针栓，针头与皮肤呈 90°，快速刺入 2.5～3 cm，相当于针梗的 1/2～2/3，如图 18-18(a)所示	勿将针梗全部刺入，以防针梗在根部折断，不易取出。小儿及消瘦者选用针头型号宜小，进针深度酌减
7. 试抽回血	右手中指固定针栓，松开左手抽动活塞，检查有无回血，如图 18-18(b)所示	如有回血应拔出针头按压片刻，重新注射，切不可将药物注入血管内
8. 推注药液	如无回血，缓慢、均匀推注药液	
9. 拔针按压	注药毕，用干棉签轻压穿刺点，快速拔针后按压片刻。再次核对床号、姓名、药物，叮嘱注意事项，如图 18-18(b)所示	防止药液外溢，减轻疼痛
10. 整理物品	清理用物，协助患者取舒适卧位，消毒双手	用物分类处理，注射器、针头按要求损毁或消毒后集中处理
11. 观察记录	密切观察患者用药后全身和局部反应，记录	如有异常及时报告医生

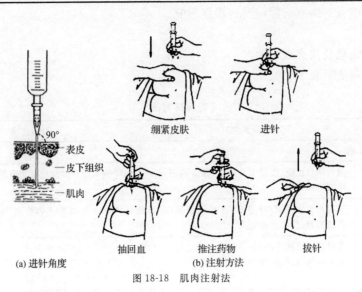

(a) 进针角度　　　　　(b) 注射方法

图 18-18　肌肉注射法

2.注意事项

(1)2 岁以下婴幼儿不宜进行臀大肌注射。因为婴幼儿在独立行走之前,臀部肌肉发育不完善,注射时有损伤坐骨神经的危险,应选用股外肌注射。

(2)勿将针梗全部刺入,防止针梗从根部折断。一旦针梗折断,嘱患者保持原体位,防止断针移动,迅速用无菌血管钳取出断端。如断端进入肌肉,应速请外科处理。

(3)长期注射者,应经常更换注射部位,并注意观察局部对药物的吸收情况,如吸收差、有硬结者可做局部热敷。

【评价】

1.患者理解注射目的,护患沟通有效,患者能积极配合,无不适。

2.护士进针深度、选择部位以及注入药物剂量准确,注射部位无感染、硬结发生。

(四)静脉注射法(IV)

静脉注射法是指自静脉注入药物的方法。

【目的】

1.药物不适于口服、皮下、肌内注射,又需迅速发挥作用时。

2.静脉高营养治疗或静脉输液、输血。

3.协助诊断,注入造影剂做诊断性检查,如对肝、肾、胆囊造影检查。

【评估】

1.患者病情及治疗情况。

2.患者的意识状态、合作程度,对药物治疗的理解。

3.注射部位皮肤及静脉血管状况。

【计划】

1.护士准备。着装整洁,洗手,戴口罩。

2.患者准备。了解静脉注射的目的、方法、注意事项和配合要求,取舒适体位并暴露注射部位,排空大小便。

3.用物准备。基础注射盘、注射器(根据药量而定)、6～9 号针头或头皮针、止血带、小垫枕、胶布、注射卡及药液。

4.环境准备。病室安静,清洁,温度适宜。

【实施】

1.操作流程及注意点说明

静脉注射法见表 18-10。

表 18-10　　　　　　　　　　　　　　静脉注射法

操作流程	步骤说明	行为要求
四肢浅静脉注射		
1.准确备药	两人核对医嘱、注射卡及药液,检查药液质量并吸取药液	严格执行查对制度及无菌操作原则
2.核对解释	携用物至床旁,称呼患者,查对无误后,解释操作目的和过程,消毒双手	确认患者,取得患者合作,排空大小便
3.选择静脉	选择合适的静脉,用手指探明静脉走向和深浅,将小垫枕、治疗巾放于穿刺部位下	上肢常用肘部(头静脉、贵要静脉、正中静脉)、腕部、手背静脉;下肢常用大隐静脉、小隐静脉和足背静脉(图 18-19)

操作流程	步骤说明	行为要求
4.扎带消毒	戴手套,在穿刺点上方6 cm处扎止血带,常规消毒皮肤,待干	止血带末端向上,以免污染消毒部位
5.核对排气	再次进行核对,无误后连接头皮针排尽空气	保证用药的正确与安全,防止空气栓塞
6.穿刺进针	左手绷紧静脉下端皮肤,右手持头皮针(注射少量药液时直接持注射器),针尖斜面向上与皮肤呈15°~30°,自静脉的上方或侧方刺入皮下,再沿静脉的走向潜行刺入静脉(图18-20)	如上肢穿刺,嘱患者握拳
7.推注药液	见回血后进针少许,松开止血带,嘱患者松拳,胶布固定头皮针针翼(或食指固定针栓),根据患者年龄、病情、药液性质及治疗要求推注药液(图18-21)	固定针头的手指不可触及针梗。注意询问患者感觉,推药过程中反复试抽回血,确保针头在血管内
8.拔针按压	注药完毕,用干棉签轻压穿刺点上方,快速拔针,按压3~5 min直至无出血,再次核对床号、姓名、药物,叮嘱注意事项	防止引起出血或皮下血肿
9.整理物品	清理用物,协助患者取舒适卧位。脱去手套,消毒双手	用物分类处理,注射器按要求损毁或消毒后集中处理
10.观察记录	密切观察患者用药后全身和局部情况,记录	如有异常,及时报告医生
股静脉注射法	常用于急救时做紧急穿刺注入药物或置管加压输血、输液(图18-22)	有出血倾向者不宜采用此法
1.备药、核对解释	同四肢浅静脉注射	
2.安置体位	协助患者取仰卧位,两腿伸直略外展外旋,必要时穿刺侧臀下垫一沙袋或软枕	充分暴露局部。如为小儿注射,需用尿布覆盖会阴,以防排尿时污染、弄湿穿刺部位
3.规范消毒	消毒双手,戴手套,常规消毒局部皮肤及操作者左手食指、中指	
4.排气穿刺	再次核对、排气,左手食指、中指扣及股动脉,右手持注射器,针头与皮肤呈45°或90°,在腹股动脉内侧0.5 cm处刺入,左手抽动活塞,见有暗红色血液,提示进入股静脉	股静脉位于股三角内,在腹股沟韧带下方紧靠股动脉内侧。如在髂前上棘和耻骨结节之间划一连线,股动脉走向和该线的中点相交,股静脉在股动脉的内侧0.5 cm处(图18-22)。如抽出的血液为鲜红色,表明误入股动脉,应立即拔针,局部按压5~10 min,直至不出血为止
5.推注药液	右手固定针栓,左手推注药物	
6.拔针按压	注射完毕,快速拔针,用无菌纱布按压局部3~5 min,直至不出血。再次核对床号、姓名、药物,叮嘱注意事项	防止出血或形成血肿
7.整理物品	清理用物,协助患者取舒适卧位。脱去手套,消毒双手	用物分类处理,注射器按要求损毁或消毒后集中处理
8.观察记录	密切观察患者用药后全身和局部情况,记录	如有异常,及时通知医生

2.静脉穿刺常见的失败原因及处理

(1)针头斜面嵌在血管壁上:针头斜面一半在血管内,一半在血管外,抽吸有回血,但推药时部分药液溢出至皮下,局部肿胀有疼痛感,如图18-23(a)所示。此时应沿静脉走向再进针少许,试抽有回血,患者无疼痛感,可以注药。

（2）针头刺破对侧血管壁：针头刺入较深，针头斜面一半穿破对侧血管壁，部分药物溢出深部组织，抽吸有回血，无局部隆起，患者有痛感，如图 18-23（b）所示。此时应拔出针头，重新选择血管穿刺。

（3）针头刺破血管下壁进入深层组织：抽吸无回血，注入药物局部无隆起，主诉疼痛，如图 18-23（c）所示。此时应拔出针头，重新选择血管穿刺。

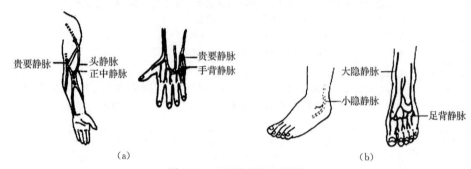

图 18-19　四肢浅静脉注射部位

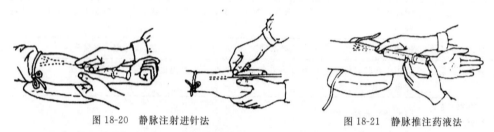

图 18-20　静脉注射进针法　　　　　图 18-21　静脉推注药液法

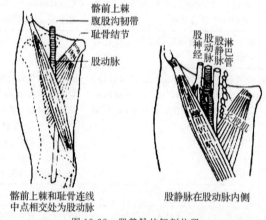

髂前上棘和耻骨连线　　　　　股静脉在股动脉内侧
中点相交处为股动脉

图 18-22　股静脉的解剖位置

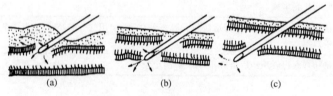

图 18-23　静脉注射失败的常见原因

3.注意事项

（1）根据药物的性质和患者病情，掌握推药的速度，注意倾听患者的主诉及观察注射局部的反应。

（2）需长期做静脉注射的患者要有计划地使用和保护静脉，应由小到大，由远心端向近心端选择静脉。

（3）注射刺激性强的药物，可先用生理盐水注射，确认针头在静脉内再更换吸有药物的注射器进行注射，防止药物溢出血管，造成组织坏死。

【评价】

1.患者理解注射目的，护患沟通有效，患者能积极配合，无不适。

2.护士操作熟练，静脉穿刺一次成功，注射部位无感染、无渗出、无皮下瘀血。

五、微量注射泵的使用

电脑微量注射泵为临床急救、治疗和护理的常用设备，主要用于临床各科，如内外科、小儿科、妇产科、心胸外科等。尤其适用于需长时间、微量、精确、均匀静脉给药者。

【目的】

1.方便进行动脉、静脉给药。

2.肿瘤患者的化疗。

3.长时间、微量、精确、均匀地静脉给药，如手术后镇痛剂的缓慢注射等。

【评估】

1.患者病情及治疗情况。

2.患者的意识状态、合作程度，对药物治疗的理解。

【计划】

1.护士准备。着装整洁，洗手，戴口罩。

2.患者准备。了解微量注射泵使用的目的、方法、注意事项和配合点，取舒适体位并暴露注射部位，排空大小便。

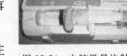

图 18-24　电脑微量注射泵

3.用物准备。电脑微量注射泵（图 18-24），其余同静脉注射用物。

4.环境准备。病室安静，清洁，温度适宜，电源安全。

【实施】

1.操作流程及注意点说明

电脑微量注射泵的使用见表 18-11。

表 18-11　　　　　　　　　　　　　电脑微量注射泵的使用

操作流程	步骤说明	行为要求
1.连接电源	连接电源。机器内置电池连续充电 10 h 以上，可应急工作 3 h 以上	连接正确，安全用电
2.检测机器	打开注射泵电源开关，机器自动进行检测	机器状态若显示"Err"，提示机器出现故障，暂不能使用
3.妥善固定	将抽吸好药液的注射器稳妥地固定在机器上	选择与机器设定相宜的注射器
4.设定参数	根据患者年龄、病情、药液性质及治疗要求设定注射速度和时间	
5.连接排气	将注射器与静脉穿刺针连接、排气	必要时接延长管
4.静脉穿刺（同静脉注射法）	选择静脉，常规消毒皮肤，进行静脉穿刺，固定针头，按下"开始"键，注射泵开始注射	观察仪器显示标志，观察病情变化

操作流程	步骤说明	行为要求
7.观察运行	注射泵注射药物的过程中，随时观察注射泵的运行以及药物输入的情况	当出现阻塞等故障或电池电力不足等情况，机器将自动蜂鸣报警；可按键关闭蜂鸣；排除故障后，再启动运行
8.停止运行	药液注射完毕，按下"停止"键	药液即将注射完毕和药液注射完毕时，机器将自动报警，操作者需及时更换注射器或关闭注射泵
10.关闭机器	拔针，按压，取出注射器，关闭注射泵，切断电源	拔针后按压至不出血。用物分类处理，注射泵擦拭消毒，充电备用
11.整理记录	清理用物，协助患者取舒适卧位；消毒双手，记录	观察药物疗效和用药后反应

2.注意事项

(1)在使用微量注射泵期间，密切观察药液的输入情况和患者的反应。

(2)仔细观察注射泵的运行状态，遇有故障及时排除。

【评价】

1.患者理解使用注射泵的目的，能积极配合。

2.护士能正确使用微量注射泵，药液有计划、顺利输入，保持均匀、恒定的速度。

第五节 药物过敏试验法

临床上使用某些药物时，可因患者的过敏体质而引起不同程度的过敏反应，甚至发生过敏性休克，如不及时抢救，可危及生命。为了合理使用药物，充分发挥药效，防止过敏反应的发生，在使用易致敏的药物前，护士除详细询问用药史、过敏史、家族史外，还必须做过敏试验。护士应正确掌握各试验液的配制和试验方法，认真观察反应，正确判断试验结果，并采取相应处理，同时要熟练掌握过敏性休克的急救技术。

一、药物过敏反应的特点

药物过敏反应是一种异常的免疫反应，是抗原、抗体相互作用的结果，具有如下特点：

(1)仅发生于少数用药人群。各种药物引起过敏反应的发生率高低不同，一般仅发生于用药人群中的少数人，不具有普遍性。

(2)小剂量即可发生过敏反应。对药物过敏者，即使只用很小剂量药物，也可引起过敏反应，因此可作为与药物中毒反应相鉴别的重要依据。

(3)多发生于再次用药过程中。从理论上讲，药物过敏反应的发生需有致敏过程，即过敏原的获得来自之前发生的药物接触。因此药物过敏反应通常不发生在首次用药，一般在再次用药后发生。但在实际生活中，患者虽未使用过该药物，但在日常生活中接触过该药，所以在首次应用该药时也可发生过敏反应（如青霉素）。

(4)过敏反应的发生与体质因素相关。药物过敏反应的发生与机体本身过敏体质有关，因此是对药物"质"的过敏，而不是"量"的中毒。

二、青霉素过敏试验

青霉素具有疗效高、毒性低的特点，临床应用广泛。但青霉素易致过敏反应，是各种抗生素中过敏反应发生率最高的药物,人群中有 3‰～6‰ 的人对青霉素过敏,而且任何年龄、任何给药途径、任何剂型和剂量均可发生过敏反应。因此,在使用各种剂型青霉素前都必须先做过敏试验,试验结果阴性者方可用药。

(一)过敏反应的机理

青霉素过敏反应是抗原与抗体在致敏细胞上相互作用而引起的。青霉素是一种半抗原物质,进入机体后其降解产物(青霉噻唑酸和青霉烯酸)与组织蛋白结合形成全抗原(青霉噻唑蛋白),刺激机体产生特异性抗体 IgE,IgE 黏附在某些组织,如皮肤、鼻、咽喉、声带、支气管黏膜下微血管周围的肥大细胞上和血液中的白细胞表面,使机体处于致敏状态。当机体再次接受该抗原刺激后,抗原即与特异性抗体(IgE)结合,发生抗原抗体反应,导致细胞破裂,释放组胺、缓激肽、5-羟色胺等血管活性物质。这些物质分别作用于效应器官,引起平滑肌痉挛、微血管扩张、毛细血管通透性增高、腺体分泌增多,从而产生一系列过敏反应的临床表现(图 18-25)。

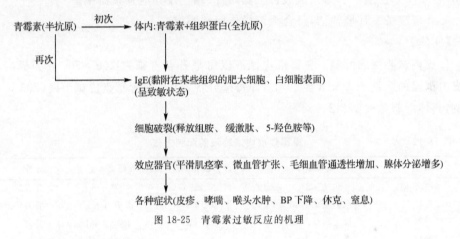

图 18-25 青霉素过敏反应的机理

(二)过敏反应的预防

青霉素过敏反应,特别是过敏性休克,直接威胁患者的生命,因此,做好预防工作,采取各项措施是预防过敏反应发生的关键。

(1)使用各种剂型的青霉素之前,必须详细询问患者的用药史、过敏史和家族过敏史。已知患者有过敏史者,应禁做过敏试验。无过敏史者用药前必须做过敏试验,试验结果阴性方可用药。

(2)凡首次用药、停药 3 天以上者,或用药途中更换药物批号时,均须做过敏试验。

(3)青霉素过敏试验或注射前均应做好急救的准备工作,备好 0.1％ 盐酸肾上腺素及注射器和氧气等急救用物。注射时严密观察患者反应,注射后嘱患者勿离开注射室,继续观察 30 分钟,以免发生迟缓反应。

(4)皮试液要现用现配,因放置后可使药物效价降低,还可分解产生各种致敏物质,引起过敏反应。皮试液浓度与注射剂量要准确。

(5)试验结果阳性者禁止使用青霉素,及时报告医生,在体温单、医嘱单、注射卡、床头卡和门诊病历上醒目注明青霉素过敏试验阳性反应,并告知患者本人及其家属。

(6)不宜在患者空腹时做过敏试验,以免发生低血糖晕厥时,与过敏反应相混淆。在同一时间内不宜做两种药物的过敏试验。

（三）过敏试验法

【目的】

预防青霉素过敏反应。

【评估】

1.患者的病情、用药史、过敏史和家族过敏史。

2.患者有无进餐,患者空腹时不宜进行过敏试验。

3.患者的心理状态、合作程度以及注射部位皮肤情况。

【计划】

1.护士准备。着装整洁,洗手、戴口罩。

2.患者准备。明确皮试目的、方法、注意事项,能主动配合。

3.用物准备。基础注射盘、青霉素针、10 mL0.9％氯化钠液、一次性注射器(1 mL、5 mL 各 1 个)、注射卡、0.1％盐酸肾上腺素针、氧气及其他急救器械。

4.环境准备。环境整洁,符合无菌操作原则要求。

【实施】

1.皮内试验液的配制。青霉素皮试液以每毫升含青霉素 200～500 u 为标准。现以皮内试验的剂量 0.1 mL(含 20 u),即每毫升含 200 u 的青霉素皮试溶液(200 u/mL)为例,具体配制见表 18-12。

表 18-12　　　　　　　　　青霉素皮内试验液的配制方法

步骤	青霉素	加 0.9％氯化钠注射液	药物浓度	要求
溶解药液	80 万 u/支	4 mL	20 万 u/mL	充分溶解
稀释 1	取上液 0.1 mL	0.9 mL	2 万 u/mL	混匀
稀释 2	取上液 0.1 mL	0.9 mL	2000 u/mL	混匀
稀释 3	取上液 0.1 mL	0.9 mL	200 u/mL	混匀

2.试验方法。在患者前臂掌侧下段皮内注射青霉素皮试液 0.1 mL(含 20 u),计时、观察 20 min 后,两人判断试验结果。

3.结果判断。

(1)阴性。皮丘无改变,周围不红肿,全身无自觉症状。

(2)阳性。局部皮丘隆起,出现红晕硬块,直径大于 1 cm,或红晕周围有伪足、痒感,严重时可出现过敏性休克。

4.记录皮试结果。按要求正确记录皮试结果和青霉素的批号。

5.注意事项。

(1)皮试液配制时药液抽吸要准确,每次应充分混匀,以确保试验液浓度、剂量准确。

(2)皮试后须严密观察患者反应并准确记录,要求由两名护士共同观察判断皮试结果并签名。

【评价】

1.患者明确试验的目的及注意事项,能主动配合。

2.护士严格遵守操作规程,药液的配制、试验方法和结果判断正确。

(四)过敏反应的临床表现

1.过敏性休克

过敏性休克是青霉素过敏性反应中最严重的反应,可危及患者的生命。一般在用药后数秒或数分钟内闪电式发生,也可在用药半小时后出现,少数患者发生在连续用药的过程中。主要表现为:

(1)呼吸道阻塞症状。由喉头水肿、肺水肿引起,表现为胸闷、气促、发绀、呼吸困难、喉头堵塞伴濒死感。

(2)循环衰竭症状。由于周围血管扩张和通透性增加,导致循环血容量不足,表现为面色苍白、出冷汗、脉细弱、血压急剧下降。

(3)中枢神经系统症状。由于脑组织缺血缺氧,表现为头晕眼花、面部及四肢麻木、躁动不安、抽搐、意识丧失、大小便失禁等。

(4)皮肤过敏症状。有皮肤瘙痒、荨麻疹及其他皮疹。

以上症状常以呼吸道症状或皮肤瘙痒最早出现,故必须注意倾听患者的主诉。

2.血清病型反应

一般于用药后7~14天内发生,临床表现和血清病相似,有发热、皮肤发痒、荨麻疹、关节肿痛、全身淋巴结肿大、腹痛等症状。

3.各器官或组织的过敏反应

(1)皮肤过敏反应。表现为瘙痒、荨麻疹,严重者可发生剥脱性皮炎。

(2)呼吸道过敏反应。可引起哮喘,也可促使原有的哮喘发作或发作加重。

(3)消化系统过敏反应。可引起过敏性紫癜,以腹痛和便血为主要症状。

(五)过敏性休克的处理

1.立即停药,就地抢救,使患者平卧,注意保暖,同时报告医生。

2.注射盐酸肾上腺素。立即皮下注射0.1%盐酸肾上腺素0.5~1 mL,患儿酌减。如症状不缓解,可每隔30 min皮下或静脉注射0.5 mL,也可气管内滴入,直至脱离危险期。盐酸肾上腺素是抢救过敏性休克的首选药物,它具有收缩血管、增加外周阻力、兴奋心肌、增加心输出量及松弛支气管平滑肌的作用。

3.维持有效呼吸与循环功能。①立即给予氧气吸入,改善缺氧症状;②当呼吸受抑制时,应立即进行口对口人工呼吸,并给予注射尼可刹米或洛贝林等呼吸兴奋剂;③喉头水肿影响呼吸时,应立即准备气管插管或配合施行气管切开术;④按医嘱给予升压药物,如多巴胺、间羟胺等;⑤如患者出现心搏骤停,立即施行胸外心脏按压术。

4.给予抗过敏药物。根据医嘱立即给予地塞米松针5~10 mg静脉注射,或氢化可的松针200 mg加入5%或10%葡萄糖液500 mL静脉滴注。

5.按医嘱给予纠正酸中毒和抗组胺类药物。

6.密切观察患者体温、脉搏、呼吸、血压、尿量、意识等变化,并做好详细的病情动态记录。患者未脱离危险期,不宜搬动。

三、其他药物皮试液配制方法

1.半合成青霉素(氨苄西林、羧苄西林)皮试液配制法:要求以每毫升含0.5 mg的半合成青霉素生理盐水溶液为标准,具体配制法见表18-13。

表 18-13		氨苄西林、羧苄西林皮试液的配制方法		
步骤	半合成青霉素	加 0.9％氯化钠注射液	药物浓度	要求
溶解药液	100 万 u/支	2 mL	250 mg/mL	充分溶解
稀释 1	取上液 0.1 mL	0.9 mL	25mg/mL	混匀
稀释 2	取上液 0.1 mL	0.9 mL	2.5mg/mL	混匀
稀释 3	取上液 0.2 mL	0.8 mL	0.5 mg/mL	混匀

2.头孢菌素类(头孢他啶、头孢唑林)皮试液配制法:要求以每毫升含 500 μg 的头孢菌素生理盐水溶液为标准,具体配制法见表 18-14。

表 18-14		头孢菌素类(头孢他啶、头孢唑林)皮试液的配制方法		
步骤	头孢菌素类	加 0.9％氯化钠注射液	药物浓度	要求
溶解药液	0.5 g/支	2 mL	250 mg/mL	充分溶解
稀释 1	取上液 0.2 mL	0.8 mL	50 mg/mL	混匀
稀释 2	取上液 0.1 mL	0.9 mL	5 mg/mL	混匀
稀释 3	取上液 0.1 mL	0.9 mL	500 μg/mL	混匀

四、链霉素过敏试验

链霉素本身的毒性作用及所含杂质(链霉素胍和二链霉胺)具有释放组胺的作用,可引起中毒反应和过敏反应。链霉素的过敏反应临床上较青霉素少见,但一旦出现过敏性休克,其死亡率较高。因此,用药前必须做过敏试验,试验结果阴性方可用药。

(一)过敏试验法

1. 皮内试验液的配制

以每毫升含 2500 u 的链霉素皮试溶液为标准,皮内试验的剂量 0.1 mL(含 250 u),具体配制见表 18-15。

表 18-15		链霉素皮内试验液的配制方法		
步骤	链霉素	加 0.9％氯化钠液	药物浓度	要求
溶解药液	100 万 u/支	3.5 mL	25 万 u/mL	充分溶解
稀释 1	取上液 0.1 mL	0.9 mL	2.5 万 u/mL	混匀
稀释 2	取上液 0.1 mL	0.9 mL	2 500 u/mL	混匀

2. 试验方法

在患者前臂掌侧下段皮内注射链霉素皮试液 0.1 mL(含 250 u),计时、观察 20 min 后,判断试验结果。

3. 结果判断与记录

同青霉素过敏试验法。

(二)过敏反应的临床表现及处理

链霉素过敏反应的临床表现与青霉素过敏反应大致相同。出现过敏反应时,可静脉注射 10％葡萄糖酸钙或稀释的 5％氯化钙溶液,因链霉素可与钙离子结合,而使毒性症状减轻。其他处理同青霉素过敏反应。

五、破伤风抗毒素(TAT)过敏试验及脱敏注射法

破伤风抗毒素是一种免疫马血清,对人体是一种异种蛋白,具有抗原性,注射后容易出现过敏反应。因此,在用药前必须做过敏试验,曾用过 TAT 但超过 7 天者,如再使用,须重新做过敏试验。

(一)过敏试验法

1. 皮内试验液的配制

以每毫升含 150 IU 的 TAT 皮试溶液为标准,具体配制方法:取每支 1 mL 含 1 500 IU 的破伤风抗毒素原液,抽取 0.1 mL 加 0.9%氯化钠液稀释到 1 mL 即可。

2. 试验方法

取破伤风抗毒素皮试液 0.1 mL(含 15 IU)进行皮内注射,计时、观察 20 min 后,判断试验结果并记录。

3. 试验结果判断

(1)阴性。局部无红肿,全身无反应。

(2)阳性。局部反应为皮丘红肿、硬结,直径大于 1.5 cm,红晕超过 4 cm,有时出现伪足、痒感。全身过敏反应、血清病型反应与青霉素过敏反应相同。

当试验结果不能肯定时,应用 0.9%氯化钠注射液在对侧手臂做对照试验,确定为阴性者,将余液 0.9 mL 进行肌内注射。若试验结果为阳性反应,可按病情需要使用脱敏注射法。

(二)脱敏注射法

对 TAT 皮试阳性患者,可采取脱敏注射法。脱敏注射法是将所需的 TAT 剂量少量多次注入体内的方法。如破伤风抗毒素脱敏注射法(表 18-16)的机理是少量抗原进入机体后,同吸附于肥大细胞或嗜碱性粒细胞上的 IgE 结合,使其逐步释放出少量的组胺等活性物质。而机体本身会释放组胺酶,它可使组胺分解,不至于对机体产生严重损害,因此,临床上可不出现症状。经过多次少量的反复注射后,可使细胞表面的 IgE 抗体大部分甚至全部被结合而消耗掉,以致最后大量注射 TAT 时也不会发生过敏反应。但这种脱敏只是暂时的,经过一段时间后可再产生 IgE 而重建致敏状态,因此,日后需再用 TAT 时,还须做过敏试验。

表 18-16 破伤风抗毒素脱敏注射法

注射次数	TAT	加 0.9%氯化钠液	注射方法	间隔时间
1	0.1 mL	0.9 mL	IM 或 H	20 min
2	0.2 mL	0.8 mL	IM 或 H	20 min
3	0.3 mL	0.7 mL	IM 或 H	20 min
4	余量	稀释至 1 mL	IM 或 H	20 min

在脱敏注射过程中需严密观察患者反应,如患者出现面色苍白、气促、发绀、荨麻疹或过敏性休克时,应立即停止注射,并迅速处理(方法同青霉素过敏反应)。如反应轻微,待反应消退后,酌情将每次注射的剂量减少,增加注射次数,在严密观察病情的情况下顺利注入所需的药量。

六、普鲁卡因过敏试验

普鲁卡因是一种常用的局部麻醉药,少数患者用药后可发生过敏反应,故使用普鲁卡因前须先做皮肤过敏试验,结果阴性方可使用。

1.皮试液的配制

以 0.25% 普鲁卡因溶液为标准。具体配制方法:如为 1% 的普鲁卡因溶液,取 0.25 mL 加 0.9% 氯化钠液稀释至 1 mL 即可;如为 2% 的普鲁卡因溶液,取 0.1 mL 加 0.9% 氯化钠液稀释至 0.8 mL 即可。

2.试验方法

取 0.25% 普鲁卡因液 0.1 mL(含普鲁卡因 0.25mg)进行皮内注射,计时、观察 20 min 后判断试验结果。

3.结果判断和过敏反应的表现和处理

同青霉素过敏试验法。

七、细胞色素 C 过敏试验

细胞色素 C 是一种细胞呼吸激活酶,常作为组织缺氧治疗的辅助用药,使用该药偶见过敏反应,用药前须做过敏试验。过敏试验常用方法有两种:

1.皮内试验法

细胞色素 C 每支 2 mL 含 15 mg,取 0.1 mL 加 0.9% 氯化钠液稀释至 1 mL,每毫升含 0.75 mg,皮内注射 0.1 mL(含 0.075 mg),20 min 后观察结果。结果判断和过敏反应的表现和处理同青霉素过敏试验法。

2.划痕试验法

取细胞色素 C 原液(每毫升含 7.5 mg)1 gtt,滴于前臂内侧皮肤上,用无菌针头透过药液在表皮上划痕两道,长约 0.5 cm,深度以微量渗血为宜。20 min 后观察结果,结果判断、过敏反应的表现和处理同青霉素过敏试验法。

八、碘过敏试验

临床上常用碘化物造影剂做肾脏、胆囊、支气管、膀胱、脑血管、心血管造影。此类药物可发生过敏反应,应在造影前 1~2 天做过敏试验,阴性者方可做碘造影检查。

(一)试验方法

1.口服法

口服 5%~10% 碘化钾液 5 mL,每日 3 次,共 3 天,观察结果。

2.皮内注射法

取碘造影剂 0.1 mL 作皮内注射,观察 20 min 后判断试验结果。

3.静脉注射法

取碘造影剂 1 mL(30% 泛影葡胺 1 mL),于静脉内缓慢注射,观察 5~10 min 后判断试验结果。

在静脉注射造影剂前,必须先行皮内注射法,如皮内试验为阴性,然后再行静脉注射法,静脉注射观察结果为阴性方可注射碘剂造影。

（二）试验结果判断

1. 口服法

有口麻、头晕、心慌、恶心、呕吐、流泪、流涕、荨麻疹等症状为阳性。

2. 皮内注射法

局部有红肿、硬块，皮丘直径超过 1 cm 为阳性。

3. 静脉注射法

有血压、脉搏、呼吸和面色等改变为阳性。

少数患者过敏试验阴性，但在注射碘造影剂时发生过敏反应，故在造影时仍需备好急救药品。过敏反应的处理同青霉素过敏试验法。

小 结

药物治疗是临床医疗行为中最普遍的治疗措施，药物应根据性质妥善保管，严格遵医嘱给药，在给药过程中严格执行"三查"、"八对"制度，做到正确安全合理给药。常用的给药途径有：口服、注射（皮内、皮下、肌内、静脉、动脉注射）、吸入、舌下含化、外敷、直肠给药等。

口服给药是临床上最常用、方便、安全的给药方法，药物经口服后在胃肠道吸收入血，可起到局部和全身的治疗作用。但口服给药吸收慢，不适于急救。

吸入给药法是将药液以气雾状喷出，由呼吸道吸入以达到局部或全身治疗目的的方法，常用的方法有超声波雾化吸入法、氧气雾化吸入法。

注射法是将无菌的药液或生物制剂注入人体内的方法，常用的注射法有皮内注射、皮下注射、肌内注射、静脉注射等，护士在给药过程中应严格执行注射原则及操作规程。

药物过敏反应是一种异常的免疫反应，临床上使用某些药物时，为防止过敏反应的发生，护士除详细询问用药史、过敏史、家族史外，还必须做过敏试验。护士应正确掌握各试验液的配制和试验方法，正确判断试验结果，同时要熟练掌握过敏性休克的急救技术。

思 考 题

1. 阐述给药原则。

2. 怎样做到无痛注射？

3. 阐述臀大肌肌内注射的两种定位方法。

4. 如何正确判断青霉素皮内试验结果？

5. 根据医嘱需为患者滴注青霉素，用一支 80 万单位的青霉素，应如何配制皮试液？

6. 某患者，做青霉素皮试 30 s 后，出现面色苍白、呼吸困难、晕倒在地，血压 60/30 mmHg，你应如何抢救？

第十九章
静脉输液和输血法

[学习目标]

掌握:输液、输血的评估、评价内容、基本操作流程和注意事项;常见输液故障形成的原因和排除方法。

熟悉:输液、输血的目的;血液制品的种类及输注要求;引发输液、输血不良反应的原因、症状、防护措施。

了解:常用溶液的种类和作用。

静脉输液(intravenous infusion)与静脉输血(blood transfusion)是利用大气压和重力原理,将一定量无菌溶液或血液制品由静脉输入体内的方法。静脉输液和输血法是改善患者健康状况和挽救生命的重要治疗手段。随着现代输液、输血技术和程序化护理管理的日臻完善,输液、输血治疗的安全性有了根本的保证。但在一定条件下仍有不良反应的发生,严重时可危及患者生命。因此,护士要全面掌握输液、输血的基本理论知识和操作技能,在输液、输血的过程中,重点评估患者的相关资料,制订详细周密的护理计划,严格执行查对制度和技术操作规范,确保患者治疗性护理的安全性和有效性。

第一节 │ 静脉输液法

一、输液的基本知识

(一)输液的目的

(1)补充营养,供给热量,促进组织修复,维持正氮平衡。

(2)补充水分及电解质,纠正水电解质紊乱,调节酸碱平衡。

(3)脱水,利尿,减轻水肿。

(4)补充血容量,维持血压,改善微循环,纠正休克。

(5)为检查和治疗保持静脉通路。

(二)常用溶液的种类与作用

1.晶体溶液

晶体分子小,在血管内存留时间短,对维持细胞内、外水分的相对平衡有重要作用。

(1)葡萄糖溶液。常用的有5%葡萄糖溶液和10%葡萄糖溶液。葡萄糖溶液用于供给水分,补充热量,治疗低血糖症和高钾血症;可作为静脉药物的溶媒和载体。

(2)电解质溶液。常用的有 0.9%氯化钠溶液、5%葡萄糖氯化钠溶液、复方氯化钠溶液(林格液,内含氯化钾、氯化钠、氯化钙,又称"三氯溶液")。电解质溶液用于补充水分和电解质,维持体液容量和渗透压平衡;可作为静脉给药的溶媒和载体。

(3)碱性溶液。常用的有 5%碳酸氢钠溶液、11.2%乳酸钠溶液。碱性溶液用于纠正酸中毒,调节酸碱平衡。

(4)高渗溶液。常用的有 20%甘露醇、25%山梨醇、50%葡萄糖溶液。高渗溶液用于脱水、利尿,降低颅内压。

2. 胶体溶液

胶体的分子大,在血管内存留时间长,可增加血管内的胶体渗透压,使组织间液的水分被吸收入血管腔内,用于扩充循环血量,改善微循环,提升血压,纠正休克。

(1)右旋糖酐溶液。右旋糖酐为水溶性高分子葡萄糖聚合物,能提高血浆胶体渗透压,增加血浆容量和维持血压;能阻止红细胞及血小板聚集,降低血液的黏稠性。常用的有中分子右旋糖酐和低分子右旋糖酐。中分子右旋糖酐主要作为血浆代用品,用于出血性休克;低分子右旋糖酐可改善微循环,预防和消除血管内红细胞聚集和血栓形成,用于各种休克所致的微循环障碍、弥漫性血管内出血、心绞痛、急性心肌梗死及其他周围血管疾病等。

(2)代血浆。常用羟乙基淀粉注射液(706 代血浆)、氧化聚明胶、聚维酮。代血浆用于提高血浆胶体渗透压,增加血容量。

3. 高营养溶液

高营养溶液用于供给热能,补充维生素和矿物质,维持正氮平衡,促进机体康复。

(1)水解蛋白。用于各种原因的蛋白质缺乏和衰弱患者。

(2)脂肪乳剂。能提供营养所需的热量和必需脂肪酸。适用于需要高热量、肾损害、禁用蛋白质的患者和由于种种原因不能经胃肠道摄取营养的患者。

(3)氨基酸注射液。用于补充蛋白质、促进人体蛋白质正常代谢、纠正负氮平衡。

(4)安达美。用于补充电解质和微量元素,可提供钙、镁、铁、锌、铜、氟和氯的正常需要量。

(5)维他利匹特。用于长期肠道外全营养患者补充需要量的脂溶性维生素 A、D、E、K。

(6)水乐维他。用于长期肠道外全营养患者补充需要量的水溶性维生素。

(三)输液速度和时间的计算

输液速度和时间要依据输入液量和输液器的滴系数进行计算。滴系数即每毫升溶液的滴数(gtt/mL),供临床常用的一次性输液器的滴系数分别为 10、15 和 20,计算时以输液器包装袋上标定的系数为准。

1.已知计划输液总量和输注时间,计算输液速度:

$$滴速 = \frac{输液总量(mL) \times 滴系数(gtt/mL)}{输注时间(min)}$$

例如:医嘱:20%甘露醇150 mL,20 min 内输完。所用输液器标定的滴系数为20,应调节滴速为:

$$滴速 = \frac{150\ (\text{mL}) \times 20\ (\text{gtt/mL})}{20\ (\text{min})} = 150\ (\text{gtt/min})$$

2.已知计划输液总量与输注滴速,计算所需时间:

$$所需时间 = \frac{输液总量(\text{mL}) \times 滴系数(\text{gtt/mL})}{输注速度\ (\text{gtt/min})}$$

例如:某患者计划补液 1500 mL,输注速度为 40 gtt/min,输液器标定的滴系数为20,所需时间:

$$所需时间 = \frac{1500\ (\text{mL}) \times 20\ (\text{gtt/mL})}{40\ (\text{gtt/min})} = 750\ \text{min} = 12\ \text{h}\ 30\ \text{min}$$

3.已知需要维持静脉通路的时间和控制输注滴速,计算需要液量:

$$需要液量(\text{mL}) = \frac{输注速度(\text{gtt/min}) \times 需要时间(\text{min})}{滴系数(\text{gtt/mL})}$$

例如:根据患者病情,需要维持静脉通路 6 h,以 10 gtt/min 的速度控制输液,输液器标准的滴系数为 15,估计需要液量:

$$需要液量 = \frac{10(\text{gtt/min}) \times 6 \times 60(\text{min})}{15(\text{gtt/mL})} = 240(\text{mL})$$

(四)输液反应与护理干预

1.发热反应

【相关因素】

(1)输入致热物质。输入的溶液或药物制品不纯,输液器污染和操作过程中的液体配制、皮肤消毒等未能严格执行无菌技术操作,空气质量不良等。

(2)输液量大、输液速度快、液体温度低。

(3)微粒污染。

【症状体征】

发热反应表现为发冷、寒战和发热。轻者体温常在 38 ℃左右,于停止输液数小时内体温可恢复正常。严重者体温可高达 41 ℃,并伴有头痛、头晕、恶心、呕吐、烦躁、谵妄等症状。

【预防措施】

(1)输液前,认真检查液体、药物和输液器质量,严格按照操作规程配置液体。

(2)输液过程中,严格执行无菌技术操作规程;定期进行空气消毒。

(3)根据评估资料,严格控制输液速度,必要时液体加温。

【对症护理】

(1)反应轻者可减慢点滴速度,注意保暖,密切观察病情变化,通知医生。

(2)对反应较重的患者,应立即停止输液,维持静脉通路,更换输液器和液体,查找反应原因。

(3)执行高热患者护理计划,必要时按医嘱给予抗过敏药物或激素治疗。

(4)安慰患者,给予心理支持,减轻紧张或恐惧。

2.循环负荷过重

【相关因素】

(1)短时间内输入过量液体,使循环血容量急剧增加,心脏负荷过重。

(2)患者心肺功能不良。

【症状体征】

患者突发呼吸困难、胸闷、气促、烦躁不安、频繁咳嗽,咯泡沫痰或血性泡沫痰,严重时痰液可从口、鼻涌出。听诊肺部可闻及湿性啰音、心率增快、节律不齐,坐位时颈静脉怒张。

【预防措施】

(1)详细评估患者的年龄、病情、心肺、肾脏功能和输注药物的性质。

(2)严格控制输液速度,监护高危患者。

【对症护理】

(1)立即控制输液速度,维持静脉通路;通知医生并协助进行处理。

(2)安置端坐体位,双腿下垂以减少静脉回流,减轻心脏负荷。

(3)加压给氧,以增高肺泡内压力,减少肺毛细血管漏出液的产生;20%～30%乙醇湿化,以降低肺泡内泡沫表面张力,改善肺部气体交换,迅速缓解缺氧症状。

(4)遵照医嘱注射镇静、强心、利尿、扩血管药物。

(5)安慰患者,给予心理支持,减轻紧张或恐惧。

(6)必要时四肢轮扎。用止血带或血压计袖带适当加压,以阻断肢体静脉血流,有效地减少回心血量。每5～10 min轮流放松一个肢体上的止血带,症状缓解后,应逐渐解除,防止回心血量骤增,再次加重心脏负荷。

3. 静脉炎

【相关因素】

(1)输液过程中,无菌技术操作不严格而引起局部感染或微粒污染。

(2)穿刺针或套管针型号选择不当(针体过粗,可引起血管内皮细胞肿胀,导致血小板吸附,形成静脉内血栓)、固定不牢或留置时间过长。

(3)长期使用外周静脉输入高渗溶液或对血管刺激性较强的药物。

(4)输注速度过快。

【症状体征】

穿刺部位皮肤红肿、灼热、疼痛,或沿静脉走行出现索状红线。细菌感染时可伴有畏寒、发热等全身症状。

【预防措施】

(1)当输注高渗溶液或强刺激性药物时,尽量选择血容量充足的静脉,以便有足够的血液稀释。尽量避免使用下肢静脉,因更易受到损伤。

(2)选择小于穿刺血管腔的针头或套管针。

(3)妥善固定针头,必要时适当约束患者肢体。

(4)严格无菌技术操作,操作前充分洗手,遵守配、输操作规范,穿刺部位消毒彻底。

(5)适当控制输液速度。

(6)密切观察局部反应,发现异常,立即拔管,对症处理。

(7)对需要维持静脉通道的患者,应选择留置针间断输液,以减少持续输液对血管的刺激。

(8)长期液体治疗的患者应有计划地更换穿刺部位,必要时采用PICC(见知识链接)。

【对症护理】

(1)立即更换输液部位,患肢抬高制动,24 h内局部用90%乙醇或50%硫酸镁溶液冷敷,24 h后湿热敷,或用超短波治疗。

(2)有感染症状者,遵照医嘱早期、足量地给予静脉抗生素治疗。

(3)安慰患者,给予心理支持,减轻紧张或恐惧。

4.空气栓塞

【相关因素】

输液过程中有大量空气进入静脉。空气一旦进入静脉,即随血流进入右心房、右心室。空气量较少时,则随心脏的收缩被压入肺动脉,继而分散到肺小动脉、肺毛细血管,不引起严重后果。如果大量空气快速进入时,由于心脏的搏动,气体与血液在右心内被撞击成可压缩的泡沫血。因为气泡具有表面张力,随心脏的收缩和舒张而被压缩或膨胀,当心室舒张时气泡膨胀填充右心室,影响静脉血液回流和右心室充盈,心室收缩时泡沫状液体被压缩,阻塞肺动脉入口(图19-1),使血液不能进入肺内而造成严重的循环障碍和气体交换障碍,引起严重缺氧而立即死亡。

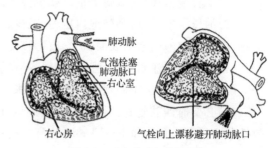

图 19-1 空气栓塞与体位改变

知识链接 1

PICC

PICC(Peripherally Inserted Central Catheter)是指经外周穿刺的中心静脉导管。PICC是由生物相容性良好的硅胶制成,导管柔软无刺激,经贵要静脉和肘正中静脉穿刺,经腋静脉到达锁骨下静脉或上腔静脉,最长可保留1年以上。PICC置管可减少频繁的静脉穿刺,有效保护外周静脉。适用于:输液疗程≥2周的长期输液者、输注毒性和刺激性药物(化疗、TPN),以及疼痛治疗、有缺乏外周静脉通路者、家庭病床患者、早产儿等。

【症状体征】

患者突发胸闷、胸骨后异常不适或疼痛,随即出现呼吸困难、严重发绀、有濒死感,心前区听诊可闻及持续响亮的"水泡音"。

【预防措施】

(1)输液前认真检查输液器质量,排尽输液器漏斗以下管道内的空气。

(2)密切监护输液过程,及时更换液体或拔针。

(3)需加压输液时,要专人守护。

【对症护理】

(1)立即将患者安置于头低脚高左侧卧位,使肺动脉的位置低于右心室,气泡向上漂移,避开肺动脉入口,以缓解阻塞症状(图19-1)。

(2)吸入高浓度氧气,配合医生进行抢救。

(3)严密观察病情和记录变化,及时对症护理。

5. 局部渗漏

【相关因素】

(1)输入高渗和刺激性强的药物,刺激血管壁,使通透性增加。

(2)输液时间过长或速度过快时,溶液可沿针体渗漏。

(3)进针的角度、方向、深浅不妥,固定针头不当,使针头滑出血管壁。

【症状体征】

(1)穿刺局部肿胀、温度低、肤色苍白;与对侧肢体相同部位比较增粗。

(2)局部高渗溶液和刺激性强的药物渗漏时,有明显疼痛,严重时可发生局部组织坏死。

【预防措施】

(1)输入浓度高、刺激性较强的药液时,要充分稀释并选择较为粗大的静脉,或采用静脉留置针或 PICC,减少刺激和损伤。

(2)熟练穿刺技术,妥善固定针头,必要时适当约束患者肢体,减少对血管壁的损伤。

(3)严格控制输液速度,密切观察局部反应,尽早对症处理。

【对症护理】

(1)立即拔针,更换肢体穿刺,局部理疗。

(2)必要时配合医生对症处理。

(五)输液微粒污染与防护

1. 概述

输液微粒是指输入液体中的非代谢性(不溶性)颗粒杂质,其直径在 $1\sim15~\mu m$,少数可达 $50\sim300~\mu m$。输液微粒随液体进入人体,对人体造成严重危害的过程称为输液微粒污染。进入静脉系统的微粒,经右心房、右心室向肺动脉移动;一部分被肺部的毛细血管阻隔,一部分仍可通过毛细血管经肺静脉到体循环。成人毛细血管直径为 $6\sim8~\mu m$,婴儿毛细血管直径仅为 $3~\mu m$;输入液体中直径大于毛细血管直径的微粒会堵塞毛细血管,形成微循环障碍而造成组织坏死和损伤。人体最容易受损的部位有脑、肺、肾、肝、眼。微粒污染造成的危害是严重而持久的,其程度主要取决于微粒的大小、形状、化学性质、血流阻断的程度和个体对微粒的反应。常见的输液微粒污染反应有肺部肉芽肿或肺水肿、血栓性静脉炎、过敏反应、热源反应、动脉硬化、局部组织栓塞和坏死、肿瘤形成或肿瘤样反应等。

2. 输液微粒的来源(图 19-2,表 19-1)

(1)输液剂产品本身的微粒污染,包括生产过程和包装容器造成的微粒污染。

(2)输液器具本身材质脱落。

(3)添加药物中的不溶性杂质。因药物制作工艺的限制,或因一些粉剂溶解不完全、药物间发生理化作用、溶媒改变、pH 变化等产生。

(4)切割安瓿或用注射器、输液瓶针穿刺橡胶塞产生的碎屑。

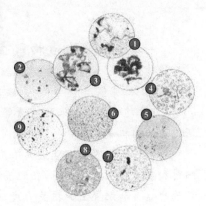

图 19-2　高倍镜(200～400 倍)下不同种类的输液微粒

（5）液体配制和输入过程中输液器具和空气污染等。

表 19-1   常见输液微粒的种类与来源

图标	种类	来源
1	橡胶微粒	穿刺橡胶塞
2	塑料微粒	药液包装
3	玻璃碎屑微粒	安瓿开启
4	结晶体微粒	药物配伍与放置
5	纤维素微粒	室内环境与输液器
6	毛絮、尘埃微粒	室内环境与输液器
7	碳黑微粒	药物制备过程
8	脂肪栓微粒	输入脂肪乳溶液
9	不溶性胶体微粒	中药制剂、多醣体

3.临床输液微粒的控制

（1）输液前认真检查液体质量,使用合格的一次性输液器、注射器。

（2）配、输过程中严格执行无菌技术操作,严格遵守液体配制的操作技术规范。

（3）输入的液体和药物应现配现用,避免污染。

（4）正确切割和折断安瓿。切割安瓿的锯痕不超过颈部的 1/4 周,因锯痕越长,碎屑越多;开启安瓿前要用 75％的乙醇擦拭颈部,并用乙醇棉球包裹折断,以减少开启瞬间安瓿内负压吸引作用导致的微粒污染。严禁使用镊子或其他物品敲击安瓿。

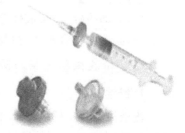

图 19-3   注射器过滤器

（5）需静脉推注的药物,应从注药管或加药孔注入,或使用注射器过滤装置（图 19-3）,不可由针头处直接推入静脉,防止未经过滤造成输液微粒污染。

（6）净化液体配、输环境,设置静脉滴注药物配置中心（见知识链接 2）,在高洁净环境下配制静脉滴注液,有效防止细菌和微粒污染。

（7）采用全密闭式输液、输血系统,减少污染机会。

知识链接 2

静脉药物配置中心和全密闭式输液系统

    静脉药物配置中心,即在符合国际标准、依据药物特性设计的操作环境下,受过培训的专业人员依靠先进的管理理念,严格按照规范操作程序进行全静脉营养液（TPN）、细胞毒性药物和抗生素等药物配置,为临床医疗提供优质服务,是集临床与科研为一体的机构。

    静脉药物配置服务能最大限度保证输液的质量,减少输液被有害化学成分、微粒、细菌和热源等污染。同时,在配置流程中加强临床药师对医嘱的审核力度,以及在药品正确的储存和配置上的把关力度,使得静脉给药更安全、更合理、更经济,并且有效地减少职业暴露。

    全密闭式输液系统,是采用塑料软袋真空包装的液体与无通气管路的一次性输液器连接的输液系统,可以完全杜绝液体与空气的接触,减少输液污染和空气栓塞的发生。

二、常用静脉输液法

(一)静脉输液用物

1．一次性输液器

(1)普通输液器(图 19-4)。

(2)精密过滤输液器(图 19-4)。滤膜孔径为 $1\sim3\ \mu m$,适用于婴幼儿、儿童输液或输入化疗药物、静脉营养液、中药制剂等。

(3)精密过滤避光输液器(图 19-5)。避光输液器对紫外光吸收率达 99%,可有效防止紫外光引发的药物分解、变色、氧化、沉淀和毒性增加等不良结果。适用于需要避光输入的药物,如硝普钠等。

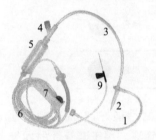

普通输液器　　　　精密过滤输液器

1-通气管、空气过滤器;2-输液瓶针;3-输液短管;4-加药口;5-滴管;6-输液长管;7-调节器;8-终端过滤器;9-头皮针(单翼和双翼);10-止水夹

图 19-4　一次性输液器

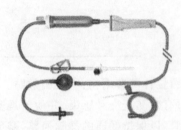

图 19-5　精密过滤避光输液器缩略图

2．一次性静脉穿刺针

(1)头皮针。头皮针又称翼状针,针柄有单翼和双翼两种,型号即输液针的外径,由针柄的不同颜色加以区分(图 19-4,表 19-2)。适用于周围浅静脉输液、输血及血标本的采集。

表 19-2		一次性输液针规格与色标						
规格	外径(mm)	0.45	0.5	0.55	0.6	0.7	0.8	0.9
	长度(mm)	13.5	17.5	17.5	22.5	19	26	26
色标		褐色	橙色	中紫色	深蓝色	深绿色	黄色	粉红色
		●	●	●	●	●	●	●

(2)留置针。留置针又称套管针,外套管为软硅胶管,后接硬塑透明的回血室,管内为不锈钢穿刺引导针,针尖顶端突出套管约 0.2 cm,规格由不同的颜色区分(图 19-6,表 19-3)。留置针具有以下优点:避免反复穿刺造成创伤和痛苦,有效保护静脉;可适当活动,增加舒适感;对限制液体摄入者提供最小液体量;配合临床合理用药,提高疗效,减少不良反应;减轻护理强度,提高工作

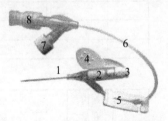

1-引导针与套管;2-套管针座;3-引导针座;4-引导针翼;5-止水夹;6-延长管;7-乳头接口;8-肝素帽

图 19-6　封闭式普通型头皮式留置针

效率和护理质量等。适用于输液疗程为 3～7 天、血管条件相对较好者；须按时静脉给药者；儿童、老年、躁动者。

表 19-3　　常用一次性静脉留置针规格与色标(国际标准)

型号	内径×长度(mm)	流速(mL/min)	颜色标识
24G	0.7×19	19～25	黄色
22G	0.9×19	33～36	蓝色
	0.9×25	33	
20G	1.1×25	55～65	紫色
	1.1×30	50～60	
	1.1×48	55	
18G	1.3×25	82	绿色
	1.3×36	76～105	
	1.3×48	95	
16G	1.7×30	220	黑色
	1.7×45	205	

留置针配套用物：①无菌敷贴。特制的透明固定胶带，密封性能好，对局部刺激性小，可有效防止交叉感染，并便于观察穿刺部位的变化。②封管液。用于套管针的冲管和封管，以保持畅通的静脉通路，避免药物刺激局部血管。封管液有肝素盐水和生理盐水两种。10～100 u/mL 肝素盐水，一次用量为 2～5 mL，停止输液后间隔 12 h 封管一次；无菌生理盐水，一次用量为 5～10 mL，停止输液后间隔 8 h 封管一次。

3. 记录单和记录卡

输液记录单或输液卡，是由输液计划与输液观察记录两部分组成。输液计划是根据医嘱转抄填写，用于液体配制和输注过程中的核查；输液观察记录是监督、核查输液计划执行情况和对输液全程重点监护内容的动态观察记录。

输液计划与观察记录单和输液观察记录卡如图 19-7 所示。

输液计划与观察记录单

病区_____　　房号_____　　床号_____　　日期_____

姓名		总量		医嘱滴速 gtt/min
瓶次	输液开始时间	液体种类	加入药物	护士签名

输液观察记录卡

时间	瓶内存量	滴速	全身反应	局部情况	输液器状况	输完时间	护士签名

图 19-7　输液计划与观察记录单和输液观察记录卡

护理学基础

4. 输液架（图 19-8）

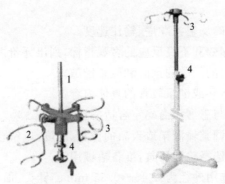

1-连杆；2-瓶筐；3-吊钩；4-高度调节阀

图 19-8　输液计划与观察记录单和输液观察记录卡

5. 其他用物

（1）常规用物。基础注射盘、止血带、小垫枕、治疗巾、手套、医用垃圾收集容器、锐器收集器。

（2）特殊用物。输液贴（图 19-9）、输液瓶口贴（图 19-10）、输液瓶贴（图 19-11）、剪刀。

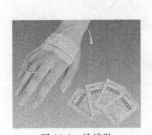

图 19-9　输液贴

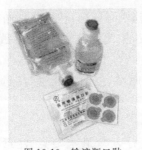

图 19-10　输液瓶口贴

输液瓶贴	
病床号＿＿＿＿＿	姓名＿＿＿＿＿
日　期＿＿＿＿＿	时间＿＿＿＿＿
添加药品：	
滴速＿＿＿＿＿	备药者＿＿＿＿＿
加药者＿＿＿＿＿	执行者＿＿＿＿＿

图 19-11　输液瓶贴

（二）静脉输液方法

【评估】

1. 治疗计划

（1）输液目的、液体种类及量、输液疗程、输入顺序、时间安排及输注速度。

（2）液体质量。液体名称、剂量、浓度、有效期、输液瓶封口无松动、瓶身无裂痕，以及对光检查无浑浊、絮状物、沉淀和变色。

（3）添加药物。药物作用、配伍禁忌、稀释要求、不良反应、药物质量。

2. 患者资料

（1）基本情况。年龄、病情、体液平衡状态，以及心、肺、肾脏功能、过敏史、禁忌证、治疗经过。

（2）认知反应。对输液的认知、合作程度和心理反应。

（3）组织状态。穿刺肢体功能、血运情况，穿刺部位皮肤的完整性，血管位置、粗细、走行、充盈度等。

3. 输液用物

用物齐全，质量符合要求。

【计划】

1.护士准备

(1)识别高危患者,确认输液顺序、输注速度。

(2)确认评价输注疗效和不良反应的客观指标,列出评价内容和要点。

(3)制定对可能出现的问题的预防和应急措施。

(4)制定安全输液指导或健康教育的具体内容。

(5)实施健康教育,与患者协商确定合适的穿刺部位。

(6)调节病室环境,调整输液架或天轨的位置、高度,以符合治疗需要。

(7)确定针头规格,选择输液器具,准备输液用物。

①头皮静脉输液:选用外径为 0.45~0.55 mm 的针头,加备注射器、注射用无菌生理盐水、一次性备皮刀。

②留置针输液:需要短时间快速补液者选用 18~20G 针头,无特殊要求的选用 22~24G 针头,加备无菌敷贴、封管液等。

(8)按输液计划配制液体。

①核对检质。洗手,核对输液卡,检查液体、药物、输液器具质量。

②填写瓶贴。将患者的病床号、姓名、添加药物名称、剂量等填入输液瓶贴,核查后签名,倒贴在输液瓶上。

③启盖消毒。打开输液瓶保护盖,消毒瓶塞,按医嘱加药后,再次核对。

④关闭刺入。打开输液器外包装,关闭调节器,取下输液瓶针护针帽,将瓶针垂直刺入输液瓶内。

⑤核对整理。再次核对输液卡、瓶贴、空安瓿或密封瓶,整理用物,废弃物分类处理,洗手。

2.患者准备

(1)知情同意。了解输液目的、治疗方案、配合要点、注意事项。

(2)排空大小便,取舒适卧位,暴露穿刺部位。

3.环境准备

环境安静、整洁,光线适宜操作,输液架位置适当,高度符合治疗要求。

【实施】

1.操作流程及行为要求

(1)一次性头皮针静脉输液法见表 19-4。

表 19-4　　　　　　　　　　　　一次性头皮针静脉输液法

操作流程	步骤说明	行为要求
1.核对沟通	携用物至患者处,核对患者姓名、输液卡和输液瓶贴;确认或协助排便	尊重患者、查对严格、解释耐心
2.安架排气	确认穿刺部位,安置、调整输液架或天轨悬挂器位置。再次核对输液卡和瓶贴,将液体挂于输液架上。①翻转法:一手固定调节器和输液针头,一手翻转滴管;打开调节器,待滴管内液面达 1/3~1/2 时,折叠滴管根部输液管,迅速转正滴管,松开折叠部位,随着液体平面下降,逐渐放低输液管;待输液管、终端过滤器和针头内空气排尽后,关闭调节器。②挤压法:一手固定头皮针,一手挤压滴管,调整滴管内液面达 1/3~1/2;打开调节器至排尽输液管道内的空气(图 19-12),关闭调节器	满足患者意愿和治疗需求滴管以下部位无气泡过程无污染、无药液浪费

操作流程	步骤说明	行为要求
3.皮肤消毒	①四肢浅静脉:协助调整卧位,在穿刺部位下置铺治疗巾,在拟定穿刺部位上 6 cm 处扎止血带,再次查看血管走行、深度和弹性,松开止血带,消毒穿刺部位,面积大于 5 cm×5 cm,待干。扎止血带,再次消毒皮肤 ②头皮静脉:确定穿刺部位,需要时用备皮刀剃去局部头发,用 75%乙醇消毒皮肤	动作轻柔、规范消毒 扎带时间<2 min 备皮刀剃发时角度合适,无皮肤损伤
4.核对穿刺	准备输液贴,戴手套 再次核对患者,打开调节器,确认滴管以下部分无气泡后关闭。取下头皮针护针帽,按静脉注射法穿刺静脉,见回血后平行进针少许,固定针柄	态度认真、检查仔细 若针头污染立即更换 进针角度、推进长度适当
5.观察固定	松开止血带、打开调节器,观察液体滴入通畅、穿刺部位无异常改变,用输液贴固定针头(图 19-13)。必要时固定输液管和患者肢体。撤下止血带、治疗巾、小垫枕,脱去手套	观察仔细、固定稳妥、舒适 用物分类收集正确
6.调速填卡	再次核对患者、输液卡、输液瓶贴,依据病情、年龄、药物性质调节滴速(图 19-14)。逐项填写输液观察记录内容,签名后挂在输液架上	查对、填写无遗漏,签全名,字迹清晰,计数时间≥30 s
7.整理指导	整理床单位,协助安置舒适体位;向患者进行安全输液指导,放置呼叫器于患者随手可触位置	指导内容详细、患者复述正确 体位舒适、患者满意
8.清物洗手	清理用物,洗手	正确分类、合理放置、规范洗手
9.巡视监护	按计划监护输液过程,填写输液记录。重点评估不良反应先兆及穿刺部位状况;倾听主诉,排除输液故障	主动询问、正确评估 填写内容无遗漏 故障分析、排除方法正确
10.换液体	核对患者、输液瓶贴、输液卡,消毒输液瓶塞或揭开输液瓶口贴,拔出空瓶中输液瓶针,插入输液瓶内,观察滴入无异常,记录	更换及时,滴入通畅、无空气残留 记录正确
11.拔针整理	核对患者、输液瓶贴、输液卡,确认计划完成,记录时间;拆除固定,关闭调节器,拔出针头,按压穿刺部位 2~3 min。指导患者避免出血的方法,整理床单位	先拔针后按压,无出血现象发生 关爱患者、指导内容正确有效 感谢合作
12.清物洗手	清理用物,洗手	正确分类、规范洗手

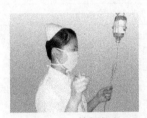

图 19-12 排气方法

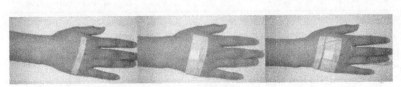

图 19-13 头皮针固定方法

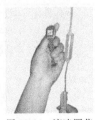

图 19-14 滴速调节

小儿头皮静脉特点

头皮静脉输液是2岁以内婴幼儿治疗疾病的重要手段。小儿头皮静脉极其丰富，分支多，相互沟通、交错呈网状分布，且位置表浅，易于固定；不受患儿肢体活动限制，便于保暖和护理。常选用的静脉有滑车上静脉、眶上静脉、颞浅静脉、枕静脉和耳后静脉(图19-15)，因静脉与动脉伴行，选择血管时注意与动脉鉴别(表19-5)。头皮静脉无瓣膜，正逆方向均可穿刺；头皮静脉血管弹性回缩能力较差，拔针后应适当延长压迫止血的时间；一旦误入动脉，立即拔针，局部按压3～5 min，防止皮下出血。

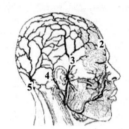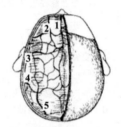

1-滑车上静脉；2-眶上静脉；3-颞浅静脉；4-枕静脉；5-耳后静脉

图19-15　常选头皮静脉分布

表 19-5	头皮动、静脉的鉴别	
局部特征	静脉	动脉
颜色	微蓝色	浅红色
搏动感	无	有
血流方向	向心	离心
活动度	固定	易滑动
推注时状态	阻力小，局部无改变	阻力大，局部皮肤呈树枝状苍白患儿可出现痛苦状或尖叫

（2）一次性留置针静脉输液法见表19-6。

表 19-6	一次性留置针静脉输液法	
操作流程	步骤说明	行为要求
1.核对沟通、2.安架排气，同一次性头皮针静脉输液法		
3.连接排气	打开留置针外包装，将输液器一次性头皮针插入留置针肝素帽内(图19-16)，打开调节器，排尽留置针腔内的空气，关闭调节器	确认包装完好，且在有效期内过程无污染针腔无气泡
4.皮肤消毒	准备胶布和无菌敷贴，在上标记置管日期和时间(为更换留置针提供依据)。消毒穿刺部位，面积8 cm×10 cm，待干，在穿刺点上10 cm扎止血带，再次消毒皮肤	标记正确消毒规范扎带时间合理、消毒部位无污染
5.旋转调整	戴手套，取下留置针护针帽，检查套管顶端和针尖光滑、完好；旋转松动外套管，调整针头斜面，再次排气	检查认真左右旋转、避免前后提插
6.穿刺送管	持针翼在血管上方，针尖斜面向上与皮肤呈15°～30°进针(图19-17)，见回血后沿静脉方向平行推进0.2 cm。固定针翼，持套管针座的Y型接口处，将外套管全部送入静脉，拔出引导针(图19-18)，直接放入锐器收集容器	进针角度、推进长度合理、动作轻柔处理正确，无发生刺伤

操作流程	步骤说明	行为要求
7.观察固定	松开止血带、调节器，观察液体滴入通畅、穿刺部位无异常改变后，用无菌透明敷贴以穿刺点为中心做封闭式固定(图19-19)，固定留置针与输液器连接部位。脱去手套，再次查对	固定合理稳妥、废弃物处理正确
8.调速填卡、9.整理指导、10.清物洗手、11.巡视监护、12.更换液体，同一次性头皮针静脉输液法		
13.冲管封管	暂停输液时，用注射器抽取封管液5～10 mL，连接头皮针；拔出头皮针部分针梗、保留斜面在肝素帽内，采用推、停结合的脉冲式方法进行冲管，约余1 mL液体时，边推封管液边拔针，进行正压封管(图19-20)，夹紧止水夹	冲管、封管方法正确，无血液回流
14.再次输液	备好液体、排气，消毒肝素帽，插入头皮针，松开止水夹，用5～10 mL生理盐水冲管后连接输液器	消毒液选择正确，冲管方法规范
15.拔针整理、16.清物洗手，同一次性头皮针静脉输液法		

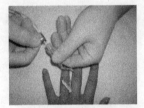
图19-16　连接输液器

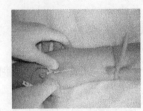
图19-17　穿刺静脉

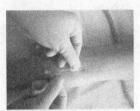
图19-18　送管、拔引导针

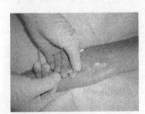
图19-19　封闭式固定

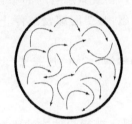
脉冲式推注水流方向

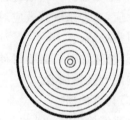
连续推注水流方向

图19-20　不同冲管方式水流方向示意图

重点提示　特殊患者静脉穿刺要点

1.老年患者。皮下脂肪减少，皮肤弹性较差，血管容易滑动。穿刺时宜采用在静脉上下两端用手指固定皮肤，在静脉上方直接进针。

2.肥胖患者。皮下脂肪厚，静脉位置深，能见度差，但稳定性好。穿刺前先用指腹探查清楚深浅、走行，适当加大进针角度(30°～40°)，从血管上方直接刺入。

3.水肿患者。静脉不显露，可依局部静脉走向，用手指向周围方向挤压，暂时推开皮下组织间液，静脉显露后迅速进针。

4.休克患者。循环障碍，静脉充盈差，可放低穿刺部位或扎止血带后，由远心端向近心端反复推揉，待血管充盈后进针。

5.婴幼儿患者。多选头皮静脉，因血管细小，压力低，穿刺成功也不易回血。穿刺时，可用注射器抽取无菌生理盐水、连接头皮针排气、试穿。在穿刺过程中，随时抽动注射器活塞，以观察针窗是否进入静脉。确认穿刺成功后，推入少量生理盐水，观察推注通畅、穿刺部位无渗漏后固定针头，分离注射器，与输液器连接。

2.注意事项

(1)严格执行查对制度和无菌操作技术。所用溶液必须澄清透明、无可见微粒,插入输液器后应立即使用,连续输液超过24 h应更换输液器。

(2)合理调控输液速度。输液前详细评估患者的相关资料,依据病情、年龄、药物性质,确定滴注速度,在输液过程中根据患者反应或液体种类、添加药物变更等因素随时调整。一般成人的输液滴速为40～60 gtt/min,儿童的输液滴速为20～40 gtt/min。年老、体弱、婴幼儿、心肺肾功能不良者输液速度宜慢;严重脱水、心肺功能良好的患者输液速度可快;一般溶液输入速度可快,高渗盐水、升压药物、含钾药物输入速度宜慢。

(3)保护组织,减少损伤。

①部位选择。根据患者病情、疗程和输入药物的性质,合理选择静脉穿刺部位。长期输液患者应由远心端向近心端选择,不可在同一部位反复穿刺。对血管刺激性大的药物应选择较粗大的静脉,穿刺时应先确认针头在静脉内时再加药,防止药物外渗,引起组织坏死。

②型号选择。在满足输注要求的前提下,选择最小型号、最短的头皮针或套管针,减少损伤和渗漏。

③特殊处理。对昏迷、不易合作者,要适当约束穿刺部位肢体,防止针头滑动或拽出造成血管损伤。

④套管留置。避免穿刺部位的肢体下垂,对能下地活动者,不可在下肢留针。

(4)过程监护。输液过程中严密观察患者局部和全身反应,及时排除故障。如出现不良反应,立即采取有效应对措施,必要时减慢或停止输液,监测生命体征,通知医生,协助对症处理。

(5)液体加温。必要时使用输液(输血)加温器(图 19-21)或对输液侧肢体加温。

(6)套管护理。

①暂停输液时。严格按照规定进行脉冲式冲管和正压封管。脉冲式冲管:采用推一下停一下的间断式冲管方法,使封管液在导管内形成涡流,冲净导管内残留的药物;正压封管是在冲管约余1 mL液体时,采用边推注边退针的方法,防止血液回流阻塞导管,保持畅通的静脉通路,延长导管使用时间。

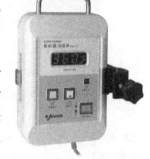

图 19-21　输液(输血)加温器

②暂停输液期间。按规定时间冲管封管:肝素盐水2～5 mL、间隔12 h,或生理盐水5～10 mL、间隔8 h,冲管封管一次。

③套管留置时间。严格按照规定时间留针,一般可保留3～5天,如出现静脉炎症状,或针头阻塞,应及时拔除导管,对症处理。

④更换敷贴时,应注明穿刺日期和时间。

(7)自我防护。加配细胞毒性药物时要佩戴手套和护目镜,一旦药物溅在皮肤或黏膜上应立即用清水冲洗。操作中有可能接触患者血液时应佩戴手套。接触过患者的针头,拔出后直接放入锐器收集容器。

3.指导教育

(1)输液目的、方法及配合要点。

(2)控制输液速度的原因,自行改变滴速的危险性。

(3)穿刺部位肢体的活动范围和程度。

（4）可能出现异常反应和及时告知医护人员的重要性。

（5）个人防护措施实施的意义和方法。如敷贴部位不能浸水、穿刺肢体不能负重、敷料更换、按压时间等。

【评价】

1．评估内容全面，监护计划合理周全，无不良反应发生。

2．穿刺部位、针头型号、输液器选择正确，拔针后无皮下出血。

3．操作规范，流程合理，无污染。

4．安全指导正确，患者满意，合作良好。

5．废弃物分类处理规范。

6．自我防护意识强，措施得当，无损伤。

知识链接 3
特定情况下的输液方案

为患者进行静脉输液时，液体输入顺序、添加药物浓度、输注时间和输注速度，应严格遵照医嘱拟订的治疗计划。在此基础上应详细评估与输液相关的资料，制订出个性化的输注方案。

＊补充血容量时："先晶后胶、先盐后糖"。

＊纠正体液不足时："先快后慢""宁少勿多"。

＊补充钾离子时："严禁推注""四个不宜"（即时间不宜过早，见尿补钾；浓度不宜过高，浓度≤0.3%；速度不宜过快，成人的输液滴速为30～40 gtt/min；缺量不宜一次补足，成人≤5 g/d、小儿0.1～0.3 g/kg·d)。

三、常见输液故障与排除

1. 溶液不滴或滴入不畅

（1）针头脱出。因进针过深或过浅或外力牵拉等，针窗未进入或未完全进入血管或穿透血管壁，液体注入皮下组织，导致溶液不滴或滴入不畅。局部肿胀、回抽可有或无回血。处理：更换针头，另选部位穿刺。

（2）针头斜面紧贴血管壁。溶液不滴，局部组织无异常变化。处理：调整针头角度，或改变肢体位置至滴入通畅。

（3）针头阻塞。因管道扭曲、折叠、受压，或液体未及时更换造成血液回流。溶液不滴，局部组织无异常变化，回抽无回血。处理：更换针头重新穿刺。切忌加压疏通，以免造成栓塞。

（4）压力过低。因患者穿刺部位周围循环不良或体位改变等原因所致滴入不畅。局部组织无异常变化，回抽有回血。处理：适当提高输液瓶位置，或改变姿势体位。

（5）静脉痉挛。因液体或环境温度过低，或输注药物浓度和患者敏感性过高所致滴入不畅。局部组织无异常变化，回抽有回血。处理：加温输液侧肢体，或稀释药液，必要时采用专用加温仪加温液体。避免直接加温穿刺部位或输液管路。

2. 滴管内液面过高

倾斜输液瓶，使输液瓶针露出液面，待滴管液面下降至适当高度时，恢复输液瓶位置。

3.滴管内液面过低

折叠滴管下端输液管,挤压滴管,使液体流至适当高度,放松折叠部位。

4.滴管液面自行下降

滴管或滴管以上部位漏气所致,检查确认后立即更换输液器。

第二节 | 静脉输血法

一、输血的基本知识

（一）输血的目的

1.补充血容量

增加有效循环血量,提升血压,纠正休克。

2.补充红细胞

增加血红蛋白,促进携氧功能,纠正贫血。

3.补充各种凝血因子和血小板

改善凝血功能,有助于止血和预防出血。

4.补充血浆蛋白

维持胶体渗透压,减少组织液渗出和水肿,保持有效循环血量;增加蛋白质,改善营养状况。

5.排除有害物质

通过换血或换血浆,改善组织器官缺氧状况或排除血浆中的自身抗体。

（二）血液制品的种类和作用

血液制品是由人血制备的各种治疗性制品,种类有全血和成分血。临床输血的主要形式为成分输血。

1.全血

全血是从人体中直接采集的混合了一定比例抗凝保存液的血液。全血中主要含有红细胞、稳定凝血因子和血浆蛋白等有效成分,有补充红细胞、稳定凝血因子和扩充血容量的作用。全血主要适用于严重的急性失血伴有低血容量、体外循环、换血治疗和无成分血供应时。一次性标准输血器基本结构示意图如图19-22所示。

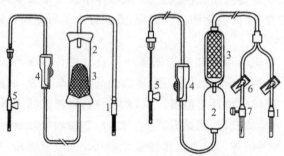

单头输血器　　　　双头(Y型)输血器

1-引血针；2-漏斗与滴管；3-滤网；4-调节器；5-头皮针；6-止水夹；7-输液瓶针

图 19-22　一次性标准输血器基本结构示意图

每 200 mL 全血为 1 个单位（血袋标签上标示为 1 u），4±2 ℃保存，有效期限为 21天或 35 天。

输注要求：输注的血液必须和受血者的 ABO 和 Rh 血型相同和相容（表 19-8）。一个单位的全血从冰箱中取出后应在 30 min 内用标准输血器开始输注，一般控制在 30～40 min 输完，不得超过 4 h。室温＞25 ℃应缩短输注时间。

2. 成分血

成分血用物理或化学的方法将全血分离，制备成供临床使用的各种浓度较纯的制品。成分血具有一血多用，针对性强，输注剂量易于控制，疗效保证，不良反应少，安全性高等优点。

（1）红细胞。红细胞是一个单位的全血分离后移去血浆所得部分（血袋标签上标示为 1 u）。用于补充红细胞，提高携氧能力，增加血红蛋白。根据临床需求和不同制备方法，红细胞制剂的种类为：

①浓缩红细胞（压积红细胞或少浆血）。浓缩红细胞含有全血中全部的红细胞、白细胞、大部分血小板和少量血浆。

②添加剂红细胞（悬浮红细胞）。添加剂红细胞是在浓缩红细胞的基础上添加红细胞保养液而制备。

③少白细胞红细胞。少白细胞红细胞是用白细胞滤器过滤 1 个单位的浓缩红细胞或悬浮红细胞的制品。适用于已产生白细胞抗体的患者。

④洗涤红细胞。洗涤红细胞是用生理盐水反复洗涤，白细胞、血小板清除率≥80%、血浆蛋白清除率≥98%的制品。适用于血浆蛋白过敏、新生儿溶血病和缺乏同型血时进行不同型红细胞相容性输注。

以上红细胞制品 4±2 ℃保存，有效期限为 21 天或 35 天。

⑤冰冻红细胞。冻红细胞是采用甘油作为红细胞冰冻保护剂，在 −80 ℃或 −196 ℃的条件下保存的制品，有效期限为 3～10 年。适用于稀有血型和自身血长期保存。

输注要求：各种红细胞制品的输注要求同全血。浓缩红细胞悬浮液少，血细胞比容高，输注时可通过 Y 型输血器加入 50～100 mL 的生理盐水；少白细胞红细胞过滤后立即输入；洗涤红细胞应在洗涤后 6～8 h 内输注。冰冻红细胞 37 ℃水浴融化、生理盐水洗涤脱甘油，24 h 内输注。

（2）血浆。血浆是全血分离后的液体成分，以 mL 为计量单位，规格为每袋 200 mL、100 mL 和 50 mL。

①新鲜冰冻血浆。新鲜冰冻血浆是指一个单位全血在采集后 6 h 内分离，快速冷冻到 −18 ℃或以下保存的血浆，有效期一年。新鲜冰冻血浆含有正常血浆中的稳定凝血因子、白蛋白和免疫球蛋白、不稳定凝血因子 FV（易变因子）和 FVⅢ（抗甲型血友病因子）。新鲜冰冻血浆用于补充多种凝血因子缺乏，扩充血容量。

▌知 识 链 接 4▐

表 19-7　　各种保存液的成分、功能、配方及保存时限

保存液成分	功能
C 枸橼酸钠	和血液中的钙离子结合，置换钠盐，防止血液凝固
P 磷酸盐	支持红细胞正常代谢，减慢红细胞 2,3-二磷酸甘油酸下降速度

（续表）

保存液成分	功能
D 葡萄糖	维持红细胞的正常功能
A 腺嘌呤	提供能源，维持红细胞的活性

配方与保存时限

ACD ＝枸橼酸（A）枸橼酸钠（C）葡萄糖（D）21d

CPD ＝枸橼酸钠（C）磷酸盐（P）葡萄糖（D）21d

CPDA ＝枸橼酸钠（C）磷酸盐（P）葡萄糖（D）腺嘌呤（A）35d

知识链接 5

表 19-8   ABO、Rh 血型系统与交叉相容配血试验

ABO、Rh 血型系统		
血型	红细胞膜上的抗原（凝集原）	血清中的抗体（凝集素）
A	A	抗 B
B	B	抗 A
AB	AB	无
O	无	抗 A＋抗 B
Rh＋	D	无
Rh－	无	无
交叉相容配血试验		
	直接交叉配血试验（主侧）	间接交叉配血试验（次侧）
供血者	红细胞	血清
受血者	血清	红细胞

注：交叉相容配血试验是检查受血者与献血者之间有无不相合抗体，主侧、次侧试验结果无凝集、无溶血为相容，即交叉相容配血试验合格。输注全血、红细胞制品，均应进行交叉相容配血试验；单采浓缩血小板应 ABO 血型同型输注；输注血浆受血者和供血者血型相同或相容；冷沉淀受血者和供血者 ABO 和 Rh 血型相同或相容。

②普通冰冻血浆。普通冰冻血浆是指从有效期内的全血中分离，－18 ℃ 以下保存的血浆，有效期四年。普通冰冻血浆含有稳定的凝血因子和血浆蛋白。适用于 FV 和 FVⅢ以外的凝血因子缺乏的患者。

输注要求：输注的血浆必须和受血者血型相同或相容。输注前在 37 ℃恒温水浴中快速融化，融化后的血浆呈淡黄色半透明状液体，如有颜色异常和析出物时严禁使用。由于融化后不稳定凝血因子 FV 和 FVⅢ 的活性迅速下降，应立即采用标准输血器输注，速度应从慢到快逐步调节，一般控制在 5～10 mL/min。

（3）冷沉淀物质。冷沉淀物质是由新鲜冰冻血浆在控制条件下（4 ℃）融化后分离出沉淀在血浆中的不融化物质。每袋量为 15～10 mL，－20 ℃ 以下保存，有效期 1 年。

冷沉淀物质是新鲜冰冻血浆部分凝血因子的浓集制品，主要含有凝血因子 vWF（血管性血友病因子）、FVⅢ、FI（纤维蛋白原）、FXⅢ（纤维蛋白稳定因子）和 Fn（纤维结合蛋白）。冷沉淀物质适用于遗传性凝血因子缺乏，如甲型血友病、血管性血友病、纤维蛋白缺乏症和获得性缺乏的患者。

输注要求：输注的冷沉淀必须和受血者血型相同或相容。输注前在 37 ℃恒温水浴中快速融化后立即采用标准输血器输注。

（4）单采浓缩血小板。单采浓缩血小板是指采用血细胞分离机从单个供血者循环血液中采集的含≥$2.5×10^{11}$血小板，$22±2$℃连续水平振荡保存（振幅：4 cm，频率：60/min），有效期24～48 h。单采浓缩血小板适用于因血小板减少或功能异常引起出血的患者或血小板严重减少有可能发生出血的患者。

输注要求：受血者和献血者ABO和Rh血型相同。选用标准Y型输血器，选择粗大的静脉穿刺，在严密监护下以患者可以耐受的最快速度一次足量输入。婴幼儿、老年人及心功能不全的患者酌情减慢输注速度。

（三）临床输血技术准则

1. 输血前

（1）采集标本。持输血申请单（图19-23）和贴好标签的试管，当面核对受血者姓名、性别、年龄、住院号、病床号、血型和诊断，确证无误后采集血标本。一次只能采集一个患者的血标本，严禁同时采集两个患者的血标本。

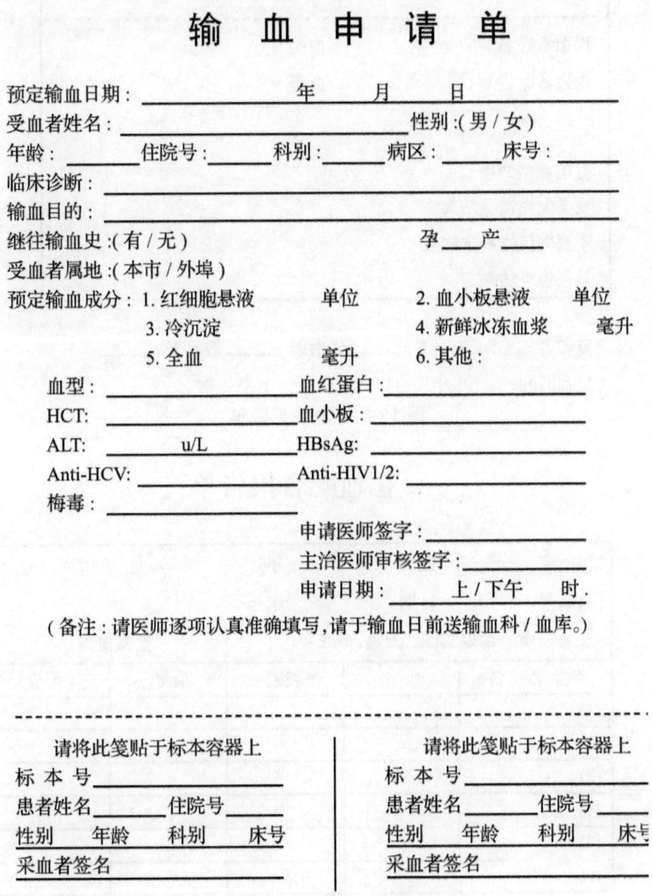

输 血 申 请 单

预定输血日期：＿＿＿＿＿＿年＿＿＿月＿＿＿日＿＿＿＿＿＿

受血者姓名：＿＿＿＿＿＿＿＿＿＿＿＿性别（男／女）

年龄：＿＿＿＿＿住院号：＿＿＿科别：＿＿＿病区：＿＿＿床号：＿＿＿

临床诊断：＿＿＿＿＿＿＿＿＿＿＿＿＿＿＿＿＿＿＿＿＿＿＿＿

输血目的：＿＿＿＿＿＿＿＿＿＿＿＿＿＿＿＿＿＿＿＿＿＿＿＿

继往输血史（有／无）　　　　　　　　孕＿＿＿产＿＿＿

受血者属地（本市／外埠）

预定输血成分：1. 红细胞悬液　　　单位　　2. 血小板悬液　　　单位

　　　　　　　3. 冷沉淀　　　　　　　　　4. 新鲜冰冻血浆　　　毫升

　　　　　　　5. 全血　　　　毫升　　6. 其他：

血型：＿＿＿＿＿＿＿＿＿＿血红蛋白：＿＿＿＿＿＿＿＿

HCT：＿＿＿＿＿＿＿＿＿＿血小板：＿＿＿＿＿＿＿＿

ALT：＿＿＿＿u/L　　HBsAg：＿＿＿＿＿＿＿＿

Anti-HCV：＿＿＿＿＿＿＿＿Anti-HIV1/2：＿＿＿＿＿＿＿＿

梅毒：＿＿＿＿＿＿＿＿＿

　　　　　　　　　　　申请医师签字：＿＿＿＿＿＿＿＿

　　　　　　　　　　　主治医师审核签字：＿＿＿＿＿＿＿＿

　　　　　　　　　　　申请日期：＿＿＿上／下午＿＿时＿＿

（备注：请医师逐项认真准确填写，请于输血日前送输血科／血库。）

请将此笺贴于标本容器上	请将此笺贴于标本容器上
标 本 号＿＿＿＿＿	标 本 号＿＿＿＿＿
患者姓名＿＿＿＿住院号＿＿＿	患者姓名＿＿＿＿住院号＿＿＿
性别＿年龄＿科别＿床号＿	性别＿年龄＿科别＿床号＿
采血者签名＿＿＿＿＿	采血者签名＿＿＿＿＿

图 19-23　输血申请单

（2）标本送检。由医护人员将血标本与输血申请单一同送交输血科，双方逐项核对输血申请单、试管标签内容，并在专用登记本上记录、签名。禁止非医务人员送验标本。

（3）取血发血。① 核对。取血、发血时，双方要共同核对输血记录单（图19-24）、输血配合报告单（图19-25）和血袋标签（图19-26）上受血者姓名、性别、年龄、血型、住院号、病床号;献血者姓名、血型、血袋号、血制品种类、有效期、血量、配血试验结果。②检质。认真检查血袋热合管部位、帽盖是否严密,有无渗漏;隔膜管、血袋有无渗血;血制品外观有无异常(图 19-27)。正常保存血分为两层,上层为血浆层,呈淡黄色、半透明状、无絮状或凝块;下层为血细胞,呈均匀暗红色,无凝块;两层界限清晰。③记录。双方确认信息无误、血制品质量合格后,共同在输血记录单、输血配合报告单和专用登记本上签全名。撕下血袋标签存根部分,分别贴在输血记录单和配合报告单上。

(4)共同核查。血液制品取回病区或手术室后,由两名医护人员共同核对输血配合报告单和血袋标签的各项内容,检查血制品质量,并在输血配合报告单上签全名。不同的血制品必须在规定的时间内输注,不得储血。

输血记录单

住院号	姓名	性别	年龄
血型	科别	病区	床号
输血性质	常规	紧急	大量	特殊

供血者姓名:　　　　　　　血型:

供血者血袋号:　　　　　　血量:

复检血型结果:

交叉配血试验结果:

不规则抗体筛选结果:

其他检查结果:

复检者:＿＿＿配血者:＿＿＿发血者:＿＿＿取血者:＿＿＿

发血时间:　　年　月　日　上/下午　时

图 19-24　输血记录单

输血配合报告单

装　订　线

姓　名	性别	年龄	血　型
住院号	科别	床号	
输血性质:常规、紧急、大量、特殊			复检血型

供血者姓名	血型	血袋编号	血量	交叉配合结果
(1)				
(2)				
(3)				
(4)				
(5)				
(6)				
(7)				
(8)				
不规则抗体筛选结果:		其他检查结果:		

配血者:　　　　复检者:　　　　　取血者:

发血时间:　　年　月　日　　　上/下午　　时

图 19-25　输血配合报告单

BRh(+)

7300

献血者：×××
制备日期：
　　2012.03.21.19.54

012152359

失效日期：
　　2012.04.25.23.59

01710　02*

Z0099V00**
添加剂红细胞
血　量：1u
贮存条件：2℃～6℃
***
01710　02　001146口
×××Z0999V00 Rh(+)B

****
01710　02　001146口
×××Z0999V00 Rh(+)B

＊血袋号；＊＊血制品号；＊＊＊输血科存根粘贴部分；＊＊＊＊配血单粘贴部分。

图 19-26　血袋标签

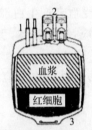

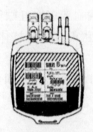

1-献血管热合部位；2-隔膜管；3-悬挂孔；4-血袋标签

＊血袋隔膜管为注塑成型的硬质管道，纵剖面成 H 型，中部为隔膜，管口有保护帽或护套，以防止污染；隔膜管总长度和输血器引血针长度大体相当，以防止针尖刺破血袋。

图 19-27　血袋结构示意图

2. 输血时

(1)核对检质。两名医护人员带病历共同到患者床旁进行核对。核对患者姓名、性别、年龄、住院号、房床号、血型等，确认与输血配合报告单相符；检查血制品质量合格，共同在输血配合报告单上签名。

(2)盐水冲管。输血前后或连续输用不同供血者的血制品之间，以静脉注射用生理盐水溶液冲洗输血管道。

(3)轻摇勿震。将血袋内成分轻轻摇匀，避免剧烈震荡。血制品内不得加入除静脉注射用生理盐水溶液以外的任何药物。

(4)控速观察。根据血制品种类严格控制输注速度。全血和红细胞制品应先缓慢输注，然后再根据患者病情、年龄和治疗需要调整输注速度。在输血过程中严密观察患者有无输血反应，如出现异常情况应立即处理。

3. 输血后

(1)病历贴单。将输血配合报告单贴在病历中的规定位置。

(2)送袋保存。将血袋送回输血科，至少保存 24 h。

(3)填写回报单。对发生输血反应的，应逐项填写患者输血反应回报单，送输血科保存。

(四)常见输血反应与护理干预

输注血液制品导致的任何输血前不能预期的意外反应，为输血不良反应。任何一种血液制品的输注在一定条件下都可能对受血者造成危险,最常见的是输血免疫反应。因为人类的血型抗原系统相当复杂,1995 年美国输血协会认可的红细胞有 23 个血型系统,193 种抗原;人类白细胞抗原系统表型特异性 112 种、等位基因 503 个;还有粒细胞、血小板特异性抗原系统及血浆蛋白抗原系统等,估计血型抗原高达 10^{17};因此使得输血免疫反应成为输血治疗的严重问题。常见的免疫反应包括:发热反应、过敏反应和溶血反应,其中最严重的是溶血反应。

1.发热反应

在输注血制品期间,或输后 1~2 h 内,体温升高 1 ℃以上,并以发热、寒战为主要临床表现的一类输血反应。

【相关因素】

(1)输入致热源。多由血液、贮血器或输血器被污染造成。

(2)细菌污染。操作时违反无菌原则,造成输血各环节不同程度的细菌污染。

(3)免疫反应。多次输血或多次妊娠后,受血者产生白细胞、血小板抗体,当再次输入白细胞、血小板时,所产生的抗原-抗体反应,激活补体,引起白细胞、血小板溶解而释放热源,导致发热。

(4)其他反应。溶血性输血反应和细菌污染性输血反应(知识链接 6)等早期症状或轻症也可表现为发热。

【症状体征】

发热反应一般在输血开始后的 15 min~2 h 内出现,表现为发热、寒战,体温升高至 38~41 ℃,发热持续时间不等,可伴有头痛、恶心、呕吐等症状。

【预防措施】

(1)详细评估。输血前详细评估患者的输血史、妊娠史,预测潜在的危险,提前做好防范。

(2)检查无菌。认真检查血制品和输血用具质量,操作过程严格执行无菌技术。

(3)过滤制品。必要时采用白细胞滤器过滤所需血液制品。

【对症处理】

(1)对反应轻者减慢输血速度,密切观察病情变化。

(2)若症状未能改善或有恶化趋势时,应立即停止输血,更换输血器,以静脉注射用生理盐水保持静脉通路。通知值班医生和输血科人员,将输血器、剩余血和从患者另一侧手臂采集的血标本,一同送往输血科进行检验分析。

(3)有畏寒、发冷时应注意保暖;体温超过 39 ℃时,按高热患者护理。

(4)遵照医嘱给予解热、镇静和抗过敏药物。

(5)密切监护患者的生命体征和液体平衡。

知识链接 6

细菌污染性输血反应

以下原因可造成血制品细菌污染:保存液或采血器具消毒不严、血袋破损;采集、制备过程中无菌操作不严格;血液贮存温度过高、时间过长;输血前血液在室温下放置过久等。细菌污染性输血反应的严重程度,取决于污染细菌的种类、细菌的毒性、细菌数量、患者原发疾病和免疫功能。轻者以发热为主,重者于输入 10~20 mL 后即可出现寒战、高热、皮肤黏膜充血、烦躁、头痛、腹痛、恶心、呕吐、腹泻、呼吸困难、干咳、发绀、大汗、血压下降。严重者可发生休克、急性肾功能衰竭和DIC。也可发生血红蛋白尿和肺部并发症。

2. 过敏反应

【相关因素】

(1)过敏体质。输入血液中含有使患者致敏的物质,如献血者在献血前服用了可使受血者致敏的食物或药物。

(2)被动性获得抗体。献血者的变态反应性抗体随血液输给受血者,一旦与相应抗原接触,即发生过敏反应。

(3)多次输血。多次输血者体内产生白细胞和血小板抗体,再次输血时,抗原和抗体相结合而发生过敏反应。

【症状体征】

(1)轻度过敏反应。输血开始后数分钟内可出现皮肤瘙痒、荨麻疹,或以眼睑、口唇高度水肿为特征的血管神经性水肿。

(2)严重过敏反应。可发生支气管痉挛、喉头水肿、呼吸困难、发绀、大小便失禁等,甚至出现过敏性休克。

【预防措施】

(1)严格筛选。选择无过敏反应史,无服用或注射药物的献血者;献血者在采血前4 h应禁食高蛋白、高脂肪饮食,禁酒。

(2)提前干预。对有过敏史的受血者,输血前遵照医嘱给予抗过敏药物。

(3)密切监护。严密监护患者输血中和输血后的反应,及早发现过敏反应先兆。

【对症处理】

(1)反应轻者减慢输血速度,遵照医嘱给予抗过敏药物,严密观察病情变化。

(2)反应严重者,立即停止输血,更换输血器,以生理盐水保持静脉通路。迅速通知医生,协助进行抗休克治疗。

3. 溶血反应

患者接受不相容的红细胞或对其自身红细胞有同种抗体的供者血浆,使供者红细胞或自身红细胞在体内发生异常破坏引起的不良反应。

【相关因素】

(1)免疫因素。①ABO血型不合。多由于申请单填写错误,采集血标本时贴错标签或注错试管,配血、取血、输血时未严格查对。②ABO血型相同Rh不同。Rh血型系统一般不存在天然抗体,当Rh阴性的受血者第一次接受Rh阳性血液后,可产生免疫性抗Rh抗体;如再次输注Rh阳性血液时,抗原和抗体的特异性结合,即可引发不同程度的溶血反应。③输注不相容性血浆。输注不相容性血浆量较大时,可引起受血者红细胞溶解破坏。④献血者之间血型不合。短时间内,一次大量输入多个献血者的血液,可因献血者之间血型不合而发生溶血反应。

(2)非免疫因素。①血制品中加入高渗或低渗溶液,或影响血液pH变化的药物,致使红细胞被大量破坏。②输血前红细胞已变质溶解。血制品贮存过久、保存温度不当、输血前血制品加温不当或震荡过剧均可造成溶血反应。

【症状体征】

免疫因素所致的溶血反应,可因输注剂量、个体免疫功能和生理状态的不同而临床表现各异。在早期或轻症患者仅表现为发热,类似发热反应,严重者迅速死亡。通常输入异型血10～20 mL后,即可发生严重的急性溶血反应,典型的临床表现为:

(1)第一期——凝集期。由于红细胞凝集成团,阻塞部分小血管,引起头部胀痛、面部潮红、恶心、呕吐、心前区压迫感、四肢麻木、腰背剧痛。

(2)第二期——溶血期。凝集的红细胞溶解,大量血红蛋白进入血浆中,出现黄疸和血红蛋白尿,同时伴有寒战、高热、呼吸困难、发绀、血压下降。

(3)第三期——肾功能衰竭期。游离的血红蛋白在肾小管内的酸性条件下形成结晶,阻塞肾小管;另外由于抗原和抗体反应,引起肾小管内皮缺血、缺氧而坏死脱落,阻塞肾小管;发生急性肾功能衰竭。

处于全麻状态下,患者出现不能解释的手术过度渗血、出血及低血压,可为溶血反应唯一的表现。

Rh血型不合所致的溶血反应症状,多发生在输血后的5～10天,偶有数周后发生。表现为发热、贫血、黄疸、偶尔出现血红蛋白尿,但也有极少数病例在输血过程中发生急性溶血反应。

非免疫因素引发的溶血反应多以血红蛋白尿为主要临床表现。

【预防措施】

(1)严禁同采。输血前采集血标本进行血型鉴定和交叉配血试验时,严禁同时采集两个患者的血标本。

(2)严格查对。取血和输血时,必须由两人逐项查对输血记录单、输血配合报告单和血袋标签的规定内容,认真检查血制品质量,核对无误后方可取血和输入。

(3)严守准则。血制品中不得加入除静脉注射用生理盐水以外的任何药物,避免剧烈震荡和不当加温。

(4)严密监护。严密监护输血过程和输血后反应。

【对症处理】

(1)立即停止输血,更换输血器,以静脉注射用生理盐水维持静脉通路;保持呼吸道通畅,给予氧气吸入。

(2)立即通知值班医生和输血科人员。

(3)将输血器连同剩余的血液、出现反应后收集的第一份新鲜尿标本和从另一侧手臂采集的血标本一同送往输血科进行检验分析,尽快明确发生溶血的原因。

(4)严密观察和记录患者的生命体征、每小时尿量、颜色,记录24 h出入量,必要时留取标本送验。

(5)保护肾脏,碱化尿液。双侧肾区热敷,以解除肾血管痉挛;遵照医嘱静脉注射碳酸氢钠,增加血红蛋白在尿液中的溶解度,避免肾小管阻塞。

(6)对尿少或尿闭者,按急性肾功能衰竭护理。

4. 与大量快速输血有关的不良反应与并发症

大量输血是指24 h内输入保存血量等于或超过患者的血容量。随着血液保存时间的延长,血液的生理生化特性不断发生变化(表19-9),当大量输入保存血液时有可能发生以下反应:

(1)枸橼酸中毒和低钙血症。大量输入保存血时,过多的枸橼酸盐的代谢和代偿超过机体的代谢速度和代偿能力,尤其在肝肾功能不良、机体代谢障碍、低温、休克情况下,可造成枸橼酸的蓄积。枸橼酸与钙结合从而减少体内的钙离子水平,出现低血钙症状,如手足抽搐、血压下降、脉压小、心律不齐、出血倾向,严重者心跳停止。

(2)出血倾向。保存血中的红细胞和血小板继续代谢,不稳定凝血因子 V 和 Ⅷ 大部分已破坏,导致血小板减少、凝血因子减少。短时间内大量输入,可因稀释作用而使患者血小板计数和凝血因子水平降低,引发出血倾向。如皮下出血、穿刺部位大块瘀血斑或手术切口大量渗血等。

(3)酸中毒、高血钾与体温过低。

(4)循环负荷过重。多发生在老年、小儿及心肺功能不全的患者。症状和护理同输液反应。

大量输入保存血液时,应严格控制输注速度,注意患者保暖;密切监护病情变化,必要时遵医嘱及时给予补钙、纠酸等治疗性护理。输入 1000 mL 枸橼酸盐保存血液,应补充葡萄糖酸钙 1.0 g。

表 19-9 　　　　　　全血 4 ℃保存中的主要生理生化指标改变

项目	保养液	保存天数			
		0	7	14	21
血浆 pH	ACD	7.0	6.79	6.73	6.71
	CPD	7.20	7.0	6.89	6.84
血浆 K$^+$	ACD	10.0	20.0	29.0	35.0
(mmol/L)	CPD	3.9	11.9	17.2	21.0
红细胞存活率	ACD	100	98	85	70
(%)	CPD	100	98	85	80
2,3-DPG	ACD	100	60	23	10
(%)	CPD	100	99	80	44

48 h 内全血中血小板所有功能丧失

48 h 内凝血因子 Ⅷ 含量降低到正常值的 10%～20%

注:2,3-DPG,即红细胞中的 2,3 二磷酸甘油酸。2,3-DPG 是血红蛋白的一个重要的别构效应物。2,3-DPG 与脱氧血红蛋白结合,使脱氧血红蛋白的空间构象稳定,从而降低血红蛋白对 O_2 的亲和力,促使 O_2 和血红蛋白解离。尤其当血液通过组织时,红细胞中 2,3-DPG 的存在能显著增加 O_2 的释放以供组织需要。

(五)输血相关性疾病

与输血相关的性疾病有艾滋病(AIDS)、病毒性肝炎(主要有乙型、丙型、丁型、庚型)、人类嗜 T 淋巴细胞病毒 Ⅰ 型和 Ⅱ 型感染(HTLV-Ⅰ/Ⅱ)、巨细胞病毒感染、疟疾、梅毒、弓形体病。

(六)自体输血

自体输血是采用患者自身的血液或血液成分,以满足本人手术或紧急情况时需要的一种输血方式。自身输血可以节省血源,避免同种免疫反应和输血相关疾病。自体输血的主要方式有:

1.贮存式自身输血

把自身的血液预先贮存,以备将来自己需要时应用。多用于择期手术的患者,即在术前一定时间采集自身的血液进行保存,待手术期间输用。

2.急性等容血液稀释

一般在麻醉后、手术主要出血步骤开始前,抽取患者一定量自身血,在室温下保存备用,同时输入胶体液或等渗晶体液补充血容量,适度稀释血液,降低红细胞压积,使手术出血时血液的有形成分丢失减少。必要时在手术后期或手术结束时回输。

3.回收式自身输血

经严格无菌操作技术,采用合格的血液回收装置,将患者体腔积血、手术中失血及术后引流血液进行回收、抗凝、滤过、洗涤等处理,然后于手术中或手术后回输给患者。

4.其他血液成分自身输注和移植

除红细胞以外的其他成分也能被采集、贮存用于回输,其中包括自身血小板、外周血造血干细胞、纤维蛋白原、新鲜冰冻血浆、冷沉淀物质等。

二、静脉输血方法

（一）静脉输血用物

1.一次性标准输血器

临床使用的标准输血器有单头(普通型)和双头(Y型)两种,可根据血液制品的种类和输注要求选择。输血器的特殊结构是在漏斗中加入特制滤网,滤网孔径为$\leqslant 170~\mu m$,过滤面积为$24\sim 34~cm^2$,可有效滤除血制品中的细小凝块,但不能滤除白细胞和微聚体。

2.一次性输血针

一次性输血针的规格同一次性静脉穿刺针,可依据血制品的种类和治疗要求,按色标选择需要的型号。

3.静脉注射用物

生理盐水溶液、血液制品、输血配合报告单、患者病历、输液卡、瓶口贴。

（二）静脉输血方法

【评估】

1.治疗计划

治疗计划包括输血目的,以及血制品种类、剂量、质量、交叉配血试验结果、输注要求。

2.患者资料

(1)年龄,病情,血型,输血史,妊娠史,过敏史,心、肺、肾功能,生命体征等。

(2)对输血的认识、合作程度和心理反应。

(3)局部组织状况。同静脉输液。

3.输血用物

用物齐全,质量符合要求。

【计划】

1.护士准备

(1)识别高危患者,制定对潜在不良反应的预防和应急措施;确认评价不良反应的客观指标,明确输血监护计划(表19-10)。

(2)制定安全输血指导或健康教育的具体内容。

(3)观察、记录患者的一般情况、意识状态、生命体征、尿量等,作为输血过程中监护不良反应的参照指标。

(4)实施健康教育,与患者协商选择合适的穿刺部位。

(5)熟悉输血的操作流程和技术要点。

(6)选择合适的输血器及针头型号,备齐输血用物;用一次性标准输血器按静脉输液操作建立静脉通道,预输生理盐水。

2.患者准备

(1)知情同意。理解输血目的和风险、了解血制品种类,在输血治疗知情同意书上签名。

(2)明确配合要点和注意事项,排空大小便,取舒适卧位,暴露输血部位。

3.环境准备

同静脉输液。

表 19-10 输血监护计划

1.监测时间
(1)输血开始前
(2)输血开始时
(3)开始输血后 15 min
(4)输血过程中每小时
(5)输血结束后 4 h
2.监测记录内容
(1)患者一般表现
(2)生命体征
(3)体液平衡:口服和静脉补液、尿量
(4)切口或创面
3.记录
(1)输血开始时间
(2)输血结束时间
(3)血液制品的种类和容量
(4)输注血液制品的唯一献血编码
(5)不良反应
在输血开始后的最初 15 min 严密监测患者,以便发现不良反应的早期症状。对意识不清或麻醉患者来说,低血压或出血不止可能是不配合血型输血的唯一表现。

【实施】

1.操作流程及行为要求

(1)间接输血法见表 19-11。

表 19-11 间接输血法

操作流程	步骤说明	行为要求
1.输前核对	两名医护人员依据病历、输血配合报告单、血袋标签核对相关内容,检查血制品质量	两人同时核对、态度认真、一丝不苟 确证相符无误、血制品质量合格
2.信息核实	两名医护人员携病历、输血配合报告单、血制品和输血用物至患者床旁,再次核对患者姓名、性别、年龄、住院号、房床号、血型、血袋号等,检查血袋和血液制品质量,确认无误,在输血配合报告单上签全名	两人同时核对,勿代签
3.评估体征	测量记录 TPR、BP,必要时观察尿量、意识状态、创面和伤口情况	方法正确、记录及时、规范
4.液体更换	消毒液洗手、戴口罩、戴手套,轻轻摇匀血制品,打开或旋下隔膜管防护帽,将引血针从生理盐水溶液瓶中拔出,垂直刺入隔膜管,将血袋挂在输液架上;用瓶口贴封闭生理盐水溶液瓶针刺部位,备用;脱手套	引血针垂直刺入,血袋无破损 无菌操作、无污染 污物放置正确

操作流程	步骤说明	行为要求
5.核对调速	两人再次同时核对病历、输血配合报告单、血袋标签的相关内容，依据血制品种类、患者年龄、病情调节滴速，计数时间≥30 s	核对认真、滴速符合要求
6.记录指导	填写输液卡，签名；向患者进行安全输血指导，解释可能出现不良反应的征兆，鼓励及时告知	填写无漏项，签全名，字迹清晰指导内容详细、患者复述正确
7.整理单位	整理床单位，协助安置舒适体位；放置呼叫器于患者随手可触及的位置	体位舒适、患者满意
8.清物洗手	清理用物，洗手	废弃物分类正确、放置合理规范洗手
9.过程监护	按计划监护输血过程，测量并记录生命体征、尿量等，调整输注速度，填写输液记录；倾听主诉，排除输液故障	评估及时、速度符合要求填写认真、无遗漏故障分析、排除方法正确
10.管道冲洗	核查、确认输血完成，戴手套，揭开生理盐水溶液瓶口贴，从血袋中拔出引导针插入输液瓶，将血袋放入收集容器，脱手套	更换及时、滴入通畅、无空气残留记录正确
11.拔针整理	待输血器管道内血制品液全部冲净，拔针，按压穿刺点止血。在输液卡上记录结束时间，整理床单位	冲洗彻底、止血方法有效关爱患者、感谢合作
12.评估体征	测量并记录生命体征、尿量等	方法正确、记录规范
13.清物洗手	清理用物，洗手	分类正确、规范洗手
14.贴单记录	将输血配合报告单贴在病历的规定位置，以备查询；逐项填写输血登记本相关内容，签名	粘贴部位正确、填写无漏项签全名
15.送袋报单	将血袋、患者输血反应回报单送输血科，以备核查，存档	送报及时
16.继续监护	继续执行输血后监护计划，防范迟发性不良反应发生	观察及时、内容正确，方法规范

（2）直接输血法

直接输血法即将供血者的血液抽出后直接输给受血者的方法。适用于危及患者生命而无库存血，同时具备交叉配血和快速诊断方法检测乙型、丙型肝炎病毒抗体、艾滋病病毒抗体等条件的临床输血。直接输血法见表 19-12。

表 19-12　　　　　　　　　　　　直接输血法

操作流程	步骤说明	行为要求
1.输前核对	两名医护人员依据病历、输血配合报告单，核对供血者和受血者相关信息，确证相符无误	两人同时核对态度认真、无漏项
2.确认选择	两名医护人员携病历、输血配合报告单和输血用物至床旁，再次核对确认信息，向双方解释目的、配合要点、注意事项；安置供血者和受血者相邻，取舒适卧位，选择穿刺部位	态度和蔼、用语恰当供、受双方合作
3.评估体征	同间接输血法	
4.建立通道	消毒液洗手、戴口罩、戴手套，按静脉注射或静脉输液的方法，为受血者建立静脉通道，预输生理盐水	操作规范、消毒严格
5.备注射器	用 50 或 100 mL 一次性无菌注射器，按 10∶1 抽取抗凝剂（50 mL 血液加 3.8% 的枸橼酸钠溶液 5 mL）备用	剂量准确、无污染
6.穿刺抽血	将血压计袖带缠绕在供血者穿刺侧上臂，充气至 100 mmHg，消毒穿刺部位，用备用注射器穿刺静脉，抽取血液	缠绕部位正确、压力适当、消毒规范缓慢抽取、观察反应、严格无菌

操作流程	步骤说明	行为要求
7.减压拔针	松开袖带气门减压，拔针，按压穿刺部位止血	按压时间 3～5 min，无出血现象发生
8.传递推注	立即传递注射器，推注给受血者。视病情和治疗计划，或保留静脉路，或拔针	抽血、传递、推注配合默契，无污染速度适当，观察反应认真
9.整理指导	脱手套、整理用物和床单位，协助安置舒适体位；嘱供血者卧床休息 10～15 min；注意保护穿刺部位，避免皮下出血；向患者交代注意事项，放置呼叫器于患者随手可触及的位置	废弃物放置正确 体位舒适，供血者和患者满意 态度和蔼，用词恰当，患者复述正确
10.评估体征、11.清物洗手、12.贴单填写、13.继续监护同间接输血法		

2.注意事项

（1）严格遵守临床输血技术准则。

（2）引血针刺入血袋时，必须和隔膜管垂直，避免刺破血袋，一旦破损禁止输用。

（3）输注全血和红细胞制品时，开始以 10～15 gtt/min 的速度缓慢输入，严密监护患者局部和全身反应，15 min 后监测生命体征若无异常，再按治疗要求调节滴速。

（4）若当班未输完，应在交班报告上注明输血开始时间、滴注速度、剩余血量、患者反应等，交班时须进行床头交接。

（5）输血不良反应最初阶段的症状体征并不典型，确定反应类型和严重程度比较困难。因此，要严密监护输血过程及输血后的反应，切不可掉以轻心。一旦发现异常，立即减慢或停止输血，更换输液器，用生理盐水维持静脉通路，通知医生，做好抢救准备，保留余血，并记录。

（6）注重自我保护，减少职业暴露。在输血时要佩戴口罩和手套，操作中要集中精力、严守规程，避免直接接触血液和被血液污染的针头刺伤。

（7）严格按照废弃物管理规定处理输血用废弃物。

（8）直接输血时，如需连续抽取、推注，可选用输液三通接头（图 19-28、图 19-29），一人即可完成全部操作；既方便快捷，又安全高效；抽血间隙注意放松袖带。

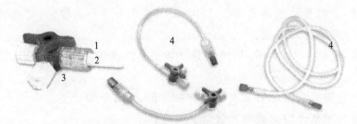

1-三通阀　2-三通管　3-螺帽（堵头）　4-延长管
图 19-28　输液三通接头与延长管

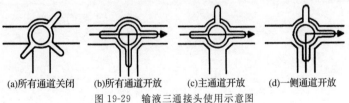

(a)所有通道关闭　(b)所有通道开放　(c)主通道开放　(d)一侧通道开放
图 19-29　输液三通接头使用示意图

3.健康教育

（1）输血的相关知识，如血型、血型鉴定和交叉配血试验的意义，输血的适应证和禁忌证,输血的风险与应急预案。

(2)输血目的、过程、配合要点、注意事项。

(3)可能出现的异常反应,如寒战、脸部发热、疼痛、呼吸短促或感到不安;告知医护人员的重要性和时机。

(4)输血速度控制的依据和自行改变滴速的危险性。

(5)自我护理措施:肢体放置位置和活动时的注意事项,拔针后局部压迫的方式、时间。

【评价】

1.评估内容全面,监护计划合理周全。

2.穿刺部位、针头型号、输血器选择正确。

3.查对严格,操作规范,过程严格无菌、无污染。

4.安全输血指导正确,患者满意,合作良好。

5.自我防护措施得当。

6.记录填写及时、正确、无漏项。

小 结

本章主要介绍了静脉输液与输血的目的、输注制品的种类、常见不良反应与护理干预、输注方法和护理管理。本章的学习重点是静脉输液输血技术、输液故障排除技术和输液输血反应与护理干预。难点是密闭式静脉输液法和静脉留置针输液法。可通过课前预习、教师讲授与演示、观看技术操作录像、实验课练习和课外演练等多种途径,达到掌握理论知识与操作技能的目的。同时可通过查阅相关文献资料,拓展知识链接,丰富学习内容,加深对学习重点和要点的理解。

思考题

1.某患者,计划输注液体总量为 2000 mL,要求在 6 h 内输完,输液器点滴系数为20,计算输注时应调控的速度。

2.某患者,需以 40 gtt/min 的速度静脉输注 5% 碳酸氢钠 250 mL,预计需要滴注的时间。

3.分析不同输血反应的共同表现与相关原因,制订干预计划。

4.列出静脉输液与输血操作方法的异同点。

5.输血过程中可能发生职业暴露的环节与防控措施。

第二十章 标本采集

[学习目标]

掌握:各种标本的采集方法。

熟悉:标本采集的原则。

了解:标本采集的意义。

标本采集是指采取患者一小部分的血液、体液、排泄物、分泌物、呕吐物或脱落细胞等样品,对其进行检验,可以协助某些疾病的诊断、治疗及判断预后。检查结果的准确性与标本采集质量有着密切关系,所以,护士必须掌握正确的标本采集方法。

第一节 标本采集的原则

标本采集应严格遵照医嘱,在充分准备的前提下,严格查对、正确采集、及时送检,才能保证标本的质量。在采集各种标本时,应遵循以下原则:

一、遵照医嘱

采集各种标本均应按医嘱严格执行。医生根据临床需要,填写检验申请单,字迹要清楚,目的要明确,并签全名。护士对检验申请单有疑问时,应及时核准,清楚后再执行。

二、充分准备

1.采集标本前应在全面评估患者的基础上,明确检验项目、检验目的、采集标本量、选择适当的采集方法并注意相关问题。

2.采集标本前应向患者做好解释工作,以取得合作。

3.根据检验目的准备好物品,选择恰当的容器,在容器外贴上标签,注明患者科别、床号、姓名、住院号、检查目的和送检日期及时间。

4.护士操作前要做好自身准备,如修剪指甲、洗手、戴口罩、戴手套等。

三、严格查对

查对是保证标本采集无误的重要环节。护士在采集前后及送检前应认真查对医嘱,核对检验项目、患者科别、姓名、床号、住院号等,以保证准确无误。

四、正确采集

为了保证送检标本的质量,必须正确、及时地进行标本采集。凡细菌培养标本,应在抗生素使用前严格遵守无菌技术操作原则采集,放入无菌容器内并及时送检。若已使用抗生素,应按抗生素的半衰期计算,在血药浓度最低时采集,并应在检验单上注明。

五、及时送检

标本采集后应及时送检,不宜放置过久,以防止标本污染或变质,从而影响检验结果。特殊标本还应注明采集时间。

第二节 | 各种标本的采集

一、血标本采集法

血液检查是判断体内各种功能及异常变化的最重要指标之一,是临床最常用的检验项目之一。血液检查不仅可以反映血液系统本身的病变,也可以协助临床疾病诊断,并为判断患者病情进展程度以及疾病治疗提供参考。临床上一般根据检验目的不同,将收集的血标本分三类:全血标本、血清标本、血培养标本;根据选择的方法不同,分为静脉采血法、动脉采血法、毛细血管采血法。

【目的】

1.静脉血标本

(1)全血标本。用于血沉、血常规检查和测定血液中某些物质的含量,如肌酐、尿酸、肌酸、尿素氮、血氨、血糖等。

(2)血清标本。用于测定血清酶、脂类、电解质和肝功能等。

(3)血培养标本。用于查找血液中的病原菌。

2.动脉血标本

常用于血液气体分析。

3.毛细血管采集血标本

常用于血常规检查。

【评估】

1.患者评估

(1)全身状况。患者的年龄、病情、诊断、治疗情况。

(2)局部状况。穿刺部位血管及皮肤的情况。

(3)心理状态。了解患者心理状态及合作情况。

(4)健康知识。对采血的目的及注意事项是否了解。

2.项目评估

了解采集血液的种类及要求,决定是否需要特殊准备,如生化检查的血标本,宜早晨空腹采集,应事先通知患者禁食。

3.用物评估

标本容器是否符合检验目的,标签是否贴好,采血器是否符合要求。

【计划】

1.护士准备

护士应着装整齐,修剪指甲,洗手,戴口罩和手套,熟悉采血方法。

2.用物准备

用物包括:注射盘、止血带、一次性注射器或一次性采血针(图 20-1)、标本容器(干燥试管、抗凝试管或血培养瓶)、化验单、无菌手套。如采集血培养标本应备酒精灯和火柴；如采集动脉血标本应备肝素 0.5 mL、无菌纱布、无菌软木塞或橡胶塞（或一次性血气针）。

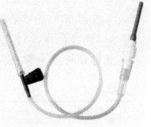

图 20-1　一次性采血针

3.环境准备

病室应整洁、宽敞、明亮。

4.患者准备

患者情绪平稳，穿刺部位清洁，并已做好相应准备。

【实施】

1.静脉血标本采集法

（1）操作流程及行为要求

静脉血标本采集法见表 20-1。

表 20-1　静脉血标本采集法

操作流程	步骤说明	行为要求
1.查对贴签	查对医嘱，无误后将化验单附联贴于标本容器上，注明科别、床号、姓名、检验目的和送检日期及时间	严格查对，杜绝差错
2.核对解释	携用物至床旁，核对患者并再次讲解抽血的目的和配合方法，取得合作	尊重患者，严格查对耐心解释，患者配合
3.定位消毒	选择合适的穿刺部位，上方 6 cm 系止血带，常规消毒皮肤	操作规范，严格无菌
4.穿刺抽血	戴无菌手套，按静脉注射法穿刺血管，见回血后抽取所需血量，松止血带，嘱患者松拳	防止溶血，保证质量
5.拔针按压	迅速拔针，用无菌棉签按压局部 1~2 min 至不出血	
6.注入容器	将血液顺管壁注入已经准备好的标本容器内 血培养标本：除去铝盖中心部分，常规消毒瓶盖，更换粗针头将采集的血液注入密封瓶，轻轻摇匀 全血标本：取下针头，沿管壁缓慢注入预置有抗凝剂的试管内，轻轻摇动，混匀血液与抗凝剂，防止血液凝固，影响检验结果 血清标本：取下针头，沿管壁缓慢注入干燥试管内，避免震荡，防止发生溶血	
7.整理洗手	帮助患者取舒适卧位，清理用物，脱手套，洗手 将标本连同化验单及时送检	观察仔细，关爱患者
8.及时送检		送检及时，保证质量

（2）注意事项

①生化检查需空腹抽血，应该提前告知患者禁食。

②根据检验目的选择合适的用物。如抽血清标本须用干燥注射器、针头和干燥试管；一般血培养采血量为 5 mL，但对于亚急性细菌性心内膜炎的患者，为提高细菌培养阳性率，采血量可增至 10~15 mL。

③采集血培养标本时，严防污染。除严格执行无菌技术操作外，抽血前应检查培养基是否符合要求，瓶塞是否干燥，培养液量是否合适。

④如同时抽取不同项目的血标本，应先注入血培养瓶，再注入抗凝管，最后注入干燥试管，动作要迅速准确。

⑤严禁在输液、输血的针头处采集血标本，最好在对侧肢体采集。

⑥防止溶血：造成溶血的原因有注射器和容器不干燥、不清洁；结扎止血带时间过长；穿刺不顺利，反复穿刺造成组织损伤过多；抽血速度太快；血液注入容器时未取下针

头或注入速度过快产生大量泡沫;震荡过于剧烈等。应注意避免上述问题发生。

2.动脉血标本采集法

(1)操作流程及行为要求

动脉血标本采集法见表20-2。

表20-2　　　　　　　　　　　　　动脉血标本采集法

操作流程	步骤说明	行为要求
1.查对贴签	查对医嘱,无误后将化验单附联贴于标本容器上,注明科别、床号、姓名、检验目的和送检日期及时间	严格查对,杜绝差错
2.核对解释	携用物至床旁,核对床号、姓名、检验项目,向患者解释,取得合作	尊重患者,严格查对耐心解释,患者配合
3.选择消毒	取合适卧位,选择穿刺动脉,常用部位为桡动脉(前臂掌侧腕关节上2 cm,动脉搏动明显处)、股动脉(腹股沟股动脉搏动明显处),常规消毒,穿刺局部皮肤	操作规范,严格无菌
4.抽取肝素	注射器抽取肝素0.5 mL,内壁湿润后推去全部余液	
5.穿刺抽血	戴无菌手套,左手食指、中指固定欲穿刺静脉,右手持注射器,在左手两指间以90°或40°刺入动脉,见有鲜红色回血,右手固定穿刺针,左手快速抽取血液,一般为0.5~1 mL	
6.拔针按压	抽血毕,迅速拔针,立即用无菌纱布加压按压穿刺点5~10 min	
7.隔绝空气	立即将针头斜面刺入软木塞或橡胶塞,以隔绝空气	
8.防止凝固	双手轻搓注射器,混匀血液和肝素,防止血液凝固	
9.整理洗手	帮助患者取舒适卧位,清理用物,脱手套,洗手	观察仔细,关爱患者
10.及时送检	将标本连同化验单立即送检	送检及时,保证质量

(2)注意事项

①严格无菌操作,预防感染。

②有出血倾向者,应谨慎采取此法。

③采集动脉血后应立即将采血针头刺入橡皮塞内,避免空气进入血液,影响检验结果的准确性。

④注意按压部位和时间,避免出现皮下血肿。

3.毛细血管采血法

此法目前一般由检验人员执行,方法略。

4.健康教育

向患者及家属介绍血标本采集的目的及合作要求,取得合作,采血后压迫时间不能太短,至不出血为宜。

【评价】

1.护士能与患者或家属有效沟通,得到理解与配合,正确、熟练采集血标本,做到一针见血。

2.患者穿刺部位无肿胀、皮下瘀血,未发生感染。

知识小贴士　　　　　一次性真空采血管的使用

真空采血管是一种真空负压的采血管,标准真空采血管采用国际通用的头盖和标签颜色标示采血管内添加剂种类和试验用途。试管分为抗凝管、无添加剂管、肝素管、血液分析试管等不同种类,可根据检验目的选择相应的采血试管。使用时,用采血针按静脉注射方法穿刺成功后,立即将另一端针头刺入真空采血管,血液会自动留取至所需剂量,如需继续采集,可更换另一真空采血管。当采集完最后一管血液时,松开止血带,嘱患者松拳,迅速拔出针头,采血针内血液被采血管剩余负压吸入管内,用无菌棉签按压穿刺点至不出血。

二、尿标本采集法

尿液是由肾脏代谢产生,其组成及性状可反映机体的代谢状况,不仅与泌尿系统疾病有直接关系,而且受机体各系统功能状态的影响。临床上常收集尿标本做物理、化学、细菌学等检查,以了解病情,协助诊断和观察疗效。

尿标本一般分尿常规标本、尿培养标本以及 12 h 或 24 h 尿标本三种。

【目的】

1.尿常规标本。用于检查尿液的颜色、透明度、比重、尿蛋白定性、尿糖定性、有无细胞和管型等。

2.尿培养标本。用于细菌培养或细菌药物敏感试验,以了解病情,协助临床诊断、治疗。

3.12 h 或 24 h 尿标本。用于各种尿生化检验或尿浓缩查结核杆菌等检查。

【评估】

1.患者评估

(1)全身状况。目前的病情、诊断、治疗、意识状态、自理能力等。

(2)局部状况。患者的排尿情况。

(3)心理状态。了解患者心理状态及合作情况。

(4)健康知识。对尿标本采集的目的及注意事项是否了解。

2.用物评估

用物是否齐全,符合要求。

【计划】

1.护士准备

护士应着装整齐,修剪指甲,洗手,戴口罩,熟悉尿标本留取方法。

2.用物准备

(1)尿常规标本。清洁干燥的一次性尿杯。

(2)尿培养标本。无菌标本容器、无菌手套、无菌棉签、消毒液、试管夹、火柴、酒精灯,必要时备便盆、屏风、卫生纸、无菌导尿包。

(3)12 h 或 24 h 尿标本。3 000~5 000 mL 广口集尿瓶、防腐剂(表 20-3)。

表 20-3 　　　　　　　　　　常用的几种防腐剂及用法和作用

名称	作用	用法	临床应用
40%甲醛	固定尿中有机成分	每 30 mL 尿液中加入 1 滴	尿爱迪计数(12 h 尿细胞计数)
浓盐酸	防止尿中激素被氧化	24 h 尿液中加 5~10 mL	用于内分泌系统检查,如 17-酮类固醇、17-羟类固醇
甲苯	保持尿中的化学成分不变	每 100 mL 尿液加 0.5~1%甲苯 2 mL(于第一次尿液倒入后加,使之形成薄膜覆盖在尿液表层,防止被细菌污染)	常用于尿蛋白定量尿糖定量,以及钠、钾、氯、肌酐、肌酸的定量检查

3.环境准备

病室内整洁,温度适宜,必要时用屏风遮挡。

4.患者准备

患者明确尿标本采集的目的、方法及注意事项,熟知配合要点。

【实施】

1.操作流程及行为要求

尿标本采集法见表20-4。

表 20-4　　　　　　　　　　　　尿标本采集法

操作流程	步骤说明	行为要求
1.查对贴签	查对医嘱,无误后将化验单附联贴于标本容器上	严格查对,杜绝差错
2.核对解释	携用物至床旁,核对床号、姓名、检验项目,向患者解释,取得合作	尊重患者,严格查对 耐心解释,患者配合
3.留取标本	根据目的不同,分别留取 尿常规标本: 能自行留取标本的患者,嘱留取晨起第一次尿 30～50 mL,测量尿比重者留 100 mL;留置导尿的患者,于集尿袋下方引流孔处收集尿液 尿培养标本: 协助患者取适宜卧位,必要时屏风遮挡,按导尿术清洁和消毒外阴、尿道口后,嘱患者排尿时弃去前段尿液,然后用试管夹夹住无菌试管留取 5～10 mL 中段尿液,消毒试管口和盖子后盖好容器,清洁外阴,协助患者穿好裤子,整理床单位;昏迷患者按导尿术留取中段尿 12 h 或 24 h 尿标本: 取 24 h 尿标本,嘱患者于 7 am 排空膀胱后,留取尿液于集尿瓶中至次晨 7 am 最后一次,若留取 12 h 尿标本,则于 7 pm 排空膀胱留取尿液至次晨 7 am。注明留取时间,测总量	操作规范,密切观察
4.整理洗手	清理用物,洗手	规范处理,预防感染
5.及时送检	记录并将标本连同化验单及时送检	送检及时,保证质量

2.注意事项

(1)会阴部分泌物过多时,应先清洁,再收集尿液。

(2)女患者月经期不宜留取尿标本,尿失禁患者可用尿套或尿袋协助收集。

(3)做早孕诊断试验应留晨尿。

(4)留取培养标本时,应严格无菌操作,防止标本污染。

(5)留取 12 h 或 24 h 尿标本时,集尿瓶应放于阴凉处,并根据检验要求加入防腐剂,与尿液混合,避免尿液久放变质。

3.健康教育

向患者及家属介绍尿标本采集的目的及合作要求,注意多饮水,按时排尿,保持外阴清洁,预防泌尿系统感染。

【评价】

1.患者无不适感,无不良反应,正确、熟练采集尿标本。

2.护士能与患者或家属有效沟通,得到理解与配合。

三、粪便标本采集法

粪便是由机体消化的食物残渣、消化道分泌物、大量细菌和水分组成。临床上常通过检查粪便有助于判断消化道是否有炎症、出血和寄生虫感染,并根据粪便的性状和组成了解消化系统功能。

粪便标本一般分四种：常规标本、培养标本、隐血标本和寄生虫或虫卵标本。

【目的】

1. 常规标本。用于检查粪便性状、颜色、细胞等。

2. 培养标本。用于检查粪便中的致病菌。

3. 隐血标本。用于检查粪便中肉眼难以察觉的微量血液。

4. 寄生虫或虫卵标本。用于检查粪便中的寄生虫、幼虫以及虫卵计数检查。

【评估】

1. 患者评估

(1) 全身状况。年龄、病情、诊断、意识状态、自理能力。

(2) 局部状况。患者的排便情况。

(3) 心理状态。了解患者心理状态及合作情况。

(4) 健康知识。对粪便标本采集的目的及注意事项是否了解。

2. 用物评估

用物是否齐全，符合要求。

【计划】

1. 护士准备

护士应着装整齐，修剪指甲，洗手，戴口罩，熟悉粪便标本留取方法。

2. 用物准备

(1) 常规标本。清洁便盆、检便盒、棉签。

(2) 培养标本。消毒便盆、无菌培养瓶、无菌棉签。

(3) 隐血标本。清洁便盆、检便盒、棉签。

(4) 寄生虫或虫卵标本。清洁便盆、检便盒、棉签、透明胶带或载玻片。

3. 环境准备

病室内整洁，温度适宜，必要时用屏风遮挡。

4. 患者准备

患者应明确粪便标本采集的目的、方法及注意事项，熟知配合要点。

【实施】

1. 操作流程及行为要求

粪便标本采集法见表 20-5。

表 20-5　　　　　　　　　　**粪便标本采集法**

操作流程	步骤说明	行为要求
1. 查对贴签	查对医嘱，无误后将化验单附联贴于标本容器上	严格查对，杜绝差错
2. 核对解释	携用物至床旁，核对床号、姓名、检验项目，向患者解释，取得合作	尊重患者，严格查对 耐心解释，患者配合
3. 留取标本	根据目的不同，分别留取 常规标本： 嘱患者排便于便盆，用棉签取中央部分或黏液脓血部分约 5g（蚕豆大小）， 置于检便盒内 培养标本： 嘱患者排便于消毒便盆，用无菌棉签取中央部分粪便或脓血黏液部分 2～5 g 置于培养瓶内，塞紧瓶塞。如患者无便意，用无菌棉签蘸无菌生理盐水，由 肛门插入 6～7 cm，顺一个方向轻轻旋转后退出，将棉签置于培养管内	

（续表）

操作流程	步骤说明	行为要求
	隐血标本： 按常规标本留取 寄生虫或虫卵标本： （1）查寄生虫虫卵：嘱患者排便于便盆，用棉签在不同部位取带血或黏液部分5～10g送检；服驱虫药后检查或作血吸虫孵化检查，应留取全部粪便 （2）查阿米巴原虫：将便盆加热至接近人体温度，排便后连同便盆立即送检，保持阿米巴原虫的活性 （3）查蛲虫：嘱患者睡觉前或清晨未起床前，将透明胶带贴在肛门周围，取下粘有虫卵的透明胶带，粘贴在载玻片上或将透明胶带对合	观察仔细，关爱患者
4.整理洗手	帮助患者取舒适卧位，清理用物，洗手	规范处理，预防感染
5.及时送检	记录并将标本连同化验单及时送检	送检及时，保证质量

2.注意事项

（1）标本采集时应避免混入小便，影响检查结果。

（2）采集隐血标本时，应嘱患者检查前三天禁食肉类、绿叶蔬菜、动物肝脏、血制品和含铁丰富的食物、药物，以免造成假阳性。

（3）检查阿米巴原虫时，在采集标本前几天，不应给钡剂、油质或含金属制剂药物，以免影响虫卵或包囊的显露。

3.健康教育

向患者及家属介绍粪便标本采集的目的及合作要求，提供适宜的环境，说明正确留取标本的重要性，教会留取方法。

【评价】

1.患者明确标本采集的目的，并配合良好。

2.标本采集正确，确保质量。

四、痰标本采集法

痰液是气管、支气管和肺泡的分泌物，主要由黏液和炎性渗出物组成，正常情况下分泌很少，一般不会引起咳嗽。当呼吸道黏膜受到刺激，分泌物增多时，即形成痰液。通过检查痰液中细胞、细菌、寄生虫等，观察痰液性质、颜色、气味、量等，有助于诊断呼吸系统的某些疾病，如支气管哮喘、支气管扩张、肺部感染、肺结核、肺癌等。

临床上常用的痰标本分三种：痰常规标本、痰培养标本和24 h痰标本。

【目的】

1.痰常规标本。用于检查痰液的一般性状，查细胞、细菌、虫卵，协助某些呼吸系统疾病诊断。

2.痰培养标本。用于检查痰液中的致病菌。

3.24 h痰标本。用于检查24 h痰液的量及性状，协助疾病诊断。

【评估】

1.患者评估

（1）全身状况。年龄、病情、诊断、意识状态、自理能力。

（2）局部状况。分泌物情况。

（3）心理状态。了解患者心理状态及合作情况。

（4）健康知识。对痰标本采集的目的及注意事项是否了解。

2.用物评估

用物是否齐全，符合要求。

【计划】

1.护士准备

护士应着装整齐，修剪指甲，洗手，戴口罩，熟悉痰标本留取方法。

2.用物准备

（1）痰常规标本。痰盒。

（2）痰培养标本。无菌容器、漱口溶液。

（3）24 h痰标本。容积约 500 mL 广口集痰器。

如患者不能自行排痰或不合作，需备集痰器（图 20-2）、吸痰装置。

3.环境准备

病室内整洁，安静，光线明亮。

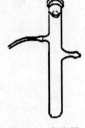

图 20-2　集痰器

4.患者准备

患者应明确痰标本采集的目的、方法及注意事项，熟知配合要点。

【实施】

1.操作流程及行为要求

痰标本采集法见表 20-6。

表 20-6　　　　　　　　　　　　　痰标本采集法

操作流程	步骤说明	行为要求
1.查对贴签	查对医嘱，无误后将化验单附联贴于标本容器上	严格查对，杜绝差错
2.核对解释	携用物至床旁，核对床号、姓名、检验项目，向患者解释，取得合作	尊重患者，严格查对耐心解释，患者配合
3.留取标本	根据目的不同，分别留取 痰常规标本： 能自行咳痰患者，嘱清晨醒来先漱口，去除口中杂质，深呼吸后用力咳出气管深处痰液于痰盒内；无法咳痰或不合作患者，协助其取适当卧位，背部叩击后，戴好手套，集痰器分别连接吸引器和吸痰管，按吸痰法将痰吸入集痰器内 痰培养标本： 能自行咳痰患者，嘱清晨醒来先用多贝尔溶液漱口，再用清水漱口，数次深呼吸后用力咳出气管深处痰液于无菌容器内，加盖；无法咳痰或不合作患者，协助其取适当卧位，背部叩击后，戴好手套，无菌集痰器分别连接吸引器和无菌吸痰管。按吸痰法将痰吸入无菌集痰器内，加盖 24 h痰标本： 在广口集痰器外的标签上注明采集时间，容器内加少量清水。嘱患者从清晨（7 am）醒来漱口后未进食前第一口痰开始留取，至次日晨（7 am）漱口后未进食前第一口痰作为结束，将 24 h 的全部痰液收集在集痰器内	观察仔细，关爱患者
4.整理洗手	帮助患者取舒适卧位，清理用物，洗手	规范处理，预防感染
5.及时送检	记录并将标本连同化验单及时送检	送检及时，保证质量

2.注意事项

（1）采集各类痰标本时，若痰液不易排出，可雾化吸入促进排痰。

（2）采集痰标本时，勿将唾液、漱口水、鼻涕混入其中。

(3)若查找痰中癌细胞应立即送检,也可以用95%酒精或10%甲醛固定后送检。

3.健康教育

向患者及家属介绍痰标本采集的目的及合作要求,指导其有效咳嗽,注意正确留取标本。

【评价】

1.患者明确标本采集的目的,并配合良好。

2.标本采集正确,确保质量。

五、咽拭子标本采集法

【目的】

从咽部和扁桃体部取分泌物做细菌培养或病毒分离,以协助疾病诊断、治疗和护理。

【评估】

1.患者评估

(1)全身状况。年龄、病情、诊断、意识状态、自理能力。

(2)局部状况。口腔黏膜有无溃疡、糜烂,进食时有无疼痛。

(3)心理状态。了解患者心理状态及合作情况。

(4)健康知识。对咽拭子标本采集的目的及注意事项是否了解。

2.用物评估

用物是否齐全,符合要求。

【计划】

1.护士准备

护士应着装整齐,修剪指甲,洗手,戴口罩,熟悉咽拭子标本留取方法。

2.用物准备

用物包括:检验单(标明病室、床号、姓名)、无菌咽拭子培养管、酒精灯、火柴、压舌板、手电筒、手套。

3.环境准备

病室内整洁,安静,光线明亮。

4.患者准备

患者应明确咽拭子标本采集的目的、方法及注意事项,熟知配合要点。

【实施】

1.操作流程及行为要求

咽拭子标本采集法见表20-7。

表20-7 咽拭子标本采集法

操作流程	步骤说明	行为要求
1.查对贴签	查对医嘱,无误后将化验单附联贴于标本容器上	严格查对,杜绝差错
2.核对解释	携用物至床旁,核对床号、姓名、检验项目,向患者解释,取得合作	尊重患者,严格查对耐心解释,患者配合
3.留取标本	点燃酒精灯,戴手套,嘱患者张口发"啊"音,用咽拭子蘸无菌生理盐水擦拭两侧腭弓、咽、扁桃体的分泌物,在酒精灯火焰上消毒培养管口,把棉签插入试管,塞紧	动作轻柔,关爱患者
4.整理洗手	帮助患者取舒适卧位,清理用物,洗手	规范处理,预防感染
5.及时送检	记录并将标本连同化验单及时送检	送检时间,保证质量

2.注意事项

(1)取分泌物时,必要时可用压舌板将舌下压。

(2)避免在进食后 2 h 内取标本,防止呕吐。

(3)做真菌培养时,须在口腔溃疡面上取分泌物。

(4)采集过程中,动作轻柔灵敏,以免引起恶心;不要碰触其他部位,防止污染标本。

3.健康教育

向患者及家属介绍咽拭子标本采集的目的及合作要求,做好配合。

【评价】

1.患者明确咽拭子标本采集的目的,并配合良好。

2.护士操作熟练、准确。

3.标本采集正确,确保质量。

六、呕吐物标本采集法

【目的】

检查呕吐物的性状、颜色、气味、次数及数量,协助临床疾病诊断。

【评估】

1.患者评估

患者呕吐情况、意识、心理状况、理解与合作程度。

2.用物评估

用物是否齐全,符合要求。

【计划】

1.护士准备

护士应着装整齐,掌握沟通交流技巧。

2.用物准备

选择一次性塑料杯并贴好标签。

3.环境准备

病室整洁,温度适宜,必要时用床帘或屏风遮挡患者。

4.患者准备

患者应明确呕吐物采集的目的、方法。

【实施】

1.操作方法

患者呕吐时,用一次性塑料杯接取呕吐物,及时送检。

2.注意事项

(1)呕吐后,及时清理,更换污被服等,开窗通风,去除室内不良气味。

(2)注意观察患者的呕吐方式和呕吐物的性状、色、量、味。如:颅内压增高患者,会出现喷射状呕吐;急性上消化道大出血患者,呕吐物呈鲜红色;陈旧性大出血呈咖啡色;幽门梗阻患者,呕吐物常为宿食,为腐败酸臭味;肠梗阻时为粪臭味。

3.健康教育

向患者及家属介绍呕吐物标本采集的目的、作用,能更好地配合。

【评价】

1.患者呕吐后,清理及时。

2.护士能与患者或家属有效沟通,得到理解与配合。

小 结

　　标本检验是临床重要的诊断疾病的方法之一,检验结果的准确性直接关系疾病的诊断、治疗及抢救,而检查结果的准确性与标本采集质量有着密切关系,所以,作为护士,必须正确掌握标本采集的方法。本章重点介绍了标本采集的原则及各种常用标本的采集方法,希望通过本章节的学习,学生能熟练掌握标本采集的方法。

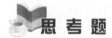 **思考题**

　　1.标本采集的原则是什么?

　　2.如何指导患者留取 12 h 尿标本?

　　3.如果做隐血试验,如何采集标本?

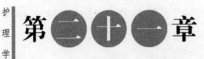

第二十一章 冷热疗法

[学习目标]

掌握：各种冷疗法、热疗法的使用方法。

熟悉：冷疗法、热疗法的作用及其禁忌证。

了解：冷疗法、热疗法的效应和影响因素。

冷热疗法是利用低于或高于人体温度的介质直接作用于人体的表面，以达到止血、止痛、消炎、消肿、降温和促进舒适的物理治疗方法。护士作为冷热疗法的直接实施者，应该了解冷热疗法的生理效应、继发效应及影响因素，掌握正确的操作方法，防止不良反应的发生，以达到良好的治疗效果。

第一节 冷疗法

一、冷疗的作用

(一)控制炎症扩散

冷疗可使局部毛细血管收缩，血流量减少，抑制细菌的活力和降低细胞代谢。在炎症早期用冷疗，可限制炎症扩散和抑制化脓。

(二)减轻局部组织充血或出血

冷疗可促进局部血管的收缩，降低毛细血管的通透性，减轻组织充血；同时冷疗可以减慢血流速度，增加血液黏稠度，有利于血液凝固而减少局部组织的出血。适用于软组织扭伤或挫伤早期(48 h 内)、鼻出血、扁桃体摘除术后患者。

(三)减轻疼痛

冷疗可抑制细胞的活力，降低神经末梢的敏感性而使疼痛减轻；冷疗可使局部血管收缩，通透性降低，渗出减少，从而减轻局部组织因充血、肿胀而引起的疼痛。适用于牙痛及软组织扭伤或挫伤早期患者。

(四)降温

局部或全身冷疗，通过传导与蒸发作用使散热增加而使体温降低。适用于高热或中暑患者。

(五)保护脑细胞

头部用冷疗可降低脑细胞的代谢，减少其耗氧量，提高脑细胞对缺氧的耐受性，从而减少对脑细胞的损害,起到保护脑组织的作用。适用于脑损伤、脑缺氧、脑水肿等患者。

二、冷疗的影响因素

(一)方式

冷疗分为湿冷和干冷两种。湿冷是以水为媒介物,而干冷主要以空气作为媒介物。冷疗的应用方式不同,效果也不一样。同样的温度,湿冷的效果要优于干冷,因为水是冷的良好导体,传导能力及渗透能力都比空气强。

(二)面积

冷疗效果与用冷面积成正比。用冷面积越大,冷疗效果越强。反之,则较弱。但须注意在大面积用冷时,因血管收缩,会导致血压上升。

(三)时间

冷疗的时间一般为 20～30 min。在一定时间内冷疗的效果是随着时间的延长而逐渐增强的。如果持续用冷时间过长,会发生继发效应,收缩的血管扩张,机体对冷的耐受性增强,从而抵消其治疗作用,甚至还可引起不良反应,如冻伤、疼痛等。

(四)温度

用冷的温度与体表的温度相差越大,机体对冷刺激的反应越强烈;反之,则较弱。另外,环境温度也可影响冷疗效果。如环境温度低于身体温度时用冷疗,冷效应增强;环境温度高于身体温度时用冷疗,冷效应减弱。

(五)部位

用冷部位的皮肤厚薄不同,产生的冷效应也不同。手和脚的皮肤较厚,对冷刺激的耐受性较强,用冷效果较差。而躯干、前臂内侧、颈部皮肤较薄,对冷刺激的敏感性较强,用冷效果好。冷觉感受器数量不同,对冷的反应也不一样。皮肤浅层的冷觉感受器数量较多,故浅层皮肤对冷敏感。

(六)个体差异

个体的年龄、性别、机体状况、肤色等影响冷疗的效果。婴幼儿因神经系统尚未发育成熟,对冷的适应能力有限;老年人因器官、系统的功能衰退,对冷刺激的敏感性降低;女性对冷刺激的敏感性较男性强;昏迷、感觉迟钝、血液循环不良、麻痹的患者因对冷的刺激不敏感,用冷时应注意个体差异,防止冻伤的发生。

三、冷疗的禁忌证

(一)血液循环不良

对于休克、周围血管病变、动脉硬化、糖尿病等血液循环不良的患者,用冷会加重血液循环障碍,导致局部组织缺血缺氧而变性坏死。

(二)慢性炎症或深部化脓病灶

用冷可使局部毛细血管收缩,血流减慢,血流量减少,从而妨碍炎症的吸收和消散。

(三)组织损伤破裂

用冷会使血液循环减慢,组织供血减少,影响伤口的愈合。

（四）对冷过敏

对冷过敏的患者用冷后局部会出现红斑、荨麻疹、关节疼痛、肌肉痉挛等过敏症状。

（五）禁忌冷疗的部位

1.枕后、耳郭、阴囊处。用冷易引起冻伤。

2.心前区。用冷会引起反射性心率减慢、心律不齐、心房纤颤、心室纤颤及房室传导阻滞。

3.腹部。用冷易引起腹痛、腹泻。

4.足底。用冷易引起反射性末梢血管收缩而影响散热，或反射性地引起一过性冠状动脉收缩。

四、冷疗的方法

冷疗分为局部冷疗和全身冷疗两种方法。局部冷疗有冰袋、冰帽、冷湿敷法、冰囊和冰槽等；全身冷疗有温水拭浴或乙醇拭浴等。

（一）局部冷疗法

1.冰袋的使用

【目的】

降温、止血、镇痛、控制炎症的扩散。

【评估】

1.患者评估

（1）一般状况。年龄、诊断、病情、治疗情况、意识状态、循环状况、对冷的耐受情况、有无感觉障碍等。

（2）局部状况。使用冰袋时，局部的皮肤情况。

（3）心理状态。了解患者心理状态及合作情况。

（4）健康知识。对疾病的认识，对冰袋使用的目的及注意事项是否了解。

2.用物评估

冰袋有无破损、漏气，用物是否齐全、符合要求。

【计划】

1.护士准备

护士应着装整齐，修剪指甲，洗手，戴口罩，熟悉冰袋的使用方法。

2.用物准备

用物包括：冰袋或冰囊（图 21-1）及布套、

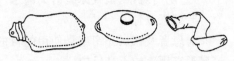

图 21-1　冰袋和冰囊

帆布袋、木槌、冰块、盆及冷水、勺、毛巾。

3.环境准备

病室整洁，温度适宜，无对流风直吹患者或酌情关门窗，需要时用床帘或屏风遮挡患者。

4.患者准备

患者应明确冰袋使用的目的、方法及注意事项，熟知配合要点。

【实施】

1.操作流程及行为要求

冰袋的使用见表 21-1。

表 21-1 冰袋的使用

操作流程	步骤说明	行为要求
1.准备冰袋	将冰块装入帆布袋,用木槌砸成核桃大小的冰块,放入盆内用冷水冲去棱角。用勺将小冰块装入冰袋 1/2～2/3 满,排出袋内空气,夹紧袋口。用毛巾擦干冰袋,倒提抖动检查无漏水后套上布套	勿损坏冰袋,冰袋呈平形,布套无浸湿
2.核对解释	携用物至床旁,核对床号、姓名,向患者讲解冰袋使用的目的和方法,取得合作	尊重患者,严格查对耐心解释,患者配合
3.放置冰袋	将冰袋置于冷敷部位:①高热降温时冰袋置于前额(图 21-2)或头顶(冰囊可置于体表大血管分布处);②鼻出血者将冰囊置于鼻部;③扁桃体摘除术后将冰囊置于颈前颌下(图 21-3)④软组织扭伤处	操作规范
4.观察效果	注意观察全身及局部皮肤反应、冰袋有无异常	观察仔细,主动询问
5.撤除冰袋	30 min 后撤除冰袋,协助患者取舒适卧位,整理病床单位	关爱患者,谢谢合作
6.处理用物	按消毒隔离原则处理用物。倒空冰袋,倒挂晾干,吹入少量空气后夹紧袋口(防止冰袋内面相互粘连);置阴凉处备用;布套清洁后晾干备用	规范处理,爱惜物品
7.洗手记录	洗手,记录用冷部位、时间、效果、全身及局部反应	规范、及时、准确

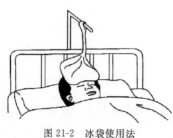
图 21-2 冰袋使用法

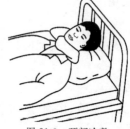
图 21-3 颈部冷敷

2.注意事项

(1)注意观察用冷部位的皮肤颜色,如出现苍白、青紫等情况应立即停止用冷并给予相应处理。

(2)高热患者降温时,在冰袋使用 30 min 后应测量体温并记录,当体温降至 39 ℃以下时撤去冰袋。

(3)需长时间用冷者应间隔 1 h 后再重复使用,以防继发反应的发生。

(4)随时观察、检查冰袋有无漏水,是否夹紧。冰块融化后应及时更换。

3.健康教育

向患者及家属介绍冰袋使用的目的、作用,说明使用冰袋的注意事项,教会患者及家属观察用冷的不良反应。

【评价】

1.患者无冻伤、不适等不良反应,达到预期效果。

2.冰袋完整、无漏水,布套干燥。

3.护士与患者或家属沟通有效,得到理解与配合。

2.冰帽的使用

【目的】

降低头部温度,降低脑细胞代谢,提高脑细胞对缺氧的耐受性,减轻脑细胞损害,防治脑水肿。

【评估】

1.患者评估

(1)一般状况。诊断、病情、治疗情况、意识状态、循环状况、对冷的耐受情况、有无感觉障碍等。

(2)局部状况。头部皮肤、血运等。

(3)心理状态。了解患者心理状态及合作情况。

(4)健康知识。对疾病的认识,对冰帽或冰槽使用的目的及注意事项能否了解。

2.用物评估

冰帽或冰槽是否完好,有无破损、漏气,用物是否齐全,符合要求。

【计划】

1.护士准备

护士应着装整齐,修剪指甲,洗手,戴口罩,熟悉冰帽或冰槽的使用方法。

2.用物准备

用物包括:冰帽或冰槽(图 21-4)、帆布袋、木槌、冰块、盆及冷水、勺、海绵 3 块、不脱脂棉球、凡士林纱布、水桶、肛表。

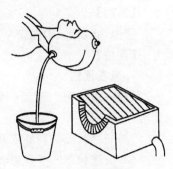

图 21-4 冰帽和冰槽

3.环境准备

病室整洁,温度适宜,无对流风直吹患者或酌情关门窗。

4.患者准备

患者应明确冰帽或冰槽使用的目的、方法及注意事项,能主动配合。

【实施】

1.操作流程及行为要求

冰帽的使用见表 21-2。

表 21-2 冰帽的使用

操作流程	步骤说明	行为要求
1.准备冰帽	将冰块砸成小块、冲去棱角(方法同冰袋),装入冰帽约 2/3 满,排出帽内空气,旋紧冰帽口,用毛巾擦干冰帽,检查无漏水	防止冰块棱角损坏冰帽
2.核对解释	携用物至床旁,核对床号、姓名,讲解冰帽使用的目的和方法,取得合作	尊重患者,严格查对耐心解释,患者配合
3.放置冰帽	将患者头部置于冰帽中,在后颈部、双耳外侧与冰帽接触的部位垫海绵,防止冻伤(使用冰槽者需在耳内塞不脱脂棉球,防止冰水流入耳内;双眼盖凡士林纱布,保护角膜)。冰帽的引水管置水桶中,注意水流情况	认真仔细,保护患者
4.观察效果	观察皮肤颜色、心率及冰帽有无异常等。每 30 min 测一次生命体征并记录,肛温维持在 33 ℃左右(肛温低于 30 ℃,易发生心房、心室纤维颤动或房室传导阻滞等并发症)	观察仔细,主动询问规范测量,及时记录
5.撤除冰帽	30 min 后撤除冰帽,协助患者取舒适卧位,整理床单位	关爱患者,谢谢合作
6.处理用物	按消毒隔离原则处理用物。倒空冰帽,倒挂晾干,置阴凉处备用	规范处理,爱惜物品
7.洗手记录	洗手,记录用冷部位、时间、效果、全身及局部反应	及时准确

2.注意事项

(1)注意观察头部皮肤变化,防止耳郭冻伤。

（2）密切观察心率及体温变化,肛温不低于 30 ℃,防止发生心房、心室纤维颤动或房室传导阻滞等并发症。

（3）用冷时间不得超过 30 min,防止发生继发效应,如需再次使用,应休息 1 h,使局部组织复原后再用。

3.健康教育

向患者及家属介绍使用冰帽的目的、作用、方法,说明使用冰帽的注意事项和不良反应,教会患者及家属观察用冷的不良反应。

【评价】

1.患者无冻伤、不适等不良反应,达到预期效果。

2.冰帽完整、无漏水。

3.护士与患者或家属沟通有效,得到理解与配合。

3. 冷湿敷法

【目的】

降温、止血,组织扭伤早期消肿、止痛。

【评估】

1.患者评估

（1）一般状况。诊断、病情、治疗情况、活动能力、对冷的耐受情况、有无感觉障碍等。

（2）局部状况。局部皮肤状况、有无伤口。

（3）心理状态。了解患者心理状态及合作情况。

（4）健康知识。对疾病的认识情况,对冷湿敷的目的及注意事项能否了解。

2.用物评估

用物是否齐全,符合要求。

【计划】

1.护士准备

护士应着装整齐,修剪指甲,洗手,戴口罩,熟悉冷湿敷的使用方法。

2.用物准备

用物包括:内置冰水小盆、敷布 2 块、敷钳 2 把、凡士林、纱布、棉签、弯盘、塑料薄膜、棉垫或毛巾、橡胶单、治疗巾,必要时备换药用物。

3.环境准备

病室内整洁,温度适宜,无对流风直吹患者或酌情关门窗,必要时屏风遮挡。

4.患者准备

患者应明确冷湿敷的目的、方法及注意事项,熟知配合要点。

【实施】

1.操作流程及行为要求

冷湿敷法见表 21-3。

表 21-3 　　　　　　　　　　　冷湿敷法

操作流程	步骤说明	行为要求
1.准备用物	根据患者局部情况备齐所需用物	认真仔细,一丝不苟

操作流程	步骤说明	行为要求
2.核对解释	携用物至床旁，核对床号、姓名，向患者讲解冷湿敷的目的和方法，取得合作	尊重患者，严格查对耐心解释，患者配合
3.准备患处	协助患者取舒适卧位，暴露治疗部位。在治疗部位下垫橡胶单及治疗巾，将凡士林涂于患处(凡士林可减缓冷传导，既可防止冻伤又可保持冷效)，并在其上盖一单层纱布	保证安全，保护隐私
4.冷敷患处	将敷布浸入冰水中，用敷钳将敷布拧至不滴水(图 21-5)。抖开敷布，折叠敷布敷于患处，上盖塑料薄膜及棉垫或毛巾，高热降温时敷于前额。每 3～5 min 更换一次敷布，及时更换盆内冰水，治疗时间以 15～20 min 为宜	规范操作，认真仔细
5.观察效果	注意观察局部皮肤及患者反应	观察仔细，主动询问
6.安置患者	治疗毕，撤去用物，用纱布擦去凡士林，协助患者卧于舒适卧位，整理病床单位	关爱患者，谢谢合作
7.处理用物	按消毒隔离原则处理用物，消毒后备用	规范处理，爱惜物品
8.洗手记录	洗手，记录冷湿敷的部位、时间、效果、全身及局部反应。降温后体温应记录在体温单上	规范、及时准确

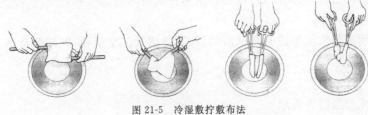

图 21-5　冷湿敷拧敷布法

2.注意事项

(1)为高热患者降温时，冷湿敷后 30 min 测量一次体温并记录在体温单上。

(2)在伤口部位冷湿敷需执行无菌技术操作，冷湿敷后按外科换药法处理伤口。

3.健康教育

向患者及家属介绍冷湿敷的目的、作用，说明冷湿敷的注意事项和不良反应。

【评价】

1.患者无不适感，无不良反应，达到预期效果。

2.护士与患者或家属沟通有效，得到理解与配合。

(二)全身冷疗法

全身冷疗法是利用温水或乙醇接触身体皮肤，通过蒸发、传导作用增加机体散热，达到降温目的。乙醇是一种挥发性液体，拭浴时可在皮肤上迅速蒸发，吸收并带走大量的体热。此外，乙醇可刺激皮肤血管扩张，增强散热效果。但因其刺激性较强，不宜用于血液病患者及新生儿。温水拭浴无刺激、不过敏，患者感觉舒适，适合为新生儿、婴幼儿降温。下面介绍全身冷疗法的温水拭浴或乙醇拭浴。

【目的】

为高热患者降温。

【评估】

1.患者评估

(1)一般状况。年龄、诊断、病情、体温、意识状态、治疗情况、有无乙醇过敏史、对冷的耐受性等。

（2）局部状况。皮肤状况、有无影响拭浴的因素。

（3）心理状态。了解患者心理状态及合作情况。

（4）健康知识。对疾病的认识情况，对热水拭浴或乙醇拭浴的目的及注意事项能否了解。

2.用物评估

冰袋和热水袋是否完好，有无破损、漏气，用物是否齐全，符合要求。

【计划】

1.护士准备

护士应着装整齐，修剪指甲，洗手，戴口罩，熟悉热水拭浴或乙醇拭浴的使用方法。

2.用物准备

小盆内盛 25%～35% 乙醇 200～300 mL 或 32～34 ℃温水 2/3 满、浴巾、小毛巾 2 块、热水袋及布套、冰袋及布套、酌情备衣裤、大单、被套、便盆及便盆巾等。

3.环境准备

病室内温度适宜，关闭门窗，需要时用床帘或屏风遮挡患者。

4.患者准备

患者应明确热水拭浴或乙醇拭浴的目的、方法及注意事项，熟知配合要点。必要时排尿。

【实施】

1.操作流程及行为要求

温水拭浴见表 21-4。

表 21-4　　　　　　　　　　　温水拭浴

操作流程	步骤说明	行为要求
1.准备用物	备齐用物。按热水袋、冰袋使用方法备好热水袋及冰袋	认真仔细，一丝不苟
2.核对解释	携用物至床旁，核对床号、姓名，解释温水拭浴或乙醇拭浴的目的和方法，取得合作	尊重患者，严格查对耐心解释，患者配合
3.安置体位	协助患者取舒适卧位。用床帘或屏风遮挡，松开床尾盖被，协助患者脱去上衣，松解裤带。置冰袋于头部，有助降温并可防止头部充血；置热水袋于足底，可促进皮肤血管扩张，增强降温效果；减轻头部充血，使患者感觉舒适	保护隐私，保证安全
4.垫巾拭浴	将浴巾铺于拭浴部位下，小毛巾浸入小盆，拧至半干，缠于手上呈手套状（图 21-6），以离心方向拍拭。每拍拭一个部位更换一次小毛巾，以维持拭浴温度。拍拭后用大毛巾擦干皮肤。每侧肢体或背部拍拭 3 min，拭浴全过程以不超过 20 min 为宜，防止发生继发反应。拍拭顺序如下： ◆双上肢：颈外侧→肩→上臂外侧→前臂外侧→手背；侧胸→腋窝→上臂内侧→肘窝→前臂内侧→掌心，先近侧后对侧 ◆背部：协助患者侧卧，拍拭背部→腰部→臀部。协助患者仰卧，穿衣、脱裤 ◆下肢：髋部→下肢外侧→外踝→足背；腹股沟→下肢内侧→内踝；股下→下肢后侧→腘窝→足跟。先近侧后对侧。协助患者穿裤	认真仔细，关爱患者主动询问，耐心倾听 关爱患者，谢谢合作
5.撤热水袋	拍拭完毕，撤去热水袋。协助患者取舒适卧位。整理床单位	规范处理，爱惜物品
6.处理用物	按消毒隔离原则处理用物，消毒后备用	及时测量
7.撤去冰袋	30 min 后测体温，若体温降至 39 ℃ 以下时，撤去冰袋	准确记录
8.洗手记录	记录拭浴时间、效果、全身及局部反应	

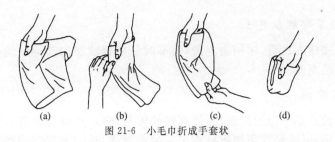

图21-6 小毛巾折成手套状

(a) (b) (c) (d)

2.注意事项

(1)拭浴时在大血管处,如腋窝、肘窝、腹股沟、腘窝处可稍用力拍拭并适当延长拍拭时间,以促进散热。

(2)禁忌拍拭胸前区、腹部、后项、足心等部位,以免引起不良反应。

(3)拭浴过程中应随时观察患者情况,如出现寒战、面色苍白、脉搏及呼吸异常等应立即停止操作,及时处理。

(4)拭浴应以拍拭方式进行,避免摩擦方式,因摩擦易生热。

(5)新生儿及血液病患者禁用乙醇拭浴。

3.健康教育

向患者及家属介绍温水拭浴或乙醇拭浴的目的、作用,并说明注意事项和不良反应。

【评价】

1.患者无畏冷、寒战、不适等不良反应。30 min后体温有所下降,达到预期效果。

2.护士与患者或家属进行沟通有效,得到理解与配合。

知识链接

亚低温治疗

近几年临床使用亚低温(30~35 ℃)治疗脑缺血、脑缺氧和脑出血病人,取得了令人瞩目的良好效果。亚低温对脑血流有调节作用,降低脑组织的氧代谢率和改善细胞能量代谢、减少兴奋性氨基酸的释放、减少氧自由基的生成、减少细胞内钙超载、增加神经元泛素的合成、减少神经元坏死和凋亡、促进细胞间信号传导的恢复、减少脑梗死的面积、减轻脑水肿和降低颅内压等。研究还发现亚低温对血压、血氧分压、二氧化碳分压、血 pH 和血糖无影响,对实验动物心、肺、肾、小肠也未见病理性损害,说明亚低温并不增加其他组织器官的损害。

第二节 | 热疗法

一、热疗的作用

(一)促进炎症消散或局限

热疗可扩张局部血管,促进血液循环,增强细胞的代谢和白细胞的吞噬功能。在炎症早期用热,可促进炎性渗出物的吸收而使炎症消散;在炎症后期用热,可促使白细胞释放蛋白溶解酶,溶解坏死组织,有利于组织细胞的修复和坏死组织的清除,使炎症局限。

（二）减轻深部组织充血

热疗可扩张体表血管，增加血流量，使平时呈闭锁状态的动静脉吻合支开放，从而减轻深部组织的充血。

（三）减轻疼痛

热疗可降低感觉神经的兴奋性，提高疼痛阈值；热疗可改善血液循环，加速组胺等致痛物质的排出，以减轻致痛物质对周围神经的刺激，达到减轻疼痛的目的。另外，热疗可使肌肉、肌腱和韧带等组织松弛，从而减轻因肌肉等痉挛、僵硬而引起的疼痛。

（四）保暖

热疗可促进全身血液循环，将热带至全身，提高体温，使患者感到温暖、舒适。常用于早产儿及危重、年老体弱、末梢循环不良等患者的保暖。

二、热疗的影响因素

（一）方式

热疗分为湿热疗法和干热疗法两种。湿热是以水导热，干热主要以空气为媒介物。湿热疗法的效果要优于干热疗法。因此，使用湿热疗法时，温度应比干热低一些，以防止烫伤的发生。

（二）面积

热疗效果与用热面积成正比。用热面积越大，对身体血流量、温度等影响越大，热疗效果越强。用热面积越小，热疗效果越弱。在大面积用热时应密切观察患者的局部及全身反应。

（三）时间

热疗的时间一般为 20～30 min。在一定时间内热疗的效果是随着时间的延长而逐渐增强的。如果持续用热时间过长，会导致继发效应的发生，引起局部小动脉收缩。

（四）温度

用热的温度与体表的温度相差越大，机体对热刺激的反应越强烈；反之，则较弱。另外，环境温度也可影响热疗效果，如环境温度越高，散热越慢，热效应越强；环境温度越低，散热越快，热效应越弱。

（五）部位

用热部位不同，产生的热效应也不同。如四肢对热的耐受力强，用热效果较差；躯体对热的敏感性强，用热效果较好。此外，血液循环情况也能影响热疗的效果，血液循环良好的部位，热效应增强。血管较粗大、血流较丰富的体表部位，热疗的效果较好。

（六）个体差异

同一温度的刺激，因个体不同会产生不同的效应。老年人对热的反应较迟钝，而婴幼儿对热刺激的适应能力有限，女性较男性对热敏感。身体虚弱、意识不清、昏迷、感觉迟钝、麻痹及血液循环障碍等患者对热的敏感性降低，应注意防止烫伤的发生。

三、热疗的禁忌证

（一）未明确诊断的急性腹痛

对原因不明的急性腹痛使用热疗时，可因疼痛被缓解而掩盖病情真相，贻误诊断和治疗。

（二）面部"危险三角区"感染

因面部"危险三角区"血管丰富并与颅内海绵窦相通，且静脉无静脉瓣。该处感染时使用热疗，细菌及其毒素易扩散至颅内，造成严重的颅内感染和败血症。

（三）各种脏器出血

热疗可增加脏器的血流量和血管的通透性，从而加重脏器出血。

（四）软组织扭伤或挫伤早期

在软组织扭伤或挫伤早期（48 h内）使用热疗，可因局部血管扩张，血液循环加快而加重软组织出血、肿胀及疼痛。

（五）其他

（1）麻痹及感觉异常者慎用热，防止烫伤。

（2）皮肤湿疹。热疗可加重皮肤湿疹，增加痒感。

（3）急性炎症。如牙龈炎、中耳炎、结膜炎。热疗可使局部温度升高，有利于细菌繁殖，使病情加重。

（4）孕妇。热疗可影响胎儿的生长。

（5）金属移植部位。金属是热的良好导体，用热易造成烫伤。

（6）恶性病变部位。热疗可使正常及异常细胞加速新陈代谢而加重病情，同时又促进血液循环而使肿瘤扩散、转移。

四、热疗的方法

热疗分为干热疗法和湿热疗法两种。常用的干热疗法有热水袋、烤灯。常用的湿热疗法有热湿敷、热水坐浴、温水浸泡。

（一）干热疗法

1.热水袋的使用

【目的】

保暖、解痉、镇痛、舒适。

【评估】

1.患者评估

（1）一般状况。年龄、病情、诊断、体温、意识状态、循环状况、活动能力、对热的耐受情况、有无感觉障碍等。

（2）局部状况。热水袋使用局部的皮肤情况。

（3）心理状态。了解患者心理状态及合作情况。

（4）健康知识。对疾病的认识，对热水袋使用的目的及注意事项能否了解。

2.用物评估

热水袋是否完好，有无破损、漏气，用物是否齐全，符合要求。

【计划】

1.护士准备

护士应着装整齐，修剪指甲，洗手，戴口罩，熟悉热水袋的使用方法。

2.用物准备

用物包括：热水袋及布套、水温计、毛巾、量杯或水壶内盛热水（水温60～70 ℃）。

3.环境准备

病室整洁,温度适宜,无对流风直吹患者或酌情关门窗,需要时用床帘或屏风遮挡患者。

4.患者准备

患者应明确热水袋使用的目的、方法、部位及注意事项,熟知配合要点。

【实施】

1.操作流程及行为要求

热水袋的使用见表 21-5。

表 21-5　　　　　　　　　　　　　　热水袋的使用

操作流程	步骤说明	行为要求
1.备热水袋	检查热水袋有无破损、漏气,热水袋及塞子是否合适。测量水温(温度 60～70 ℃)。婴幼儿、老年人、末梢循环不良、感觉迟钝、麻醉未清醒、昏迷等患者水温在 50 ℃ 以内	依据年龄、病情,调节水温
2.灌热水袋	放平热水袋,一手持热水袋袋口边缘,另一手持量杯或水壶向袋内灌入热水 1/2～2/3 满。将热水袋口逐渐放平,驱出袋内空气,旋紧塞子(图 21-7)。擦干热水袋,倒提抖动,检查无漏水后装入布套内	认真仔细,袋内无空气、无漏水
3.核对解释	携用物至床旁,核对床号、姓名,解释热水袋使用的目的和方法,取得合作	尊重患者,严格查对耐心解释,患者配合
4.置热水袋	将热水袋放置于所需部位,袋口朝身体外侧。用热时间一般不超过 30 min。用于保暖可持续使用	保证安全
5.观察效果	询问患者的感觉,注意观察患者全身、局部皮肤情况、热水袋情况。热水袋内水温降低后应及时更换	仔细观察,主动询问关爱患者,体贴细心
6.撤热水袋	使用完毕,撤除热水袋,协助患者卧于舒适卧位,整理床单位	健康教育,谢谢合作
7.处理用物	按消毒隔离原则处理用物。倒空热水袋,倒挂晾干,吹入少量空气后夹紧袋口(防止热水袋内面相互粘连),置阴凉处备用。布套清洁后晾干备用	规范处理,爱惜物品
8.洗手记录	洗手,记录用热部位、时间、效果、全身及局部反应	规范、及时准确

2.注意事项

(1)使用热水袋的过程中应加强巡视,检查热水袋有无破损、漏水。密切观察患者全身、局部皮肤情况。若局部皮肤出现潮红、疼痛,应立即停止使用热水袋,并在局部涂凡士林,以保护皮肤。

(2)婴幼儿、老年人、末梢循环不良、感觉迟钝、麻醉未清醒、昏迷等患者使用热水袋时,水温应调节在 50 ℃ 以内,热水袋布套外需加毛巾包裹,以防烫伤。

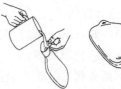

图 21-7　灌热水袋法

(3)炎症部位热敷时,热水袋灌水不宜过满(约 1/3 满),以免压迫局部引起疼痛。

3.健康教育

向患者及家属介绍热水袋使用的目的、作用,说明使用热水袋的注意事项和不良反应,教会患者及家属正确使用热水袋。

【评价】

1.患者感觉温暖、舒适,局部皮肤情况良好,无烫伤等不良反应,达到预期效果。

2.护士与患者或家属沟通有效,得到理解与配合。

3.患者或家属能正确使用热水袋。

2.烤灯的使用

【目的】

消炎、消肿、解痉、镇痛、促进创面干燥结痂和肉芽组织生长。

【评估】

1.患者评估

(1)一般状况。年龄、病情、诊断、意识状态、循环状况、活动能力、对热的耐受情况、有无感觉障碍等。

(2)局部状况。烤灯使用局部的皮肤情况,有无伤口。

(3)心理状态。了解患者的心理状态及合作情况。

(4)健康知识。对疾病的认识情况,对烤灯使用的目的及注意事项能否了解。

2.用物评估

烤灯是否完好,用物是否齐全,符合要求。

【计划】

1.护士准备

护士应着装整齐,修剪指甲,洗手,戴口罩,熟悉烤灯的使用方法。

2.用物准备

用物包括:红外线灯或鹅颈灯,必要时备有色眼镜或湿纱布。

3.环境准备

病室整洁,温度适宜,无对流风直吹患者或酌情关门窗,需要时用床帘或屏风遮挡患者。

4.患者准备

患者应明确烤灯使用的目的、方法、部位及注意事项,熟知配合要点。

【实施】

1.操作流程及行为要求

烤灯的使用见表 21-6。

表 21-6　　　　　　　　　　　　　　　　烤灯的使用

操作流程	步骤说明	行为要求
1.准备烤灯	检查红外线灯或鹅颈灯性能,根据病情需要选择合适功率的灯泡,将红外线灯或鹅颈灯携至床旁	认真仔细,功率合适
2.核对解释	认真核对床号、姓名,解释操作目的、方法,取得合作,协助患者取舒适卧位,暴露患处	尊重患者,严格查对耐心解释,患者配合
3.照射患处	将烤灯移至患处斜上方或侧方,灯距 30～50 cm,用手拭温,以患者感觉温热为宜(图 21-8)。照射时间 20～30 min。照射面部、颈部、前胸部时,给患者佩戴有色眼镜或用湿纱布遮盖双眼	保证安全,患者舒适
4.效果观察	注意观察患者全身及局部皮肤反应,倾听患者主诉。局部皮肤出现红斑或桃红色为合适	观察仔细,主动询问耐心倾听,体贴细心
5.撤离烤灯	照射完毕,关闭并移开烤灯。协助患者卧于舒适卧位,整理床单位	关爱患者,谢谢合作
6.处理用物	用物放回原处	规范处理,爱惜物品
7.洗手记录	洗手,记录用热部位、时间、效果、全身及局部反应	规范、及时、准确

2.注意事项

(1)治疗过程中应注意观察患者有无过热、心悸、头晕等不适及局部皮肤有无异常,若有不适或照射部位皮肤出现紫红色,应立即停止照射,并在发红处涂凡士林保护皮肤。

(2)治疗完毕,嘱患者在室内休息 30 min 后方可外出,防止感冒。

(3)意识不清、局部感觉障碍、血液循环障碍等患者,治疗时应加大灯距,防止烫伤。

(4)由于眼内含有泪液,对红外线吸收较强,一定强度的红外线直接照射可引发白内障。因此照射面

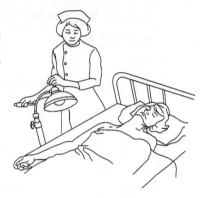

图 21-8 烤灯使用法

部、颈部、前胸部时,应给患者戴有色眼镜或用湿纱布遮盖双眼。

(5)根据治疗部位的不同选择不同功率的烤灯:手、足等小部位以 250 W 烤灯为宜,胸、腹、腰、背等部位用 500~1000 W 的烤灯。

3.健康教育

向患者及家属介绍烤灯使用的目的、作用,说明使用烤灯的注意事项和不良反应,教会患者及家属观察不良反应先兆。

【评价】

1.患者感觉温暖、舒适,局部皮肤情况良好,无烫伤等不良反应,达到预期效果。

2.护士与患者或家属沟通有效,得到理解与配合。

3.热湿敷法

【目的】

解痉、消炎、消肿、止痛。

【评估】

1.患者评估

(1)一般状况。病情、诊断、治疗情况、活动能力、对热的耐受情况、有无感觉障碍等。

(2)局部状况。局部皮肤状况,有无伤口。

(3)心理状态。了解患者心理状态及合作情况。

(4)健康知识。对疾病的认识情况,对热湿敷的目的及注意事项能否了解。

2.用物评估

用物是否齐全,符合要求。

【计划】

1.护士准备

护士应着装整齐,修剪指甲,洗手,戴口罩,熟悉热湿敷的使用方法。

2.用物准备

用物包括:内盛 50~60 ℃热水小盆、热水瓶或电炉、水温计、敷布 2 块、敷钳 2 把、凡士林、纱布、棉签、弯盘、塑料薄膜、棉垫或毛巾、橡胶单、治疗巾,必要时备热水袋、大毛巾,有伤口者备换药用物。

3.环境准备

病室内整洁,温度适宜,无对流风直吹患者或酌情关门窗,必要时屏风遮挡。

4.患者准备

患者应明确热湿敷的目的、方法及注意事项,能主动配合。

【实施】

1.操作流程及行为要求

热湿敷法见表 21-7。

表 21-7 　　　　　　　　　　　　　　　　**热湿敷法**

操作流程	步骤说明	行为要求
1.准备用物	根据患者局部情况备齐所需用物	认真仔细,一丝不苟
2.核对解释	携用物至床旁,核对床号、姓名,解释热湿敷的目的、方法,取得合作	尊重患者,严格查对 耐心解释,患者配合
3.准备患处	协助患者取舒适卧位,暴露治疗部位。在治疗部位下垫橡胶单及治疗巾。将凡士林涂于患处(凡士林可减缓热传导,既可防止烫伤又可保持热效),并在其上盖一单层纱布	保证安全,患者舒适
4.热敷患处	将敷布浸入热水中,用敷钳将敷布拧至不滴水。抖开敷布,操作者用手腕掌侧皮肤试温,无烫感。折叠敷布敷于患处,上盖塑料薄膜及棉垫或毛巾。若患者感觉过热,可掀起敷布一角散热。每 3～5 min 更换一次敷布,及时更换盆内热水或用电炉维持水温,治疗时间以 15～20 min 为宜	规范操作,认真仔细
5.观察效果	注意观察局部皮肤及患者反应,倾听患者主诉	仔细观察,耐心倾听
6.安置患者	治疗毕,撤去用物,用纱布擦去凡士林,协助患者卧于舒适卧位	关爱患者,谢谢合作
7.处理用物	整理床单位,按消毒隔离原则处理用物,消毒后备用	规范处理,爱惜物品
8.洗手记录	洗手,记录热湿敷的部位、时间、效果、全身及局部反应	规范,及时准确

2.注意事项

(1)在伤口部位热湿敷需执行无菌技术操作,热湿敷后按外科换药法处理伤口。

(2)注意水温的调节,水温过高容易烫伤,水温过低则达不到治疗效果。

(3)面部热湿敷应嘱患者在室内休息 30 min 后方可外出,防止感冒。

3.健康教育

向患者及家属介绍热湿敷的目的、作用,说明热湿敷的注意事项和不良反应。

【评价】

1.患者无不适感,无不良反应,达到预期效果。

2.护士与患者或家属沟通有效,得到理解与配合。

4.热水坐浴

【目的】

消炎、消肿、止痛,用于会阴、肛门、外生殖器疾病及手术后。

【评估】

1.患者评估

(1)一般状况。年龄、病情、诊断、治疗情况、活动能力、对热的耐受情况、有无感觉障碍等。

(2)局部状况。局部皮肤和伤口情况。

(3)心理状态。了解患者心理状态及合作情况。

(4)健康知识。对疾病的认识情况,对热水坐浴的目的及注意事项能否了解。

2.用物评估

用物是否齐全，符合要求。

【计划】

1.护士准备

护士应着装整齐，修剪指甲，洗手，戴口罩，熟悉热水坐浴的使用方法。

2.用物准备

用物包括：坐浴椅（图 21-9）、消毒坐浴盆、热水瓶，水温计、无菌纱布、弯盘、浴巾，必要时遵医嘱备药或备换药用物。

3.环境准备

病室内整洁，温度适宜，无对流风直吹患者或酌情关门窗，必要时屏风遮挡。

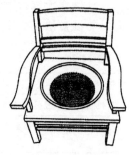

图 21-9 坐浴椅

4.患者准备

患者应明确热水坐浴的目的、方法及注意事项，熟知配合要点，排空大小便。

【实施】

1.操作流程及行为要求

热水坐浴见表 21-8。

表 21-8　　　　　　　　　　　　　热水坐浴

操作流程	步骤说明	行为要求
1.核对解释	携用物至床旁，核对床号、姓名，解释热水坐浴的目的、方法，取得合作。用床帘或屏风遮挡患者	尊重患者，严格查对耐心解释，保护隐私
2.调温配药	将热水倒入坐浴盆内 1/2 满，调节水温 40～45 ℃，配制药液	认真仔细，一丝不苟
3.协助坐浴	协助脱裤至膝部，指导患者先用纱布蘸坐浴液擦拭臀部皮肤试温，待臀部皮肤适应水温后再坐入盆中，必要时腿部用浴巾遮盖。注意保暖，及时添加热水及药物，添加时应嘱患者臀部离开坐浴盆。坐浴时间以 15～20 min 为宜	关爱患者，体贴细心
4.观察效果	注意观察面色、脉搏、呼吸有无异常，倾听患者主诉，必要时在旁守护	仔细观察，耐心倾听
5.安置患者	坐浴毕，用纱布擦干臀部，协助穿裤子	谢谢合作，健康教育
6.处理用物	按消毒隔离原则处理用物，消毒后备用	规范处理，爱惜物品
7.洗手记录	洗手，记录热水坐浴的时间、效果、所用药液、患者反应	规范、及时准确

2.注意事项

（1）热水坐浴前应先排便、排尿，因热水可刺激肛门、会阴部，易引起排便、排尿反射。

（2）会阴、肛门部位有伤口，应用无菌坐浴盆，坐浴结束后按外科换药法处理伤口。

（3）坐浴过程中应注意观察患者的反应，如患者出现头晕、乏力、心悸等症状应立即停止坐浴，协助患者上床休息。

（4）女性患者经期、妊娠后期、产后 2 周内、阴道出血、盆腔急性炎症等不宜坐浴，以免引起感染。

3.健康教育

向患者解释热水坐浴的目的、作用，说明热水坐浴的注意事项，教会其正确进行热水坐浴。

【评价】

1.患者无不适感,无不良反应,达到预期效果。

2.护士与患者或家属沟通有效,得到理解与配合。

3.患者能正确进行热水坐浴。

5.温水浸泡

【目的】

消炎、止痛,用于手、足、前臂和小腿部感染。

【评估】

1.患者评估

(1)一般状况。年龄、病情、诊断、治疗情况、活动能力、对热的耐受情况、有无感觉障碍等。

(2)局部状况。局部皮肤状况、伤口状况。

(3)心理状态。了解患者心理状态及合作情况。

(4)健康知识。对疾病的认识情况,对温水浸泡的目的及注意事项能否了解。

2.用物评估

用物是否齐全,符合要求。

【计划】

1.护士准备

护士应着装整齐,修剪指甲,洗手,戴口罩,熟悉温水浸泡的使用方法。

2.用物准备

用物包括:浸泡盆、热水瓶、水温计、毛巾,必要时遵医嘱备药物或备换药用物。

3.环境准备

病室内整洁,温度适宜,无对流风直吹患者或酌情关门窗,必要时屏风遮挡。

4.患者准备

患者应明确温水浸泡的目的、方法及注意事项,熟知配合要点。

【实施】

1.操作流程及行为要求

温水浸泡见表 21-9。

表 21-9 温水浸泡

操作流程	步骤说明	行为要求
1.核对解释	携用物至床旁,核对床号、姓名,解释温水浸泡的目的、方法,取得合作	尊重患者,严格查对耐心解释,患者配合
2.调温配药	将热水倒入浸泡盆内 1/2 满,调节水温 43～45 ℃,配制药液	操作规范,认真仔细
3.协助浸泡	暴露治疗部位,协助将患肢慢慢放入浸泡盆中。有伤口者可用无菌长镊夹持无菌纱布轻轻擦拭创面(图 21-10),及时添加热水及药物,添加热水时应将肢体移出浸泡盆。治疗时间以 30 min 为宜	关爱患者,体贴细心
4.观察效果	注意观察患者有无异常反应,局部皮肤有无发红、疼痛,倾听患者主诉	仔细观察,耐心倾听
5.安置患者	治疗毕用毛巾擦干浸泡部位,协助取舒适体位	谢谢合作,健康教育
6.处理用物	撤除用物,按消毒隔离原则处理用物,消毒后备用	规范处理,爱惜物品
7.洗手记录	洗手,记录温水浸泡的时间、效果、所用药液、患者反应	规范、及时准确

2.注意事项

(1)浸泡部位若有伤口者,应执行无菌操作,并按外科换药法处理伤口。

(2)擦洗时镊子尖端勿触及创面。

(3)浸泡过程中,注意观察局部皮肤有无发红、疼痛,倾听患者主诉,随时调节水温。

3.健康教育

向患者及家属解释温水浸泡的目的、作用,说明温水浸泡的注意事项,教会患者正确进行温水浸泡。

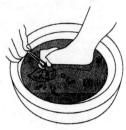

图 21-10　温水浸泡

【评价】

1.患者无不适感,无不良反应,达到预期效果。

2.护士与患者或家属沟通有效,得到理解与配合。

3.患者能正确进行温水浸泡。

小　结

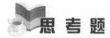

冷热疗法是利用低于或高于人体温度的介质作用于人体的表面,以达到止血、止痛、消炎、消肿、降温和促进舒适的物理治疗方法。冷疗的作用为控制炎症扩散、减轻局部组织充血或出血、减轻疼痛、降温和保护脑细胞。冷疗法分局部冷疗法和全身冷疗法两类。局部冷疗法有冰袋、冰囊、冰帽、冰槽和冷湿敷法;全身冷疗法有温水拭浴和乙醇拭浴。热疗的作用是促进炎症消散或局限、减轻深部组织充血、减轻疼痛和保暖。热疗法分干热疗法和湿热疗法两种。常用的干热疗法有热水袋、烤灯;常用的湿热疗法有热湿敷、热水坐浴、局部温水浸泡。

思考题

1.冷疗和热疗的目的分别是什么?

2.哪些情况禁忌用冷疗和热疗?

3.冰袋和热水袋使用的注意事项分别是什么?

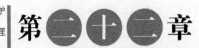

第二十二章
危重患者的护理及抢救

〔学习目标〕

掌握：危重患者的护理措施,各种常用抢救护理技术的目的、方法、注意事项,各种药物中毒的灌洗溶液及禁忌药物,缺氧程度的判断、吸氧适应证、吸氧浓度与流量公式换算。

熟悉：抢救室的设备及组织管理,氧疗的副作用及氧疗的注意事项。

了解：供氧装置的组成。

危重患者指病情严重、变化速度快、随时可能发生生命危险的患者。由于危重患者病情严重而且复杂,因此要加强对危重患者的临床护理,熟练应用各项抢救技术操作,保证抢救工作的顺利进行。护士必须从思想上、组织上、物质上、技术上充分做好准备,遇有危重患者,积极进行抢救和护理。

第一节 | 抢救工作的管理及危重患者的护理

一、抢救工作的组织管理

1.立即指定抢救负责人,成立抢救小组

抢救一般可分为全院性和科室(病区)抢救两种。全院性抢救一般在突发大型灾难时,由院长组织实施,所有科室(病区)积极参与抢救工作。科室内的抢救负责人一般先由在场人员中职务最高者担任,迅速组织相关人员参加。各级医务人员必须听从指挥,在抢救中既要分工明确,又要密切配合。护士可在医生未到达之前,根据病情需要,给予适当、及时的紧急处置,如止血、吸氧、吸痰、人工呼吸、胸外心脏按压、建立静脉通道等。

2.制订抢救方案

医生、护士共同参与制订,使危重患者能得到及时、迅速的抢救。

3.制订护理计划

护理人员应根据当时的情况和抢救方案制订护理计划,明确护理诊断与目标,确定护理措施,解决患者现存的或潜在的健康问题。

4.做好查对工作和抢救记录

各种抢救用药必须经二人核对,确认正确后方可使用。执行口头医嘱时,护士必须向医生复述一遍,双方确认无误后方可执行,抢救完毕需由医生及时补写医嘱和处方。抢救中所用各种药物的空安瓿、空输液瓶、空输血瓶(袋)等均应集中放置,便于事后统

计和查对。一切抢救工作均应做好记录,记录要求及时、准确、简要、字迹清晰、全面完整,且注明执行时间与执行者。

5.参与医生组织的查房、会诊、病例讨论

当班护士随医生参加每次查房、会诊和病例讨论,熟悉危重患者的病情、重点监测项目及抢救过程,以便配合治疗和护理。

6.完善抢救药品和器械管理制度

抢救药品和器械应严格执行"五定"制度,即定数量、定点安置、定人管理、定期消毒灭菌、定期检查维修,保证抢救时正常使用;抢救室内物品一律不得外借,值班护士做好交接班工作,并记录;护士应熟悉抢救器械的性能和使用方法,并能排除一般故障,使急救物品完好率达100%;抢救物品使用后,要及时处理,归还原处或补充;如系传染病患者,应按要求进行消毒、处理,严格控制交叉感染。

7.严格交接班

必须做好交接班工作,保证抢救和护理措施的落实。

二、抢救室的设备

1.抢救室

急诊室和病区均应设单独抢救室,由专职人员负责。病区抢救室最好选择宽敞、整洁、安静、光线充足的单独房间,同时应靠近护士办公室,以利于抢救工作的开展。

2.抢救床

抢救床以多功能的活动床为最佳,必要时另备木板一块,供做胸外心脏按压时使用。

3.抢救车

抢救车上需备下列物品:

(1)急救药品

常用急救药品见表22-1。

表 22-1　　　　　　　　　　　常用急救药品

类别	药物
中枢兴奋药	尼可刹米、山梗菜碱
升压药	去甲肾上腺素、盐酸肾上腺素、间羟胺、多巴胺
降压药	利血平、肼屈嗪、硫酸镁注射液
强心剂	去乙酰毛花苷丙(西地兰)、毒毛旋花子甙K
抗心律失常药	利多卡因、维拉帕米、普鲁卡因酰胺
血管扩张药	甲磺酸酚妥拉明、硝酸甘油、硝普钠、氨茶碱
止血药	安特诺新(安络血)、酚磺乙胺(止血敏)、维生素K_1、氨甲苯酸、垂体后叶素、巴曲酶(立止血)
止痛镇静药	哌替啶、苯巴比妥(鲁米那)、氯丙嗪(冬眠灵)、吗啡
解毒药	阿托品、解磷定、氯的磷定、亚甲蓝(美蓝)、二硫丙醇、硫代硫酸钠
抗过敏药	异丙嗪、苯海拉明、扑尔敏、息斯敏
抗惊厥药	地西泮(安定)、异戊巴比妥、苯巴比妥钠、硫喷妥钠、苯妥英钠、硫酸镁
脱水利尿药	20%甘露醇、25%山梨醇、尿素、呋塞米(呋喃苯胺酸、速尿)、利尿酸钠
碱性药	5%碳酸氢钠、11.2%乳酸钠
其他	氢化可的松、地塞米松、生理盐水、各种浓度的葡萄糖溶液、右旋糖酐40%葡萄糖液、右旋糖酐70%葡萄糖液、平衡液、10%葡萄糖酸钙、氯化钾、氯化钙、代血浆

（2）各种无菌急救包

无菌急救包包括：导尿包、气管插管包、气管切开包、静脉切开包、各种穿刺包、吸痰包、缝合包等。

（3）其他用物

①无菌用物包括：各种注射器及针头、输液器、输血器、开口器、压舌板、舌钳、牙垫、各种型号的医用橡胶手套、橡胶或硅胶导管、无菌治疗巾、无菌敷料、皮肤消毒用物等。

②非无菌用物包括：治疗盘、血压计、听诊器、温度计、手电筒、止血带、玻璃接头、绷带、夹板、多用电源插座等。

4. 急救器械

急救器械包括：氧气筒及给氧装置或中心供氧系统、电动吸引器或中心负压吸引装置、电除颤仪、心脏起搏器、心电监护仪、洗胃机、简易呼吸器、呼吸机等。

三、危重患者的支持性护理

【目的】

危重患者病情重而复杂、变化快，随时可能发生生命危险，护士应全面、仔细地观察病情，以便提供及时的救治和护理，预防并发症的发生，减轻患者痛苦，促进早日康复。

【评估】

（一）一般状况

1. 饮食和营养。饮食在疾病治疗中占据重要位置，也可帮助诊断、治疗疾病，因此，护士应观察患者的饮食状况、食欲以及影响饮食的因素。营养状况可从皮肤、皮下脂肪、毛发、肌肉的发育状况等进行综合判断。

2. 表情与面容。表情与面容可以反映患者的疾病。如：

（1）急性病容。表现为面颊潮红、口唇干燥、呼吸粗大、兴奋不安、皮肤发热等征象，常见于大叶性肺炎等患者。

（2）慢性病容。表现为脸色苍白或灰暗、精神萎靡、目光暗淡、面容憔悴等，常见于恶性肿瘤等慢性消耗性疾病的患者。

（3）病危面容。表现为面容枯槁、面色灰白或发绀、表情淡漠、目光无神、眼眶凹陷等征象，常见于大出血、严重休克、脱水等患者。

3. 体位。根据患者的活动能力分为：自主体位、被动体位、强迫体位。例如：心力衰竭的患者，常被迫采取端坐位，以减轻呼吸困难。

4. 皮肤与黏膜。观察点包括皮肤颜色、温度、湿度、弹性，以及有无出血、皮疹、水肿、皮下结节、黄疸、发绀等情况。例如：贫血患者皮肤苍白；肝胆疾病患者常有巩膜和皮肤黄染等。

5. 呕吐物。呕吐是指胃内容物经口排出体外的一种复杂反射动作。护士需重点观察呕吐方式和呕吐物的性状、色、量、味。

（1）时间。妊娠呕吐常发生于清晨；幽门梗阻的呕吐常发生于夜晚或凌晨。

（2）方式。中枢性呕吐不伴随恶心，呈喷射状，常见于脑肿瘤、脑膜炎、脑出血等颅内压增高的患者；消化道疾病引起的反射性呕吐，与进食时间有关，发生时间有规律性，吐后可缓解不适感。

（3）性状。一般呕吐物含有消化液和食物，偶有寄生虫。幽门梗阻时，呕吐物常为宿食；高位小肠梗阻者，呕吐物常伴胆汁；霍乱、副霍乱患者的呕吐物为米泔水样。

（4）量。成人胃容量大约为 300 mL，如呕吐物超过正常容量，应考虑有无幽门梗阻或其他异常情况；神经官能症呕吐量不多，吐后可再进食。

（5）颜色。急性大出血时，由于血液未来得及与胃内容物发生反应，呕吐物呈鲜红色；出血相对缓慢或陈旧性出血，血液与胃酸及胃内容物发生反应而呈咖啡色；胆汁反流入胃内时，呈黄绿色。

（6）气味。普通呕吐物呈酸味；胃内出血者呈碱味；含大量胆汁时呈苦味；幽门梗阻的患者，由于食物在胃内停留时间较长呈腐臭酸味；肠梗阻时呈粪臭味；有机磷农药中毒常有大蒜味。

（7）伴随症状。呕吐伴腹痛、腹泻常见于急性胃肠炎、食物中毒；喷射状呕吐伴剧烈头痛，常见于颅内压增高；呕吐伴眩晕及眼球震颤，常提示前庭功能障碍。

6.排泄物。包括大便、尿液、汗液、痰液等，护士需要注意观察其性状、色、量、味、次数等。

7.睡眠。睡眠的型态、深浅、时间，以及有无梦游、失眠等。

（二）生命体征

生命体征是体温、脉搏、呼吸和血压的总称。当机体患病时，生命体征变化极为敏感，可以了解疾病的发生、发展和转归，所以在病情观察中占有重要的地位。（详见第十四章）

（三）意识

意识是大脑功能活动的综合表现。凡能影响大脑功能的疾病，都会引起不同程度的意识改变，称为意识障碍。正常人表现为意识清晰，反应敏捷准确，语言流畅，情感正常，对时间、地点、人物判断正确，定向力正常。

意识障碍的程度可分为以下几种：

1.嗜睡。嗜睡是程度最浅的意识障碍。患者持续处于睡眠状态，但能被声音或轻微刺激唤醒，醒后能够正确回答提问，但反应缓慢，刺激去除后又很快入睡。

2.意识模糊。该状态较嗜睡深，对外界环境刺激反应迟钝，回答问题不准确，对时间、地点、人物的判断完全或部分障碍，可出现错觉、幻觉、谵妄、躁动、呓语等现象。

3.昏睡。患者处于熟睡状态，不易唤醒。可被强烈刺激（如压迫神经、晃动身体）唤醒，但对所提问题答非所问，且马上又进入熟睡。

4.昏迷。昏迷是最严重的意识障碍，提示患者病情危重。按其程度可分：

（1）浅昏迷。意识大部分丧失，无自主运动，对光线、声音等外界刺激无反应，但对强烈刺激（如压迫眶上神经）可出现痛苦表情及躲避反应。瞳孔对光反射、角膜反射、咳嗽反射、吞咽反射、眼球运动等基本生理反应依然存在。生命体征一般正常，但有大小便失禁或潴留现象。

（2）深昏迷。意识完全丧失，对外界刺激均无反应。患者全身肌肉松弛，深浅反射均消失，偶有深反射亢进及病理反射出现。机体仅能维持最基本的呼吸与循环功能。可有呼吸不规则、血压下降等生命体征的改变，大小便失禁或潴留。

（四）瞳孔

瞳孔的变化是观察颅内疾病、药物中毒、昏迷等病情变化的一个重要指征。观察瞳孔应注意两侧瞳孔的形状、大小、对称性以及对光反射是否存在。

1.瞳孔大小与对称性。正常瞳孔呈圆形，两侧等大等圆，边缘整齐，位置居中。在自然光线下直径 2.5～4 mm，对光反射灵敏。病理情况下，瞳孔直径小于 2 mm 是瞳孔缩小，小于 1 mm 为针尖样瞳孔。双侧瞳孔缩小常见于有机磷、氯丙嗪、吗啡等药物中毒。单侧瞳孔缩小常提示同侧小脑幕裂孔疝的发生。瞳孔直径大于 5 mm 称为瞳孔扩大,常见于阿托品药物反应、颅内压增高、濒死状态、双侧小脑幕裂孔疝、枕骨大孔疝等。两侧瞳孔不等大,常提示脑外伤、脑肿瘤等。

2.瞳孔对光反射。正常人对光线反应灵敏,当光线照射时,瞳孔立即缩小,移去光线或闭合眼睑后又可增大。当瞳孔的大小不随光线刺激而变化时,称为瞳孔对光反应消失,见于危重或深昏迷患者。

（五）心理状态

心理状态的观察包括患者的语言与非语言行为、情感反应、认知能力、对疾病的认识、人际关系、价值观、信念等。危重患者的情感反应常见焦虑、恐惧、绝望与忧郁。

（六）其他常见状况

1.常见症状。如:疼痛、咯血、咳嗽等。

2.特殊检查后。如:胃镜、造影、各种穿刺术等检查,护士应观察生命体征、倾听患者的主诉,防止并发症的发生。

3.治疗、用药后反应。如:应用利尿剂后,应观察其尿量及有无电解质紊乱的现象;应用退热药物后,应观察体温的变化,有无虚脱或休克的发生。

【实施】

（一）危重患者生理方面的支持性护理

1.密切观察。密切观察患者的生命体征、意识、瞳孔及其他情况,准确记录,随时了解重要脏器的功能及治疗反应与效果,以便及时、正确地采取有效救治措施。

2.保持呼吸道通畅。清醒者应鼓励定时做深呼吸或轻拍背部,以促进分泌物咳出;昏迷患者常因咳嗽、吞咽反射减弱或消失,呼吸道分泌物积聚在喉头,而引起呼吸困难甚至窒息,故应使患者头偏一侧,及时将呼吸道分泌物吸出,保持呼吸道通畅,预防分泌物积聚、肺不张及坠积性肺炎等。

3.加强临床基础护理。

（1）眼睛护理。对眼睛有分泌物者,经常用湿棉签擦拭,保持清洁;对眼睑不能自行闭合者,可涂眼药膏或覆盖凡士林油纱布,以防角膜干燥发生溃疡、结膜炎。

（2）口腔护理。保持口腔卫生,增强食欲。对不能经口进食患者,更要做好口腔护理,防止发生口腔炎症、口腔溃疡等问题。

（3）皮肤护理。危重患者常因长期卧床、出汗多、营养不良、大小便失禁等因素,有皮肤完整性受损的危险。故应加强皮肤护理,注意交接班,防止压疮及皮肤感染。

（4）排泄护理。保证大小便通畅,协助患者大小便,必要时行人工处理,如导尿术、灌肠等。

4.肢体被动锻炼。防止患者出现关节僵硬、肌肉萎缩等并发症,应及时做被动运动,以促进血液循环,增加肌肉张力,帮助恢复功能,预防各种并发症。

5.补充营养和水分。危重患者消耗大,代谢强,对营养物质的需求增加,因此患者要有足够的营养和水分。而患者多消化功能减退,故应设法增进患者食欲;对不能进食者,可给予鼻饲或完全胃肠外营养支持。对体液不足的患者,应注意补充足够的水分。

6.保持引流管通畅。危重患者身上常置有多种引流管,应保持引流通畅,妥善固定、安全放置,防止扭曲、受压、堵塞、脱落;定期更换与消毒,防止逆行感染。

7.确保患者安全。尤其对躁动、谵妄和意识障碍的患者,合理使用保护具,保证安全,防止意外发生。

（二）危重患者心理方面的支持性护理

危重患者常常会出现恐惧、焦虑、绝望、敏感等心理反应,对疾病恢复和护理工作的开展都会产生不利影响。护理人员要把握不同时期、不同患者的特点,给予及时、安全、有效的心理护理,满足患者心理需要。

【评价】

1. 患者安全并感觉舒适,无意外发生。

2. 患者情绪稳定,愿意配合。

3. 观察并处理患者突发问题及时。

第二节 常用的抢救技术

一、吸氧法

氧气是人体生命活动必不可少的物质。患者无论由于哪种原因造成组织不能获得足够的氧或不能充分利用氧,机体的功能、代谢、形态结构都可能发生异常变化。

氧气疗法,是临床上针对缺氧的一种治疗方法,给氧能提高动脉血氧分压和动脉血氧饱和度,增加动脉血氧含量,纠正低氧血症带来的危害,促进组织新陈代谢,维持机体生命活动。

（一）缺氧类型

（1）低张性缺氧。低张性缺氧又称为乏氧性缺氧,主要特点是动脉血氧分压降低,使动脉血氧含量减少,导致组织缺氧。常见于高山病、慢性阻塞性肺部疾病、先天性心脏病等。氧气疗法对此类型的缺氧疗效最好。

（2）血液性缺氧。由于血红蛋白数量减少或性质改变,造成血氧含量降低或血红蛋白结合的氧不易释放所致。常见于贫血、一氧化碳中毒、高铁血红蛋白症等。

（3）循环性缺氧。由于组织血液灌注量减少,使组织供氧量减少所致,常见于心力衰竭、休克等。

（4）组织性缺氧。由于组织细胞利用氧的能力降低导致。常见于氰化物中毒等。

（二）缺氧的程度与氧疗的适应证

对缺氧程度的判断,依据动脉血氧分压（PaO_2）和血氧饱和度（SaO_2）的水平,结合患者临床表现,将缺氧分为以下类型:

1. 轻度缺氧

$PaO_2 > 6.67$ kPa（50 mmHg）,$SaO_2 > 80\%$,患者无发绀,一般不需氧疗。如出现呼吸困难可给予低流量氧气。

2. 中度缺氧

4 kPa $< PaO_2 < 6.67$ kPa（30～50 mmHg）,$60\% < SaO_2 < 80\%$,有发绀,呼吸困难,需要氧疗缓解缺氧。

3. 重度缺氧

$PaO_2 < 4$ kPa（30 mmHg）,$SaO_2 < 60\%$,显著发绀,呼吸极度困难,可见三凹征,必须进行氧疗。

（三）氧疗的类型

1. 常压氧疗

常压氧疗是指在一个大气压下吸氧。

（1）低浓度氧疗。供氧浓度＜40％。

（2）中等浓度氧疗。供氧浓度为40％～60％。

（3）高浓度氧疗。供氧浓度＞60％。

2. 高压氧疗

高压氧疗是指在1.2～3.0个大气压下吸氧，通常在高压氧舱中进行。

（四）供氧装置

1. 氧气筒及氧气表装置（图22-1）

（1）氧气筒。氧气筒是一圆形无缝钢筒，容量为40 L，可耐高压14.7 MPa，容纳氧气6 000 L。氧气筒的顶部有一总开关，控制氧气的进出，逆时针旋转1/4周即可打开。颈部的侧面有一气门与氧气表连接。

（2）氧气表。氧气表由压力表、减压器、流量表、湿化瓶、安全阀几部分组成。

①压力表。表盘指针指示氧气筒内压力，以MPa表示。压力越大，则说明氧气筒内贮氧量越多。

②减压器。是一种自动减压装置，将氧气筒内的压力降至2～3 kg/cm²（0.2～0.3 MPa），使流量平稳，保证患者安全。

③流量表。用来测量每分钟氧气的流出量。流量表内装有浮标，当氧气通过流量表时，即将浮标吹起，从浮标上端平面所指刻度，可知每分钟氧气的流出量。

④湿化瓶。用以湿化氧气，减少呼吸道黏膜被干燥氧气刺激。一般瓶内装1/3～1/2冷开水，通气管浸入水中，出气橡胶管和鼻导管相连。

⑤安全阀。当氧气流量过大，压力过高时，压力阀的内部活塞即自行上推，使过多的氧气由四周小孔流出，防止发生意外，保证安全。

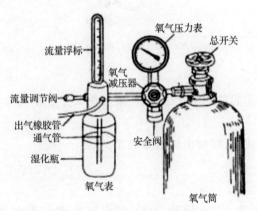

图22-1　氧气筒及氧气表装置

（3）氧气储量与供氧时间

$$氧气筒内氧气量 = \frac{氧气筒容积(L) \times 压力表指示压力(kg/cm^2)}{1 \ kg/cm^2}$$

$$氧气筒内剩余氧气供氧时间 = \frac{(压力表指示压力-5)(kg/cm^2) \times 氧气筒容积(L)}{1 \ kg/cm^2 \times 氧流量(L/min) \times 60 \ min}$$

(4)氧气浓度与流量的关系

$$吸氧浓度\%＝21＋4×氧流量(L/min)$$

2.中心供氧装置(管道氧气装置)(图22-2)

目前大部分医院都配有中心供氧站,由总开关进行控制,通过管道输送至各病区、门诊和急诊室等。各用氧单位设有分开关,需要时连接氧气表即可使用。

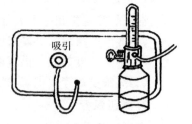

图22-2 中心供氧装置

(五)氧疗方法

1.鼻导管给氧法

鼻导管给氧法有单侧鼻导管给氧法和双侧鼻导管给氧法两种。单侧鼻导管给氧法是将一根细氧气鼻导管插入一侧鼻孔(插入长度:鼻尖至耳垂的2/3),经鼻腔到达鼻咽部,末端连接氧气的供氧方法,此种方法对患者刺激较大,目前临床已很少使用(图22-3);双侧鼻导管给氧法插管深度约1 cm,易于固定,对患者刺激性小,感觉舒适,是目前临床常用的给氧方法之一(图22-4)。

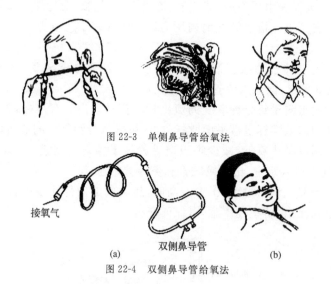

图22-3 单侧鼻导管给氧法

图22-4 双侧鼻导管给氧法

【目的】

1.纠正各种原因引起的缺氧状态,提高动脉血氧分压和动脉血氧饱和度,增加动脉血氧含量。

2.促进组织新陈代谢,维持机体生命活动。

【评估】

1.患者评估

(1)一般状况。年龄、病情、诊断、治疗、意识状态、缺氧程度、血气分析结果等。

(2)局部状况。鼻腔有无分泌物堵塞或异常。

(3)心理状态。了解患者心理状态及合作情况。

(4)健康知识。对吸氧的目的、方法及注意事项是否了解。

2.用物评估

氧气装置是否完好,用物是否齐全,符合要求。

【计划】

1.护士准备

护士应着装整齐,洗手,戴口罩,熟悉氧气吸入疗法。

2.用物准备

用物包括:供氧装置、治疗碗(内盛冷开水)、弯盘、纱布、鼻导管、扳手、内盛湿化液的湿化瓶、棉签、小污物盒、护理记录单、笔。

3.环境准备

病室整洁,温度适宜,远离火源。

4.患者准备

患者应明确氧气吸入疗法的目的、方法及注意事项,能主动配合。

【实施】

1.操作流程及行为要求

双侧鼻导管给氧法见表22-2。

表 22-2 双侧鼻导管给氧法

操作流程	步骤说明	行为要求
1.装氧气表	氧气筒置于氧气架上,将总开关逆转1/4周,放出少量氧气,吹掉气门灰尘,迅速关闭;然后将氧气表安于气门上,用手初步旋紧,再用扳手拧紧,使氧气表直立于氧气筒旁;关闭流量开关,打开氧气筒总开关,检查是否漏气	吹尘勿面向人,确保安全
2.连湿化瓶	连接湿化瓶与氧气表,拧紧;连接橡胶管于湿化瓶旁接口上,打开流量开关,检查氧气是否通畅,以及有无漏气	
3.核对解释	携用物至床旁,核对床号、姓名,向患者讲解氧疗的目的和方法,取得合作	尊重患者,严格查对耐心解释,患者配合
4.清洁鼻腔	用湿棉签清洁两侧鼻腔	操作规范
5.调节流量	连接鼻导管与湿化瓶上橡胶管,调节氧流量(轻度缺氧患者或小儿1～2 L/min,中度缺氧患者 2～4 L/min,重度缺氧患者 4～6 L/min)	
6.插管固定	将鼻导管前端放于盛冷开水的治疗碗中润湿,并检查鼻导管是否通畅;轻轻插入患者双侧鼻孔 1 cm,将导管绕于患者耳后,在胸前根据情况调整松紧度	
7.记录观察	记录用氧时间、氧流量。氧疗期间,注意观察,出现异常情况及时处理	观察仔细,主动询问
8.拔管停氧	取下鼻导管置于弯盘中,关闭氧气筒总开关,无余气时关闭流量开关	关爱患者,谢谢合作
9.记录整理	记录停止用氧的时间及效果,患者取舒适卧位,整理床单位	
10.卸氧气表	先卸下湿化瓶,然后一手扶压力表,一手持扳手松气门螺帽,将氧气表卸下,放妥	
11.整理用物	一次性物品集中后毁形处理;湿化瓶等可重复使用的物品,按消毒隔离原则处理用物,防止交叉感染,操作者洗手	规范处理,防止感染

2.注意事项

(1)严格遵守操作规程,保证用氧安全,做好"四防",即防火、防热、防油、防震。氧气助燃,氧气筒应放在阴凉处,离明火 5 m 以上,离暖气 1 m 以上;氧气表及螺口禁用油润,以免燃烧。氧气筒内压力很高,搬运时避免撞击,以防爆炸。

(2)用氧前,先调节好流量,再插鼻导管;停用时,先拔鼻导管,再关氧气开关;用氧过程中如改变流量,应先将鼻导管与橡胶管分离,调好流量后再连接,以防损伤肺部组织。

(3)常用湿化液有冷开水、蒸馏水。急性肺水肿常用 20%～30%乙醇,目的是降低肺泡内泡沫的表面张力,促使泡沫破裂,改善气体交换,改善缺氧。

(4)氧气筒内氧气不可用尽,压力表数值为 0.5 MPa(5 kg/cm²)时,即不可再用,以免灰尘进入筒内,再次充气时发生爆炸。

(5)对未用或已用空的氧气筒应标"满"或"空"的标志,以免使用时搬错。

(6)用氧过程中,加强意识状态、生命体征、发绀等情况的观察。

3.健康教育

(1)向患者及家属讲解氧疗的重要性。

(2)指导患者正确、安全使用氧疗。

【评价】

1.操作熟练,动作轻巧。

2.患者缺氧症状改善,无并发症及其他意外发生。

3.患者了解用氧的相关知识,并有效配合。

2.鼻塞法

将鼻塞连接氧气输出管,调节好流量塞于鼻孔前庭内。鼻塞大小以恰能塞住鼻孔为宜。可双侧鼻孔交替使用,长时间用氧患者感觉较舒适。

3.面罩法

将面罩置患者口鼻部,松紧带固定,然后调节氧流量,将氧气输出管连接于面罩的氧气进孔上,这样能够共同发挥口、鼻的呼吸作用。氧气流量维持在 6～8 L/min(图22-5)。

4.氧气头罩法

将患者头部置于头罩内,罩面上方有多个小孔,颈部与头罩有适当空隙,可以保持罩内一定的氧浓度和湿、温度(图 22-6)。此法主要用于小儿。

5.氧气枕法

氧气枕(图 22-7)可代替氧气装置用于家庭氧疗、危重患者抢救或转运途中。将氧气充入氧气枕,连接湿化瓶,让患者枕于氧气枕上,接好吸氧导管即可使用。

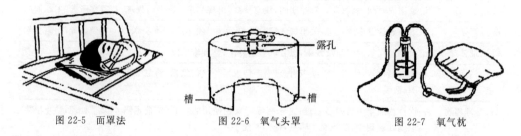

图 22-5 面罩法　　　　图 22-6 氧气头罩　　　　图 22-7 氧气枕

(六)氧疗的副作用

1.氧中毒

长时间、高浓度吸氧的患者可导致肺实质的改变,患者常表现为胸骨下不适、疼痛、灼热感,继而出现呼吸加快、恶心、呕吐、烦躁、干咳。预防措施:避免长时间、高浓度吸氧;定期进行血气分析,动态观察氧疗效果。

2. 肺不张

患者吸入高浓度的氧气后,肺泡内的氮气被大量置换,一旦发生气道堵塞,堵塞下段的空气被肺循环血液迅速吸收,即可引起吸收性肺不张。主要表现为烦躁,呼吸、心率增快,血压升高,有些患者甚至出现呼吸困难、发绀、昏迷等。预防措施:控制吸氧浓度,鼓励患者多咳嗽,做深呼吸,经常变换卧位,拍背,及时排出痰液,防止分泌物阻塞。

3. 呼吸道分泌物干燥

如持续吸入浓度较高且未经湿化的氧气,呼吸道黏膜因干燥气体的直接刺激而受到损害,使分泌物黏稠,不易咳出。因此,应加强氧气的湿化,定期做雾化吸入。

4. 眼晶状体后纤维组织增生

此副作用仅见于新生儿,以早产儿多见。与吸入氧气浓度过高、持续时间过长有关。在早期出现的视网膜血管收缩尚属可逆,如持续时间过长,则造成视网膜纤维化,最后导致不可逆的失明。预防措施:严格控制吸氧浓度和时间。

5. 呼吸抑制

常发生于低氧血症伴二氧化碳潴留的患者,由于 $PaCO_2$ 长期处于较高水平,呼吸中枢失去了对 CO_2 的敏感性,呼吸的调节主要靠低氧对化学感受器的刺激维持,吸入高浓度的氧气之后,解除了低氧对呼吸的刺激作用,使呼吸中枢抑制加重,甚至呼吸停止。因此,对低氧血症伴二氧化碳潴留的患者应给予低浓度、低流量的吸氧疗法。

二、洗胃法

洗胃法是将胃管由口腔或鼻腔插入胃内,反复灌入和抽出洗胃溶液,达到冲洗并排出胃内容物的一种方法。

【目的】

1. 解毒。可清除胃内毒物和刺激物,减少吸收,还可利用不同的灌洗溶液进行中和解毒,用于急性服毒或食物中毒的患者,服毒后 6 h 内洗胃效果最佳。

2. 减轻胃黏膜水肿。幽门梗阻的患者,通过洗胃,洗出胃内潴留食物,减少对胃黏膜的刺激,从而减轻胃黏膜水肿。

3. 为某些手术或检查做准备。如胃肠道手术前。

【评估】

1. 患者评估

(1)全身状况。意识状态,摄入毒物的种类、剂型、浓度、量、中毒时间、途径等,来院前是否采取过处理措施,是否曾经呕吐过及有无洗胃禁忌。

适应证:非腐蚀性毒物中毒的患者,如有机磷农药、安眠药、重金属类与生物碱等,及食物或药物中毒的患者。

禁忌证:强腐蚀性(如强酸、强碱)毒物中毒、胸主动脉瘤、肝硬化伴食管胃底静脉曲张、近期内有上消化道出血及胃穿孔患者禁忌洗胃;上消化道溃疡、癌症患者不宜洗胃。

(2)局部状况。口鼻黏膜、口腔异味、瞳孔变化、义齿等情况。

(3)心理状态。了解患者心理状态及合作情况。

(4)健康知识。对洗胃的目的、方法及注意事项是否了解。

2. 用物评估

用物是否齐全,符合要求。

【计划】

1.护士准备

护士应着装整齐,修剪指甲,洗手,戴口罩,熟悉洗胃的方法。

2.用物准备。

根据洗胃方法不同,分别准备用物。

(1)口服催吐法

①治疗盘内置:量杯、水温计、压舌板、弯盘、塑料围裙或橡胶单(防水布)。

②洗胃溶液:根据毒物性质不同分别准备拮抗性溶液。毒物性质不明时,可用等渗盐水或温开水,量 10 000～20 000 mL,温度 25～38 ℃。常用洗胃溶液和禁忌药物,见表 22-3。

③水桶 2 只(一盛洗胃液,一盛污水)。

④必要时备洗漱用物(取自患者处)。

表 22-3　　　　　　　　　常用洗胃溶液和禁忌药物

毒物	洗胃溶液	禁忌药物
酸性物	镁乳、蛋清水、牛奶①	强酸药物
碱性物	5％醋酸、白醋、蛋清水、牛奶	强碱药物
氰化物	1∶15 000～1∶20 000 高锰酸钾	
敌敌畏	2％～4％碳酸氢钠、1％盐水、1∶15 000～1∶20 000 高锰酸钾	
1605、1059、4049(乐果)	2％～4％碳酸氢钠	高锰酸钾②
敌百虫	1％盐水或清水、1∶15 000～1∶20 000 高锰酸钾	碱性药物③
巴比妥类(安眠药)	1∶15 000～1∶20 000 高锰酸钾洗胃、硫酸钠导泻	硫酸镁④
DDT、666	温开水或生理盐水洗胃,50％硫酸镁	油性泻药
磷化锌	1∶15 000～1∶20 000 高锰酸钾洗胃;0.5％硫酸铜洗胃;0.5％～1％硫酸铜溶液每次 10 mL,饮用后催吐,每 5～10 min 口服一次	鸡蛋、牛奶、脂肪及其他油类食物⑤
发芽马铃薯、毒蕈、河豚、生物碱	1％～3％鞣酸;1％活性炭悬浮液	

注:①蛋清水、牛奶等可保护胃黏膜,减轻患者胃部疼痛;②1605、1059、4049(乐果)等,禁用高锰酸钾洗胃,因能氧化形成毒性更强的物质;③敌百虫遇碱性药物可分解出毒性更强的敌敌畏;④硫酸镁对心血管和神经系统有抑制作用,可加重巴比妥类中毒;⑤磷化锌易溶于油类物质,故禁食脂肪及油类食物,以免加速磷的溶解吸收。

(2)胃管洗胃法

①治疗盘内置:无菌洗胃包(内有胃管、纱布、镊子)、塑料围裙或橡胶单、治疗巾、弯盘、棉签、胶布、水温计、量杯、液状石蜡,必要时备无菌压舌板、张口器、牙垫、舌钳、检验标本容器或试管、毛巾等。

②洗胃溶液(同口服催吐法)。

③水桶 2 个。

④漏斗胃管洗胃法需另备漏斗洗胃管。

⑤电动吸引器洗胃法另备:电动吸引器(包括安全瓶及 5 000 mL 容量的贮液瓶)、Y 形三通管、调节夹或止血钳、输液架、输液瓶、输液导管。

⑥全自动洗胃机洗胃法需备全自动洗胃机。

3.环境准备

环境安全、宽敞，必要时用围帘或屏风遮挡。

4.患者准备

有义齿者取出，清醒能合作者应了解合作方法。

【实施】

1.操作流程及行为要求

洗胃法见表22-4。

表 22-4 洗胃法

操作流程	步骤说明	行为要求
1.核对解释	携用物至床旁，核对床号、姓名，根据病情和配合程度选择合适的洗胃方法，并向患者解释，取得合作	尊重患者，严格查对耐心解释，患者配合操作规范，保证安全
2.洗胃方法	口服催吐法 患者取坐位，胸前系好围裙，污物桶置于坐位前，自饮灌洗液300～500 mL，自呕，必要时催吐。反复进行，直至吐出液澄清无味为止	
	漏斗胃管洗胃法（图22-8） 协助患者取合适卧位，液状石蜡润滑胃管前段，由口腔插入45～55 cm；证实胃管在胃内后，胶布固定，将漏斗低于胃部水平，挤压橡皮球，抽尽胃内容物；高举漏斗过头部30～50 cm，将300～500 mL洗胃液缓缓倒入漏斗内；当漏斗内剩余少量溶液时，向下翻转，降至胃部以下位置，倒向污水桶内，引流胃内溶液（虹吸原理）；反复灌洗，直至洗出液澄清无味为止	动作轻柔，防止损伤
	电动吸引器洗胃法（图22-9） 接通电源，检查吸引器性能；Y形三通管与输液管相连，Y形三通管两分支分别与洗胃管末端和吸引器贮液瓶的引流管连接，夹紧输液管，检查各连接处有无漏气；将300～500 mL洗胃液倒入输液瓶内，挂输液架上；安置体位，插好胃管；开动吸引器，吸出胃内容物（负压保持在13.3 kPa左右，过高易伤胃黏膜），必要时送检；关闭吸引器，夹紧贮液瓶上的引流管，开放输液管，使冲洗液流入胃内；夹紧输液管，开放贮液瓶上的引流管，开动吸引器，吸出灌入的液体；反复灌洗直至洗出液澄清无味为止	
	全自动洗胃机洗胃法 接通电源，检查全自动洗胃机性能；将选择好的洗胃液倒入水桶内，将3根橡胶管分别与机器的药管（进液管）、胃管、污水管（出液管）相连；药管的另一端放入洗胃液桶内，污水管的另一端放入空水桶内，胃管的另一端与胃相连；调节药液流速（300～500 mL/次）；安置体位，插好胃管；按"手吸"键，吸出胃内容物；再按"自动"键，机器自动进行冲洗；若发现有食物堵塞管道，水流减慢、不流或发生故障时可交替按"手冲"和"手吸"键重复冲吸数次，直到管路通畅，再按"手吸"键将胃内残留液体吸出后，按"自动"键，恢复自动洗胃，直至洗出液澄清无味为止	
3.密切观察	洗胃过程中密切观察病情变化，配合抢救。若出现腹痛或洗出血性液体、血压下降等现象，立即停止洗胃，并通知医师，共同采取相应的急救措施	观察仔细，主动询问关爱患者
4.洗毕拔管	洗胃结束，反折胃管，拔出，协助患者漱口、洗脸，取舒适卧位	谢谢合作
5.整理记录	清理用物，记录灌洗液的名称、量，洗出液的性质、气味、颜色及患者反应	规范处理，预防感染

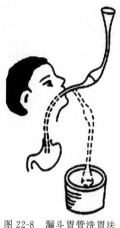
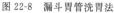
图 22-8 漏斗胃管洗胃法

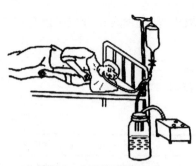
图 22-9 电动吸引器洗胃法

2.注意事项

(1)中毒较轻者取半卧位;中毒较重者取左侧卧位;昏迷者取去枕平卧位头偏向一侧,防止误吸,并用压舌板、开口器打开口腔,置牙垫于上下磨牙之间,如有舌后坠,可用舌钳将舌拉出。

(2)毒物不明时,应先抽取胃内容物送检,然后选用温开水或生理盐水洗胃,待毒物性质明确后,再有针对性地选择洗胃液。

(3)强腐蚀性毒物中毒时,禁忌洗胃,以免造成胃穿孔。可按医嘱迅速给予物理性对抗剂,如牛奶、豆浆、蛋清水、米汤等保护胃黏膜。

(4)严格掌握每次的灌洗量,即 300～500 mL,且每次灌入量和洗出量应基本相等,否则易发生胃潴留。

(5)幽门梗阻患者,应饭后 4～6 h 或空腹时洗胃,记录胃内潴留量,以了解梗阻程度。

(6)电动吸引器洗胃时,压力须保持在 13.3 kPa(100 mmHg),防止损伤胃黏膜。

(7)漏斗胃管洗胃引流不畅时,可挤压橡胶球加压吸引。

三、吸痰法

吸痰法是利用负压吸引原理,通过口、鼻或人工气道将呼吸道的分泌物吸出,以保持呼吸道通畅,预防并发症的一种方法。临床上主要用于危重、昏迷、年老、麻醉未清醒前等各种原因导致的不能有效咳嗽者。

【目的】

清除呼吸道分泌物,保持呼吸道通畅,预防并发症发生。

【评估】

1.患者评估

(1)全身状况。患者的年龄、病情、治疗情况、意识状态、排痰能力等。

(2)局部状况。口腔、鼻腔黏膜,以及有无义齿、肺部痰鸣音情况。

(3)心理状态。了解患者心理状态及合作情况。

(4)健康知识。对疾病的认识情况,对吸痰的目的、方法及注意事项是否了解。

2.用物评估

吸痰装置是否完好,用物是否齐全,符合要求。

【计划】

1.护士准备

护士应着装整齐,修剪指甲,洗手,戴口罩,熟悉吸痰的方法。

2.用物准备。

用物包括:吸痰装置(中心负压装置或电动吸引器)、无菌生理盐水、无菌吸痰管数根、弯盘、无菌纱布、无菌手套、无菌持物钳或镊子、浸泡玻璃接头的消毒液、听诊器;必要时备压舌板、开口器、舌钳、电插板;在紧急情况下,可用注射器吸痰及口对口吸痰。

3.环境准备

病室整洁、安静,温度适宜。

4.患者准备

患者应了解吸痰的目的、方法及注意事项,能主动配合。

【实施】

1.操作流程及行为要求

吸痰法见表22-5。

表 22-5 吸痰法

操作流程	步骤说明	行为要求
1.核对解释	携用物至床旁,核对床号、姓名,向患者讲解吸痰的目的和方法,取得合作	尊重患者,严格查对耐心解释,患者配合
2.检查调节	接通电源,打开吸引器开关,检查机器性能,调节吸引负压;成人 $40.0 \sim 53.3$ kPa($300 \sim 400$ mmHg),儿童 < 40.0 kPa	压力准确,保护患者
3.安置卧位	患者头偏向一侧,稍向后仰,面向操作者;昏迷患者用压舌板或开口器帮助张口,如有义齿者取下	
4.检查通畅	打开生理盐水,戴好手套,运用无菌技术手法,用玻璃接管连接吸痰管与吸引器;试吸生理盐水,检查是否通畅,同时起润滑作用	操作规范,严格无菌
5.插管吸痰	一手返折吸痰管末端,另一手用无菌持物钳或镊持吸痰管插入口腔咽部,放松折叠,左右旋转,向上提拉;吸痰管退出后,用生理盐水抽吸冲洗;吸尽口咽部的分泌物后,再吸深部的分泌物	动作轻柔,避免损伤
6.观察处理	吸痰过程中,观察患者气道通畅情况;肺部听诊仍有异常者,可视具体情况,鼓励其咳嗽排痰,或再次吸痰;同时观察吸出物的颜色、性质、黏稠度、量等情况,做好记录	观察仔细,主动询问
7.安置患者	吸痰结束,用纱布擦净患者,取舒适体位,整理床单位	关爱患者,谢谢合作
8.浸泡消毒	吸痰完毕后将吸痰管取下,浸泡于消毒液中,储液瓶清洁消毒后备用	规范处理,预防感染
9.洗手记录	操作者洗手,记录痰液及患者病情和肺部听诊情况	

2.注意事项

(1)每次吸痰时间不得超过 15 s,以免缺氧。

(2)严格执行无菌技术操作,吸痰管每次更换。

(3)如果痰液黏稠,可配合叩击、雾化吸入,提高吸痰效率。

(4)贮液瓶不能超过 2/3 满,应及时倾倒。

3.健康教育

向患者及家属介绍吸痰的目的、作用和注意事项,教会患者有效咳嗽,应及时清除呼吸道分泌物,确保呼吸道通畅,纠正缺氧。

【评价】

1. 吸痰动作熟练、轻柔、规范,未发生呼吸道黏膜损伤。

2. 护士能与患者或家属有效沟通,得到理解与配合。

知识小贴士 　　使用人工气道进行机械通气者行气管内吸痰的临床指南

美国呼吸治疗学会在 2010 年发表了一篇有关使用人工气道进行机械通气的病患在做气管内吸痰时的临床指南。在这个指南当中,有 10 项建议是按照推荐分级的评估、制定与评价的标准提出:

1. 气管内吸痰仅仅是在病患有痰的时候,而不是常规性的。也就是说,病患有需要吸痰的指征时才吸痰;

2. 如果病患在吸痰时,临床上有明显的血氧饱和度下降的征状,建议吸痰前提高氧浓度;建议在吸痰前的 30～60 s,向儿童和成人提供 100% 的氧;向婴儿提供基础氧浓度的 10%;

3. 建议在给呼吸机上的病患吸痰时不要让病患与呼吸机分离;

4. 基于对婴儿和儿童所做的研究证据,建议使用浅吸痰而不是深吸痰,主要是避免深吸痰有可能会造成气管黏膜的损伤;

5. 建议在气管内吸痰前不要常规地使用生理盐水滴注;

6. 建议对使用高浓度的氧或 PEEP,或具有肺(泡)重新塌陷风险的成人和婴儿采用封闭式吸痰;

7. 建议对婴儿采取封闭式的气管内吸痰;

8. 如果有急性肺损伤的病患发生由于吸痰导致的肺(泡)重新塌陷,建议避免将病患与呼吸机断开,并采用(吸痰后的)肺复张方法;

9. 建议成人和儿童使用的吸痰管直径要小于他们使用的气管插管直径的 50%,婴儿则要小于 70%;

10. 建议每次吸痰的时间不要超过 15 s。

小　结

危重病人病情变化速度快,随时可能发生生命危险,因此护士要全面、仔细、多角度观察病人的病情变化,不放过任何蛛丝马迹,在有效的组织保障和物质保证的前提下,熟练掌握并应用各项抢救技术操作,才能为病人的生命提供有效保护。

思考题

1. 简述吸痰的注意事项。

2. 某肺心病患者,发绀明显,呼吸困难,较烦躁,氧分压为 4.69 kPa,二氧化碳分压大于 10.3 kPa,请问此患者缺氧程度属于哪一类? 使用氧疗时,应注意什么问题? 为什么?

第二十三章 临终关怀

[学习目标]

掌握：临终患者的身心护理及其家属护理、尸体护理。

熟悉：临终关怀的概念、濒死与死亡的概念与各分期表现。

了解：临终患者的身心改变、临终患者家属的心理反应与影响调适的因素。

生、老、病、死是生命的自然发展过程，死亡是生命活动的最后阶段，是构成完整生命历程不可避免的重要组成部分。临终患者不但要承受疾病与痛苦的折磨，同时要面对死亡带来的恐惧与绝望。因此，在生命的最后时刻，临终患者对护理提出了更高的要求。临床护士应建立正确的死亡观，熟练应用各种护理相关知识与技能，尽可能减轻临终患者生理上和心理上的痛苦，提高其生活质量，并维护尊严，使临终患者安详、宁静地度过人生的最后阶段。同时，给予临终患者家属适当的心理安慰和支持，使他们以健康的方式应对和适应，早日从悲痛中解脱出来，也是临床护士的职责之一。

第一节 临终患者及其家属的护理

一、临终关怀的概念

临终关怀是指由医疗保健人员向临终患者及其家属提供的一种全面的医疗护理与支持照顾，其目的是满足临终患者身心的需要，使其症状得到控制，痛苦减轻，生活质量提高，能够舒适地、有尊严和平静地度过人生的最后阶段；同时，使患者家属的身心健康得到维护和增强。1967年，英国内科医生桑德斯发起了临终关怀运动，它以整体护理概念为基础，强调临终护理的重心不是治疗与延长生命，而是改善症状、提高生活质量。因此，临终关怀是一种特殊的护理服务，它根据临终患者的生理、心理变化为其提供全面照料，同时注重减轻患者家属心理压力，它对医护人员提出更高的要求与挑战的同时，也彰显了医护人员的职业道德与素养。

二、临终患者的身心护理

（一）临终患者的生理改变

1. 循环系统改变

循环系统改变常表现为心音低弱，脉搏快而微弱、不规则，心音和脉搏最终逐渐减弱、消失，血压降低甚至测不出，皮肤苍白、湿冷、大量出汗，口唇、指甲灰白或发绀。

2.呼吸系统改变

呼吸系统改变常表现为呼吸深度由深变浅,呼吸浅表、急促,或者呼吸变慢而费力,出现张口呼吸、鼻翼翕动、潮式呼吸等呼吸困难症状,因无力咳嗽,分泌物积聚、无法排出肺部,可出现痰鸣音,最终呼吸停止。

3.消化道与泌尿系统改变

消化道与泌尿系统改变常表现为恶心、呕吐、食欲不振、呃逆、腹胀、口干,严重者出现脱水,还可发生尿潴留、便秘等症状。

4.肌肉张力改变

肌肉张力改变常表现为肌肉张力降低及逐渐丧失,肢体软弱无力,不能维持舒适、良好的功能体位,不能进行自主躯体活动,常采取被动体位。患者吞咽困难,大小便失禁。脸部外观改变呈希氏面容(面肌消瘦、面色铅灰、眼眶凹陷、双眼呆滞半睁、下颌下垂、嘴微张)。

5.感知觉与意识改变

视觉由模糊发展到只有光感,语言表达逐渐困难、混乱,若有疼痛,可表现为烦躁不安、痛苦面容(五官扭曲、眉头紧锁、眼睛睁大或紧闭、咬牙)。可出现睡眠障碍或淡漠、嗜睡、昏睡、昏迷,也可产生幻觉。听觉是人体最后消失的一个感觉。

（二）改善生理功能的护理措施

1.改善循环功能

如果患者病情许可,定时辅助患者下床活动,促进血液循环。卧床不起的患者可定时变换卧姿,用枕头、毯子等协助固定,维持良好、舒适的体位,避免某一部位长期受压,促进血液循环。患者坐起时,可抬高其腿部以预防血液的淤积。密切观察体温、脉搏、呼吸及血压变化,测不到桡动脉搏动时,可测颈动脉、股动脉或听心音。观察四肢颜色及温度变化,注意保温,必要时采用热水袋或电热毯保暖,并注意防止烫伤。

2.改善呼吸功能

呼吸困难是临终患者的常见症状,病情允许时可采取半坐卧位或抬高头部与肩部以利于呼吸。神志不清者,采取侧卧位或仰卧位,头偏向一侧。可给予持续低流量氧气吸入改善缺氧症状,并注意清除痰液和口腔分泌物,保持呼吸道通畅,使用辅助呼吸机或气管切开的患者应严格按照专科护理操作技术实施护理。张口呼吸者可用液状石蜡润滑口唇,同时注意适当增加室内空气湿度。

3.促进食欲,改善营养状况

厌食是癌症晚期和其他临终患者常见的问题,临终患者的营养状况不良可能与药物治疗及放疗、化疗等有关,缺乏食欲和味觉改变也是导致患者消瘦、衰弱的重要原因之一。为了促进食欲、提高患者生活质量,护士应了解患者的饮食习惯,尽量满足患者的饮食要求,注意食物的色、香、味,鼓励少量多餐进食。在患者能耐受的范围内,鼓励饮水及进食富含植物纤维的食物,必要时,可给予缓泻剂预防便秘。用餐时保持用餐环境的卫生与舒适,帮助患者采取舒适体位,鼓励患者自己进食,必要时进餐前用止吐药减轻恶心,餐后用助消化药,并保持患者口腔卫生以增进食欲。进食困难时,可用人工方法给予足够热量的均衡营养物及水分,必要时采用鼻饲或完全胃肠外营养,保证患者营养的供给。

4. 控制疼痛

控制疼痛是保证患者较好地进行日常生活活动,如进食、运动和睡眠等,维持一定生活质量的关键。护士应观察疼痛的性质、部位、持续时间,并根据情况采取缓解患者疼痛的方法,目前吗啡、杜冷丁、美沙酮等与终末期疾病有关的控制疼痛的药物已经被广泛使用,护士在用药时应注意观察镇痛效果,因患者身体内部状态和对疼痛的耐受力存在个体差异,需根据患者个体情况选择最有效的止痛方法,确定用药的剂量与频率。由于临终患者血液循环不良,皮下或肌肉注射吸收不佳,可通过静脉或舌下、直肠等途径给药。音乐疗法、催眠疗法、外周神经阻断术、针灸疗法等非药物控制法也有一定的镇痛效果。此外,护士宜用同情与仁爱的态度与患者交流,安慰与鼓励患者,稳定患者情绪,并适当引导,使其注意力转移以减轻疼痛。

5. 促进舒适

保持环境整洁、无异味,室内温度、湿度适宜,床单位清洁、干燥、平整。加强皮肤护理,呼叫器、尿壶、坐便器等放置在易取处,大小便失禁者,注意会阴、肛门周围皮肤的清洁、干燥,必要时留置导尿管。维持舒适的体位,勤翻身、勤更换、勤按摩,避免尿液、粪便、汗水对皮肤的刺激。重视口腔护理,每天晨起、餐后、睡前协助患者漱口,保持口腔清洁卫生,有活动义齿者感到不适时应取出,唇干裂者可涂液状石蜡油或用湿棉签湿润口唇,有溃疡或真菌感染者酌情涂药。

6. 减轻感知觉减退的影响

提供舒适、安静的环境,保持通风良好、空气新鲜、光照明亮,避免临终患者视觉模糊产生害怕、恐惧心理,增加安全感。临终患者听力减弱,护士应避免在患者周围窃窃私语,以免增加患者的焦虑,交流时应语音清晰,语气柔和,可配合微笑、触摸等非语言交流方式,增加患者的信任与温暖感。如果患者眼睑不能闭合,可定时涂红霉素眼膏,并用凡士林纱布覆盖,预防角膜干燥与感染。当神志清醒的患者视力丧失时,可用语言和触觉与患者保持交流,使患者感觉被关注与关心,感受到即使在生命的最后时刻,也并不孤独。

(三)临终患者的心理变化

大多数人都有对生活的追求及一定的心理需要,临终患者由于疾病的折磨、健康与信心的丧失、对生命与生活的依恋、生离死别的伤感以及潜在的、被压抑的恐惧等,存在明显的心理变化。美国精神病学家伊丽莎白·库布勒-罗斯博士(Dr. Elisabeth Kubler-Ross)在观察与访谈数百位临终患者后,在《死亡与濒死》一书中将临终患者的心理反应归纳为五个典型的阶段,即否认期、愤怒期、协议期、忧郁期和接受期。临床护士应关注患者的精神心理状态,并根据患者的生活背景与不同时期的心理需求予以适当的心理干预与支持。

1. 否认期

当患者得知自己患上不治之症,即将面临死亡时,首先产生的心理反应是震惊、不能接受,"可能是误诊,我不可能得了绝症",因此在否认中一边焦急与痛苦地期待诊断与治疗的奇迹出现,一边极力拒绝接受濒临死亡的事实。几乎所有患者在刚得知自己患不治之症时都有短暂的否认期,这种心理反应是一种防卫机制,它提供一个缓冲阶段,可减少不良信息对患者的刺激,用较多的时间来调整自己面对死亡的心态。调整时间的长短常因人而异,大部分患者能较快停止否认,并认知即将临近死亡的现实,但有些人直至死亡仍然拒绝接受现实。

2. 愤怒期

随着病情逐渐加重,患者不再停留于否认阶段,开始认识到自己很可能患上绝症,面临死亡。对于这已经认知但依然难以接受的现实,患者常表现为生气与愤怒,产生"为什么即将死亡的人是我?这多么不公平"的心理。因此,经常抱怨老天不公,以挑剔甚至斥责家属和医护人员的方式来宣泄自己强烈的愤怒之情,也可表现为对医院的制度抵触与不满、对治疗护理不合作、对亲人及医务人员的关心反应平淡、漠然。

3. 协议期

随着患病时间的延长,患者开始接受自己临近死亡的事实,愤怒心理消失,对医护人员及家属态度变得友善,能积极配合治疗与护理,并对改善病情、延续生命抱有希望。有些患者求治心切,会采取各种各样可能有效的方法,甚至包括求神、许愿等非科学的方法,希望创造奇迹、扭转死亡的命运。

4. 忧郁期

随着病情的进展,患者清楚地意识到自己已接近死亡,任何努力都将于事无补,不能改变死亡的结局,从而出现认命的心理。患者因此产生强烈的失落感,表现出明显的忧郁和深深的悲哀,并可出现压抑、退缩、沉默、哭泣等反应,严重者甚至在抑郁状态下产生自杀以求早日解脱的念头。此期,由于强烈的失落与忧郁,大多数患者希望有亲友陪伴、照顾,获得心理安慰,也有患者主动要求会见亲朋好友并有计划地交代后事。

5. 接受期

此期患者经过一切努力以及无望的挣扎后,对死亡已有所准备,恐惧、焦虑、悲哀也逐渐在消耗中减弱,直至最终消失。此期患者变得心平气和,能安静地接受即将面临死亡的事实。有些患者安静而衰弱,情感减退,对外界反应平淡;有些患者进入嗜睡状态,静待死亡降临。

(四)心理护理措施

1. 否认期护理

护士应以真诚、富有爱心和责任感的态度与患者进行沟通,坦诚温和地回答患者对病情的疑问,耐心倾听患者的倾诉,并根据患者对其病情的认识程度与对预后的期待,在引导患者早日接受现实的同时,顺势诱导,给予关心和支持,协助患者维持适度的希望。在交流过程中,应注意言辞与其他医务人员及家属保持一致,不隐瞒与欺骗患者,但也不能直接揭穿患者的防御机制。此外,应促进患者早日面对现实,做好准备来面对死亡,而不是延长此阶段。

2. 愤怒期护理

护士应以关心与包容的态度面对患者,理解患者的愤怒源于内心的恐惧与绝望,适度的宣泄有利于心理健康。因此,允许患者适度发泄并认真倾听其愤怒与不满,尽量克制不与之发生冲突,但也要防止过激行为,以免意外发生。同时,也应做好家属的工作,鼓励多陪伴与多理解患者,让患者充分表达其愤怒,尽量忍让并加以安慰和疏导,并注意保护其自尊心。

3. 协议期护理

此期患者心怀延长生命的期望,态度友善,能积极主动地配合治疗与护理,这对患者是有利的。护士应主动指导和关心患者,加强护理,以满足其身心需要及各种合理的要求,从而减轻痛苦,控制症状,提高生活质量。此外,此期护士应加强与患者沟通交流,鼓励患者说出内心感受并积极引导患者,减轻其面对死亡的心理压力。

4. 忧郁期护理

护士应以同情和关爱的态度面对患者,提供细致的照顾与护理,尽可能满足患者的各种身心需要。应允许患者表达失落、悲哀的情绪,应用语言及非语言的方法给予心理支持,对有自杀倾向的患者应注意观察、加强安全防护。同时,家庭是患者获得情感支持的重要来源,护士在护理计划中可把亲人、亲密的朋友作为适当的资源,并鼓励亲友多陪伴、多安慰,给予患者有效的心理支持。

5. 接受期护理

护士应提供安静、舒适的环境,保持对患者的关心,维持与患者有效的沟通,加强基础护理及生活护理,保证一定的生活质量;应尊重患者的意愿,避免过多打扰患者或勉强患者与他人交谈;应耐心陪伴患者,支持与帮助患者实现其临终前的计划与心愿,以利于做好准备,安详、平静地面对死亡。

三、临终患者家属的护理

临终关怀是一种全面的护理服务,它的内涵不仅包括对临终患者的护理,也包括对临终患者家属的关怀。临终患者家属在患者的临终阶段感受着心理刺激,难以接受将失去亲人的现实,有着难以抑制的悲痛心理以及烦躁不安、愤怒、怨恨自己无能等不良情绪。当发生了失去亲人这种重大的生活事件时,他们间接感受了病痛的折磨与死亡的阴影及直面生离死别的悲哀与恐惧。因此,临终患者家属非常需要护士给予适当的心理护理与情感支持,帮助他们战胜心理危机,维护与促进其心理的健康发展。没有一种干预可以逆转不可避免的死亡过程,护士应保持平静和耐心,应用治疗性的沟通来促进临终患者的家属接受现实与表达情感,顺利度过这人生的特殊时期。

(一)临终患者家属的心理反应与丧亲后影响调适的因素

1. 临终患者家属的心理反应

临终患者常给家属带来生理、心理及社会压力,表现如下:①家属个人需求的抑制或放弃。对临终患者的病情及预后的担心是整个家庭中重大的生活事件,它将带来经济条件改变、平静生活被打乱、精神压力增加等影响。家属在考虑到整个家庭的状况后,会在生活中以患者为中心,对自我的需求有所抑制或暂时放弃。②家属角色与职责的调整。家属考虑到临终患者的需要,重新调整自我角色,如严父兼慈母、长兄如父等,以保持家庭的稳定与平衡。③压力增加,社会性互动减少。照顾临终患者时,家属在时间、精力、财力方面大量消耗,工作、生活秩序被打乱,减少了与社会的正常互动,不利于获得社会支持及减轻自身压力。

2. 家属丧失亲人后的心理反应

根据安格乐(Eegel G.L)的理论,临终患者家属在患者死亡后的心理反应阶段包括:①震惊与不相信。难以接受亲人已经死亡,是丧失亲人后的第一反应,此期在尚无心理准备的急性死亡事件中最为明显。作为一种防御机制,暂时的否认可让自己有充分的时间加以调整。②觉察。此期明确认识到亲人确实死亡,伤心、痛苦、孤独、愤恨情绪伴随而来,常有哭泣的表现,并伴有强烈的思念之情,不由自主地怀念亡者的音容笑貌,常觉得亲人还在身边。③恢复期。家属强烈的悲痛感已有所缓和,带着逐渐平复的伤痛开始处理死者后事,完成死者遗愿,但依然时常有孤独、失落感,对事物失去原有的兴趣。④释怀。时间是最好的良药,家属的悲哀在时光的流逝中逐渐减轻,在对亡者的怀念中对新生活重新产生兴趣,有了新的追求与快乐。

3. 丧失亲人后影响家属调适的因素

临终患者死亡后,影响家属调适的因素如下:①对死者的依赖程度。对死者经济、生活、情感依赖程度越深,调适难度越大,调适时间也越长。②病程的长短。病程越长,家属心理准备时间越充分,从而能较好地调适;反之,病程较短及突如其来的急性死亡事件,家属可能毫无思想准备,易产生自责、愧疚心理,增加了调适的难度。③年龄。死者的年龄越轻,家人越易产生惋惜和不舍,增加内疚和痛苦,影响调适。④家庭及社会支持系统。有效的家庭及社会支持有助于调适,如亲朋好友及社会志愿者的关心与支持、参与各种社会活动的充实与自信感、宗教信仰的平和与依赖等。

（二）临终患者家属的护理

1. 满足家属照顾患者的需要

具体包括:①及时告知家属患者的病情进展、治疗、护理方案以及预后,与家属共同探讨患者的身心变化,共同制订相应的护理计划。②为家属提供正确的护理知识与方法,鼓励家属积极参与患者的日常生活照顾及其他护理活动,使其在照料亲人的过程中获得心理慰藉。③提供适宜的环境,保证家属与患者有合理的单独相处时间,促进情感交流。

2. 鼓励家属宣泄情感

死亡是临终患者痛苦的结束,但也是家属强烈悲痛的开始,必将影响其身心健康和生活质量。护士应在与家属的交流中建立友善的、信任的关系,在与家属会谈时,应保持环境安静,保护患者及家属的隐私不被泄露。应向家属积极解释临终患者身心变化的原因、治疗护理方法及预后,减少家属的疑虑。认真倾听家属表达感情,鼓励家属说出存在的问题及遇到的困难,全面评估后,针对家属不同的心理反应进行护理干预。

3. 给予有效支持,协助家属有效应对

家属在照料临终患者的过程中,需要消耗大量的时间与精力,大部分人会感觉身心俱疲。护士应多关心与支持家属,适当满足其身心方面的需求,避免过度压抑;应帮助其安排陪护期间的生活,也可以调动患者的社会关系,如亲友、同事等关心家属,为家属适当地分忧解难,解决一些具体困难;应帮助家属了解并计划临终患者死亡后的相关事宜,尽力提供适当的生活指导与建议,促进家属面对现实,合理安排未来的工作和生活。此外,应做好尸体护理,以体现对死者的尊重及对生者的抚慰。

第二节 死亡的概念及尸体护理

一、死亡的概念

濒死又称临终,一般指由于各种疾病或损伤造成人体主要器官功能趋于衰竭,经积极治疗后仍无生存希望,各种迹象显示生命即将结束,是生命活动的最后阶段。

死亡是指个体生命活动和新陈代谢的不可逆转的停止,是人的本质特征的永久消失。

（一）死亡的标准

传统的医学死亡标准是心肺死亡,临床上患者呼吸停止,所有反射均消失,心电波平坦即可宣告死亡。随着现代医学的发展,自身心肺功能停止的患者,可以依靠呼吸机、药物、器官移植等来维持生命,因此,只要大脑功能保持着完整性,一切生命活动都可能完全恢复。所以,目前医学界和社会伦理学界多以脑死亡作为判断死亡的依据,即大脑、中脑、小脑和脑干不可逆的死亡（全脑死亡）是生命活动结束的象征。脑死亡的诊断沿用 1968 年世界第 23 次医学会上美国哈佛大学医学院特设委员会提出的标准:不可逆的深度昏迷,对各种内外刺激均无反应;自发呼吸停止;脑干反射消失;脑电波消失。如在 24 h 内反复检测结果无变化,并排除中枢神经抑制药物或体温过低（低于 32 ℃）的影响,即可诊断死亡。鉴于实施死亡标准不仅是一个医学范畴,也涉及伦理、法律等社会各个相关领域,目前世界上 80 多个国家和地区陆续建立了自己的死亡标准,美国、德国、英国、法国、西班牙、澳大利亚等 10 多个国家还制定相应的脑死亡法,我国也正在研制符合中国国情的脑死亡诊断标准及加快脑死亡立法工作。

（二）死亡过程的分期

死亡并不是生命的骤然结束,而是一个逐渐进展的过程,死亡过程分为 3 个阶段,即濒死期、临床死亡期和生物学死亡期。

1. 濒死期

濒死期是死亡过程的初始阶段。此期机体极度衰弱,各系统的功能严重紊乱,中枢神经系统脑干以上功能处于抑制状态,表现为意识模糊或丧失,呼吸、循环衰竭,可出现心跳减弱、血压下降、潮式呼吸、反射迟钝、肌张力消失。濒死期的持续时间可随患者情况及病因而异,年轻强壮者、慢性病患者濒死期较长;猝死、严重的颅脑损伤等患者可无明显的濒死期,直接进入临床死亡期。

2. 临床死亡期

临床死亡期是死亡过程的延续阶段。此期中枢神经系统皮质下部位严重抑制,延髓处于深度抑制状态,表现为心跳、呼吸完全停止,瞳孔散大,深浅反射均消失。但各种组织细胞仍有微弱的代谢活动,一般持续 5~6 min,在低温条件下,尤其进行头部降温、脑组织耗氧量降低时,临床死亡期可延长。

3. 生物学死亡期

生物学死亡期是死亡过程的最后阶段。此期从大脑皮质开始整个神经系统及各器官的新陈代谢相继停止,并出现不可逆的变化,整个机体丧失复活的可能。随着生物学死亡期的进展,相继出现尸冷、尸斑、尸僵、尸体腐败等现象。①尸冷。死亡后血液循环停止,体温逐渐降低,温度下降速度约为每小时 1 ℃,一般 24 h 左右与环境温度相同。②尸斑。死亡后血液循环停止,红细胞破裂,因地心引力作用,血液向身体最低处坠积,皮肤呈暗红色斑块或条纹。一般在死后 2~4 h 时出现。③尸僵。由于 ATP 酶缺乏,造成肌肉收缩与僵硬,关节固定。尸僵开始于不随意肌（心脏、膀胱等）,然后发展到头、颈和躯干部,最终发展到手、足,一般 12~16 h 达到僵硬高峰期,24 h 后肌肉逐渐变软,尸僵缓解。④尸体腐败。死亡 24 h 后,机体组织的蛋白质、碳水化合物、脂肪由于腐败细菌作用产生分解,可表现为尸臭、尸绿。一般在右下腹首先出现,后逐渐扩展至全身。

二、尸体护理

尸体护理是对临终患者进行护理的最后步骤,是临床护士的职责,是临终关怀的重要内容。临终患者家属经常通过看望患者的尸体表达怀念之情,因此,做好尸体护理,让死者显示出自然和舒适的状态,既表现了护士对死者的尊重与同情,使家属受到安慰,又体现了崇高的人道主义精神和护理职业道德。患者经医生宣告死亡后,护士宜在尸体僵硬之前按护理操作规程并顾全宗教、法律的特殊要求进行尸体护理。

【目的】

1. 保持尸体清洁美观,遗容安详,姿势适宜,易于识别。

2. 尊重死者,使家属得以安慰,哀痛减轻。

【评估】

1. 死者及家属的评估

①患者诊断、治疗、抢救过程、死亡原因及时间。

②尸体清洁与完整程度、有无伤口、引流管等。

③家属的家庭社会环境及对死者死亡的态度。

2. 环境评估

环境安静,同病室内无其他相关的病患。

3. 物品评估

用物准备齐全。

4. 操作者评估

对死者的态度是否尊重,对尸体护理是否有紧张、害怕、恐惧心理。

【计划】

1. 死者及家属准备

停止死者一切治疗和护理,劝慰家属节哀、暂离病房。

2. 环境准备

保持病房安静、肃穆,尊重死者,非单独的病房以屏风遮挡,避免对其他患者的不良刺激。

3. 用物准备

治疗盘内备衣裤一套、尸单(或尸袋)、尸体识别卡 3 张、弯止血钳、不脱脂棉花适量、松节油、绷带、梳子、擦洗的用具、敷料、剪刀、胶布,必要时备屏风、隔离衣、手套。

4. 护士准备

护士应衣帽整洁,洗手,戴口罩,必要时穿隔离衣,态度严肃认真。

【实施】

1. 操作流程及行为要求

尸体护理见表 23-1。

表 23-1   尸体护理

操作流程	步骤说明	行为要求
1. 填写卡片	填写尸体识别卡,备齐用物至床边	填写准确,用物齐全
2. 劝离家属	用屏风遮挡床单位,请家属暂离病房	劝慰家属,保护死者隐私
3. 撤除治疗	拔除尸体上一切导管,撤去各类抢救仪器与物品、导管、胶布、污染的被服类和患者使用过的物品	物品全面撤离,尽量清除各种治疗痕迹

操作流程	步骤说明	行为要求
4.体位安置	将床放平,使尸体仰卧,头下放置枕头,防止面部瘀血变色,双臂放于身体两侧	应保持尸体呈自然姿势
5.处理伤口,填塞孔道	有伤口者更换敷料,有引流管者拔出后缝合伤口或用蝶形胶布封闭并加敷料包扎;用血管钳将棉花塞进口、鼻、耳、阴道、肛门,以免液体外流	动作轻柔,操作规范、细致
6.整理面部	清洗面部,有义齿者需安装上。闭合口、眼。嘴不能闭合者,轻揉下颌或用四头带托住,眼睑不能闭合者可用毛巾湿敷或在上眼睑下垫少许棉花,使其闭合	保持面部表情自然
7.清理全身	脱去衣裤,擦洗全身,如有胶布痕迹者,用松节油擦净,再为死者穿上衣服,梳理头发	动作轻柔,尊重死者
8.包裹尸身,系识别卡	将第一张尸体识别卡系于死者右手腕部,先用尸单上下两端遮盖头和脚,再用左右两端全面地包严尸体。用绷带在胸部、腰部、踝部加以固定,将第二张尸体识别卡系于胸前的尸单上	包裹严密无暴露,固定稳妥
9.尸体转运	将尸体移到平车上,盖上大单,运送太平间,放置于尸屉内,将第三张尸体识别卡放于尸屉外面	转运平稳,体现尊重。识别卡放置无误
10.用物整理	将大单带回,连同其他被单一并送到洗衣房,整理床单位及用物,患者遗物转交给家属并适当表达安慰与关心,病室终末消毒处理	用物处理无遗漏,终末消毒完全
11.文件处理	洗手,填写死亡通知单及相关护理记录,整理病历,通知家属按出院手续办理出院结账	文件处理规范,对待家属态度和蔼

2.注意事项

(1)尸体护理宜在患者死亡后尽快进行,以防尸体僵硬。

(2)操作过程中应态度尊重,动作轻柔,并注意遮盖,避免暴露死者隐私及对同病室患者造成不良刺激。

(3)保持尸体整洁、姿势自然、美观,填塞于各孔道的棉花不外露。

(4)如为传染病者,操作时应注意隔离防护。填塞孔道时,应用消毒液浸泡的棉花;尸体用一次性裹尸单包裹,装入不透水的袋子中,并做传染性标记。

【评价】

1.尸体整洁,姿势良好,易于识别。

2.家属对尸体护理表示满意,不过度哀伤。

小 结

临终关怀是指由医疗保健人员向临终患者及其家属提供的一种全面的医疗护理与支持照顾。临终患者在经历濒死期、临床死亡期和生物学死亡期三个阶段时,会发生一系列相应的生理和心理改变,临床护士在护理过程中应促进病人呼吸与循环功能的改善,提供促进食欲、增加营养、减轻疼痛、促进舒适等护理措施以达到改善症状、提高病人生活质量的目的。护理人员应根据患者否认期、愤怒期、协议期、忧郁期、接受期的不同需要进行心理护理,使患者能平和、安然地度过生命的最后阶段。同时,应根据临终患者家属的心理反应,综合考虑影响其心理调适的因素,给予支持与帮助,协助家属有效应对,维护其心理健康。此外,尸体护理是临终关怀的重要内容,应注意操作规范并体现对死者的尊重,实现对生者的安慰。

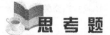 **思考题**

1.临终患者的主要生理与心理变化主要有哪些?如何根据变化为患者提供适当的护理?

2.如何做好尸体护理?

3.男性患者,42岁,晚期肝癌术后第三次入院,入院时患者神志尚清,身体极度消瘦,呈恶病质状态,自诉常感疼痛不适,睡眠差。患者情绪低落,表情悲伤,厌食,生活不能自理。请问该患者的心理反应处于哪个阶段?应如何对患者及其家属进行护理?

第二十四章

护理相关文件的书写

[学习目标]

掌握：医嘱单的处理方法与病室报告的书写方法。

熟悉：护理文件书写的原则，医嘱单的种类与内容，特别护理记录单的书写方法。

了解：护理文件书写的意义、管理要求与排列顺序。

护理文件是医院和患者重要的档案资料，是全面反映患者疾病发生与发展、检查与诊断、治疗与护理、康复或死亡过程的原始文字记录，是护理临床工作的重要组成部分。护理文件的书写为信息交流、质量评价、医院管理、科研与医学教育等提供重要的原始资料，因此，书写时必须规范求实，以保证其合法性与正确性；保管必须妥善，以确保其完整性。虽然目前全国各医院护理文件记录的方式不尽相同，但护理人员应采取认真负责的态度，遵循规范记录的基本原则，认真完成护理文件的书写。

第一节 | 概　述

护理文件是护理人员在对患者的观察、治疗与护理活动中产生的真实、简明的文字记录，包括医嘱单、护理记录单、病室报告等。护理人员应明确护理文件书写的意义，在护理患者的过程中认真收集、整理、记录相关资料，遵守专业技术规范，完成护理记录。

一、护理文件书写的意义

（一）交流信息

护理记录是护士护理实践中采用的重要的书面沟通方式，护理文件真实地记录了患者的生命体征、病情变化、医嘱处理等，准确、及时、有效地为各班医护人员提供患者的各种信息，以达到医护人员之间、医护人员与患者之间更有效地进行交流与合作的目的。如病室报告可使值班护士在很短的时间内掌握全病室的概况，包括患者出入院动态，以及危重患者、手术患者情况等。因此，交流信息是护理文件书写的主要目的，它促进了患者的情况全面、动态地被了解，有利于保证护理工作的连贯性与完整性，提高护理质量。

（二）质量评价的参考

护理记录可用于评估和衡量护理质量和护士的护理能力。护理文件直接体现了对患者的护理计划与实施、病情观察、医嘱执行等情况，间接体现了疾病的诊断、治疗过程与转归。它在一定程度上反映一个医院的医疗护理服务质量与技术水平，既是评价护理人员的重要信息资料，也是评定医院等级与医院护理管理水平的参考资料。

（三）护理服务的依据

护理文书动态、全程地记录了患者的第一手资料，为护理评估、护理计划、护理诊断、护理与治疗方案的制订及调整提供动态依据。其中，医护人员先收集患者入院时有关的症状、体征及实验室检查等基本资料，充分评估后确定诊断，然后利用记录的资料为患者制订诊疗和护理计划。护士在实施与记录护理方案的同时，可根据记录中患者病情基本资料和病情发展情况评价护理方案实施的效果，不断调整护理方案。

（四）科研与教学资源

完整、客观的护理文件记录能反映有关患者、病情变化、治疗和护理服务效果的全部情况及影响疾病转归的因素，护生、护士及其他医务人员可以以患者的病历作为教学的工具，为护理理论应用于实践，为实施整体化护理与提高整体化护理的水平打下基础。同时，护理文件记录也是开展科研工作的有价值的资料来源，它对追溯性的研究尤有参考价值，同时为一些疾病提供了医学统计学方面的原始资料，是卫生机构制定方针、政策的重要依据。

（五）提供法律依据

护理记录属合法文件，在法庭上可作为医疗纠纷、意外伤害、保险索赔、遗嘱、伤情查验等的证明。当发生医疗事故争议时，护理文件应和病历一起在医患双方在场的情况下封存，由医疗机构保管。调查处理案件时要将病案、护理文件作为依据加以评判，以明确医院及医护人员的法律责任的有无及轻重。因此，医务人员应当按照国务院卫生行政部门规定的要求，及时、完整、准确地记录患者住院期间的病情、治疗及护理情况，并妥善保管病历资料，以保证证据有效性及保障护患双方的合法权益。

二、护理文件记录的原则

护理文件的记录必须做到及时、客观、准确、完整、简要、严谨，以期为医疗护理工作的顺利开展、医患双方合法权益的维护提供有效的依据。

（一）及时

护士必须按病情变化及护理服务的时间顺序，及时、连续地记录护理文件，且宜在护理评估、实施之后立即记录，不能拖延或提早，更不能漏记。因抢救急危重症患者，未能及时书写病历的，有关医务人员应当在抢救结束后 6 h 内据实补记，并加以注明。

（二）客观

护理文件记录应客观而真实。宜用客观事实及观察、测量到的客观信息来代替没有客观数据支持的患者主诉，如以"患者一次饮水 500 mL"代替"患者喝了大量的水"。记录患者的主观资料时，应准确地记录患者原始自诉内容，括在引号内，并记录与自诉内容相关的客观资料。如"患者自诉：'对于明天的手术，我很紧张，感觉不能控制地担心'。患者的血压为 148/86 mmHg，心率为 95 次/ min"。此外，护士应掌握观察与测量的方法，测量仪器需定期检测与调校，以保证所测得的结果准确无误。

（三）准确

实事求是地准确记录各种护理信息对护士而言是基本的要求，护理文件书写应表述真实、准确，语句通顺，标点符号正确。若书写有误，应在错误处画双横线以示删除，修改的文字在双横线右侧连续书写，修改者签名并在签名的右侧注明修改时间，不得以刮、粘、涂修正液等方法去除或掩盖原来的字迹。

（四）完整

护理记录的每一页均应保持页码、眉栏中患者姓名、床号、年龄等信息逐项填写完整，每项记录应连续，不留空白，以防添加，记录者应签全名，以明确职责。护理文件内容书写完整，如患者的主、客观资料，护理干预和评价资料（如治疗和用药、患者反应、健康教育、出院计划等）。若患者出现病危、拒绝接受治疗和护理、有自杀倾向、意外、请假外出等情况时，应进行详细记录并及时汇报交班。

（五）简要

护理文件书写应按规定的格式记录，内容应简明扼要，重点突出，避免重复。使用通用的中文和外文缩写，尚无正式中文译名的症状、体征及疾病名称可用外文书写，医学术语应用规范。宜采用国家或国际法定的计量单位，表格内已注明单位的，记录时只需简明地填数字，不重复填写单位名称。此外，字迹应清晰，使用蓝黑墨水、碳素墨水书写以保持文字的永久性。

（六）严谨

护理文件记录应严谨认真。实习生或试用期护理人员书写的护理文件，需经本医疗机构取得护士执业资格并注册的护理人员审阅，双人签名。进修护士由接受进修的医疗机构核定其执业资格后方可书写护理文件。上级护理人员有审查、修改下级护理人员护理记录的职责，修改和补充时用红笔，需加签全名并注明修改日期。

三、医疗护理文件的保管要求及排列顺序

医院必须建立严格的病案管理制度，以利于各级医护人员严格遵守规定，保管好医疗护理文件这一重要的档案资料。

（一）保管要求

(1)各种护理文件按规定放置，记录或使用后必须及时归放原处。

(2)保持护理文件的整洁与完整，防止沾湿、毁损、拆散及丢失。

(3)患者及家属不得随意翻阅和擅自将护理文件带出病区，如需要复印，应取得医院管理部门的同意，并在医务人员陪同下进行。

(4)病历应妥善保管，患者出院后送病案室长期保存。各种文件的保存期限为：①体温单、医嘱单、特别护理记录单作为病历的一部分在病案室长期保存（25年以上）；②病室报告保存1年，医嘱本保存2年，以备查阅；③已被转抄过的各种执行单，保存至总查对医嘱后销毁。

（二）排列顺序

病案应按规定的顺序排列，使其规范化、标准化，每个患者的病历独立存放，便于管理和查阅。

1. 住院患者病案排列顺序

(1)体温单（按时间顺序倒排）。

(2)医嘱单（长期医嘱单在前，临时医嘱单在后，按时间顺序倒排）。

(3)入院病历及入院记录。

(4)诊断、治疗计划。

（5）病程记录（查房记录、病情记录、术前小结、麻醉记录、手术记录、术后记录、分娩记录单等，按时间顺序顺排）。

（6）会诊记录。

（7）辅助检查报告（实验室检查报告、镜检报告、病理报告、影像报告）。

（8）告知书（入院告知书、病危告知书、输血同意书、特殊治疗同意书等）。

（9）护理记录文件（一般护理记录、特殊护理记录等，按时间顺序倒排）。

（10）住院病历首页。

（11）住院证。

（12）门、急诊病历。

2. 出院（转科、死亡）患者病案排列顺序

（1）住院病历首页。

（2）住院证（死亡者加死亡单）。

（3）出院或死亡记录。

（4）入院病历及入院记录。

（5）诊断、治疗计划。

（6）病程记录（查房记录、病情记录、术前小结、麻醉记录单、手术记录、术后记录、分娩记录单等，按时间顺序顺排）。

（7）会诊记录。

（8）辅助检查报告（实验室检查报告、镜检报告、病理报告、影像报告）。

（9）告知书（入院告知书、病危告知书、输血同意书、特殊治疗同意书等）。

（10）护理记录文件（一般护理记录、特殊护理记录等，按时间顺序顺排）。

（11）医嘱单（长期医嘱单在前，临时医嘱单在后，按时间顺序顺排）。

（12）体温单（按时间顺序顺排）。

（13）门诊病历交给患者保管。

第二节 | 医嘱单

医嘱是医生根据患者病情需要拟定的具体治疗、检查方案，是护士执行治疗与护理工作的法律依据，也是护士完成医嘱前后的核查依据。医生通过电脑输入医嘱单及医嘱本书写等方式写下医嘱，护士在处理医嘱时，先将不同的医嘱内容转抄到医嘱单及执行单（口服给药单、肌肉注射单、静脉注射单、特殊治疗单、饮食单等）上，再依据医嘱执行协助检查、执行与配合治疗及实施护理等工作。

一、医嘱的内容

医嘱的内容包括日期、时间、科室、床号、姓名、护理常规、护理级别、饮食类型、体位、药物及其剂量、用法及时间、各种检查、隔离种类、治疗、术前准备和医生、护士的签名等。

二、医嘱的种类

1. 长期医嘱

长期医嘱的有效时间在 24 h 以上，由医生注明停止医嘱后才失效。如一级护理、低脂饮食、速尿 20 mg iv q12 h。长期医嘱单见表 24-1。

表 24-1   **长期医嘱单**

姓名＿＿＿＿ 年龄＿＿＿ 科室＿＿＿＿ 病室＿＿＿＿ 床号＿＿＿＿ 住院号＿＿＿＿

起始		医嘱内容	医生签名	护士签名	核对签名	停止				
日期	时间					日期	时间	医生签名	护士签名	核对签名
07-06	9:00	内科护理常规								
		一级护理								
		测 BPq6 h								
		病重				07-09	9:30	李明	张菲	欧宁
		低盐低脂饮食								
		0.9%NS 100 mL ivgtt								
		Penicillin 400 万 u bid	李明	张菲	欧宁					
07-06	15:00	Vitamin B_1 10 mg po tid	李明	张菲	欧宁					

2. 临时医嘱

临时医嘱的有效时间在 24 h 以内，需要在短时间内执行或立即执行的"st"医嘱，一般只执行一次。如复方氨基比林 2 mL im st，需要在医嘱开出后 15 min 内执行；手术、实验室或特殊检查、会诊等，需要在限定时间内执行。临时医嘱单见表 24-2。

表 24-2   **临时医嘱单**

姓名＿＿＿＿ 年龄＿＿＿ 科室＿＿＿＿ 病室＿＿＿＿ 床号＿＿＿＿ 住院号＿＿＿＿

时间	日期	医嘱内容	医生签名	护士签名	执行时间	执行护士	核对护士	备注
07-06	9:00	急查血生化,肝、肾功能	李明	张菲	9:10	王宁	江芸	
		血常规,大小便常规						
		心电图,腹部 B 超						
		复方氨基比林 2 mL im st			9:05	王宁		
		Penicillin 皮试(一)	李明	张菲	9:20	王宁	江芸	

3. 长期备用医嘱(prn)

长期备用医嘱的有效时间在 24 h 以上，必要时用，两次执行之间有间隔时间，由医生注明停止时间方为失效。如硝酸甘油片 0.5 g 舌下 q 4 h prn。

4. 临时备用医嘱(sos)

临时备用医嘱在 12 h 内有效，必要时执行，过期尚未执行则失效。如安定 5 mg po sos。

三、医嘱的处理方法

（一）各种医嘱的处理规范

1. 长期医嘱

长期医嘱一般在上午由医生查房后开写在长期医嘱单上，注明日期和时间，在医生签名一栏内签全名。护士先根据医嘱性质将医嘱分别转抄于各种执行单（口服给药单、肌肉注射单、静脉注射单、特殊治疗单、饮食单等）上并签全名。护士执行长期医嘱时需在执行单上注明执行的具体时间,并签全名。如因特殊原因未能执行的医嘱要立即报告医生;若医嘱尚未执行需取消时,应由医生在原医嘱上以红钢笔写"作废"两字,并签全名。

2. 临时医嘱

临时医嘱由医生开写在临时医嘱单上,护士将医嘱分别转抄到各种临时治疗单或治疗卡上,核对后分别在护士签名和核对签名栏内签全名。应注意在规定的时间内执行医嘱,如"st"指应在 15 min 内执行医嘱。执行医嘱后,护士注明执行时间并在"执行者"栏内签全名,对不以护士为主要操作者的各种临时医嘱(脑电图检查、B 超、CT、实验室检查等)不必填写执行时间及护士签名。药物过敏试验,如青霉素皮试,需在观察患者对皮试的反应后,正确记录皮试结果,阳性用红色水笔以"(+)"的方式记录,阴性用蓝黑色水笔或黑色水笔以"(-)"的方式记录。

3. 长期备用医嘱(prn)

长期备用医嘱由医生开写在长期医嘱单上,护士执行后,应在临时医嘱栏内记录执行内容与时间,并签全名,护士每次执行前须查看上次执行时间。

4. 临时备用医嘱(sos)

临时备用医嘱由医生开写在临时医嘱单上,仅在病情需要的情况下执行,执行后,按临时医嘱处理,即执行护士应注明执行的时间并签全名。如在规定的时间内未执行,则自动失效,由护士用红笔在此医嘱旁标注"未用"二字并注明时间、签全名。凡需下一班执行的临时医嘱应交班。

5. 停止医嘱

医生根据需要决定停止某条医嘱时,应在长期医嘱"停止"栏内相对应的医嘱项目填写停止日期、时间,并签全名。护士先在相应(口服给药单、肌肉注射单、静脉注射单、特殊治疗单、饮食单等)上用红笔将停止的项目注销,并在"停止"栏内注明停止执行日期,签全名。

6. 重整医嘱

医嘱项目调整过多,或长期医嘱超过三页者,应重整医嘱。重整医嘱时,应在原医嘱最后一行下面画两条红横线,在两条红线内的空行中用蓝笔写"重整医嘱"(红线上下均不得有空行),再将红线以上有效的长期医嘱按原日期、时间顺序排列抄于红线下。抄录完毕需两人核对无误后,由重整者签全名。患者转科、手术或分娩后也需重整医嘱,即在原医嘱最后一行下面画两条红横线,在两条红线内的空行中用蓝笔写上"转科医嘱"、"手术医嘱"或"分娩医嘱",红线以上的原医嘱作废,在红线下面写上新的医嘱。注意需将各执行单上原有的医嘱注销,并转抄上新的医嘱。

此外,护士在处理医嘱时,需注意:①医嘱必须经医生亲笔签名后才生效,一般情况下护士不执行口头医嘱,在抢救和手术过程中医生下达口头医嘱时,护士应复诵一遍,双方确认无误后护士方可执行。当抢救和手术结束后于 6 小时以内及时补写医嘱。②护士阅读医嘱后,先处理临时医嘱,后处理长期医嘱,做到先急后缓,处理多个医嘱时,应根据医嘱的轻重缓急判断执行顺序。③每项医嘱只包含一个主题,书写医嘱内容、起始及停止时间应当规范准确、清楚,有疑问的医嘱应询问清楚后再执行。④护士有责任核查医嘱的正确性。医嘱应每班查对,每周大查对一次。⑤医嘱单上的内容若有错误或已开出的医嘱不需执行时,不得贴盖、涂改,应由医生在该项医嘱栏内用红笔写"取消",并在医嘱后用蓝钢笔签全名。

（二）长期医嘱和临时医嘱的处理

【目的】

1.及时、有序地开展治疗和护理工作,并为医院的医疗护理质量管理提供参考依据。

2.养成严谨、认真的护理工作作风,培养护士之间的交流能力及合作精神。

【评估】

1.环境评估:办公室是否安静、整洁、光线充足,办公桌是否干燥、宽敞、便于操作。

2.物品评估:用物准备是否齐全。

3.操作者评估:对医嘱处理方法的熟悉程度,对护理文书书写的认知态度及操作中与其他医护人员交流、合作的能力。

【计划】

1.环境准备:保持办公室清洁、安静、光线充足,办公桌干燥、整洁、宽敞,无杂物堆放。

2.用物准备:长期医嘱单,临时医嘱单,红、蓝钢笔与墨水,直尺,肌肉注射与静脉滴注或静脉注射单,饮食单、口服给药单、特殊治疗单等。

3.护士准备:衣帽整洁,态度严谨、认真,熟悉长期医嘱和临时医嘱的处理方法及注意事项,对护理文件书写态度严谨认真,能与其他医护人员在工作中有效交流及合作。

【实施】

1.操作流程及行为要求

长期医嘱及临时医嘱的处理见表24-3。

表24-3　　　　　　　　　　　　长期医嘱及临时医嘱的处理

操作流程	步骤说明	行为要求
1.阅读与检查	打开病历,阅读临时与长期医嘱,检查医嘱的正确性,若有疑问或错漏,向医生查证清楚,同时,检查医生签名,医生签全名的医嘱方可处理	阅读认真,查对仔细,有问题时和医生沟通良好
2.明确处理顺序	先处理临时医嘱,再处理长期医嘱,多项医嘱需同时处理时,应分清轻重缓急,优先处理重要的或需立即执行的医嘱	处理顺序恰当
3.临时医嘱	先将临时医嘱分别转抄到各种临时治疗单或治疗卡上,并在护士签名栏内签全名。执行护士在执行医嘱后及时在临时医嘱单上签全名与执行时间	转抄无误,处理及时,签名及时
4.停止的长期医嘱	先在相应的执行单上用红笔将停止的项目注销,执行护士停止执行该医嘱,并在"停止"栏内注明停止执行日期,签全名	处理及时,无误
5.新开的长期医嘱	先将医嘱分别转抄于口服给药单、肌肉注射单、静脉注射单、特殊治疗单、饮食单等各种执行单上,并在护士签名栏内签全名。护士执行长期医嘱后在执行单上注明执行的具体时间,签全名	处理及时,转抄无误,与执行护士沟通良好
6.重整医嘱	在原医嘱最后一行下面画两条红横线,在两条红线内的空行中用蓝笔写"重整医嘱"(红线上下均不得有空行),再将红线以上有效的长期医嘱按原日期、时间顺序排列抄于红线下	方法正确,重整医嘱无错漏
7.核对医嘱	各种医嘱处理后应每班核对,核对无误后在核对护士签名栏内签全名	双人核对,确保无误
8.用物整理	病历放回,整理笔、墨水等文具,将口服给药单、肌肉注射单、静脉注射单、特殊治疗单、饮食单等各种执行单放归原处,保持办公桌整洁	用物无遗失,放归原处

2.注意事项

(1)开写医嘱及执行医嘱的时间写法为 24 h 制,如上午 9 时写 9:00,下午 6 时则写 18:00,午夜 12 时过 5 分则写 0:05。

(2)医嘱执行者须在医嘱单上签全名,并如实签执行时间;需下一班执行的临时医嘱要交班,并在护士交班报告中注明。

(3)医嘱应注意每班小查对,每周大查对,查对后签全名。

【评价】

1.长期及临时医嘱处理及时、有序,无差错。

2.工作态度严谨认真。

3.与其他护士沟通良好,协作愉快。

第三节 | 特别护理记录单

特别护理记录是指护士根据病情和医嘱对病危、病重、大手术后或接受特殊治疗等须严密观察病情的患者所做的客观记录,以达到及时与全面地了解患者病情变化、治疗、抢救及护理效果的目的。特别护理记录单见表 24-4。

表 24-4　　　　　　　　　　　　特别护理记录单

姓名_____　年龄_____　科室_____　病室_____　床号_____　　住院号_____

日期	时间	体温	脉搏	呼吸	血压	神志	瞳孔	入量		出量		其他	病情变化及护理	签名
								名称	量	名称	量			

一、记录内容

记录内容包括患者的姓名、年龄、科室、病室、床号、住院号、页码、记录日期和时间等一般资料及患者的生命体征、神志、瞳孔、液体出入、病情动态、用药情况与不良反应、治疗与护理的措施及效果。

二、记录方法

(一)特别护理记录单的记录规范

1.特别护理记录单上所有项目及内容均用蓝黑或碳素墨水填写,先填写眉栏各项,包括患者姓名、年龄、科室、病室、床号、住院号、页码。

2.常规时间测量 T、P、R 的数值除绘制在体温单上,还应记录在特殊护理记录单上,"病情变化及护理"栏中顶格记录患者病情的动态变化、特殊护理措施与药物、治疗效果以及出现的副作用等。术后患者应记录返回病房的时间、麻醉清醒时间与状态、生命体征、伤口情况、术后体位与引流情况等。常规护理不作为记录内容,如换床单、晨间护理等。

3.护理记录应当根据医嘱和病情变化详尽、及时、如实记录。记录时间具体到分钟,以准确反映病情变化时间,因抢救患者未能及时记录的,应在抢救结束后6 h内据实补记所有内容。每次记录要写明日期和时间,签全名。

4.记录液体出入量时应准确。摄入量应包括每日的饮水量、食物含水量、输入的液体量等,饮水或进食时,应使用量杯或已测定过容量的容器测量,固体的食物除必须记录固体单位量外,还需要换算出食物的含水量。排出量包括尿量、大便量、呕吐物量、咯血量、痰量、胃肠减压量、腹腔抽出液量、各种引流液量及伤口渗出量等。此外,排出物除记录重量外,还应记录性状、颜色等。

5.每12 h或24 h将患者的液体出入量、病情变化、治疗护理及效果做一次小结或总结,并在小结或总结这一行用红钢笔画上下两条横线,24 h出入总量要填写在体温单上。

6.书写简明、完整,不宜用"患者病情同前"等词语。计量单位应写在标题栏内,记录栏内只写数字。

7.患者出院或死亡后,特殊护理记录单应归入病案保存。

(二)特别护理记录单的书写

【目的】

1.及时、完整、连续、准确地记录特殊护理患者的病情,为各班医护人员了解病情变化、护理措施与效果等提供资料。

2.为医院护理质量管理、护理科研及教学等提供参考依据。

【评估】

1.环境评估:办公室是否安静、整洁、光线充足,办公桌是否干燥、宽敞、便于操作。

2.物品评估:用物准备是否齐全。

3.操作者评估:对特别护理记录单书写的掌握程度,对特别护理患者病情的熟悉程度,对护理文件书写的认知态度。

【计划】

1.环境准备。保持办公室清洁、安静、光源充足,办公桌干燥、整洁、宽敞、便于书写。

2.用物准备。特别护理记录单,红、蓝钢笔与墨水,直尺,患者的生命体征、神志、瞳孔、液体出入量、病情动态相关资料。

3.护士准备。衣帽整洁,态度严谨、认真,熟悉特别护理记录单的书写方法及注意事项,熟悉特别护理患者的病情、治疗、护理。

【实施】

1.操作流程及行为要求

特别护理记录单的书写见表24-5。

表 24-5 特别护理记录单的书写

操作流程	步骤说明	行为要求
1.收集资料	认真观察与护理患者,收集其生命体征、神志、瞳孔、液体出入量、病情动态等相关资料	病情观察认真、仔细,资料收集准确、全面
2.一般资料填写	在眉栏中逐项填写患者的姓名、年龄、科室、病室、床号、住院号等一般资料	字迹清晰、正确无误
3.病情资料填写	在相应栏目内如实填写患者的体温、脉搏、呼吸、血压,描述神志状态与瞳孔的大小、形状,准确记录出入量的名称与量	数字填写准确,采用统一的单位

（续表）

操作流程	步骤说明	行为要求
4.书写护理记录	在病情变化与护理一栏内翔实、连续地记录病情变化情况、药物副作用、护理的措施与效果、护理的重点等	医学术语应用准确,记录真实、全面
5.签名	书写完毕,经检查无误后,签名	应签全名
6.用物整理	收纳与整理特殊护理记录及其他与病情相关的资料,文具用品放置妥当,保持办公桌整洁	用物无遗漏,放置整齐

2.注意事项

（1）特别护理记录宜及时,每次记录时间需精确到分钟,以实时反映患者的病情变化与治疗、护理情况。

（2）书写应字迹清楚、不随意涂改,书写者签全名。

【评价】

1.特别护理记录单书写及时、详尽、连续、完整、准确。

2.护士观察仔细、态度严谨认真,与患者沟通良好。

第四节 | 病室报告

病室报告（交班记录）是值班护士将值班期间本病室的情况及新患者、手术患者、病重患者等的病情动态变化进行书面交班,以便接班护士全面了解病室的工作动态、工作重点与注意事项,掌握患者的身心情况、治疗与护理措施、需继续解决的问题与完成的护理任务。病室报告由白班、晚班、夜班护士每班记录,以保持连续性与全面。病室报告见表 24-6。

表 24-6 病室报告

日期： 年 月 日

病情观察与护理 日夜班患者总报告 姓名 床号 诊断 时间	原患者总数 现患者总数 入院 出院 转出 转入 手术 分娩 病危 死亡	原患者总数 现患者总数 入院 出院 转出 转入 手术 分娩 病危 死亡	原患者总数 现患者总数 入院 出院 转出 转入 手术 分娩 病危 死亡

值班者签名： 值班者签名： 值班者签名：

一、报告内容

报告内容包括原患者总数、现患者总数、入院、出院、转出、转入、手术、分娩、病危、死亡等患者的床号、姓名、诊断、时间、病情观察与护理、病室其他患者的特殊情况等。对于新进入病室和当天重点护理的患者,应首先报告体温、脉搏、呼吸、血压,并注明测量时间。各类患者都应报告精神心理状态,然后根据不同的患者有所侧重地书写具体内容。

1. 出院、转出、死亡患者

出院者写明出院时间；转出者注明转往的医院、科别及转出时间；死亡者简要记录病情变化与抢救过程，报告呼吸、心跳停止时间。

2. 入院、转入的患者

应报告患者入院的时间与原因、主诉、既往重要病史、主要症状、入院后给予的治疗与护理措施及效果、存在的护理问题以及下一班需要观察及注意的事项、患者特殊的心理状况等。

3. 病危患者

应报告病危患者的生命体征、神志、瞳孔变化，特殊的检查与抢救、治疗措施，护理措施与效果，如口腔护理、褥疮预防护理及饮食护理等，患者目前存在的护理问题及需注意的事项等。

4. 手术患者

应报告麻醉种类与手术名称，麻醉情况、术中情况、清醒后回病房的时间，以及返回病室后的情况。包括生命体征，创口敷料有无渗血、渗液，各种引流管是否通畅，引流液的性质、颜色、量，能否自行排尿以及镇痛药物的应用等情况，腹部手术后是否排气，输液、输血是否顺利通畅及有无不良反应等。

5. 预备手术及特殊检查或治疗的患者

对预备手术者应写明术前准备和术前用药、特殊要求以及心理状况。此外，还应报告患者的睡眠、心理状况和需要接班者重点观察及完成的事项。

6. 分娩患者

应报告胎次、产式、产程、分娩时间、分娩方式、腹部与会阴切口和恶露等情况，何时自行排尿；新生儿性别及 Apgar 评分。

二、书写顺序

1. 用阿拉伯数字填写眉栏各项，如病室、日期、原有患者总数、现有患者总数、入院、出院、转出、转入、手术、分娩、病危、死亡人数等。

2. 病室报告依据下列顺序按床号先后书写：(1)离开病室的患者。即出院、转出、死亡的患者。(2)进入病室的患者。即入院及转科的患者。(3)本班的重点患者。手术、分娩、病危、病情突然发生变化、特殊治疗或特殊心理问题的患者。

三、书写要求

(一)病室报告的书写规范

(1)应在经常巡视和了解病情的基础上书写，以准确反映病室、患者及病情动态。

(2)书写及时，在各班下班之前完成。书写内容应全面、真实、简明扼要、重点突出。特殊交班是值班护士用来交代患者发热、外出等特殊事项的书面提示，要求简洁。

(3)字迹清楚、不随意涂改，书写者签全名。白班用蓝钢笔、夜班用红钢笔书写，白班、晚班、夜班之间应各空一行。

(4)填写时，先写床号、姓名、诊断，后写生命体征，并注明测量时间，再简要写病情、治疗与护理情况。

(5)对新入院、转入、手术、分娩、病危患者分别在诊断下方用红笔注明"新"、"转入"、"手术"、"分娩"、"病危"。

（二）病室报告的书写

【目的】

简明、全面地描述病室动态，以便接班的医务人员了解病室的工作动态、工作重点与注意事项，掌握患者的身心情况与治疗、护理实施情况等。

【评估】

1.环境评估：办公室是否整洁、光线充足，办公桌是否干燥、宽敞。

2.物品评估：用物准备是否齐全。

3.操作者评估：对病室动态及病室报告书写方法的掌握程度。

【计划】

1.环境准备。保持办公室清洁、安静、光源充足，办公桌干燥、整洁、宽敞、便于书写。

2.用物准备。病室动态本，红、蓝钢笔与墨水，病室出入院、转科、手术、分娩患者的相关资料与特殊患者的资料。

3.护士准备。护士应衣帽整洁，态度严谨、认真，熟悉整个病室的情况与病室报告的书写方法及注意事项。

【实施】

1.操作流程及行为要求

病室报告的书写见表24-7。

表 24-7 　　　　　　　　　　　　病室报告的书写

操作流程	步骤说明	行为要求
1.收集资料	观察与熟悉患者，收集及整理病室患者出入院、转科、手术、分娩等资料及其他特殊动态资料	对患者观察仔细，病室动态了解全面
2.一般动态填写	用阿拉伯数字逐项填写病室、日期等一般资料和患者总数，入院、出院、手术、分娩、病危、特级护理人数等病室一般动态	书写准确无误
3.书写患者动态	按顺序书写各类患者的病情动态，书写内容包括项目、床号、姓名、诊断、时间及每班的病情动态。对于进入病室和当天重点护理的患者，应首先报告体温、脉搏、呼吸、血压，然后根据不同的患者有所侧重地书写具体内容	书写顺序为先出院、转出、死亡，再入院、转科，然后写手术、分娩、病危等重点护理的患者
4.书写特殊交班记录	包括发热患者的床号与体温，外出患者、准备手术的患者的床号与姓名等	需特殊交班的患者无遗漏
5.签名	书写完毕，经检查无误后，签名	签全名
6.用物整理	收纳与整理病室报告及病历等相关资料，文具用品放置妥当，保持办公桌整洁	用物无遗漏，放置整齐

2.注意事项

（1）病室报告书写应在各班下班之前及时完成，书写要求简洁明了。

（2）书写应字迹清楚、不随意涂改，书写者签全名。

【评价】

1.病室报告简明扼要，能全面反映病室动态及工作重点。

2.护士态度严谨认真，对病室动态了解准确、全面，书写及时、翔实。

小 结

护理文件能全面反映病人的病情与护理,为医务人员的信息交流、医院的管理与质量评价、医学科研与教育等提供重要的原始资料。护理文件应遵守及时、客观、准确、完整、简要、严谨的书写原则,并妥善保管,确保其完整性。护理文件主要包括医嘱单的处理、特别护理记录单与病室报告的书写。医嘱单分长期医嘱单和临时医嘱单,医嘱的种类有长期医嘱、临时医嘱、长期备用医嘱及临时备用医嘱,医嘱的处理应掌握方法,做到及时、有序。特别护理记录单书写时应包括患者的一般资料及生命体征、病情动态、治疗与护理的措施及效果等,书写应真实、及时、详细。病室报告书写包括患者数目、患者的床号、姓名、诊断、病情观察与护理、病室其他患者的特殊情况等,书写顺序为先写离开病室的患者,再写进入病室的患者,最后写本班需交班的重点患者。

思考题

1.护理文件书写的原则是什么?护理文件书写的意义是什么?

2.医嘱处理的注意事项有哪些?

3.简述长期医嘱和临时医嘱的处理方法。

4.简述特殊护理记录单的记录方法。

5.病室报告的书写内容与书写要求有哪些?

参 考 文 献

[1] 吕广梅.护理学导论.南京:江苏科学技术出版社,2011

[2] 李小妹.护理学导论.北京:人民卫生出版社,2006

[3] 徐小兰.护理学基础.2版.北京:高等教育出版社,2010

[4] 周春美.护理学基础.上海:上海科学技术出版社,2007

[5] 殷磊.护理学基础.北京:人民卫生出版社,2002

[6] 方慧麟.护理学基础.南京:东南大学出版社,2002

[7] 北京大学护理学院.护理学专业资格考试应试指导.北京:北京大学医学出版社,2006

[8] 尚少梅,代亚丽.护理学基础.北京:北京大学医学出版社,2008

[9] 王瑞敏.护理学导论.北京:人民卫生出版社,2011

[10] 苏银利.护理学导论.西安:世界图书出版公司,2011

[11] 熊蕊,秦军,陈荣凤.护理学导论.武汉:华中科技大学出版社,2011

[12] 陈翠香.护理学导论.北京:中国科学技术出版社,2010

[13] 黄红玉,易霞.护理学导论.长沙:中南大学出版社,2011

[14] 邓翠珍.护理学基础.郑州:郑州大学出版社,2007

[15] 崔焱.护理学基础.北京:人民卫生出版社,2005

[16] 李晓松.护理概论.北京:人民卫生出版社,2002

[17] 姜安丽.新编护理学基础.北京:人民卫生出版社,2006

[18] 李小寒,尚少梅.基础护理学.4版.北京:人民卫生出版社,2006

[19] 张新平.护理技术.北京:科学出版社,2006

[20] 肖敬民.健康教育.北京:人民卫生出版社,2005

[21] 周亚林,刘海波.健康教育.2版.北京:科学出版社,2008

[22] 陈英,曾铁英.护理临床教学实用手册.武汉:华中科技大学出版社,2009

[23] 方秀新,王庆华.护理临床实习教学指南.北京:人民卫生出版社,2009

[24] 李晓阳.护理学基础.北京:人民卫生出版社,2008

[25] 刘美萍.护理学基础.北京:科学出版社,2011

[26] 龙霖.护理学基础.北京:人民军医出版社,2010

[27] 马为梅,贾莉,刘灿兰,等.无菌容器打开时盖子内面朝向与被污染状况研究.齐鲁护理杂志,2006(02A):203-204

[28] 李如竹.护理学基础.北京:人民卫生出版社,2005.

[29] 余菊芬.护理概论与护理技术.北京:高等教育出版社,2005

[30] 杨潇二.护理学基础.西安.第四军医大学出版社,2010

[31] 王渝云.护理学基础.济南.山东科技出版社,2007

[32] 周意丹.护理学基础.北京:中国科学技术出版社,2008

[33] 姜安丽.新编护理学基础.北京:人民卫生出版社,2006

［34］李晓松.基础护理技术.2版.北京:人民卫生出版社,2011

［35］徐平.经络腧穴学.北京:高等教育出版社,2001

［36］［日］藤野彰子,长谷部佳子.护理技术——临床读本.赵秋利,郭永刚,译.北京:科学出版社,2007

［37］石玉.护理学基础.郑州:科学技术出版社,2008

［38］高晓梅.护理学基础.西安:第四军医大学出版社,2008

［39］张春舫,任景坤.护士岗位技能训练50项考评指导.北京:人民军医出版社,2010

［40］石玉.常用护理技术.郑州:科学技术出版社,2011

［41］李丽娟.基础护理与技术.北京:人民卫生出版社,2011

［42］中华人民共和国卫生部,中国人民解放军总后勤部卫生部.临床护理实践指南.北京:人民军医出版社,2011

［43］李小萍.基础护理学.北京:人民卫生出版社,2007

［44］刑爱红,邓翠珍.基础护理学.北京:中国医药科技出版社,2009

［45］李小萍.基础护理学.2版.北京:人民卫生出版社,2007

［46］黄一凡.基础护理学.北京:高等教育出版社,2011

［47］王春梅.护理学基础.北京:清华大学出版社,2007

［48］2012全国护士执业资格考试指导.北京:人民卫生出版社,2012

［49］2013国家护士执业资格考试应试宝典.北京:科学出版社,2013

［50］2013护士执业资格考试指南(下册).北京:科学出版社,2013